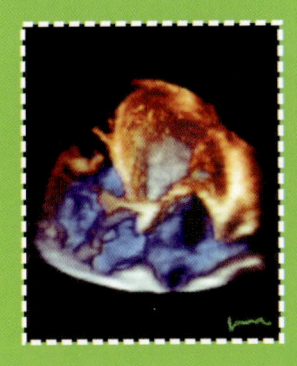

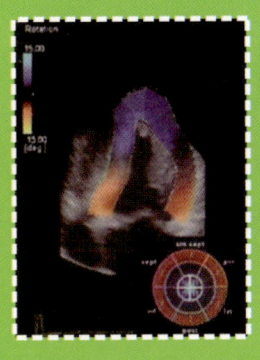

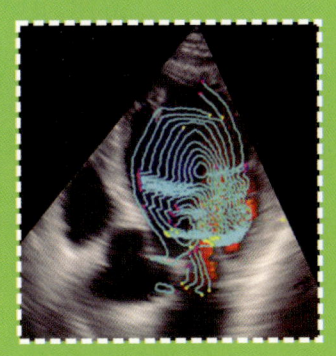

Técnicas de
Ecocardiografia

Técnicas de Ecocardiografia
Clássicas, Novas e Futuras

Christophe Klimczak
Cardiologue, Praticien Hospitalier,
Hôpitaux Universitaires de l'Assistance
Publique de Paris,
HU Charles Foix (Ivry–sur–Seine),
HU Émile Roux (Limeil-Brevannes).

Thieme Revinter

Dados Internacionais de Catalogação-na-Publicação (CIP)

K65t

Klimczak, Christophe
 Técnicas de ecocardiografia: clássicas, novas e futuras / Christophe Klimczak; tradução de Carolina Huang. – 1. Ed. – Rio de Janeiro – RJ: Thieme Revinter Publicações Ltda., 2017.

 340 p.: il; 17 x 24 cm.

 Título original: *Techniques d'échographie cardiaque – classiques, nouvelles, futures*
 Inclui Bibliografia e Índice Remissivo
 ISBN 978-85-67661-31-5

 1. Ecocardiografia. 2. Coração. 3. Doenças. 4. Diagnóstico. I. Título.

CDD: 616.1207543
CDU: 616.12-07

Nota: O conhecimento médico está em constante evolução. À medida que a pesquisa e a experiência clínica ampliam o nosso saber, pode ser necessário alterar os métodos de tratamento e medicação. Os autores e editores deste material consultaram fontes tidas como confiáveis, a fim de fornecer informações completas e de acordo com os padrões aceitos no momento da publicação. No entanto, em vista da possibilidade de erro humano por parte dos autores, dos editores ou da casa editorial que traz à luz este trabalho, ou ainda de alterações no conhecimento médico, nem os autores, nem os editores, nem a casa editorial, nem qualquer outra parte que se tenha envolvido na elaboração deste material garantem que as informações aqui contidas sejam totalmente precisas ou completas; tampouco se responsabilizam por quaisquer erros ou omissões ou pelos resultados obtidos em consequência do uso de tais informações. É aconselhável que os leitores confirmem em outras fontes as informações aqui contidas. Sugere-se, por exemplo, que verifiquem a bula de cada medicamento que pretendam administrar, a fim de certificar-se de que as informações contidas nesta publicação são precisas e de que não houve mudanças na dose recomendada ou nas contraindicações. Esta recomendação é especialmente importante no caso de medicamentos novos ou pouco utilizados. Alguns dos nomes de produtos, patentes e *design* a que nos referimos neste livro são, na verdade, marcas registradas ou nomes protegidos pela legislação referente à propriedade intelectual, ainda que nem sempre o texto faça menção específica a esse fato. Portanto, a ocorrência de um nome sem a designação de sua propriedade não deve ser interpretada como uma indicação, por parte da editora, de que ele se encontra em domínio público.

Esta edição da obra TÉCNICAS DE ECOCARDIOGRAFIA – Clássicas, Novas e Futuras,
1ª Edição por Christophe Klimczak, foi publicada conforme acordo com a Elsevier Masson SAS, uma associada da Elsevier Inc.

This edition of TECHNIQUES D'ÉCHOGRAPHIE CARDIAQUE – Classiques, nouvelles, futures,
1st edition by Christophe Klimczak, is published by arrangement with Elsevier Masson SAS, an affiliate Elsevier Inc.

Tradução:
CAROLINA HUANG
Tradutora Especializada na Área da Saúde, RS

Revisão Técnica:
LUCIANA PAEZ ROCHA
*Graduação em Medicina pela
Faculdade de Medicina de Petrópolis
Pós-Graduação em Terapia Intensiva pelo
Instituto de Pós-Graduação Médica do Rio de Janeiro
Pós-Graduação em Cardiologia pelo
Instituto de Pós-Graduação Médica do Rio de Janeiro
Médica do Serviço de Cardiologia Intensiva do
Hospital Barra D'Or, Rio de Janeiro, RJ
Coordenadora do Serviço de Emergência do
Hospital Rio Mar, RJ*

Título original:
Techniques d'échographie cardiaque – Classiques, nouvelles, futures
Copyright © 2013 by Elsevier Masson SAS.
ISBN 978-2-294-70606-6

© 2017 Thieme Revinter Publicações Ltda.
Rua do Matoso, 170, Tijuca
20270-135, Rio de Janeiro – RJ, Brasil
http://www.ThiemeRevinter.com.br

Thieme Medical Publishers
http://www.thieme.com

Impresso no Brasil por Intergraf Indústria Gráfica Eireli.
5 4 3 2 1
ISBN 978-85-67661-31-5

Todos os direitos reservados. Nenhuma parte desta publicação poderá ser reproduzida ou transmitida por nenhum meio, impresso, eletrônico ou mecânico, incluindo fotocópia, gravação ou qualquer outro tipo de sistema de armazenamento e transmissão de informação, sem prévia autorização por escrito.

Dedicatória

Dedico este livro a meus pais, Kazimierz e Cycylia, minha mulher Maria, meus filhos Christian e Caroline e minha irmã Elisabeth.

Agradecimentos

O Dr. Christophe Klimczak agradece às Sociétés d'Imagerie Médicale:

- Aloka Hitachi (Color Kinetic Imaging, Vector Flow Mapping);
- BEM/Kontron Medical (Strain 2D);
- Bracco Imaging France (ecografia de contraste);
- CAE Vimedix™ (ecografia de estimulação);
- Fukuda Denshi (ecografia portátil);
- Kesson/Trimed (armazenamento digital);
- Philips (ecografia 3D ETT/ETO);
- Toshiba (ecografia 4D, Strain 3D);
- Zonare/Trimed (ecografia portátil, imagem de harmônico);

bem como aos seus colegas, por sua contribuição eficiente e gentil, para a realização do conjunto de ilustrações desta obra.

Agradeço, em especial, à Dra. Colette Veyrat, pesquisadora honorária no Centre National de la Recherche Scientifique, ex-presidente da International Cardiac Doppler Society e ao Dr. Dominique Guedj-Meynier, presidente da Amicale des Cardiologues de Paris e ex-presidente do Collège National des Cardiologues Français.

Também agradeço à Sra. Josiane Roux, secretária médica que aceitou datilografar o texto desta obra.

O Dr. Christophe Klimczak não declara nenhum conflito de interesses na presente obra.

Prefácio

Aqui está a nova obra de Christophe Klimczak, a última de uma longa série de sucessos dedicada à ecocardiografia.

Mais uma vez, ele consegue a façanha de colocar ao alcance dos ecocardiografistas, tanto os iniciantes como os mais experientes, a compreensão das bases das novas técnicas ultrassonográficas que surgiram nestes últimos anos, assim como as que, provavelmente, irão surgir em um futuro próximo.

Ao privilegiar como sempre os dados didáticos e o raciocínio clínico baseado nos dados numéricos, esta obra integra perfeitamente essas novas técnicas na conduta clínica cardiológica, tanto diagnóstica como prognóstica.

Embora saibamos de imediato que as bases físicas dessas técnicas são, muitas vezes, complexas, sua aplicação pode ser simplificada e sua interpretação torna-se acessível aos menos experientes.

Parabéns e boa leitura!

Professor Albert Hagège
Chefe do Departamento de Cardiologia,
Hôpital Européen Georges Pompidou, Paris,
Presidente da Société Française de Cardiologie

Preâmbulo

A primeira aplicação do diagnóstico de imagem data de 1895, com o uso de raios X graças aos trabalhos de Wilhelm Conrad Röntgen (1845-1923) (fig. neste preâmbulo). Nasce a radiografia. Posteriormente, as técnicas são aprimoradas e diversificadas ao longo do séc. XX, com a chegada da cintilografia, da tomografia computadorizada, da ecografia e depois da ressonância magnética.

De fato, o diagnóstico de imagem e seus industriais revolucionaram profundamente a medicina moderna, trazendo-lhe novos campos de exploração.

O uso dos ultrassons em cardiologia conheceu, com o passar dos anos, um crescimento prodigioso em razão do caráter não invasivo e repetitivo dessa investigação acessível na rotina, da qualidade das informações fornecidas e dos progressos tecnológicos que se sucederam em um ritmo acelerado.

Por todos esses motivos, a imagem cardíaca ultrassonográfica, chamada ecocardiografia, ocupa hoje um lugar de primeira classe na cardiologia. De fato, esta técnica ultrassonográfica visualiza, em tempo real, as estruturas cardíacas em seu conjunto e em movimento. O acréscimo do efeito Doppler tornou possível a medida dos fluxos intracardíacos e mesmo das velocidades intramiocárdicas. A análise simultânea dos dados anatômicos e dinâmicos que a ecocardiografia pode coletar durante um mesmo exame constitui um meio de investigação incomparável do coração.

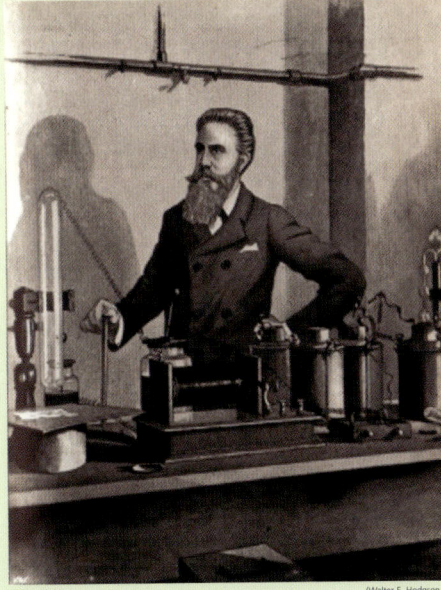

Aos poucos, a ecocardiografia Doppler consolidou a sua posição central tanto na conduta diagnóstica quanto na avaliação prognóstica e na decisão terapêutica. Sendo um campo particularmente dinâmico, a ecocardiografia tornou-se um exame de rotina e continuou evoluindo rapidamente com o surgimento de novas modalidades e novas aplicações.

O advento sucessivo de novas técnicas (3D, contraste, Speckle Tracking, etc.) comprova a vitalidade da ecocardiografia que já revolucionou a nossa abordagem do paciente na prática clínica cardiológica.

Entretanto, o domínio da quantidade crescente das informações fornecidas por estas novas técnicas está tornando-se cada vez mais complexo e difícil na prática médica cotidiana. Por estas razões, esta obra tem por objetivo sintetizar informações referentes às novas técnicas a fim de familiarizar usuários e leitores com a metodologia de cada técnica ecográfica exposta e suas aplicações clínicas consolidadas ou potenciais.

Um bom conhecimento das novas técnicas ecográficas é indispensável à prática cardiológica moderna, eficiente e, principalmente, útil aos pacientes.

Prova disso é que as novas técnicas de ecocardiografia em desenvolvimento não param de confirmar o seu caráter bastante promissor para os anos futuros.

Dr. Christophe Klimczak

Abreviaturas

2D	Ecografia bidimensional	IP	Insuficiência pulmonar
2D Strain	Strain bidimensional	IRM	Imagem por ressonância magnética
3D	Ecografia tridimensional		
3D Strain	Strain tridimensional	IT	Insuficiência tricúspide
4D	Ecografia em quatro dimensões	ITV	Integral tempo-velocidade
Ao	Aorta	MAPSE	*Mitral Annular Plane Systolic Excursion*
ASE	*American Society of Echocardiography*		
		MVG	Massa ventricular esquerda
CFM	Mapeamento de Fluxo de Cor	OD	Átrio direito
CKI	Imagem Cinética Colorida	OE	Átrio esquerdo
CMH	Cardiomiopatia hipertensiva	PAP	Pressão arterial pulmonar
CMO	Cardiomiopatia obstrutiva	PHT	*Pressure Half-Time*
DC	Débito cardíaco	PISA	*Proximal Isovelocity Surface Area*
DICOM	*Digital Imaging and Communication in Medicine*	PTDVG	Pressão telediastólica do ventrículo esquerdo
DTI	Doppler tecidual miocárdico	PVM	Prolapso valvar mitral
ECG	Eletrocardiograma	SAo	Superfície aórtica
ECM	Ecografia de contraste miocárdico	SIV	septo interventricular
		SM	Superfície mitral
EDS	Ecocardiografia sob estresse	TAPSE	*Tricuspid Annular Plane Systolic Excursion*
EIC	Ecografia intracardíaca		
ETO	Ecocardiografia transesofágica	TCIV	Tempo de contração isovolumétrica
ETT	Ecocardiografia transtorácica		
FC	Frequência cardíaca	TD	Tempo de desaceleração
FE	Fração de ejeção	TM	Ecografia monodimensional (tempo-movimento)
FM	Fluxo mitral		
FR	Fração de encurtamento	TRIV	Tempo de relaxamento isovolumétrico
FVP	Fluxo venoso pulmonar		
FVSH	Fluxo venoso supra-hepático	VCI	Veia cava inferior
HTA	Hipertensão arterial	VD	Ventrículo direito
HTAP	Hipertensão arterial pulmonar	VFM	Mapeamento de Fluxo Vetorial
HVG	Hipertrofia ventricular esquerda	VG	Ventrículo esquerdo
IA	Insuficiência aórtica	Vp	Velocidade de propagação
IM	Insuficiência mitral	VTD	Volume telediastólico
IMP (Tei)	Índice de desempenho miocárdico	VTI	Integral Velocidade tempo
		VTS	Volume telessistólico

Sumário

Parte I
Técnicas clássicas

Capítulo 1
Ecocardiografia transtorácica (ETT) 3
Introdução (3), Metodologia (3),
Importância clínica (14), Conclusão (20)

Capítulo 2
Doppler tecidual miocárdico 27
Introdução (27), Metodologia (27),
Importância clínica do DTI (33),
Conclusões (47)

Capítulo 3
Ecocardiografia transesofágica 51
Introdução (51), Metodologia (51),
Importância clínica da ETO (55),
Conclusões (77)

Capítulo 4
Ecocardiografia sob estresse 79
Introdução (79), Metodologia (79),
Perspectivas da EDS (105), Conclusões (106)

Parte II
Técnicas novas

Capítulo 5
Imagem harmônica 113
Introdução (113), Metodologia (113),
Importância clínica (115), Conclusões (119)

Capítulo 6
Modo TM anatômico 121
Introdução (121), Metodologia (121),
Importância clínica (122), Conclusões (124)

Capítulo 7
Imagem de deformação 127
Introdução (127), Metodologia (129),
Importância clínica da imagem de
deformação (143),
Conclusões (164)

Capítulo 8
Ecocardiografia de contraste miocárdico (ECM) 167
Introdução (167), Metodologia (167),
Importância clínica da ECM (172),
Conclusões (182)

Capítulo 9
Imagem cinética colorida 185
Introdução (185), Metodologia (185),
Importância clínica (187), Conclusões (192)

Capítulo 10
Ecocardiografia transtorácica tridimensional em tempo real (ETT 3D em tempo real) 195
Introdução (195), Metodologia (195),
Importâncias clínicas da ETT 3D (202),
Conclusões (214)

Capítulo 11
Ecocardiografia tridimensional transesofágica em tempo real (ETO 3D em tempo real) 215
Introdução (215), Importâncias clínicas da
ETO 3D (215), Conclusões (227)

Capítulo 12
Ecocardiografia e Doppler intracoronários 231
Introdução (231), Metodologia (231),
Importância clínica (234), Conclusões (242)

Capítulo 13
Ecografia intracardíaca (EIC) 245
Introdução (245), Metodologia (245),
Importância clínica (247), Conclusões (249)

Capítulo 14
Ecocardiografia peroperatória 251
Introdução (251), Metodologia (251),
Importância clínica (253), Conclusões (256)

CAPÍTULO 15
Ecocardiografia portátil — 259
Introdução (259), Metodologia (259),
Importância clínica (261), Conclusões (264)

CAPÍTULO 16
Doppler transtorácico do fluxo coronariano — 267
Introdução (267), Metodologia (267),
Importância clínica (267), Conclusões (270)

Parte III
Técnicas futuras

CAPÍTULO 17
Ecocardiografia 4D — 273
Introdução (273), Metodologia (273),
Importância clínica (277), Conclusões (278)

CAPÍTULO 18
Varredura pontilhada 3D (*Strain* 3D) — 281
Introdução (281), Metodologia (281),
Importância clínica (282), Conclusões (289)

CAPÍTULO 19
Mapeamento de fluxo vetorial — 291
Introdução (291), Metodologia (291),
Importância clínica (294), Conclusões (296)

CAPÍTULO 20
Caracterização tecidual — 299
Introdução (299), Metodologia (299),
Importância clínica (300), Conclusões (301)

CAPÍTULO 21
Tele-ecocardiografia — 303
Introdução (303), Metodologia (303),
Importância clínica (303), Conclusões (305)

CAPÍTULO 22
Simulação de ecocardiografia — 307
Introdução (307), Metodologia (307),
Importância clínica (308), Conclusões (310)

CAPÍTULO 23
Arquivamento digital — 311
Introdução (311), Metodologia (311),
Importância clínica (314), Conclusões (315)

Conclusões — 317

Índice Remissivo — 319

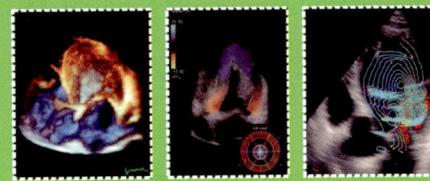

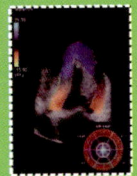

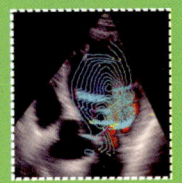

Parte I
Técnicas clássicas

Ecocardiografia transtorácica (ETT)

Capítulo 1

Introdução

A ecocardiografia realizada por via transtorácica (ETT) é uma técnica clássica dita de referência usada tanto no ambulatório, quanto no meio hospitalar. Ela, atualmente, predomina como exame complementar fundamental na cardiologia.

As vantagens da ETT clássica são várias:

- caráter não invasivo, indolor e repetitivo do exame;
- facilidade do uso da técnica no dia a dia;
- amplo acesso ao material ecográfico eficaz;
- curta duração do exame dito basal na rotina cardiológica;
- a formação estruturada, acessível e contínua dos médicos que realizam a ecocardiografia garante a confiabilidade do exame.

Na verdade, a ecocardiografia transtorácica associada ao Doppler tornou-se não apenas exame de imagem, mas também exame hemodinâmico.

Em razão dos seus diversos modos de exploração (imagem de cortes em tempo real, modo Doppler), a ETT permite visualizar de maneira dinâmica as estruturas cardíacas e os fluxos intracardíacos, quantificáveis.

Na prática cardiológica, a ecografia com Doppler traz várias informações nos planos diagnóstico, terapêutico e prognóstico. Em decorrência dos progressos tecnológicos e informáticos sucessivos, a ecocardiografia com Doppler, atualmente, permite uma abordagem diagnóstica ainda mais precisa e confiável da anatomia e da função cardíacas.

Metodologia

A realização do exame ecográfico necessita de plataforma técnica adaptada e pessoal qualificado.

Plataforma técnica

O equipamento do laboratório de ecocardiografia compreende:

- o aparelho de ecocardiografia, chamado ecocardiógrafo, equipado com:
  - uma sonda ultrassonográfica com as propriedades piezoelétricas que permitam uma emissão dos ultrassons conforme a frequência compreendida entre 2 e 5 MHz, em geral;
  - módulos do Doppler clássico (pulsado, contínuo e colorido) e do Doppler tecidual (preferencialmente);
  - um *software* adequado que permita realizar algumas medidas e cálculos e escrever um relatório do exame (facultativo);
  - um sistema informatizado de armazenamento e de impressão dos resultados.
- acessórios: gel hidrossolúvel que facilite a transmissão dos ultrassons entre a sonda e o paciente, invólucros protetores para envolver a sonda em caso de paciente infectado, material de infusão intravenosa em caso de meio de contraste;
- leito para exame (com altura regulável e, de preferência, inclinado) que permita colocar o paciente de maneira ideal.

Pessoal

O exame de ETT deve ser realizado por um médico especializado em ecocardiografia, chamado ecocardiografista. Este médico com formação adequada é o mais apto a realizar corretamente e a interpretar, de modo confiável, o ecocardiograma.

Técnica de exame

O exame de ETT é realizado com o paciente deitado no leito em decúbito dorsal ou lateral esquerdo. A sonda de ultrassom é aplicada sobre o tórax do paciente examinado e dirigida até seu coração, segundo regras bem definidas.

Modalidades de investigação

Classicamente, a ecocardiografia é usada de acordo com duas modalidades, na maioria das vezes associadas, portanto, complementares: a imagem e o Doppler (figura 1.1).

Imagem ecográfica

Pode ser realizada em três modos: unidimensional (TM), bidimensional (2D) e tridimensional (3D) (figura 1.2). Os modos TM e 2D são usados sistematicamente na rotina cardiológica. A ecografia 3D é uma técnica mais recente, disponível nos ecocardiógrafos de qualidade superior. Sua utilização na prática cotidiana ainda continua limitada.

Modo unidimensional

Neste modo, as estruturas cardíacas são exploradas no eixo único do feixe ultrassonográfico selecionado na imagem bidimensional. Este procedimento permite registrar estruturas cardíacas em função do tempo (modo tempo movimento, dito TM).

Modo bidimensional

Este modo permite explorar o coração simultaneamente em duas dimensões (2D) e em tempo real. O feixe ultrassonográfico explora as estruturas cardíacas em um setor anatômico escolhido entre 30 e 110°, o que permite obter cortes anatômico e dinâmico do coração.

Doppler cardíaco

Existem duas técnicas do Doppler cardíaco: Doppler dos fluxos e Doppler tecidual.

Doppler dos fluxos

Esta técnica do Doppler convencional usada na rotina permite a exploração dos fluxos sanguíneos intracardíacos, medindo suas velocidades. Ela se baseia em um fenômeno físico dos ultrassons, conhecido como efeito Doppler.

Existem duas modalidades de Doppler usadas na cardiologia: o Doppler pulsado e o Doppler colorido.

O Doppler colorido constitui uma modalidade particular do Doppler pulsado: Doppler pulsado codificado em cores. Todos esses modos de Doppler são complementares e interdependentes.

Doppler pulsado

Neste procedimento, a emissão dos ultrassons é descontínua (figura 1.3). As velocidades sanguíneas são medidas em um volume de amostragem, chamado *gate*. Esta porta é selecionada pelo operador na imagem bidimensional com relação às estruturas cardíacas.

Em razão do fenômeno de ambiguidade na velocidade, consecutivo à frequência de repetição da emissão pulsada dos ultrassons, o Doppler pulsado

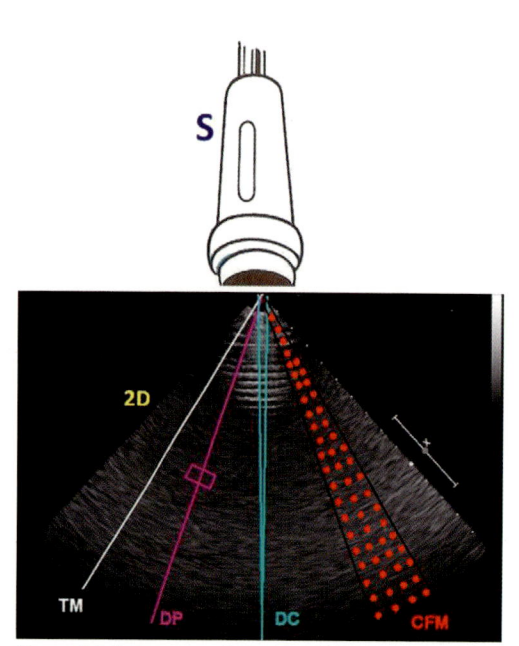

Figura 1.1. Representação esquemática de uma sonda ultrassonográfica (S) clássica que pode produzir uma imagem em modo TM, Doppler pulsado (DP), contínuo (DC) e colorido (CFM) simultâneo à imagem bidimensional (2D).

Capítulo 1. Ecocardiografia transtorácica (ETT)

→ Monodimensional (TM)

→ Bidimensional (2D)

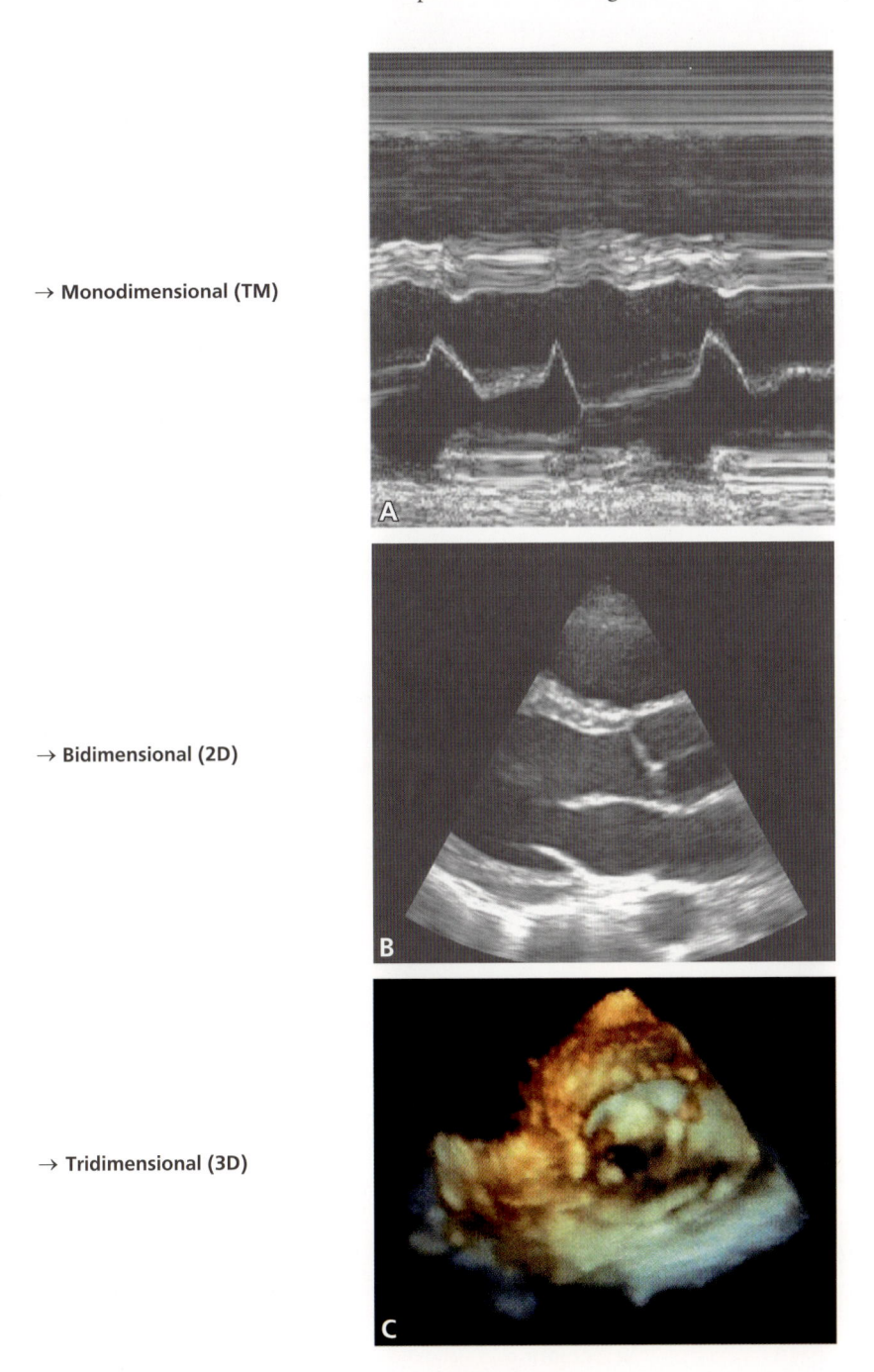

→ Tridimensional (3D)

Figura 1.2. Modalidades das imagens ecocardiográfica e do Doppler cardíaco.

DOPPLER

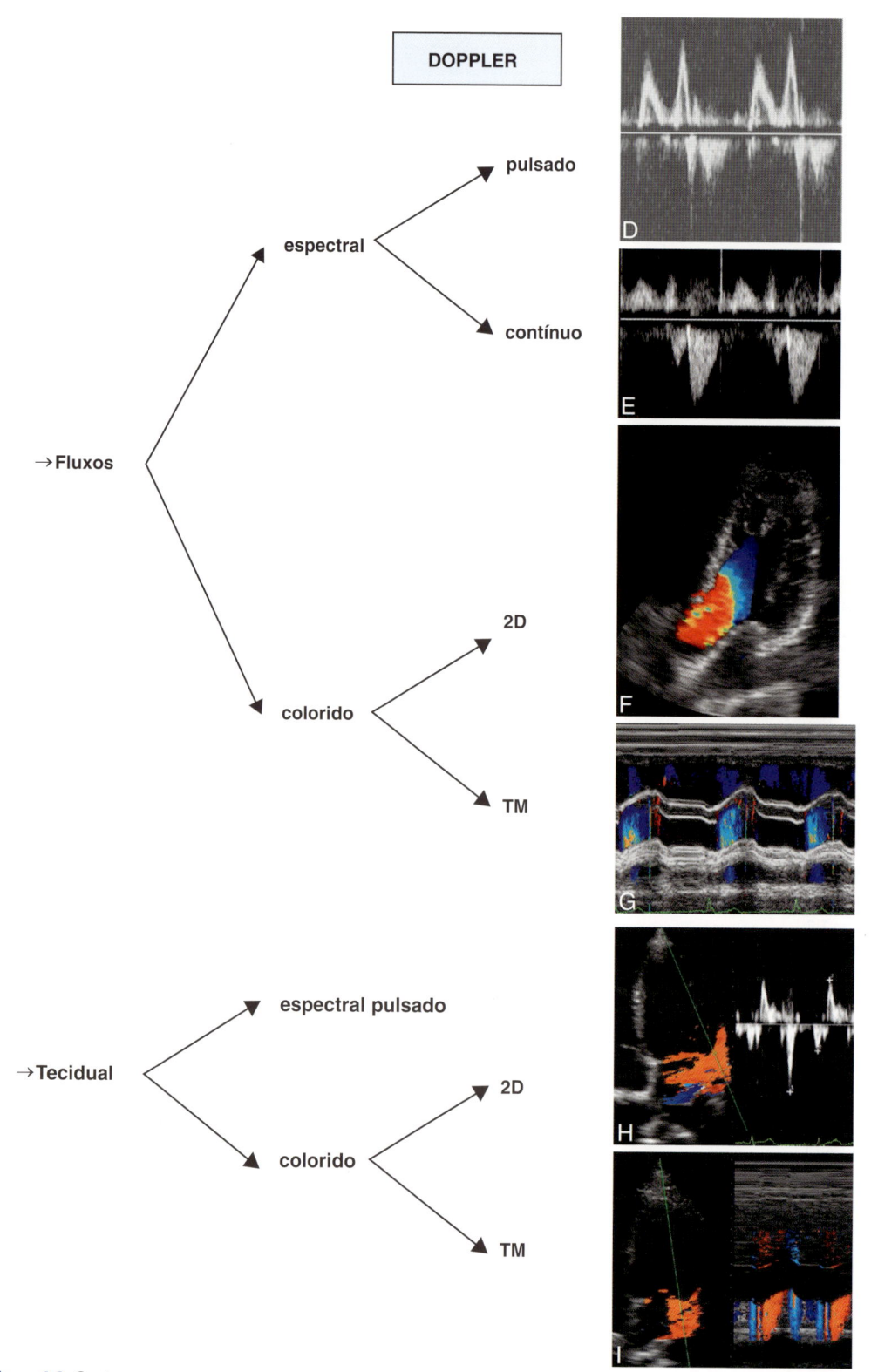

→ Fluxos
- espectral
  - pulsado (D)
  - contínuo (E)
- colorido
  - 2D (F)
  - TM (G)

→ Tecidual
- espectral pulsado (H)
- colorido
  - 2D
  - TM (I)

Figura 1.2. *Cont.*

Capítulo 1. Ecocardiografia transtorácica (ETT)   7

Doppler pulsado   **Doppler contínuo**

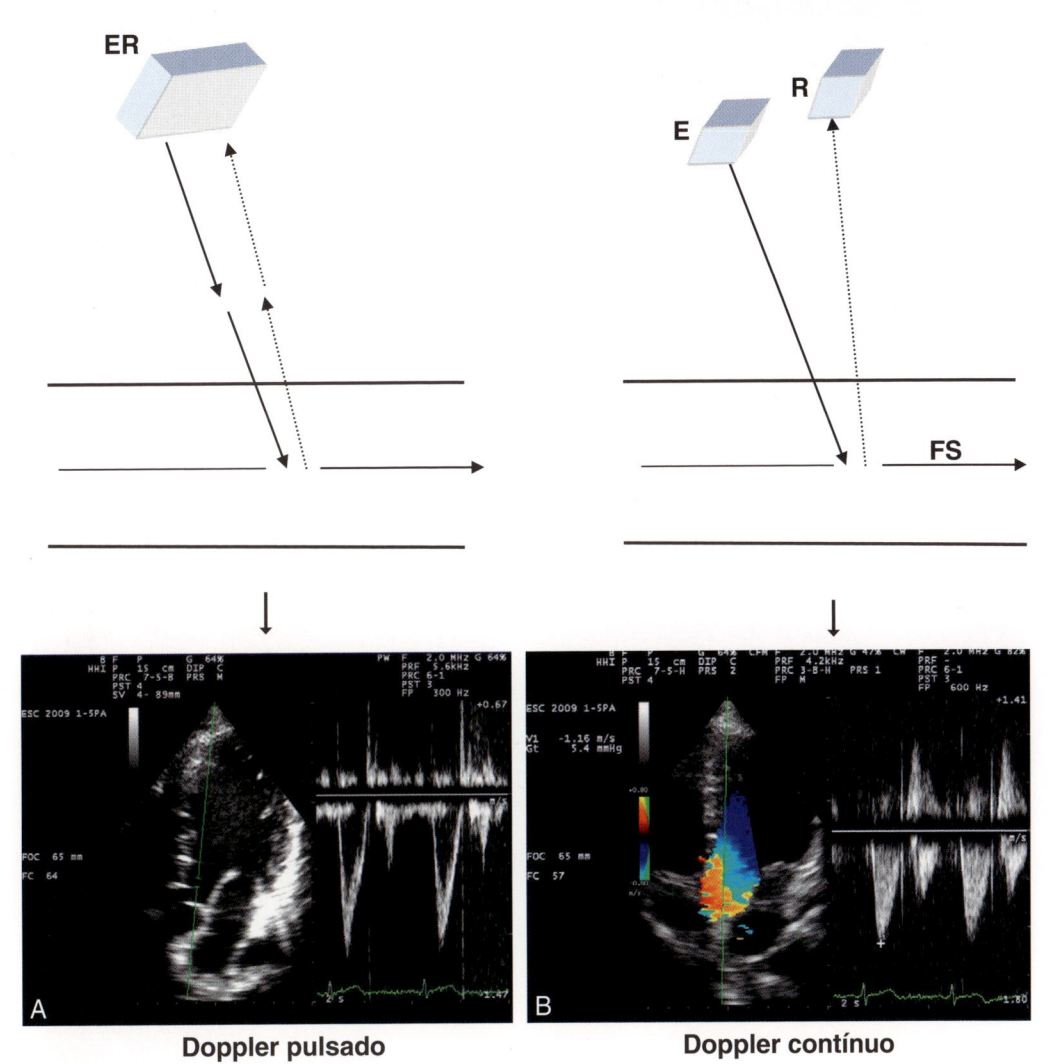

Figura 1.3. Dois procedimentos do Doppler do fluxo sanguíneo (FS):
– emissão pulsada: um único cristal piezoelétrico funcionando alternativamente como emissor (E) e receptor (R);
– emissão contínua: cristais diferentes: emissor (E) e receptor (R).
Embaixo: curvas espectrais do fluxo cardíaco registrado em Doppler pulsado e contínuo a partir do Doppler colorido 2D.

clássico não permite medir as velocidades sanguíneas superiores a 1-1,5 m/s. Esta limitação de velocidade é responsável por um fenômeno de dobramento espectral ou *aliasing*.

Doppler contínuo

Nesta modalidade, a emissão e a recepção dos ultrassons acontecem de maneira contínua no eixo do feixe ultrassonográfico (figura 1.3). Em razão da ausência do fenômeno de repetição, o Doppler contínuo permite medir as velocidades sanguíneas mais elevadas sem qualquer limitação (sem *aliasing*).

As velocidades sanguíneas medidas por Doppler pulsado ou contínuo são registradas em tempo real, na forma de uma curva espectral em função de:

- seu valor absoluto expresso em metros por segundo;
- sua direção, ou acima da linha do zero (fluxo se aproximando da sonda), ou abaixo da linha do zero (fluxo se distanciando da sonda).

Doppler colorido

O Doppler colorido se baseia em uma análise simultânea de múltiplos volumes de amostra do Doppler pulsado, em um setor anatômico de, preferencialmente, 30° (figura 1.4).

Esta modalidade permite reconstruir os fluxos sanguíneos intracardíacos e visualizá-los em razão do sistema de codificação em cores (Doppler colorido bidimensional).

Por convenção, o fluxo:

- que se aproxima da sonda é codificado em vermelho-amarelo;
- que se distancia da sonda é codificado em azul.

As turbulências são codificadas em verde.

O fenômeno de *aliasing* causado por Doppler pulsado se expressa pela inversão das cores.

O Doppler colorido também pode ser realizado em modo TM.

Doppler tecidual

Esta técnica necessita de um módulo específico integrado ao ecocardiógrafo. Ela permite medir as velocidades parietais intramiocárdicas ligadas à atividade mecânica do coração.

Na prática, o Doppler tecidual é realizado durante um exame ecocardiográfico convencional.

Ecocardiograma normal

Quatro vias de acesso são usadas, classicamente, durante o exame de ETT (figura 1.5):

- paraesternal esquerda, praticada de modo sistemático;
- apical, no nível do choque de ponta;
- subcostal, realizada em alguns casos;
- supraesternal, para o estudo do arco aórtico.

Modo TM

Neste modo, as estruturas cardíacas podem ser estudadas de acordo com três incidências clássicas a partir do corte 2D paraesternal esquerdo (figura 1.6):

- transaórtica;
- transmitral;
- transventricular.

As medições clássicas realizadas em modo M são:

- o diâmetro telediastólico da aorta inicial;
- a abertura protossistólica dos folhetos aórticos;
- as espessuras telediastólicas: do septo interventricular (EDsiv) e da parede posterior (EDpp) do ventrículo esquerdo;
- os diâmetros telediastólico e telessistólico do ventrículo esquerdo.

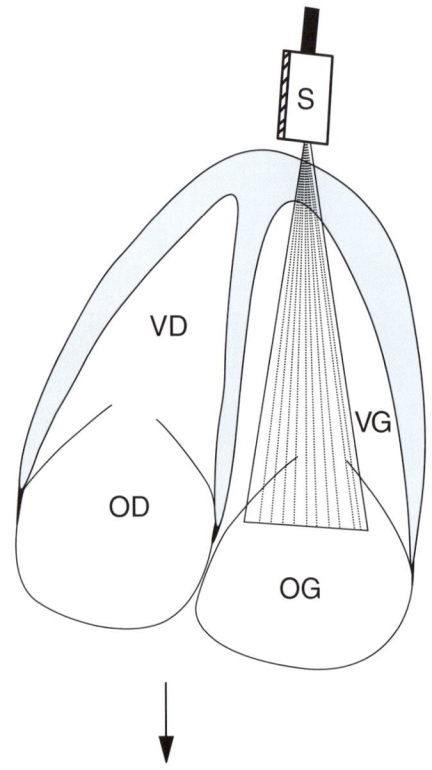

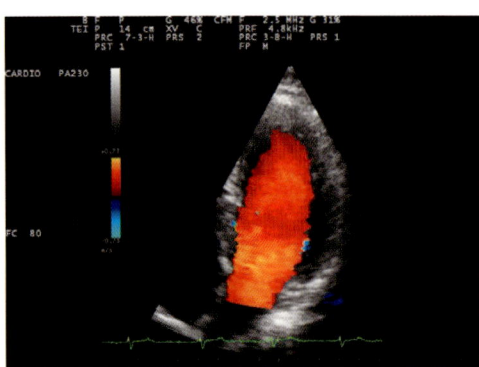

Figura 1.4. Procedimento de Doppler colorido bidimensional: emissões multilineares (multicanal), multiportas (*multigate*) de codificação colorida (no alto). Fluxo mitral registrado em Doppler colorido 2D (embaixo).

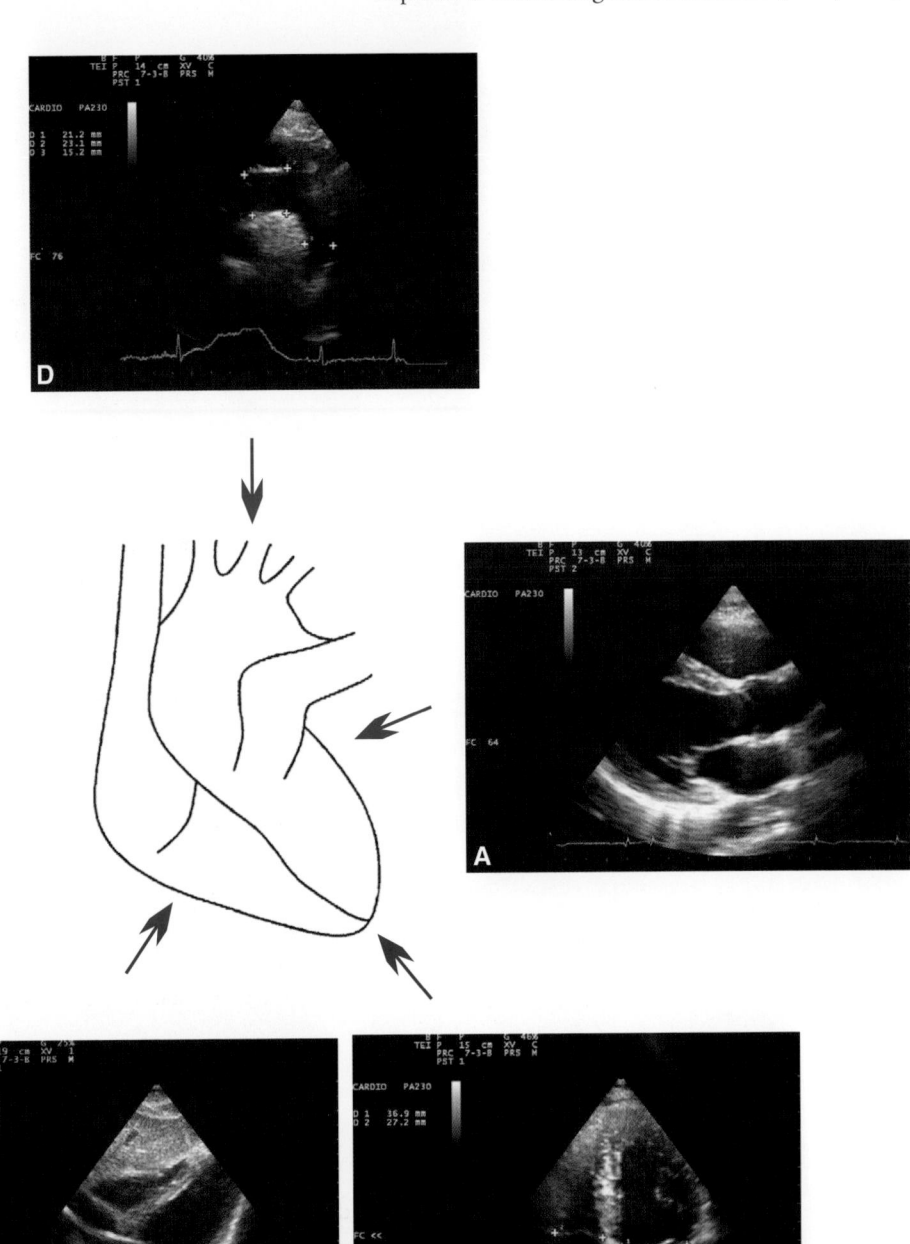

Capítulo 1. Ecocardiografia transtorácica (ETT) 9

Figura 1.5.
Quatro vias de exploração do coração em ecografia 2D: paraesternal esquerda (**A.** corte paraesternal longitudinal); apical (**B.** corte das quatro câmaras); subesternal (**C.** corte das quatro câmaras); supraesternal (**D.** corte do arco aórtico).

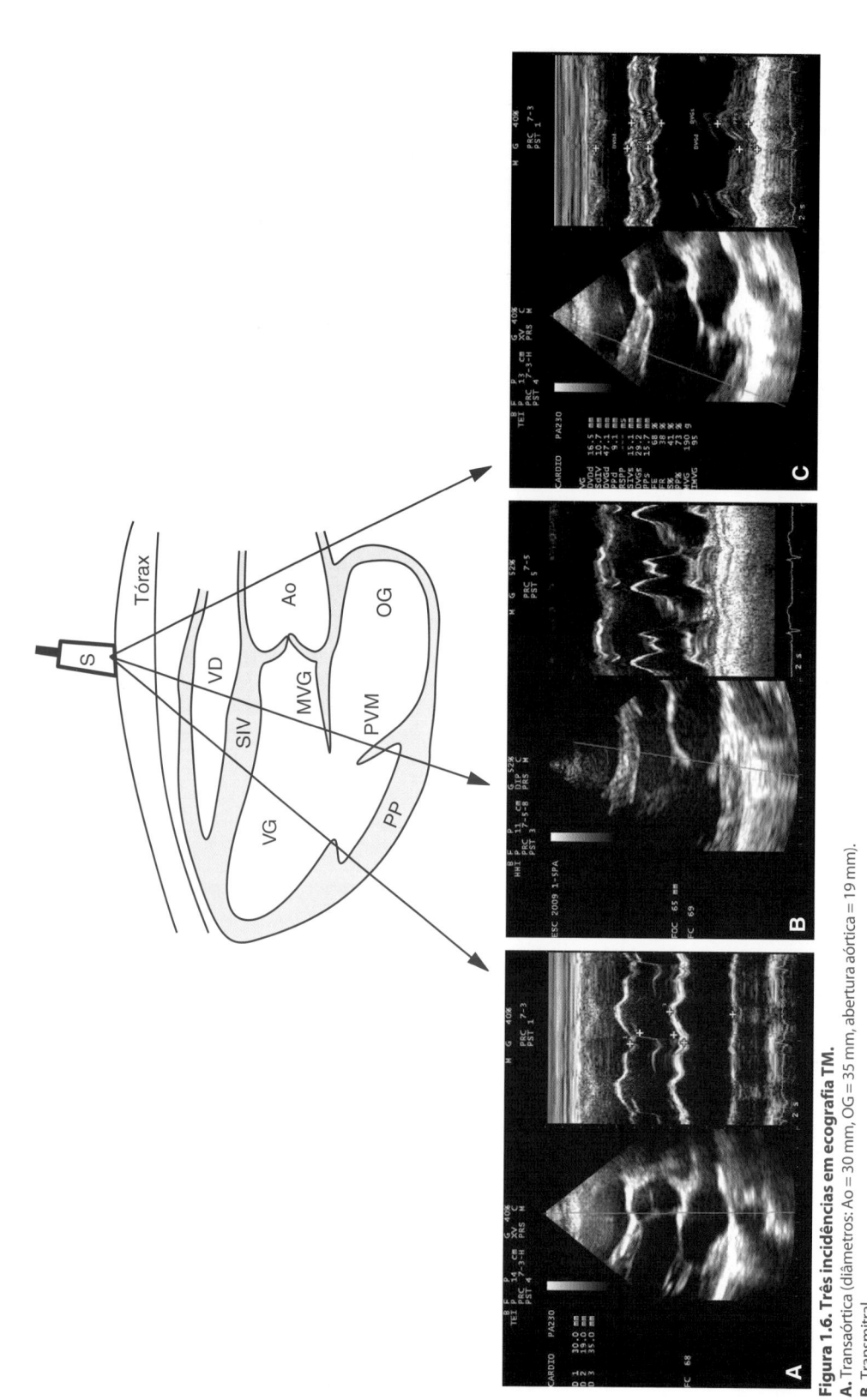

Figura 1.6. Três incidências em ecografia TM.
A. Transaórtica (diâmetros: Ao = 30 mm, OG = 35 mm, abertura aórtica = 19 mm).
B. Transmitral.
C. Transventricular (VG: DTD = 47 mm, DTS = 29 mm, EDsiv = 10 mm, EDpp = 9 mm, FR = 38%, FE = 68%, MVG = 190 g, EPR = 0,40).

Os cálculos seguintes são possíveis a partir da incidência transventricular:

- a fração de encurtamento (FR) do ventrículo esquerdo. Ela é calculada a partir dos diâmetros telediastólico (DTD) e telessistólico (DTS) do ventrículo esquerdo, como segue:

$$FR = \frac{DTD - DTS}{DTD} \times 100$$

(Normalidade compreendida entre 28 e 42%)

A FR permite avaliar a função sistólica global do FE, contanto que sua cinética parietal esteja homogênea.

- a fração de ejeção do ventrículo esquerdo (FE). Ela é calculada a partir dos volumes telediastólico (VTD) e telessistólico (VTS) do ventrículo esquerdo da seguinte maneira:

$$FE = \frac{VTD - VTS}{VTD} \times 100$$

(Normalidade compreendida entre 52 e 78%)

Os volumes ventriculares (V) normalmente são calculados segundo a fórmula de Teicholz, usando os valores dos diâmetros (D) ventriculares esquerdos: telediastólico e telessistólico.

$$V = \frac{7D^3}{2,4 + D}$$

Esta fórmula pode ser usada em caso de VG não deformado, mas dilatado. Ela é inadequada em caso de distúrbio cinético segmentar.

- A massa miocárdica ventricular esquerda (MVG).

Na maioria das vezes, ela é calculada a partir da fórmula da *American Society of Echocardiography* (ASE).

$$MVG = 0,8 \ [1,04 \times (DTD + ED_{siv} + ED_{pp})^3 - DTD^3] + 0,6$$

Classicamente, a MVG é corrigida pela superfície corporal do paciente, com valores-limite normais de 134 g/m² para o homem, e 110 g/m² para a mulher.

- A espessura parietal relativa (EPR).

$$EPR = ED_{siv} + ED_{pp}/DTD \ (n < 0,45)$$

Na prática, um *software* integrado ao ecocardiógrafo permite fazer um cálculo automático de todos esses parâmetros a partir das medições de modo TM do VG.

Modo 2D

Vários cortes ecográficos 2D podem ser realizados a partir de quatro vias de acesso (*cf.* figura 1.5):

- paraesternais: longitudinal e transversais (transaórtica, transmitral, transventriculares) (figura 1.7);
- apicais: quatro câmaras, duas câmaras esquerdas;
- subcostais: quatro câmaras, transversais;
- supraesternais: longitudinal, transversal.

Na prática, os cortes 2D paraesternais esquerdos e apicais são os mais utilizados.

Eles permitem calcular:

- a superfície dita anatômica do orifício mitral segundo o método da planimetria a partir do corte paraesternal transversal transmitral (n: 4-6 cm²);
- a fração de ejeção (FE) do ventrículo esquerdo a partir dos volumes telediastólico (VTD) e telessistólico (VTS) do VG.

$$FE = \frac{VTD - VTS}{VTD} (n : 63 \pm 6\%)$$

Os volumes ventriculares podem ser calculados de acordo com diferentes modelos matemáticos em razão do *software* integrado no ecocardiógrafo. O modelo de Simpson monoplano (corte apical das quatro câmaras) ou biplano, de preferência (cortes apicais das 4 e das 2 câmaras), são os mais utilizados.

- A superfície telessistólica do átrio esquerdo (n: < 15 cm²) e seu volume (n: 15-40 mL/m²).

Modo Doppler

Os fluxos sanguíneos a seguir podem ser explorados no Doppler transtorácico:

- fluxos valvares: mitral, aórtico, tricúspide e pulmonar;
- fluxo venoso pulmonar;
- fluxo venoso supra-hepático;
- fluxo coronariano.

O Doppler (pulsado, contínuo) permite estudar o aspecto morfológico e a velocidade dos fluxos intracardíacos (curvas espectrais) a partir das incidências apropriadas (figura 1.8).

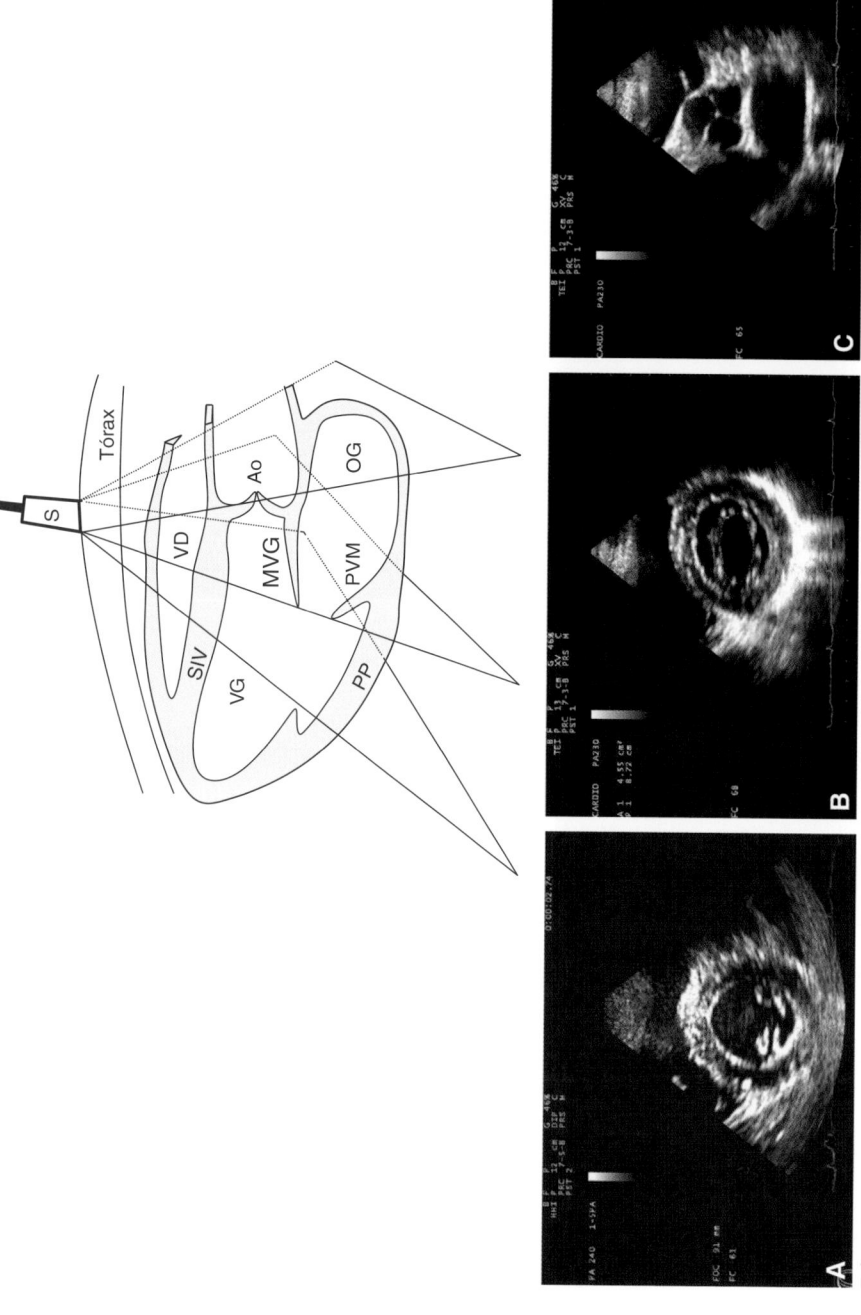

Figura 1.7. Três cortes 2D paraesternais transversais: **A.** transventricular. **B.** transmitral (superfície do orifício mitral planimetrada = 4,5 cm^2). **C.** transaórtico.

Fluxo mitral (figura 1.8A)

Este fluxo é mais bem registrado pela via apical de quatro câmaras.

Em um indivíduo normal, ele é bifásico, composto:
- pela onda E de enchimento rápido protodiastólico do VG;
- pela onda A de enchimento ventricular telediastólico em decorrência da contração atrial.

Normalmente:
- a velocidade máxima da onda E é superior à da onda A (razão: E/A > 1). A razão E/A diminui com a idade;
- o tempo de desaceleração (TD) da onda E é de 193 ± 20 ms. Sua medição exige que se prolongue a inclinação da onda E até a linha do zero;
- o tempo de relaxamento isovolumétrico (TRIV) do VG é de 70 ± 15 ms. Ele é medido por Doppler pulsado ou contínuo de acordo com o corte apical, entre o clique de fechamento aórtico e o início do fluxo mitral.

Fluxo tricúspide

A curva do fluxo tricúspide é positiva e de mesma morfologia que o fluxo mitral.

Fluxos aórtico e pulmonar (figura 1.8B)

Estes fluxos de ejeção possuem um aspecto monofásico em sístole com subida e descida rápidas.

Fluxo venoso pulmonar (FVP) (figura 1.8C)

Pode ser registrado por Doppler pulsado na veia pulmonar superior direita, no corte apical de quatro câmaras.

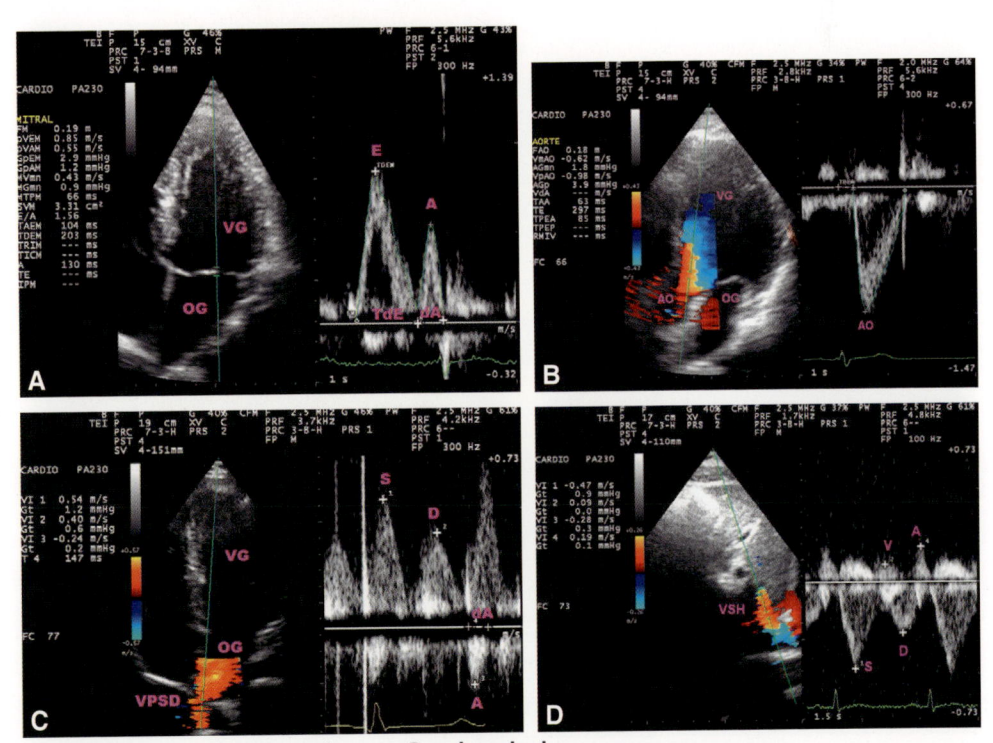

Figura 1.8. Registros dos fluxos sanguíneos em Doppler pulsado.
A. Fluxo mitral: E/A = 1,5, TdE = 203 ms, dAm = 130 ms. **B.** Fluxo aórtico: Vmáx. = 98 cm/s, VTI = 18 cm, TE = 297 ms. **C.** Fluxo venoso pulmonar: ondas S = 54 cm/s, D = 40 cm/s, A = 24 cm/s, dAp = 147 ms. **D.** Fluxo venoso supra-hepático: ondas S = 47 cm/s, D = 28 cm/s, V = 9 cm/s, A = 19 cm/s.

O FVP normal é trifásico e comporta:

- duas ondas positivas, uma sistólica (S), causada pelo relaxamento do OG e pela contração ventricular, e a outra diastólica (D), correspondente ao esvaziamento atrial;
- uma onda negativa telediastólica (A) simultânea à sístole atrial;

Normalmente:
- a onda S é mais ampla que a onda D (razão S/D > 1);
- a duração da onda A do FVP (dAp) é inferior à da onda A do fluxo mitral (dAm) (dAp < dAm).

Fluxo venoso supra-hepático (FVSH)
(figura 1.8D)

Este fluxo registrado por Doppler pulsado em uma veia supra-hepática (corte subcostal) reflete a pressão atrial direita.

Em um indivíduo normal, o FVSH é contínuo ao longo do ciclo cardíaco; ele é quadrifásico, composto por:

- duas ondas negativas (fluxos anterógrados): uma sistólica (S), e outra diastólica (D);
- duas ondas positivas (fluxos retrógrados): uma ventricular (V), e outra atrial (A).

Normalmente, a velocidade da onda S é superior à da onda D (razão S/D > 1).

O Doppler colorido permite visualizar, em tempo real, os fluxos intracardíacos codificados em cores que aparecem sobrepostas na imagem bidimensional.

A multiplicação dos planos de corte possibilita uma visão espacial dos fluxos. Ela permite estudar:

- o aspecto do fluxo (laminar ou turbulento);
- o "volume" visual do fluxo;
- a direção do fluxo;
- a extensão do fluxo.

O Doppler tecidual dá acesso às velocidades intramiocárdicas, completando as informações fornecidas pela ETT clássica.

Importância clínica

A ecocardiografia transtorácica com Doppler fornece ao médico várias informações sobre o coração examinado, de ordens morfológica e dinâmica.

Aportes da imagem da ETT

A ecocardiografia realizada em modos TM e 2D permite estudar:

- a morfologia e a cinética das valvas cardíacas;
- o tamanho das cavidades cardíacas, da aorta inicial, das artérias pulmonares etc.;
- a espessura, a ecoestrutura e a cinética das paredes ventriculares;
- a função sistólica global do VG (FR, FE);
- os volumes ventriculares (VTD, VTS);
- a massa miocárdica do VG (MVG);
- a superfície do orifício mitral estenosada de acordo com a planimetria;
- a continuidade de certas estruturas cardíacas (septo interventricular, septo interatrial etc.);
- o complexo epicardiopericárdio;
- o dissincronismo cardíaco.

Aportes do Doppler transtorácico

O exame com Doppler completa as informações fornecidas pela ecografia em modos TM e 2D. Ele permite:

- avaliar a severidade das estenoses valvulares (tabela 1.1):
  – medindo o gradiente máximo e médio das pressões (ΔP) transvalvular deduzido das velocidades do jato estenótico, registrado em Doppler contínuo.

O ΔP máximo é calculado, segundo a equação de Bernoulli, a partir da velocidade máxima (Vmáx) do jato estenótico ($\Delta P máx = 4\ V máx^2$).

Tabela 1.1. Critérios de gravidade das estenoses valvares: estreitamento mitral (RM); estreitamento aórtico (RA)

Gravidade	RM	RA
Pouco estreita	S > 1,5 cm² G < 5 mmHg	S > 1,5 cm² G < 25 mmHg Vmáx.: < 3 m/s
Moderada	S: 1-1,5 cm² G: 5-10 mmHg	S: 1-1,5 cm² G: 25-40 mmHg Vmáx.: 3-4 m/s
Estreita	S < 1,0 cm² G > 10 mmHg	S < 1,0 cm² G > 40 mmHg Vmáx.: > 4 m/s

(S: superfície do orifício estenosado; G: gradiente de pressão transestenótica média; Vmáx.: velocidade máxima do jato de RA em Doppler contínuo).

O ΔP médio é calculado automaticamente pela planimetria do jato da estenose.

Todo gradiente deve ser interpretado em função do débito sanguíneo através do orifício estenosado.
- calculando a superfície funcional do orifício estenosado de acordo com:
- o método de Hatle em caso de encurtamento mitral.
  - Este método é fundamentado na medida do tempo de meia-pressão (T½ p) do jato estenótico (figura 1.9).

Superfície mitral (SM) = $\dfrac{220}{T½p}$

O T½p reflete o tempo necessário à pressão atrial esquerda para diminuir e se equilibrar com a pressão diastólica do VG.

- A equação de continuidade em caso de encurtamento aórtico ou mitral. Este método é fundamentado na igualdade dos débitos: o débito a montante de uma valva é equivalente ao débito através da valva estenosada (figura 1.10).
- A detecção e a quantificação das insuficiências valvares (tabela 1.2) (figura 1.11).

O Doppler colorido 2D permite detectar diretamente o jato regurgitado e estudar sua extensão na cavidade a montante.

Vários índices por Doppler são propostos à quantificação das regurgitações valvares:
- a intensidade acústica e a densidade gráfica do sinal Doppler;
- a extensão espacial do jato regurgitante;
- a superfície da fuga avaliada no Doppler colorido 2D por planimetria;
- a largura do jato regurgitado em sua origem, avaliado por Doppler colorido 2D *(vena contracta)*;
- a superfície do orifício regurgitante (SOR) e o volume regurgitado (VR), calculados pelo mé-

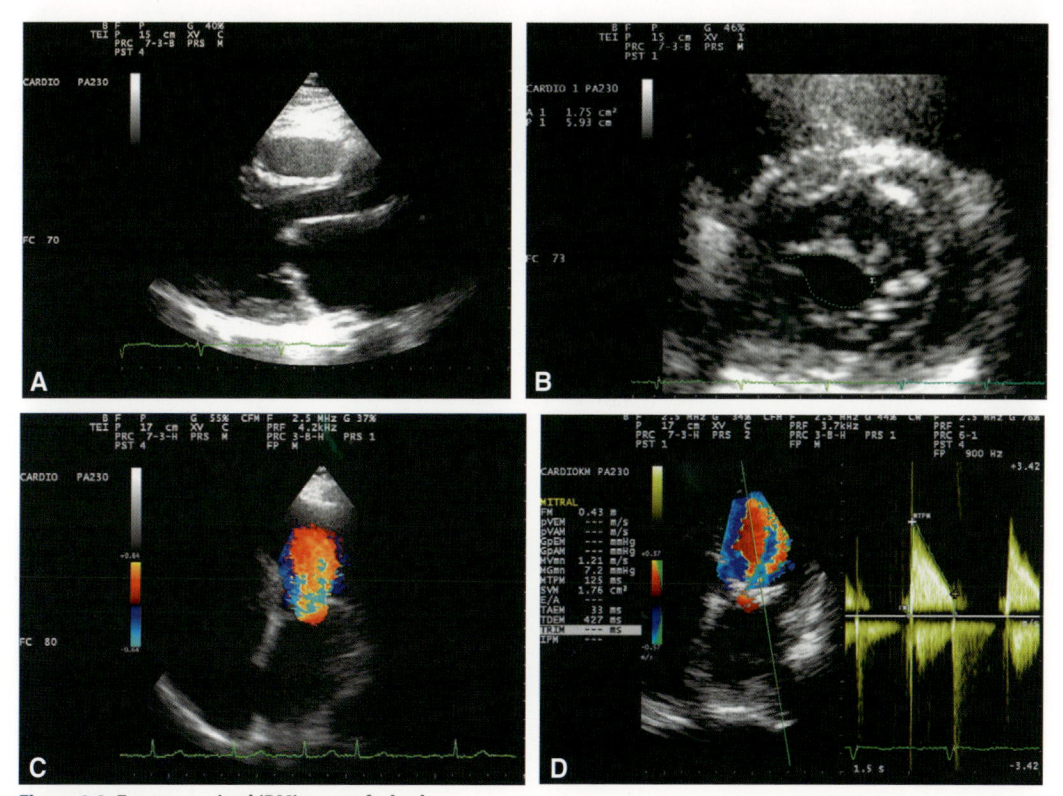

Figura 1.9. Estenose mitral (RM) pouco fechada.
A. Aspecto de RM "com valvas flexíveis" em 2D.
B. Planimetria do orifício mitral: SM = 1,75 cm².
C. Jato de RM em Doppler colorido 2D.
D. RM em Doppler contínuo: gradiente diastólico médio = 7,2 mmHg, T½p = 125 ms, SM = 1,76 cm².

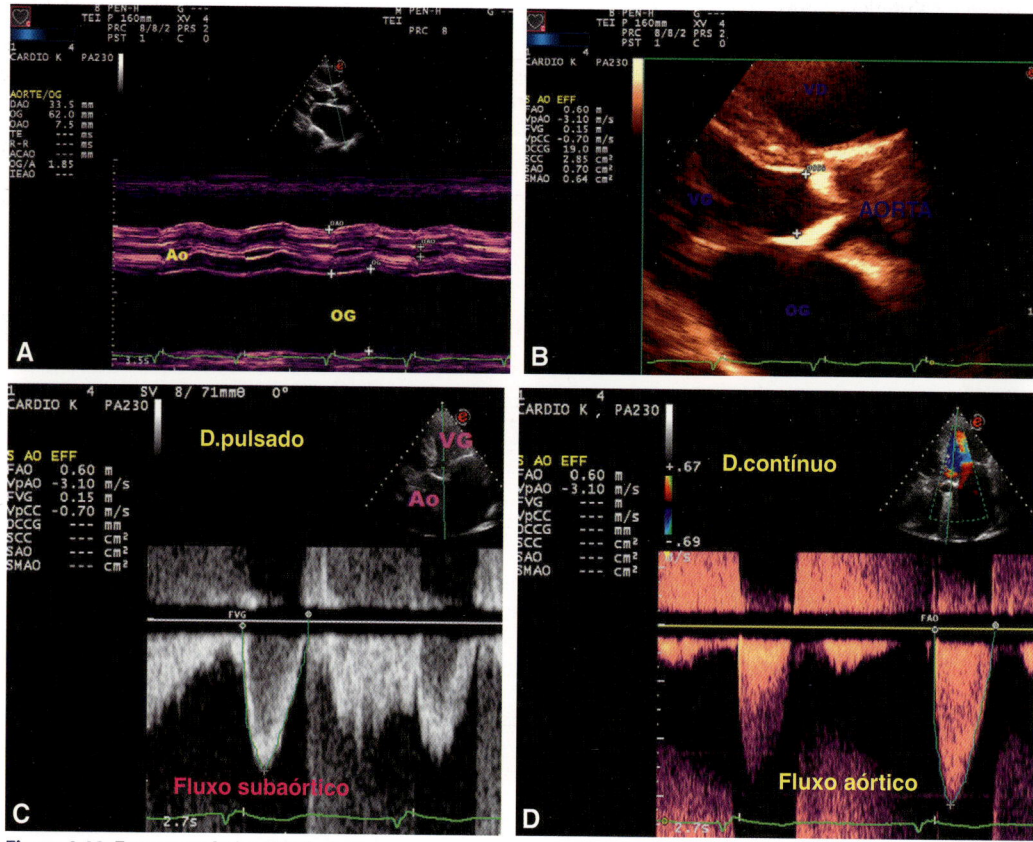

Figura 1.10. Estenose aórtica (RA) fechada.
A. Aspecto da RA em TM.
B. Medida do diâmetro subaórtico em 2D (D = 19 mm).
C. Medida da velocidade subaórtica no Doppler pulsado (VTI = 15 cm).
D. Medida da velocidade do jato estenótico em Doppler contínuo (VTI = 60 cm).
Superfície do orifício aórtico estenosado calculada pela equação de continuidade = 0,70 cm².

todo PISA (Proximal Isovelocity Surface Area); o raio da PISA (R);

- a fração de regurgitação avaliada de acordo com vários métodos;
- o tempo de meia-pressão (T½ p) e a velocidade telediastólica (Vtd) no istmo aórtico em caso de fuga aórtica;
- o aspecto do fluxo venoso pulmonar na presença de fuga mitral.

Estes índices permitem quantificar a importância da regurgitação valvar e classificá-la em quatro graus: mínimo, moderado, médio, importante. Atualmente, recomenda-se uma classificação das fugas valvares em três graus (moderada, média, grave).

Entretanto, a quantificação das insuficiências valvares continua sendo bastante imperfeita em razão da multiplicidade dos fatores que podem influenciar os diferentes índices utilizados.

- A avaliação das pressões arteriais pulmonares (figura 1.12).

Na prática, a pressão arterial pulmonar sistólica (PAPs) é a mais avaliada no Doppler. Ela é deduzida da velocidade máxima (Vmáx) do fluxo sistólico de insuficiência tricúspide (IT), registrada por Doppler contínuo, como segue:

PAPs = 4 (Vmáx IT)² + POD

A pressão do átrio direito (POD) está estimada, empiricamente, em 10 mmHg no indivíduo normal adulto. Em caso de sinais clínicos de insuficiência cardíaca direita, acrescenta-se um valor fixo de 15 a 20 mmHg.

Tabela 1.2. Critérios de gravidade das fugas valvares: insuficiências mitral (IM), orgânica (Org), isquêmica (Isq) e insuficiência aórtica (IA)

GRAVIDADE	IM		IA
	Org.	Isq	
Moderada	SOR < 20 mm²	< 10	SOR < 10 mm²
	VR < 30 mL	< 20	VR < 30 mL
	R < 4 mm		
	VC < 3 mm		VC < 3 mm
	FR < 30%		FR < 30%
Média	SOR: 20-39 mm²	10-29	SOR: 10-29 mm²
	VR: 30-59 mL	20-44	VR: 30-59 mL
	R: 4-9 mm		
	VC: 3-7 mm		VC: 3-6 mm
	FR: 30-50%		FR: 30-50%
Grave	SOR: ≥ 40 mm²	≥ 30	SOR: ≥ 30 mm²
	VR: ≥ 60 mL	≥ 45	VR: ≥ 60 mL
	R: 9 mm		
	VC: > 7 mm		VC: > 6 mm
	FR > 50%		FR > 50%
	Rs (FVP)		T ½ p < 250 ms
			Vtd > 20 cm/s

(SOR: superfície do orifício regurgitante; VR: volume regurgitado; R: raio da PISA; VC: *vena contracta*; FR: fração de regurgitação; T½p: tempo de meia-pressão; Vtd: velocidade telediastólica; Rs: refluxo diastólico – reversão sistólica do fluxo venoso pulmonar FVP).

O limite de normalidade da PAPs no indivíduo com mais de 60 anos está próximo de 40 mmHg.

A pressão arterial pulmonar diastólica (PAPd) é calculada a partir da velocidade telediastólica da insuficiência pulmonar (VtdIP), registrada por Doppler contínuo:

PAPs = 4 (Vtd IP)² + POD

A pressão arterial pulmonar média (PAPm) pode ser deduzida no Doppler a partir da velocidade máxima da insuficiência pulmonar na protodiástole (Vpd IP).

A confiabilidade da medida das pressões pulmonares por Doppler, em especial a PAPs, é amplamente admitida. Uma PAPs superior a 60 mmHg confirma uma hipertensão arterial pulmonar (HTAP) grave.

- A medida do débito cardíaco (figura 1.13).

O débito aórtico (QAo) é o que mais se calcula no eco-Doppler. Ele é produto do volume de ejeção sistólica (VES) e da frequência cardíaca (FC):

QAo = VES × FC (normal 4-7 L/min)

O volume de ejeção sistólica é calculado de acordo com a fórmula: VES = VTI × S

O QAo é, portanto, escrito assim:

QAo = VTI × S × FC

VTI: integral da velocidade aórtica medida no Doppler pulsado por planimetria da curva do fluxo subaórtico.

S: superfície do orifício aórtico calculada automaticamente a partir do diâmetro subaórtico medido em corte 2D paraesternal longitudinal.

FC: frequência cardíaca calculada a partir do traçado de ECG simultâneo.

Na maioria das vezes, a medida do débito aórtico é usada:
– na avaliação da função sistólica do VG;
– na quantificação das insuficiências valvares (cálculo da fração de regurgitação);
– na medida da superfície funcional dos orifícios valvares estenosados (por meio da equação de continuidade);
– no estudo de *shunts* intracardíacos.

- A avaliação da função sistólica do ventrículo esquerdo (figura 1.13) (tabela 1.3) (figura 1.14).

A medição do débito cardíaco que reflete a função sistólica global do VG pode ser completada por outros parâmetros Doppler ditos sistólicos:
– a derivada de pressão do VG (dP/dt) correspondente ao tempo que o fluxo de insuficiência mitral registrado em Doppler contínuo leva para passar de 1 m/s a 3 m/s de velocidade (n. > 1.200 mmHg/s);
– o índice de *performance* miocárdica do VG (índice de Tei) é igual à soma dos tempos de contração e de relaxamento isovolumétrico relatada no tempo de ejeção do VG. Sua medição é realizada na rotina por Doppler pulsado (n. 0,39 ± 0,05).

- A avaliação da função diastólica do ventrículo esquerdo (figuras 1.15 e 1.16).

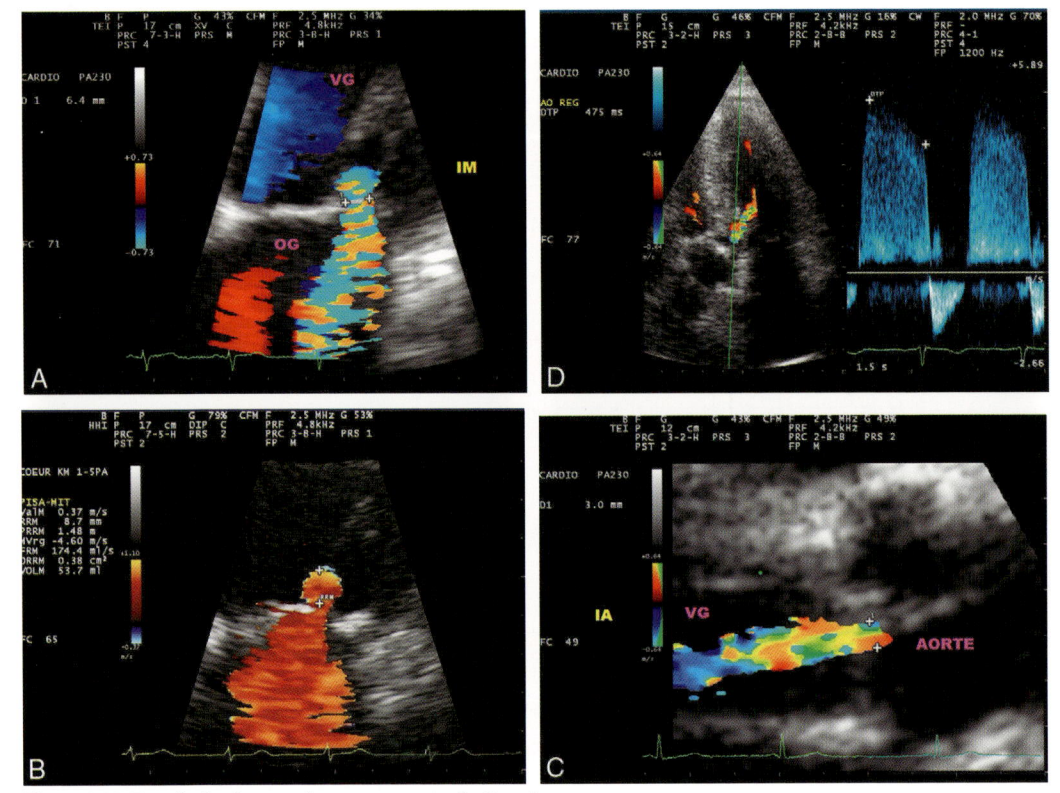

Figura 1.11. Estudo das fugas valvares em ecografia Doppler.
A. Medida da *vena contracta* da insuficiência mitral (IM) em Doppler colorido 2D = 6,4 mm.
B. Medida da PISA da IM: SOR = 0, 38 cm^2, VR = 54 mL.
C. Medida da *vena contracta* da insuficiência aórtica (IA) em Doppler colorido 2D = 3 mm.
D. Medida do T½ p da IA em Doppler contínuo = 475 ms.

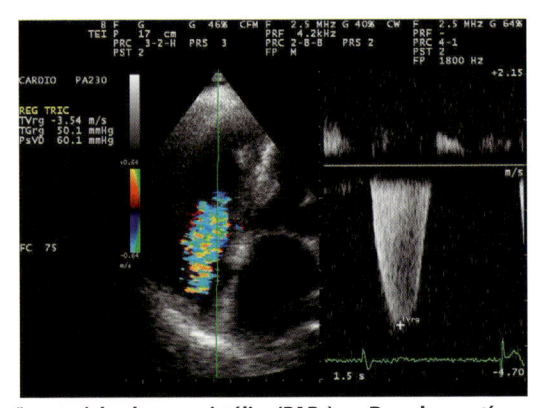

Figura 1.12. Medida da pressão arterial pulmonar sistólica (PAPs) em Doppler contínuo associado ou colorido.
PAPs = 50 + 10 (POD) = 60 mmHg.

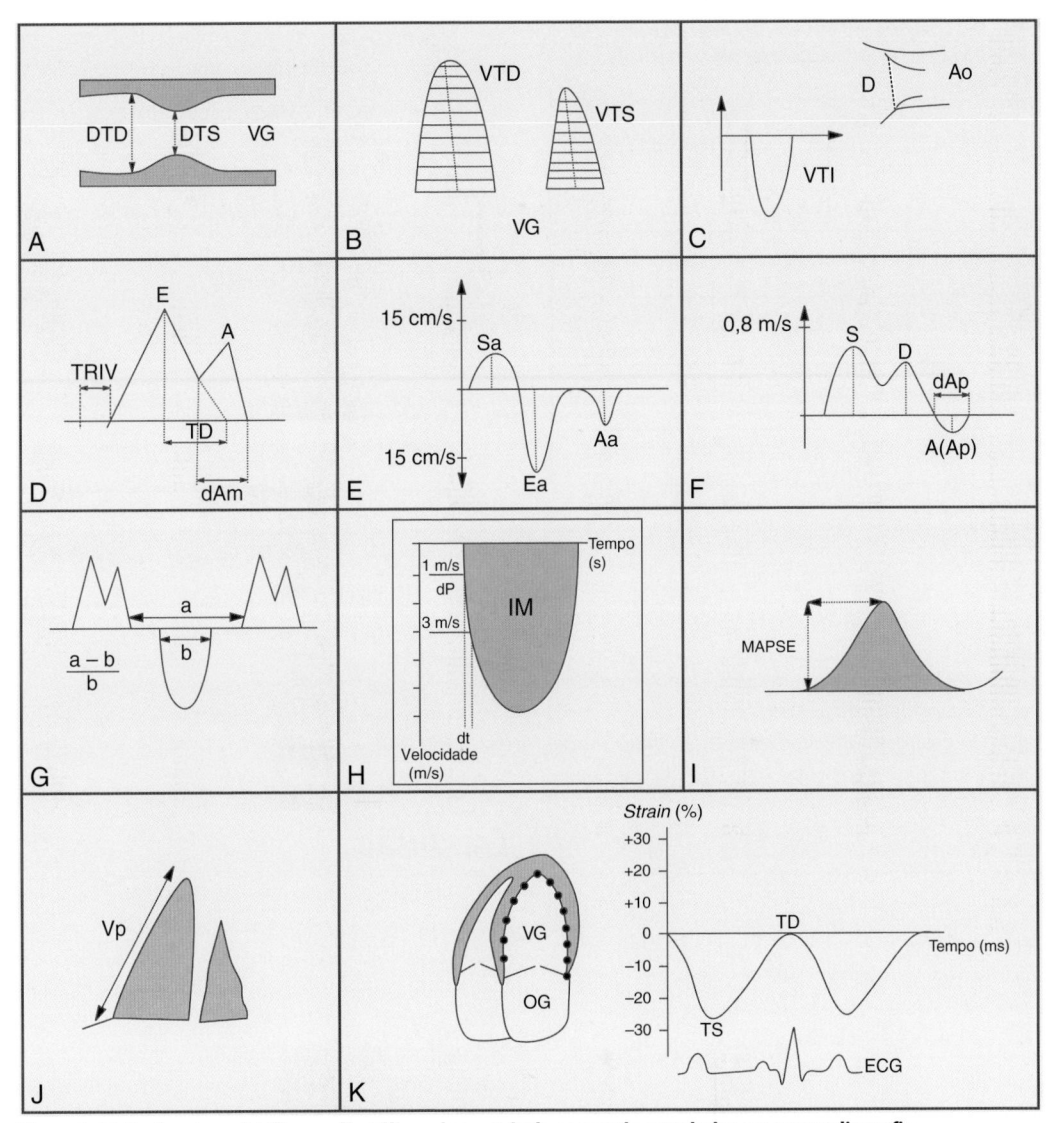

Figura 1.13. Parâmetros sistólicos e diastólicos do ventrículo esquerdo estudados em ecocardiografia.
A. FR e FE calculadas em TM a partir dos diâmetros VG (DTD, DTS).
B. FE calculada em 2D a partir dos volumes VG (VTD, VTS).
C. Débito aórtico calculado em eco-Doppler (diâmetro D; VTI – Ao).
D. Perfil do fluxo mitral em Doppler clássico.
E. Velocidades dos anéis mitrais medidas em Doppler clássico.
F. Perfil do fluxo venoso pulmonar no Doppler clássico.
G. Índice de Tei medido em Doppler clássico.
H. Derivada de pressão: dP/dt medida no fluxo de insuficiência mitral (IM).
I. Excursão sistólica máxima do anel mitral (MAPSE).
J. Velocidade de propagação do fluxo mitral em TM colorido (Vp).
K. Imagem de *strain* miocárdico (2D *Strain*).

Tabela 1.3. Avaliação por eco-Doppler da disfunção sistólica do ventrículo esquerdo e do ventrículo direito

Parâmetros	Ventrículo esquerdo	Ventrículo direito
FR	< 28%	
FRS	< 50%	< 50%
FE	< 50%	< 48%
Débito	< 2,6 L/min/m^2	< 3,0 L/min/m^2
Sa	< 8 cm/s	< 11 cm/s
dP/dt	< 600 mmHg/s	< 400 mmHg/s
Tei	> 0,47	> 0,35
Ex. an.	MAPSE < 10 mm	TAPSE < 12 mm
Strain	↓ *strain* sistólico regional/global Dissincronismo parietal	

Segundo Ch. Klimczak, *Échocardiographie clinique*. Elsevier Masson 2010.

Esta avaliação se baseia na prática cotidiana da análise:
- do perfil do fluxo mitral por Doppler pulsado (razão E/A, TD, dAm, TRIV);
- da propagação protodiastólica do fluxo mitral por Doppler colorido em modo M (velocidade de propagação);
- do aspecto do fluxo venoso pulmonar por Doppler pulsado (razão S/D, dAp).

A análise desses fluxos sanguíneos completada pelas medições realizadas em Doppler tecidual permite distinguir três tipos de anomalias do enchimento do ventrículo esquerdo (figura 1.16):
- distúrbio do relaxamento;
- aspecto pseudonormal;
- distúrbio de complacência (perfil restritivo).

Estes três tipos correspondem a estágios de gravidade crescente, que podem se suceder no decorrer da evolução de uma cardiopatia. São observados na disfunção diastólica do VG. O uso dos índices Doppler ditos diastólicos também é interessante para a estimação das pressões de enchimento do VG que refletem a gravidade da disfunção ventricular diastólica.

- A avaliação da função sistólico-diastólica do ventrículo direito.

Esta avaliação Doppler se baseia na mesma metodologia que aquela utilizada para o estudo do VG.

- O estudo do dissincronismo cardíaco.

A técnica Doppler é útil na detecção de um dissincronismo cardíaco em três níveis sucessivos: atrioventricular, interventricular e intraventricular.

- O estudo do funcionamento das próteses valvares.

O estudo Doppler das próteses valvares permite:
- a detecção e a quantificação de uma fuga intraprotética ou paraprotética;
- a avaliação do gradiente de pressão transprotética;
- a medida da superfície funcional da prótese.

- O diagnóstico dos *shunts* intracardíacos (comunicação interatrial e/ou interventricular etc.).

A importância clínica do Doppler tecidual é discutida no Capítulo 2.

Conclusão

A ecocardiografia transtorácica com Doppler é uma técnica de exploração usada, habitualmente, na prática clínica cardiológica. Esta técnica atraumática e facilmente reprodutível é muito importante em inúmeras afecções cardíacas. Contudo, o exame ecográfico deve ser praticado de maneira rigorosa por um médico competente, especializado em ecocardiografia. Também é indispensável conhecer as limitações técnicas e as armadilhas diagnósticas desta técnica.

Este capítulo apresentou uma síntese das informações básicas referentes à ecocardiografia transtorácica, que necessita ser amplamente completada e aprofundada.

As obras do dr. Klimczak, editadas pela Elsevier Masson *(Échocardiographie clinique, 120 Pièges en échocardiographie)*, podem ser úteis a todos aqueles que desejarem ampliar seus conhecimentos práticos em ecocardiografia transtorácica.

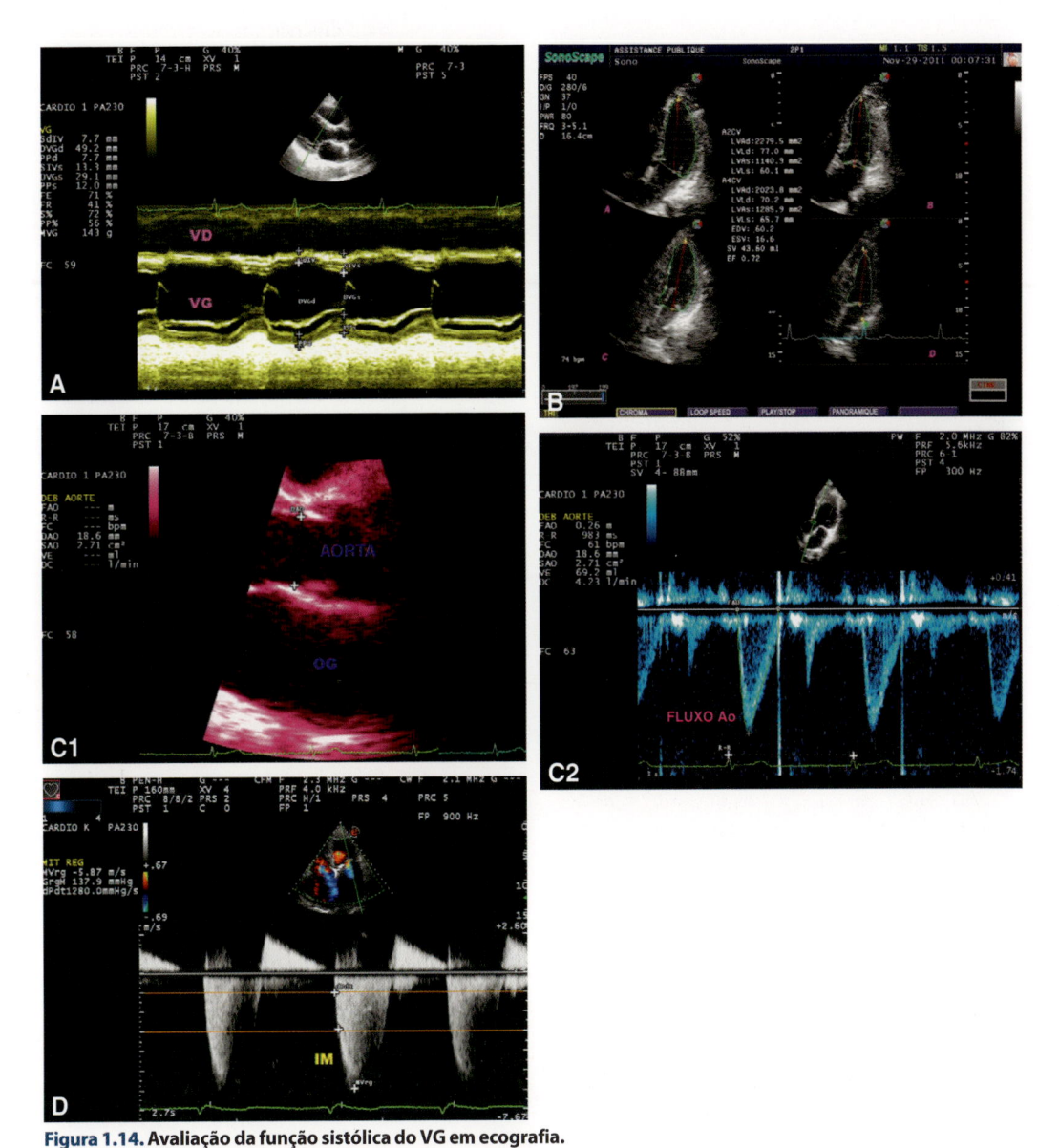

Figura 1.14. Avaliação da função sistólica do VG em ecografia.
A. Em modo TM: FR = 41%; FE = 71%. **B.** Em modo 2D (método de Simpson biplano) FE = 72% (imagem de SonoScape).
C. Medida do débito aórtico = 4,2 L/min. **C1:** diâmetro do diâmetro subaórtico = 18,6 mm. **C2:** velocidade subaórtica = 26 cm, FC = 61 bat./min.
D. Cálculo do dp/dt = 1.280 mmHg/s.

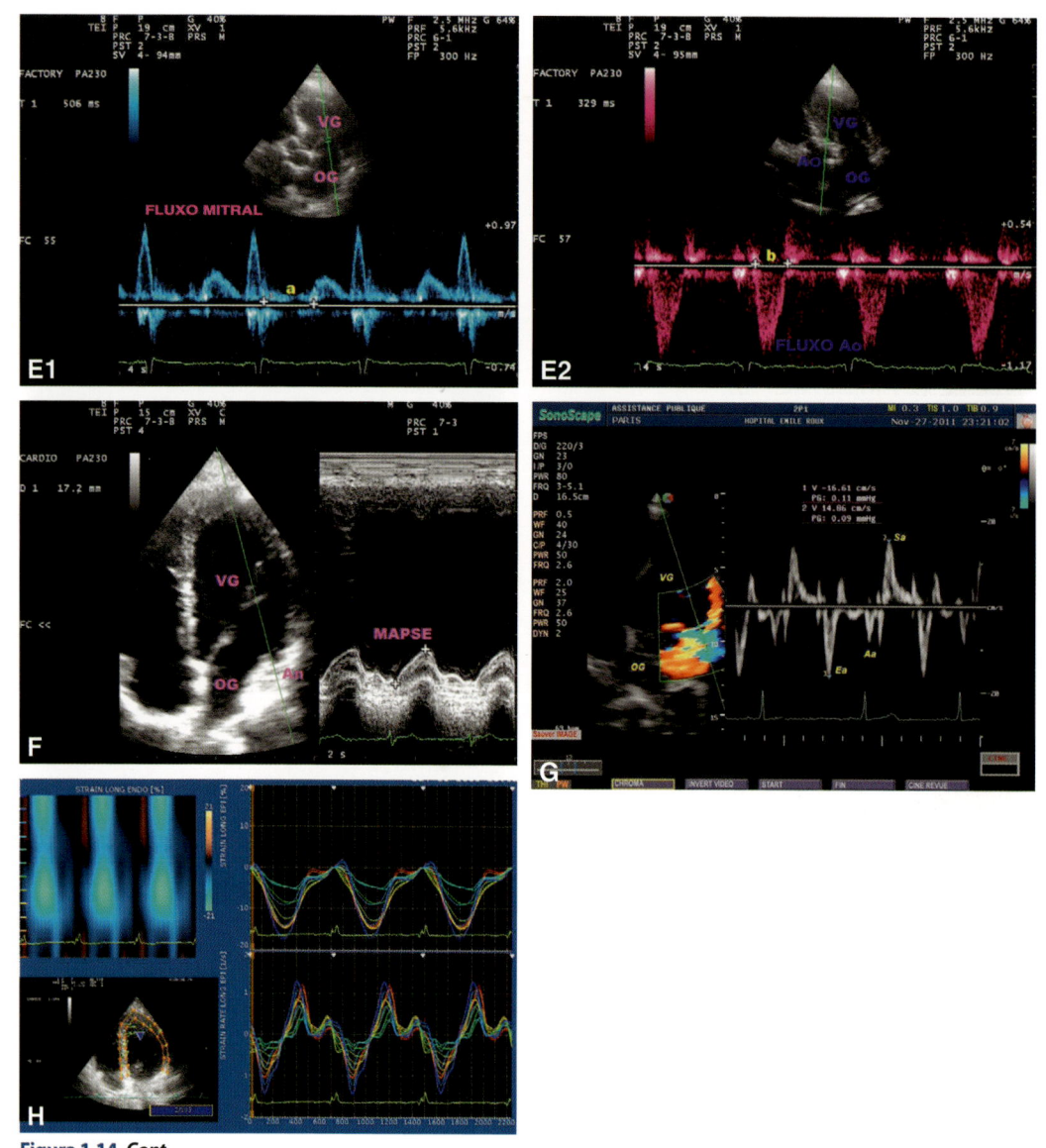

Figura 1.14. *Cont.*
E. Cálculo do índice de Tei =
E1: medida do tempo de fechamento mitral (a = 506 ms).
E2: medida do tempo de ejeção (b = 239 ms)
Tei = a – b/b = 506 - 329/329 = 0,53
F. Medida da MAPSE em TM = 17 mm. **G.** Medida da onda sistólica S do anel mitral lateral em Doppler tecidual = 14,8 cm/s.
H. Estudo do *strain* longitudinal em imagem 2D *Strain*.

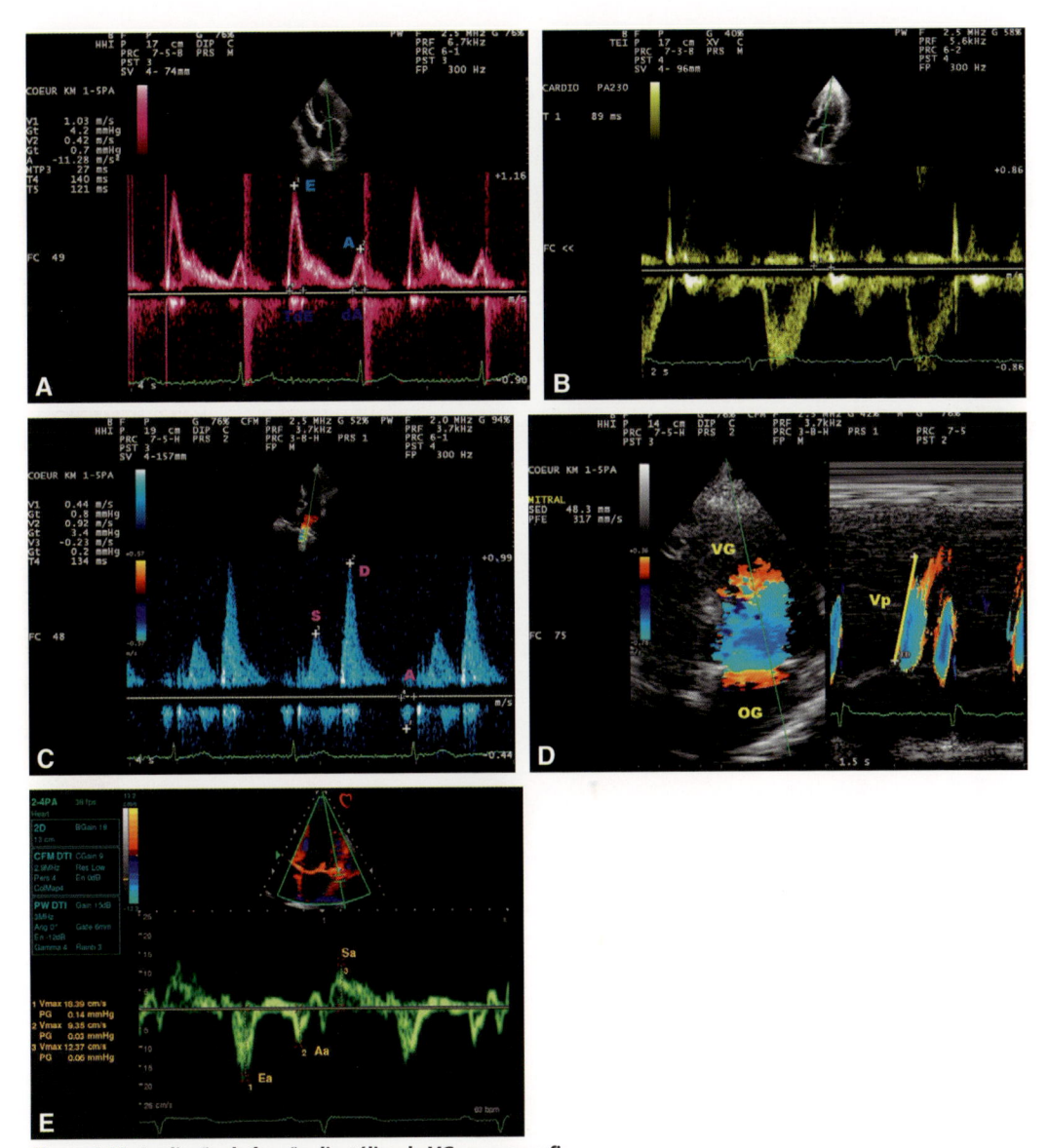

Figura 1.15. Avaliação da função diastólica do VG em ecografia.
A. Estudo do fluxo mitral em Doppler pulsado clássico.
E/A = 2,4; Td E = 140 ms; dA = 121 ms.
B. Medida do TRIV em Doppler pulsado = 89 ms.
C. Estudo do fluxo venoso pulmonar em Doppler pulsado.
S/D = 0,47; A = 23 cm/s; dA =134 ms
D. Medida da velocidade de propagação do fluxo mitral em TM colorido = 32 cm/s.
E. Estudo das velocidades dos anéis mitrais em Doppler tecidual; Ea = 18 cm/s.

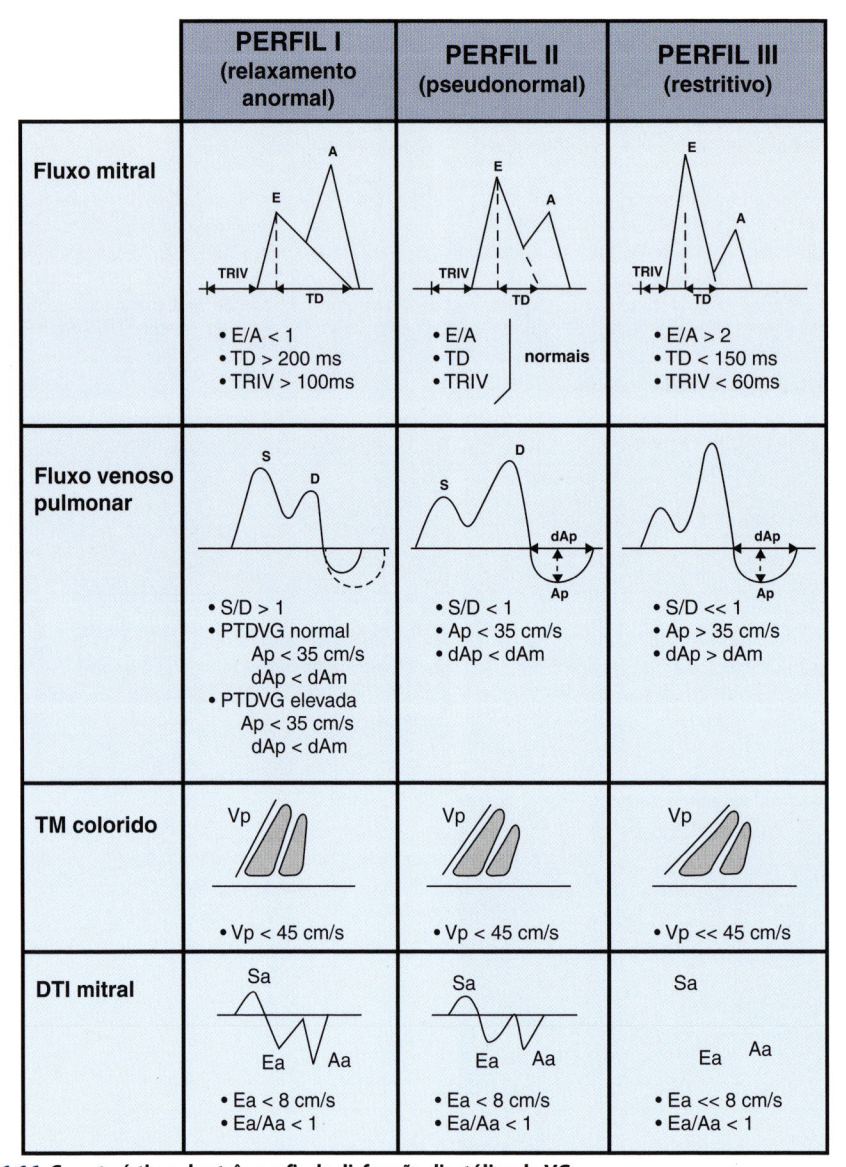

	PERFIL I (relaxamento anormal)	**PERFIL II** (pseudonormal)	**PERFIL III** (restritivo)
Fluxo mitral	• E/A < 1 • TD > 200 ms • TRIV > 100ms	• E/A • TD normais • TRIV	• E/A > 2 • TD < 150 ms • TRIV < 60ms

Fluxo venoso pulmonar	• S/D > 1
	• PTDVG normal
	  Ap < 35 cm/s
	  dAp < dAm
	• PTDVG elevada
	  Ap < 35 cm/s
	  dAp < dAm
		• S/D < 1
		• Ap < 35 cm/s
		• dAp < dAm
			• S/D << 1
			• Ap > 35 cm/s
			• dAp > dAm

TM colorido	• Vp < 45 cm/s	• Vp < 45 cm/s	• Vp << 45 cm/s
DTI mitral	• Ea < 8 cm/s • Ea/Aa < 1	• Ea < 8 cm/s • Ea/Aa < 1	• Ea << 8 cm/s • Ea/Aa < 1

Figura 1.16. Características dos três perfis de disfunção diastólica do VG.

Bibliografia

Abergel E, Cohen A, Gueret P, Roudaut R. Échocardiographie clinique chez l'adulte. ESTEM – De Boeck; 2003.

Anderson B. Echocardiography: the normal examination and echocardiographic measurements. Wiley-Blackwel; 2002.

Armstrong WF, Ryan Th. Feigenbaum's echocardiography. Lippincott Williams & Wilkins; 2010.

Bulwer BE, Rivero JM. Echocardiography pocket Guide: The Transthoracic Examination. Jones and Bartlett Publishers; 2011.

Farcot JC. Comprendre l'échocardiographie. Ed. MSD Médicales; 1986.

Hoffman P, Kasprzak JD. Echokardiografia. Via Medica; 2005.

Hutchison SJ. Principles of echocardiography. Ed. Elsevier; 2011.

Klimczak Ch. Échographie cardiaque du sujet âgé. Acanthe/Masson; 2000.

Klimczak Ch. 120 Pièges en échocardiographie. Ed. Elsevier Masson; 2009.

Klimczak Ch. Échocardiographie clinique. Elsevier Masson; 2010.

Laurenceau JL, Malergue MC. L'essentielsurl'échocardiographie. Ed. Tardieu/Maloine; 1981.

Leeson P, Mitchell A, Becher H. Echocardiography. Oxford University Press; 2007.

Nihoyannopoulos P, Kisslo J. Echocardiography. Springer; 2009.

Nihoyannopoulos P, *et al*. European Association of Echocardiography (EAE) laboratory standards and accreditation. Eur J Echocardiogr 2007;8(1):80–7.

Otto CM. The Practice of Clinical Echocardiography. Elsevier Saunders; 2007.

Otto CM. Textbook of Clinical Echocardiography. Elsevier Saunders; 2009.

Otto CM, Schwaegler RC, Freeman MD. Echocardiography Review Guide: companion of the textbook of clinical echocardiography. Elsevier Sounders; 2011.

Popescu BA, *et al*. European Association of Echocardiography recommendations for training, competence and quality improvement in echocardiography. Eur J Echocardiogr 2008;10(8):893–905.

Ryding A. Essential Echocardiography. Churchil Livingstone. Elsevier; 2008.

Scott D. Salomon. Essential echocardiography. Houmana Press; 2007.

Sun JP, Felner JM, Merlino JD. Pratical Handbook of Echocardiography, 101 Cases Studies. Wiley-Blackwell; 2010.

Doppler tecidual miocárdico

Capítulo 2

Introdução

O Doppler tecidual miocárdico ou, *"Doppler Tissue Imaging"* (DTI), é uma modalidade da imagem funcional ecográfica que permite explorar o sinal de ultrassom proveniente dos tecidos (efeito Doppler aplicado ao miocárdio) por oposição ao Doppler clássico "hemodinâmico", que explora os fluxos sanguíneos (Doppler dos fluxos). O Doppler tecidual dá acesso às velocidades parietais intramiocárdicas ligadas à atividade mecânica do coração durante o ciclo cardíaco. Ele permite examinar a função miocárdica por "novos" índices, associando:

- a medida das velocidades de deslocamento miocárdio;
- a medida dos gradientes de velocidade entre o epicárdio e o endocárdio;
- a análise de encurtamento longitudinal dentro de uma mesma parede.

Metodologia

Princípio do DTI

O Doppler convencional analisa fluxos sanguíneos, cujas velocidades são elevadas (20 a 150 cm/s) e o sinal, de baixa intensidade. As paredes ventriculares em movimento geram, também, um efeito Doppler, sendo os sinais altamente energéticos e de baixa velocidade (10 a 30 cm/s).

Há 20 anos já se descrevia a possibilidade de registrar e analisar esses sinais parietais durante o exame por Doppler pulsado clássico, diminuindo o ganho e o filtro de parede ao mínimo. A técnica do Doppler tecidual permite estudar exclusivamente os sinais de baixa velocidade que existem no nível do miocárdio em movimento. Isto requer a supressão dos sinais correspondentes ao fluxo intracavitário (figura 2.1).

Na verdade, o DTI usa, de forma alterada, o Doppler pulsado clássico por meio da:

- eliminação dos sinais de altas velocidades provenientes dos fluxos sanguíneos intracardíacos (supressão dos filtros ditos de "alta passagem");
- extração de baixas velocidades de deslocamento das paredes miocárdicas (ativação dos filtros ditos de "baixa passagem").

Técnica de DTI

A imagem Doppler tecidual é realizada durante um exame ecocardiográfico convencional. Ela completa a imagem TM/2D e o Doppler dos fluxos intracavi-

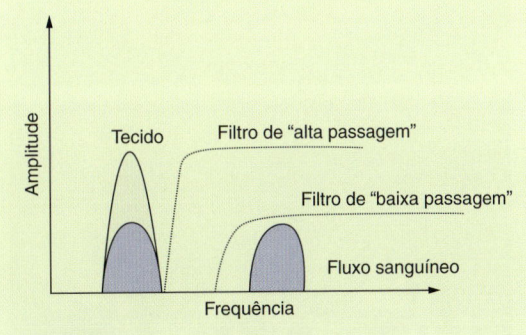

Figura 2.1.
Duas modalidades de Doppler:
 – Doppler de fluxo: extração do sinal Doppler proveniente do fluxo sanguíneo por meio de um filtro de "alta passagem";
 – Doppler tecidual: extração do sinal proveniente dos movimentos parietais por meio de um filtro de "baixa passagem".

tários. O DTI pode ser associado à imagem 2D harmônica, que permite obter melhor definição do endocárdio e do miocárdio.

Modos de DTI

Existem vários modos de apresentação da imagem em Doppler tecidual: o modo pulsado espectral, o modo bidimensional colorido e o modo TM colorido (figura 2.2). Seja qual for o modo utilizado, é preciso ter em mente o fato de que se está usando a técnica Doppler e que, portanto, os resultados obtidos dependerão do ângulo entre o alvo estudado (parede miocárdica, zona anular) e o feixe ultrassonográfico. Este limite do Doppler tecidual é, assim, inerente à técnica Doppler em geral.

Modo Doppler pulsado

É a primeira técnica que está na origem do conceito de DTI. Ela é realizada posicionando-se uma linha de disparo com uma amostragem Doppler (porta Doppler) na região de interesse do miocárdio de acordo com o corte apical mais apropriado. Esta modalidade espectral (por análise dos componentes frequenciais de um sinal) permite que se obtenha um traçado da velocidade intramiocárdica ("espectro" do sinal Doppler miocárdico) e se estimem os picos de velocidade instantânea representada, ordenada com relação à escala de velocidade geralmente regulada entre + 25 e - 25 cm/s e à direção do deslocamento miocárdico. O deslocamento anterógrado se inscreve positivamente (acima da linha do zero), e o deslocamento retrógrado, negativamente, abaixo da linha do zero, tomada como referência. Em razão da resolução temporal excelente do DTI (< 4 ms), as velocidades ditas longitudinais miocárdicas podem ser calculadas ao longo do ciclo cardíaco, desde a base até o ápice. Da mesma forma, os diferentes intervalos mecânicos do ciclo cardíaco também podem ser medidos.

Entretanto, a precisão da estimativa das velocidades miocárdicas depende muito da relação sinal-ruído.

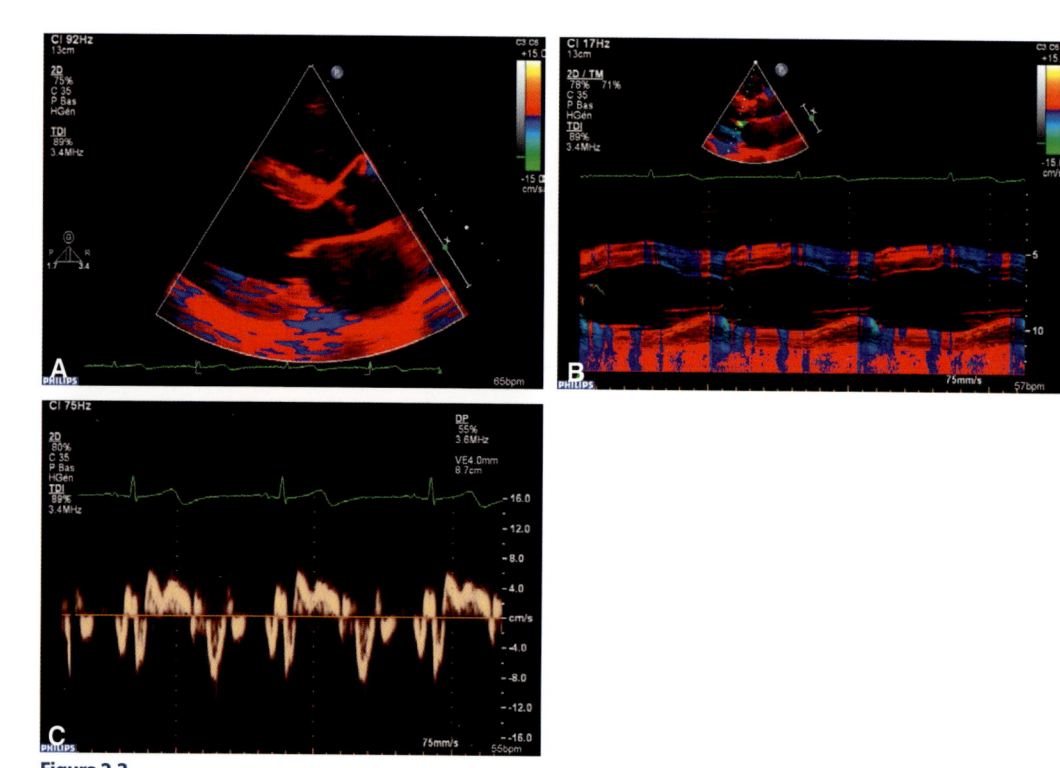

Figura 2.2.
Modalidades do Doppler tecidual miocárdico. **A.** Modo 2D colorido. **B.** Modo TM colorido. **C.** Modo espectral pulsado de uma única porta.

A principal vantagem do DTI em modo espectral é o acesso rápido e instantâneo às medidas "velocidade e tempo", que permitem uma quantificação da função miocárdica. Na verdade, é possível realizar uma cartografia dos diferentes segmentos ventriculares, deslocando-se simplesmente a porta Doppler a fim de estudar a mecânica miocárdica regional.

Os inconvenientes principais desse modo espectral do DTI na versão clássica são:

- a dependência das medições velocimétricas do ângulo de disparo Doppler;
- a posição fixa da porta Doppler com relação aos movimentos do miocárdio;
- a estimativa exclusiva das velocidades, e não dos parâmetros de deformação miocárdicos (no modo habitual);
- a impossibilidade de registro simultâneo de diferentes segmentos miocárdicos (no modo de uma porta).

Na prática, a porta Doppler geralmente está posicionada sobre uma das paredes basais do ventrículo esquerdo na incidência apical de quatro câmaras.

Classicamente, a curva do Doppler tecidual espectral aplicada ao miocárdio é trifásica. Ela é composta, ao longo do ciclo cardíaco, por:

- uma onda positiva sistólica S da ordem de 4-6 cm/s em média e de duração de 100-300 ms em função do intervalo RR do QRS;
- duas ondas negativas correspondentes à fase diastólica com uma onda E (10-20 cm/s) simultânea ao enchimento ventricular rápido e uma onda A (3-7 cm/s) que reflete a contração atrial.

Normalmente observa-se, também, uma pequena deflexão positiva de amplitude da ordem de 5 cm/s e de curta duração (30 a 50 ms) após o final do QRS, correspondente à onda de abalo cardíaco simultânea da contração ventricular isovolumétrica (CIV). Graças aos marcadores ecográficos, é possível medir na curva de DTI espectral a amplitude de ondas e sua duração no decorrer do ciclo cardíaco (intervalos de tempo). Em contrapartida, este modo de aquisição clássico não permite calcular o gradiente transversal das velocidades, pois não é possível avaliar, separadamente, as velocidades endocárdicas e epicárdicas.

Fisiologicamente, no indivíduo normal, existe:

- um decréscimo regular das velocidades miocárdicas entre a base do coração e o ápice (gradiente de velocidade base/ápice) (figura 2.3);
- um decréscimo das velocidades entre o endocárdio e o epicárdio com um aspecto de "degraus de escada" (gradiente de velocidade endocárdio/epicárdio).

A existência desses gradientes de velocidade (base/ápice e endocárdio/epicárdio) está ligada à deformação longitudinal e radial do miocárdio, respectivamente. Também é preciso observar que as velocidades são mais elevadas na parede posterior do que no septo, exceto para a fase de pré-ejeção.

As principais aplicações clínicas do DTI espectral miocárdico são:

- o estudo das anomalias segmentares da contração miocárdica;
- a análise do dissincronismo cardíaco.

O DTI espectral aplicado ao anel mitral é classicamente utilizado para o estudo das funções sistólica e diastólica do ventrículo esquerdo.

Modo Doppler colorido bidimensional (2D)

O modo DTI em modo 2D colorido dá uma visão global das mudanças de velocidades no conjunto das paredes. As velocidades miocárdicas são codificadas em cor em função de sua direção e amplitude. A codificação colorida utilizada no DTI é a mesma que no Doppler colorido convencional: a cor vermelha aparece, quando o movimento parietal se aproxima do sensor (velocidades positivas), cor azul quando o movimento se distancia dele (velocidades negativas). As cores são mais claras em direção ao endocárdio do que em direção ao epicárdio. A imagem ecográfica em modo tecidual colorido 2D se sobrepõe à imagem 2D em tons de cinza.

O modo 2D colorido do DTI fornece, no pós-tratamento, uma cartografia bidimensional das velocidades miocárdicas e dos parâmetros derivados. As velocidades intramiocárdicas podem ser quantificadas em pontos isolados com a ajuda de um paquímetro, mas também nas regiões de interesse de superfície limitada.

O *software* específico integrado ao ecocardiógrafo permite posicionar várias zonas de interesse na

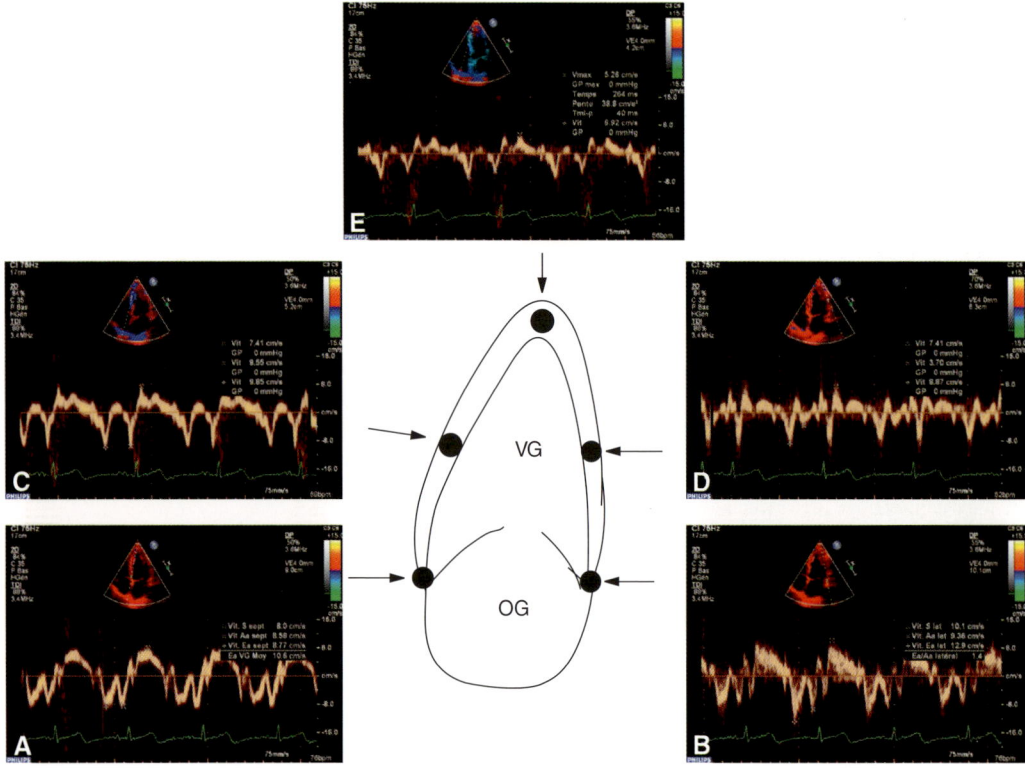

Figura 2.3. Perfil normal das velocidades miocárdicas em DTI espectral da base até o ápice do VG (redução base/ápice).

"coroa miocárdica" com a visualização das velocidades no decorrer do tempo na forma de curvas múltiplas (DTI digital ou paramétrico). Essas curvas "reconstruídas" são o equivalente dos espectros do Doppler tecidual com as mesmas ondas sistólicas e diastólicas, mas com uma resolução temporal reduzida. O modo do DTI digital a partir do registro DTI colorido em 2D oferece a possibilidade de comparar zonas miocárdicas selecionadas (figura 2.4). Esta quantificação também pode ser realizada com o auxílio de tabelas de conversão das cores em velocidade.

A outra importância da medição das velocidades intramiocárdicas, nas imagens em 2D colorido, é poder:

- estudar as velocidades no conjunto dos segmentos do miocárdio, expressando-as em valores relativos;
- medir o gradiente transmural das velocidades, que constitui a inclinação da linha de regressão entre as velocidades intramiocárdicas e a espessura da parede. Este gradiente de velocidade é pouco dependente da translação do coração no tórax e da pós-carga e independente da pré-carga. A idade diminui, significativamente, o gradiente de velocidades unicamente em protodiástole. Em contrapartida, ela aumenta de maneira significativa as velocidades e, ao mesmo tempo, seus gradientes na telediástole. Vários algoritmos de cálculos dos gradientes de velocidades intramiocárdicas foram propostos, com base na análise das imagens digitalizadas em modo 2D.

Todas essas informações obtidas em DTI colorido bidimensional permitem explorar as funções ventriculares global e regional. Elas completam a análise por Doppler pulsado, consolidando as diferentes medições realizadas.

Os limites do DTI colorido em 2D são:

- baixa resolução temporal ligada à baixa cadência de imagem;

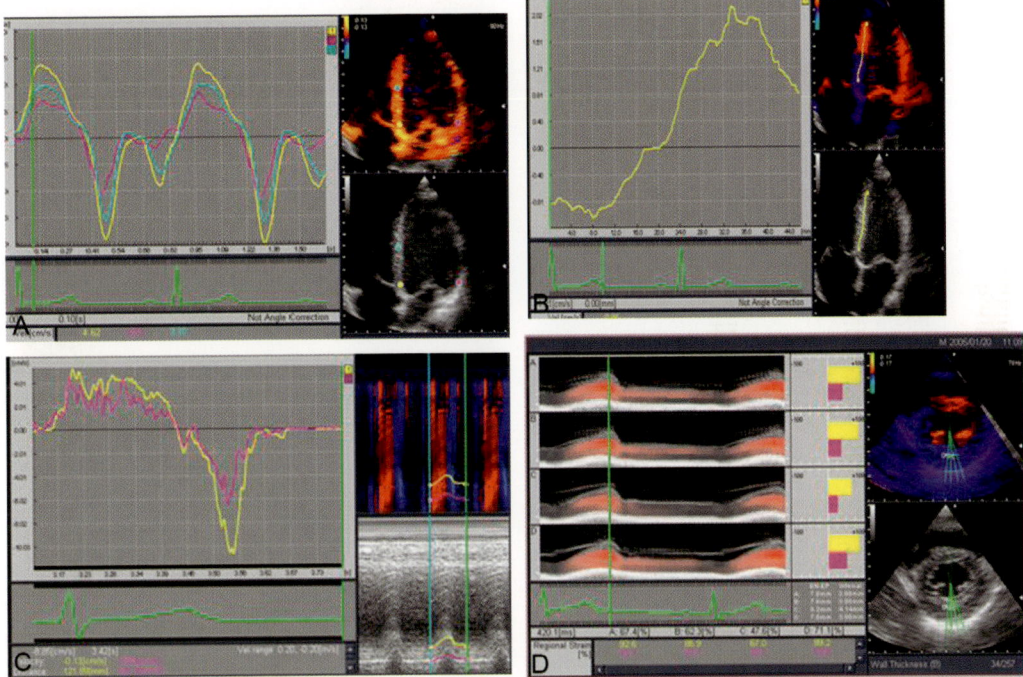

Figura 2.4. Modalidades do Doppler tecidual em modo DTI reconstruído.
A. Perfil das velocidades temporais nos três pontos miocárdicos escolhidos (DTI de multipontos simultâneos). **B.** Perfil regional das velocidades em uma zona miocárdica escolhida. **C.** Perfil das velocidades a partir do modo TM. **D.** Perfil de espessamento parietal em modo DTI - *Myocardial Thickness*.
Fonte: Imagem de Aloka-Hitachi.

- a presença das zonas de codificação coloridas não homogêneas ou "buracos" de codificação em indivíduos pouco ecogênicos;
- a necessidade de se utilizar um *software* de quantificação automática diferida para a medição das velocidades intramiocárdicas.

Esses limites técnicos do DTI são controláveis graças aos progressos tecnológicos da ecocardiografia com Doppler.

As principais aplicações clínicas do DTI colorido 2D são:

- a avaliação das cardiopatias isquêmicas (quantificação das anomalias segmentares de contração, estudo da viabilidade miocárdica);
- o estudo do dissincronismo cardíaco (comparação direta entre os perfis de velocidades das duas zonas miocárdicas opostas).

Por fim, entre as novas ferramentas desenvolvidas, decorrentes do Doppler tecidual, está o *Speckle Tracking*, que pode ser praticado com a terminologia do DTI *Strain*. Esta técnica, que necessita de um *software* específico, permite estimar parâmetros de deformação miocárdica *(Strain)* e velocidade de deformação *(Strain Rate)*. O principal inconveniente da imagem de *Strain* por DTI é a dependência das medições com relação ao ângulo de disparo dos ultrassons.

Modo Doppler colorido unidimensional (TM)

Este modo de DTI proporciona visualização em TM colorido das mudanças das velocidades na espessura parietal ao longo do ciclo cardíaco. Ele usa as mesmas convenções de cor que o modo 2D colorido. Assim, de acordo com o princípio Doppler, as velocidades que se aproximam ou se distanciam do sensor são, respectivamente, positivas (codificação vermelha) e negativas (codificação azul).

De fato, o DTI em modo TM mostra no traçado as zonas de transição colorida no início da contração, no pico e no final do relaxamento. Sua principal vantagem é sua alta resolução temporal, que permite acompanhar as variações com relação ao tempo das diferentes velocidades escalonadas na linha TM que corta a espessura da parede miocárdica (figura 2.5).

Este modo de DTI permite uma análise fina das velocidades codificadas em cor das diferentes camadas da parede miocárdica durante o ciclo cardíaco (camada por camada) e, portanto, melhor abordagem da cronologia dos eventos fisiopatológicos. Assim, a incidência TM, registrada a partir do corte 2D paraesternal longitudinal ou transversal, dá acesso às velocidades parietoanterosseptais e posteroinferiores com cores "em imagem de espelho" nas paredes que ficam frente a frente.

A medição das velocidades intramiocárdicas nas imagens TM coloridas permitem, também, calcular seu gradiente transmural entre o endocárdio e o epicárdio, um índice preciso da função miocárdica.

Este gradiente transparietal corresponde à diferença das velocidades endocárdicas e epicárdicas registradas nas velocidades epicárdicas.

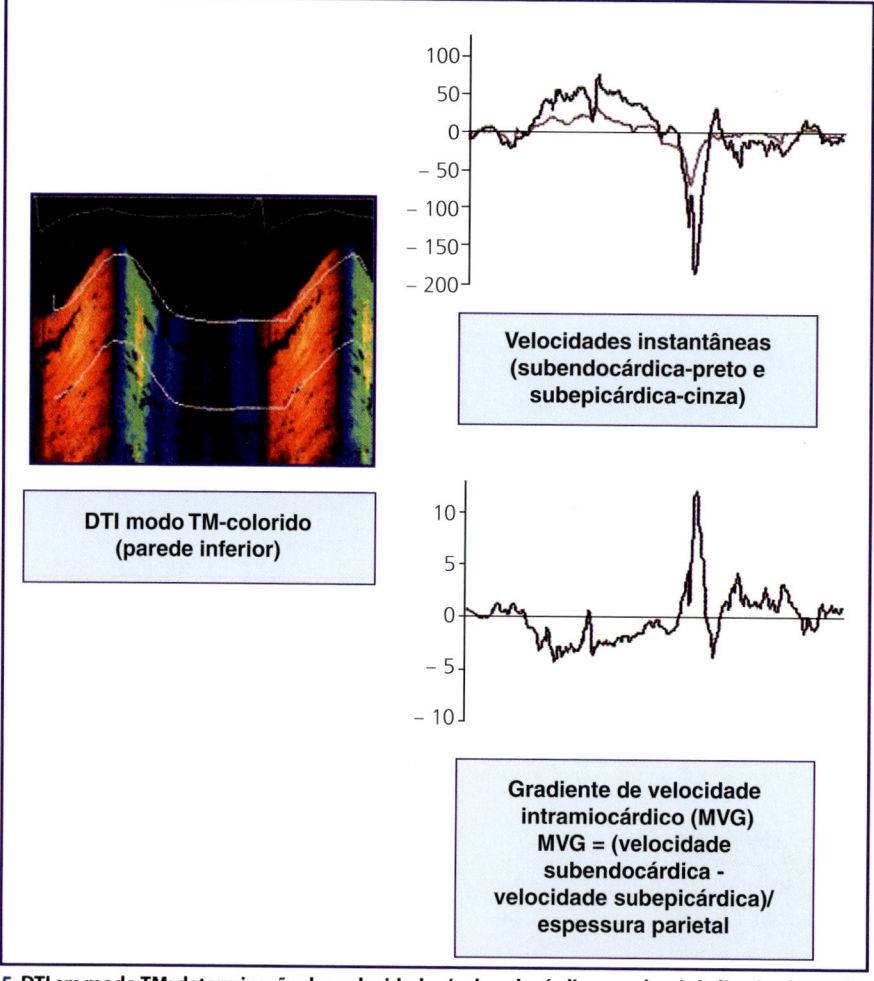

Figura 2.5. DTI em modo TM: determinação das velocidades (subendocárdicas e subepicárdicas) e do gradiente de velocidade intramiocárdico (MVG) no nível da parede posterior do ventrículo esquerdo.
Fonte: C. Meune, Cardiologie Pratique nº 671, 2004.

O gradiente transmural oferece a dupla vantagem sobre a medição das velocidades miocárdicas absolutas:

- minimizar o efeito de ângulo entre a parede e o feixe ultrassonográfico, já que esse ângulo é idêntico tanto para o endocárdio, como para o epicárdio;
- reduzir o efeito de translação do coração no tórax durante o batimento cardíaco.

O gradiente das velocidades pode ser medido automaticamente ou em pós-tratamento (no computador pessoal), com o auxílio de *softwares* de cálculo, desenhando-se, classicamente, duas linhas (uma no subendocárdio e a outra no subepicárdio), o que permite extrair velocidades máximas sistólicas e diastólicas ao longo dessas linhas a fim de calcular o gradiente transparietal (figura 2.6).

Os principais limites do modo colorido TM no DTI são:

- a exploração exclusiva das velocidades dos pontos situados na linha TM;
- as falhas de codificação;
- o número limitado de segmentos estudados.

As principais aplicações do DTI em modo colorido TM são:

- o estudo das funções ventriculares sistólicas global (MAPSE, TAPSE) e regional;
- o estudo do dissincronismo cardíaco (medição dos intervalos que separam as zonas de transição coloridas).

Importância clínica do DTI

O Doppler tecidual miocárdico predomina na rotina clínica como uma poderosa ferramenta não invasiva de quantificação da função miocárdica e da compreensão dos eventos fisiopatológicos durante o ciclo cardíaco.

Vários estudos de validação experimentais e clínicos permitiram definir as aplicações ditas "úteis" do DTI na prática cardiológica.

Estas aplicações envolvem:

- a função sistólico-diastólica dos ventrículos;
- a função atrial;
- a isquemia miocárdica;
- a hipertrofia miocárdica;
- a cardiomiopatia dilatada;
- a cardiomiopatia restritiva;
- a pericardite constritiva;
- o dissincronismo cardíaco;
- a rejeição cardíaca.

Estudo da função sistólico-diastólica dos ventrículos

O Doppler tecidual, trazendo uma análise precisa dos movimentos das paredes ventriculares durante o ciclo cardíaco, permite ter acesso a uma avaliação das funções sistólica e diastólica dos ventrículos.

No DTI, essa avaliação é com base, na rotina, na análise em modo Doppler pulsado tecidual das velocidades de deslocamento do anel mitral (para o VG) e do anel tricúspide (para o VD).

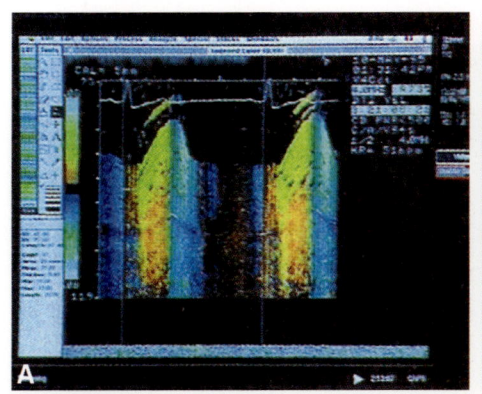

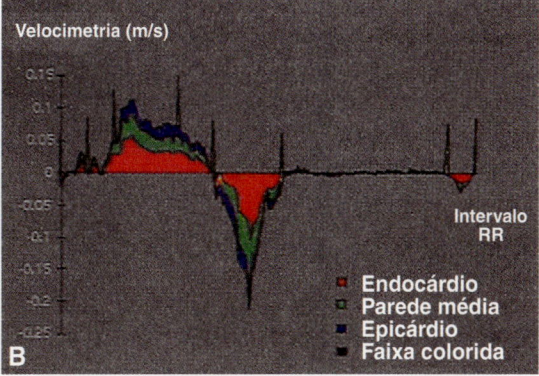

Figura 2.6. Medições automática e contínua das velocidades miocárdicas, em Doppler tecidual nas imagens TM coloridas durante o ciclo cardíaco, que permitem calcular o gradiente das velocidades entre o endocárdio e o epicárdio (indivíduo normal).
Fonte: C. Veyrat, Imagerie Médicale-Cœur.

Normalmente, na curva de Doppler espectral aplicada ao anel valvular, existem três ondas no decorrer do ciclo cardíaco (figura 2.7):

- uma onda positiva sistólica Sa correspondente ao deslocamento do anel valvular na direção do ápice do coração, na sístole;
- ondas negativas diastólicas, as ondas Ea e Aa atribuídas ao deslocamento anular em direção à base do coração, na diástole.

Na prática, a onda Sa é medida para estudar a função sistólica dos ventrículos (esquerdo e direito), e a onda Ea serve para avaliar a função ventricular diastólica (figura 2.8).

Estudo da função ventricular sistólica

O Doppler tecidual é útil para a avaliação quantitativa da função sistólica do ventrículo esquerdo e do ventrículo direito.

Os parâmetros ventriculares ditos "sistólicos" estudados com mais frequência no DTI são (tabela 2.1):

- a velocidade máxima da onda sistólica Sa registrada no nível do anel mitral (para o VG) e do anel tricúspide (para o VD);
- a amplitude máxima da excursão sistólica do anel mitral, dito MAPSE, (para o VG) e do anel tricúspide, dito TAPSE, (para o VD);

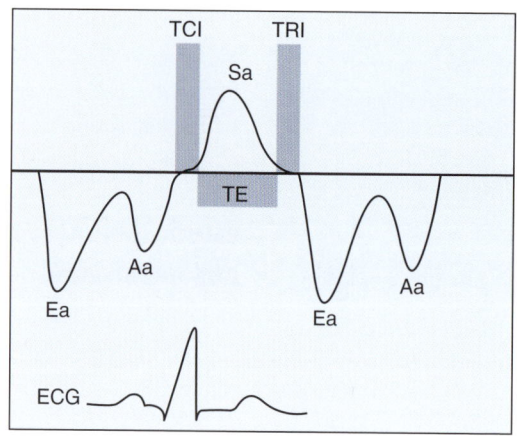

Figura 2.7.
Curva espectral de velocidades anulares mitrais registradas em Doppler tecidual:
 – ondas: diastólicas Ea e Aa, sistólica Sa;
 – intervalos: tempo de contração isovolumétrica (TCI), tempo de relaxamento isovolumétrico (TRI), tempo de ejeção (TE).
ECG: eletrocardiograma.
Segundo Ch. Klimczak, 120 Pièges en Échocardiographie.

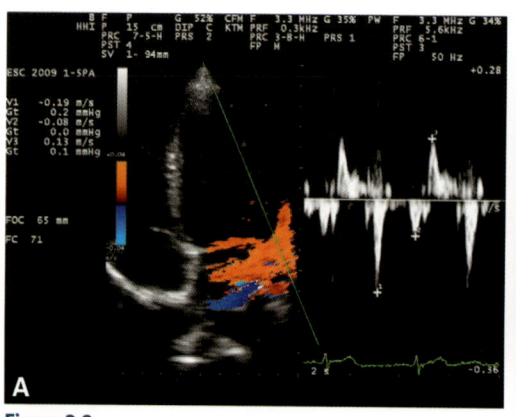

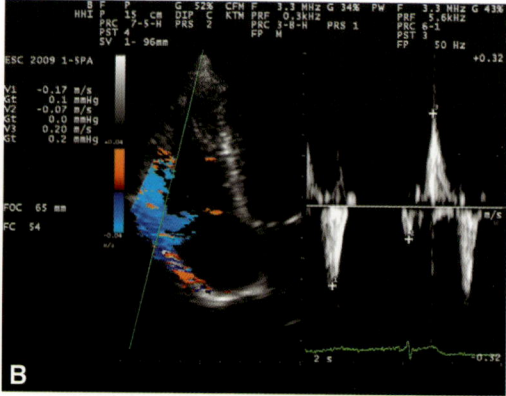

Figura 2.8.
Registro em DTI da curva das velocidades dos anéis laterais (ondas Ea, Aa, Sa) do ventrículo esquerdo (**A**) e do ventrículo direito (**B**).

Tabela 2.1. Parâmetros das funções sistólica e diastólica do ventrículo esquerdo (VG) estudados em Doppler tecidual

Função VG	Parâmetros
Sistólica	Onda sistólica Sa MAPSE Índice de Tei *Strain* por DTI
Diastólica	Onda diastólica Ea, Em/Ea TRIV VOG indexado/Aa TRIV/TEm-Ea Em/*Strain* diastólico

Tabela 2.2. Valores normais das velocidades anulares sistólicas (onda Sa) em quatro pontos parietais do ventrículo esquerdo

Paredes	Velocidade da onda Sa (cm/s)
Septal	9,5 ± 1,4
Lateral	11 ± 1,9
Anterior	10,2 ± 2
Inferior	10,5 ± 1,4

- o índice de *performance* miocárdica (índice de Tei) aplicado ao VG e ao VD;
- os valores de *Strain* (*Strain Rate* ventriculares esquerdo e direitos oriundos do DTI).

Onda sistólica anular (Sa)

A onda tecidual Sa corresponde à velocidade de deslocamento do anel mitral/tricúspide para a ponta do coração, na sístole. Ela reflete a contração ventricular longitudinal que causa um encurtamento do ventrículo em seu comprimento (função sistólica dita "longitudinal").

Classicamente, a onda Sa é medida por Doppler tecidual pulsado no nível da parte lateral do anel mitral/tricúspide de acordo com o corte apical das quatro câmaras. O valor normal da velocidade de pico da onda Sa mitral é de 9,7 ± 1,9 cm/s e o da onda Sa tricúspide é de 15,5 ± 6 cm/s. A velocidade da onda Sa medida no DTI depende sobretudo do ângulo de disparo do Doppler e do local anular de registro (tabela 2.2). Portanto, é recomendado na prática utilizar múltiplos locais anulares de exploração (quatro locais, de preferência) e fazer uma média das medidas de Sa no conjunto dos locais explorados.

Por fim, a onda Sa é influenciada por vários fatores fisiopatológicos (box 2.1) não desprezíveis na interpretação dos resultados.

No entanto, a onda tecidual Sa está estritamente relacionada à fração de ejeção (FE) ventricular, parâmetro de referência na avalição da função ventricular sistólica. Um valor médio da onda Sa mitral < 8 cm/s coletado em quatro locais corresponde a uma FE < 50% (disfunção sistólica global do VG). Uma valor da onda Sa tricúspide < 11 cm/s está a favor de uma disfunção sistólica global do VD (FE < 50%).

> **BOX 2.1**
>
> **Limitações da medida da onda Sa tecidual mitral**
>
> ▸ Dependência do ângulo de disparo do Doppler
> ▸ Reflexo do deslocamento da base do coração em uma única direção (contração longitudinal)
> ▸ Desprezo da contração radial do VG
> ▸ Sensibilidade às variações da pós-carga
> ▸ Influenciada por: idade, hipertrofia/dilatação do VG, discinesia regional, calcificações anulares, arritmia, BBG, estímulo cardíaco
> ▸ Valor-limite variável de 6 a 8 cm/s em razão das diferenças metodológicas
> ▸ Possível confusão com um pico protossistólico da contração isovolumétrica do VG

Amplitude sistólica anular

A amplitude máxima da excursão sistólica para a ponta do coração do anel mitral, dito MAPSE *(Mitral Annular Plane Systolic Excursion)*, e do anel tricúspide, dito TAPSE *(Tricuspid Annular Plane Systolic Excursion)*, compõe um índice da função sistólica global do ventrículo esquerdo (MAPSE) e do ventrículo direito (TAPSE). Essa excursão anular sistólica anterior equivalente à onda Sa pode ser registrada no modo TM clássico ou tecidual colorido, conforme o corte apical das quatro câmaras. Um alinhamento máximo em modo TM na parte lateral do anel mitral/tricúspide é indispensável para evitar a subestimação da amplitude da excursão anular. O modo TM colorido tecidual oferece melhor abordagem da cronologia do deslocamento anular, isto é, a identificação do início e do pico de deslocamento expressos pela transição das "faixas coloridas" verticais sucessivas, presentes na imagem TM colorida. Para otimizar a imagem TM colorida no DTI, é necessário reduzir os níveis de cinza e regular os ganhos de cor para obter um "preenchimento" colorido completo (figura 2.9).

Na prática:

- o valor normal de MAPSE é > 12 mm. Um valor < 10 mm corresponde a uma FE < 50% (disfunção sistólica);
- o valor normal de TAPSE é > 15 mm. Um valor < 12 mm reflete uma disfunção sistólica do VD (FE < 50%).

É aconselhável fazer a média dos valores MAPSE/TAPSE em dois ou quatro locais anulares.

Os fatores que podem mudar a medição MAPSE/TAPSE são análogos aos da onda Sa.

Índice de *performance* miocárdica

O índice de *performance* miocárdica (IPM), isto é, índice de Tei, é igual à soma dos tempos de contração e relaxamento isovolumétricos (CIV, RIV) divididos pelo tempo de ejeção ventricular (TE). Sua medição é realizada por Doppler pulsado clássico ou tecidual aplicado ao anel mitral/tricúspide, respectivamente. O modo Doppler pulsado tecidual dá acesso direto às medidas dos intervalos (CIV, RIV, TE) na curva espectral, durante o ciclo cardíaco.

O índice de Tei constitui um parâmetro de *performance* global do miocárdio. Ele comprova, simultaneamente, as funções sistólica e diastólica do ventrículo esquerdo/ventrículo direito.

De fato, em caso de insuficiência cardíaca: o TE se encurta, e os tempos CIV e RIV se prolongam. Por fim, o índice de Tei é independente da frequência cardíaca e da geometria ventricular.

Na prática:

- o valor normal do IPM aplicado ao VG é de 0,39 ± 0,05. Um valor > 0,47 significa uma disfunção global do VG;
- o valor normal do IPM aplicado ao VD é de 0,28 ± 0,04; um valor > 0,35 sugere uma disfunção global do VD.

Strain/Strain Rate miocárdico (S/SR)

A técnica de *Strain* com base no DTI permite detectar uma disfunção sistólica global (S/SR global) e regional (S/SR segmentar) do ventrículo esquerdo ou direito. Os limites da imagem de *Strain* por DTI são conhecidos.

A técnica de *Strain* com base na imagem 2D bruta (2D *Strain*) supera os limites Doppler, permitindo melhor abordagem da deformação miocárdica.

Estudo da função ventricular diastólica

O Doppler tecidual permite analisar a função diastólica ventricular. Classicamente, dois parâmetros ditos "diastólicos" podem ser medidos em Doppler tecidual pulsado:

- velocidades de deslocamento diastólico do anel mitral (para o VG) e do anel tricúspide (para o VD): ondas Ea e Aa;
- o tempo de relaxamento isovolumétrico (TRIV).

A disfunção diastólica ventricular estudada no DTI acarreta:

- diminuição da velocidade protodiastólica da onda Ea;
- prolongamento do tempo de relaxamento isovolumétrico (problema de relaxamento) ou seu encurtamento (problema de complacência).

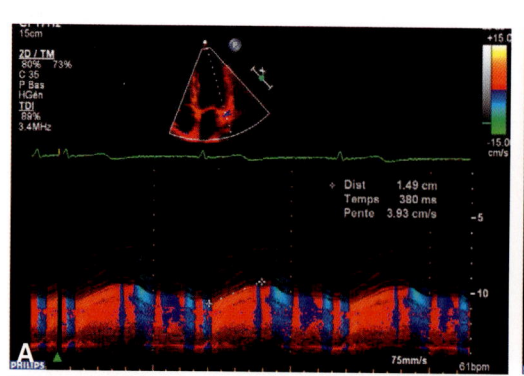

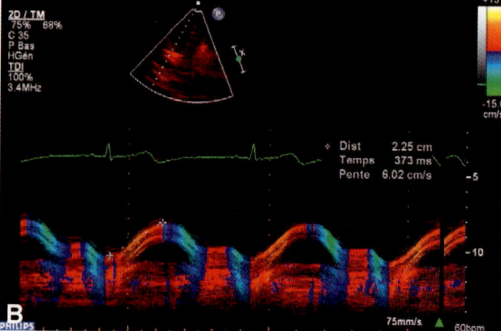

Figura 2.9. Registro em TM colorido tecidual da excursão sistólica máxima do anel mitral lateral – MAPSE (A) e do anel tricúspide lateral – TAPSE (B).

O eventual aumento das pressões de enchimento ventricular é uma consequência hemodinâmica da disfunção diastólica que pode ser diagnosticada por DTI.

Análise da onda diastólica Ea

A medição da velocidade anular protodiastólica (Ea) é a mais praticada na rotina clínica.

Normalmente, a velocidade da:

- onda Ea mitral é de 16,3 ± 3,7 cm/s;
- onda Ea tricúspide é de 15 ± 3,4 cm/s.

A razão das velocidades anulares Ea/Aa é superior a 1,0, mas diminui progressivamente com a idade.

A disfunção diastólica ventricular se expressa em DTI pela:

- onda Ea mitral < 8 cm/s (disfunção diastólica do ventrículo esquerdo);
- onda Ea tricúspide < 9 cm/s (disfunção diastólica do ventrículo direito).

A razão Ea/Aa ajuda, também, a avaliar o grau da alteração da função ventricular diastólica. Além disso, o Doppler tecidual permite diferenciar entre um perfil dos fluxos transmitrais normal (Ea > 8 cm/s) e pseudonormal (Ea < 8 cm/s), comprovando uma disfunção diastólica do ventrículo esquerdo (*cf.* figura 1.16).

Entretanto, deve-se destacar que a velocidade da onda tecidual diastólica Ea é:

- influenciada pela idade, isquemia ou necrose miocárdica que toque a zona anular, bem como por hipertrofia parietal, valva protética ou anel de plastia;
- pouco influenciada pelas condições de carga (em especial, pré-carga).

Parece que as velocidades da parte lateral são menos dependentes das condições de carga que aquelas de sua parte septal.

Avaliação das pressões de enchimento

A alteração do enchimento diastólico depende da amplitude e da extensão da disfunção ventricular diastólica. As pressões de enchimento ventricular esquerdo (PRVG) refletem o estado de enchimento diastólico atrioventricular. É possível estimá-lo a partir das medições do Doppler:

- do fluxo mitral (razão E/A, tempo de desaceleração da onda E, velocidade de propagação do fluxo mitral);
- do fluxo venoso pulmonar (diferença dAp-dAm);
- das velocidades anulares mitrais em DTI (Ea, razão Em/Ea).

Razão Em/Ea

A razão Em/Ea, chamada de "índice combinado", (Em: velocidade da onda E do fluxo mitral em Doppler pulsado clássico; Ea: velocidade da onda E do anel mitral em Doppler pulsado tecidual), permite uma estimativa confiável e válida das PRVGs. Está correlacionada com a pressão telediastólica ventricular esquerda (PTDVG) e com a pressão capilar pulmonar.

Classicamente, a razão Em/Ea:

- \> 15 confirma a elevação das PRVGs;
- < 8 elimina a elevação das PRVGs.

Os valores de Em/Ea entre 8 e 15 constituem uma zona intermediária de ambiguidade ("zona cinzenta") que não permite concluir, formalmente, a elevação das PRVGs (tabela 2.3).

Nesses casos difíceis, é necessário:

- usar os outros argumentos clínicos e ecográficos (box 2.2);
- recorrer, eventualmente, à ecocardiografia sob estresse para "desmascarar" uma elevação das PRVGs com o estresse (Em/Ea > 13).

Na prática, a razão Em/Ea pode ser integrada a um algoritmo diagnóstico que permite predizer a elevação das PRVGs (figura 2.10).

Tabela 2.3. Índices "combinados" de eco-Doppler usados na avaliação das pressões de enchimento do ventrículo esquerdo

Índices	Valores normais	Zonas cinzentas	Valores patológicos
Em/Ea	< 8	8-15	> 15
Em/Vp	< 1,5	1,5-2,5	> 2,5
dAp-dAm	< 0	0-30 ms	> 30 ms

> **BOX 2.2**
>
> **Elementos diagnósticos complementares utilizados na interpretação dos índices diastólicos situados na "zona cinzenta" (Em/Ea: 8-15, Em/Vp: 1,5-2,5).**
>
> ▸ Contexto clínico
> ▸ Cardiopatia subjacente
> ▸ Função sistólica do VG (FE, dP/dt, Tei etc.)
> ▸ Massa miocárdica do VG
> ▸ Tamanho e função do átrio esquerdo
> ▸ Tamanho e função do ventrículo direito
> ▸ Pressões arteriais pulmonares
> ▸ Dosagem de BNP
> ▸ Ecocardiografia de esforço

Entretanto, deve-se salientar que a razão Em/Ea é:

- independente da função sistólica do VG (FE normal ou diminuída), portanto, válida em caso de insuficiência cardíaca (IC) sistólica e/ou diastólica. Porém, o valor-limite de Em/Ea de 15 é controverso na IC com FE preservada (> 50%). Os estudos recentes mostraram que um valor-limite de 12 parece mais adaptado em caso de FE normal. Em compensação, um valor-limite de Em/Ea < 8 permite afastar o diagnóstico de IC com FE preservada;
- aplicável em caso de arritmia completa por fibrilação atrial e de taquicardia sinusal;
- pouco confiável em caso de cardiomiopatia hipertrófica;
- não utilizável em caso de insuficiência mitral orgânica importante e de pericardite constritiva.

Por fim, é preciso destacar que a onda Ea septal geralmente é mais baixa que a onda Ea lateral, e a razão Em/Ea septal é, portanto, normalmente, mais elevada que a razão Em/Ea lateral.

Na prática, recomenda-se utilizar uma razão Em/Ea média, adotando-se o valor-limite < 8 para as PRVGs normais, e o de > 13 para as PRVGs elevadas (se fizermos a média das ondas Ea septal e lateral).

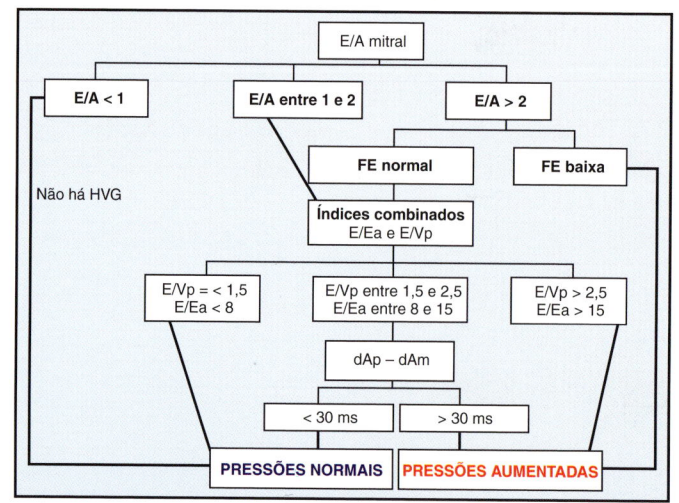

Figura 2.10. Algoritmo de avaliação das pressões de enchimento do ventrículo esquerdo por ecografia cardíaca.
Segundo Ch. Klimczak. Échocardiographie clinique. Elsevier Masson 2010.

Recentemente, novos índices "combinados" de avaliação das PRVGs são propostos, como (tabela 2.1):

- a razão: volume de OG indexado/velocidade da onda A anular em Doppler tecidual. A razão VOGi/Aa > 4 comprova uma elevação das PRVGs;

- a razão: tempo de relaxamento isovolumétrico (TRIV)/tempo compreendido entre o início da onda Em (fluxo mitral em Doppler pulsado clássico) e o início da onda Ea (velocidade da onda E anular mitral em Doppler pulsado tecidual (TEm-Ea).

O prazo TEm-Ea é um índice de relaxamento do VG que aumentaria quando o relaxamento diminusíse. A razão TRIV/TEm-Ea < 2 estaria a favor de uma elevação das PRVGs.

O principal inconveniente deste índice é sua grande complexidade de cálculo e, portanto, sua importância prática limitada.

- a razão: velocidade da onda E do fluxo mitral (Em)/*Strain* longitudinal diastólico global do VG (St diast).

A razão Em/St diast. > 8,5 sugere uma elevação das PRVGs (PTDVG> 15 mmHg).

Este índice requer uma medição sofisticada da deformação ventricular diastólica (*Strain* diastólica).

Por fim, a razão Em/Ea pode ser integrada a modelos matemáticos que permitem uma estimativa quantitativa das PRVGs calculando a pressão capilar pulmonar (PCP), como segue:

- PCP = 1,24 (Em/Ea) + 1,91;
- PCP = 1,47 (Em/Ea) + 1,55 (se houver fusão das ondas E e A).

Esta quantificação "numerada" das PRVGs deve ser validada clinicamente.

Em resumo, o Doppler tecidual traz várias informações precisas referentes a disfunções ventriculares sistólica e diastólica (figura 2.11). Ele também é útil no acompanhamento do efeito das terapêuticas.

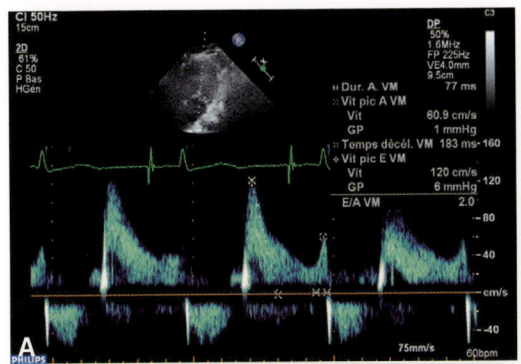

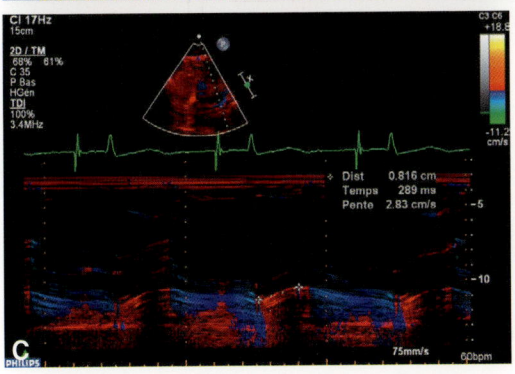

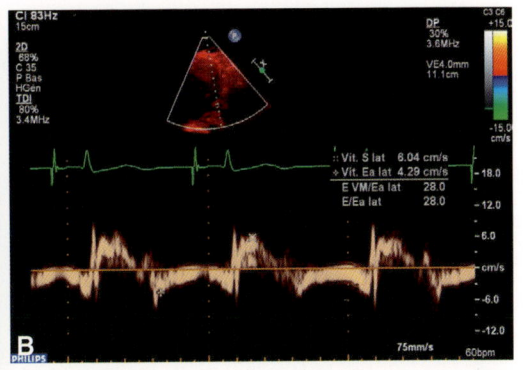

Figura 2.11. Disfunção sistólico-diastólica do ventrículo esquerdo.
A. fluxo mitral: E/A = 2.
B. velocidades dos anéis mitrais: Sa = 6 cm/s. Ea = 4 cm/s. E/Ea = 28 (elevação das pressões de enchimento do VG).
C. MAPSE = 8 mm.

Estudo da função atrial

O Doppler tecidual traz uma importância diagnóstica:

- na análise da função sistólico-diastólica dos átrios;
- na avaliação das pressões do átrio direito.

Análise da função atrial sistólico-diastólica

A análise atrial usando os parâmetros ecográficos clássicos (diâmetros, superfícies, volumes, aspecto do fluxo venoso pulmonar) pode ser completada pelo estudo (box 2.3):

- da onda diastólica A anular mitral registrada em Doppler tecidual pulsado (Ao).

A onda tecidual Aa reflete a contração atrial responsável pelo enchimento ventricular telediastólico. Ela está relacionada com a função dita "bomba" do átrio esquerdo.

Na prática, o valor normal da onda Aa média nas quatro porções do anel mitral é da ordem de 10 ± 2 cm/s.

- das velocidades de deslocamento das paredes do OG em DTI.

De fato, existe um gradiente de velocidade entre os segmentos próximos do anel mitral em que as velocidades são mais altas, e o teto do OG em que as velocidades são mais baixas em razão da fraca mobilidade do teto atrial. Esse gradiente intra-atrial, dificilmente mensurável na prática, é, portanto, pouco usado na análise da função atrial.

- da deformação atrial em modo *Strain*.

Entretanto, esta abordagem é claramente melhor que a técnica de 2D *Strain* do que em *Strain* Doppler.

Avaliação das pressões do átrio direito

A medição da pressão atrial direita (POD) é indispensável para calcular corretamente a pressão arterial pulmonar sistólica no Doppler.

Para avaliar esta pressão atrial, diferentes abordagens de eco-Doppler foram propostas. O Doppler tecidual permite completar essa avaliação, usando (box 2.4):

- a razão tricúspide Et/Eat (velocidade da onda E do fluxo tricúspide em Doppler pulsado clássico com relação à velocidade da onda Ea anular tricúspide em Doppler tecidual).

De fato, a onda Et é reflexo da POD e, ao mesmo tempo, do relaxamento do VD. A onda Eat é, principalmente, reflexo do relaxamento do VD. Por fim, existe uma correlação satisfatória entre a POD e a razão Et/Eat.

A razão Ea/Eat > 6 prediz uma POD igual ou superior a 10 mmHg com sensibilidade de 79% e especificidade de 73%. No entanto, é preciso permanecer prudente quanto à aplicação deste parâmetro para os pacientes de um estimulador cardíaco ou sob ventilação mecânica.

Por fim, devemos notar uma franca variabilidade de medida do fluxo tricúspide com a respiração (aumento de ET na inspiração de + 9% em média).

- o pico de contração isovolumétrica (CIV) medido em DTI no segmento basal do VD.

A correlação entre esse pico de CIV e a POD foi estabelecida. De fato, um valor < 6 cm/s indicava uma POD > 10 mmHg.

Porém, essa medida não é confiável em caso de bloqueio do ramo direito, de arritmia ou nos portadores de marca-passo.

BOX 2.3

Parâmetros eco-Doppler que permitem estudar o átrio esquerdo (OG)

- Diâmetros, superfícies do OG (TM/2D)
- Volumes do OG (2D)
- Onda A do fluxo mitral (Doppler pulsado)
- Onda A do fluxo venoso pulmonar (Doppler pulsado)
- Onda diastólica do anel mitral Aa (Doppler tecidual)
- Velocidade de deslocamento parietal do OG (Doppler tecidual)
- *Strain* atrial (por DTI ou *Speckle Tracking*)

BOX 2.4

Parâmetros eco-Doppler tecidual a favor de uma elevação das pressões do átrio direito (POD)

- Razão tricúspide Et/Eat > 6
- Pico de contração isovolumétrica do ventrículo direito < 6 cm/s
- Tempo de relaxamento isovolumétrico do ventrículo direito > 59 ms
- Equação: POD = 1,76 (Et/Eat) − 3,7

- o tempo de relaxamento isovolumétrico do ventrículo direito (TRIV) medido em DTI no anel tricúspide do fim da onda Sat no início da onda Eat. Um TRIV do VD > 59 ms estaria a favor de uma POD > 8 mmHg;
- a equação de regressão linear: POD = 1,76 (Et/Eat) – 3,7.

Essa equação que usa a razão Et/Eat foi proposta para a quantificação numerada da POD. Ela é pouco validada na prática clínica.

Concluindo, a medição da POD na ecocardiografia é delicada e mais semiquantitativa na rotina. A avaliação quantitativa precisa e objetiva continua sendo problemática.

Estudo da isquemia miocárdica

A avaliação da isquemia miocárdica na ecografia convencional é subjetiva, dependente do operador, e se baseia, sobretudo, em um estudo do espessamento parietal miocárdico. O Doppler tecidual fornece informações sobre as velocidades de deslocamento miocárdico que permitem uma quantificação da função miocárdica regional dentro do segmento de uma parede.

Em um modelo experimental de isquemia-perfusão, as anomalias miocárdicas a seguir foram observadas no Doppler tecidual:

- diminuição precoce, constante e progressiva das velocidades miocárdicas sistólicas (S);
- diminuição das velocidades miocárdicas protodiastólicas (E) com uma elevação das velocidades telediastólicas (A), responsáveis por uma inversão da razão E/A miocárdica;
- diminuição do gradiente transmural das velocidades;
- prolongamento do tempo de relaxamento isovolumétrico (TRIV) com uma inversão da onda em fase isovolumétrica comprovando tardocinesia.

Em reperfusão, as velocidades endocárdicas aumentam mais rapidamente que as velocidades epicárdicas, que chegam, assim, à restauração de um gradiente endocárdio/epicárdio no período de depressão miocárdica.

Esses estudos experimentais permitiram provar, clinicamente, a capacidade do Doppler tecidual de:

- rastrear, de maneiras, precoce e confiável, anomalias transmurais miocárdicas, ligadas à isquemia;
- avaliar a topografia e a extensão intramural da isquemia miocárdica;
- diferenciar as anomalias ligadas à oclusão coronária daquelas ligadas à reperfusão miocárdica.

De fato, o Doppler tecidual, associado aos diferentes modos aplicados (Doppler: pulsado, TM/ 2D colorido) permite quantificação precisa da contratilidade miocárdica regional nos portadores de cardiopatia isquêmica.

Nos pacientes que apresentam infarto do miocárdio na fase aguda, o DTI mostra:

- diminuição importante das velocidades sistólicas na parede miocárdica necrosada;
- diminuição do gradiente de velocidade transmural dentro da parede necrosada com um aumento compensador do gradiente miocárdico na parede oposta à necrose;
- desaparecimento do gradiente de velocidade entre a base e o ápice do coração;
- existência de um pico de velocidade tardio na fase de relaxamento isovolumétrico, comprovando contração paradoxal retardada do segmento miocárdico isquemiado.

Além disso, o Doppler tecidual permite distinguir a necrose transmural da necrose não transmural, em razão do estudo do perfil de velocidades transparietais, a saber:

- em caso de necrose transmural: as velocidades miocárdicas possuem valores mais baixos (próximos a zero) do epicárdio para o endocárdio, causando uma anulação do gradiente transparietal ao longo do ciclo cardíaco;
- em caso de necrose subendocárdica, as velocidades aumentam progressivamente na espessura do epicárdio, anulando-se brutalmente no endocárdio.

O Doppler tecidual, ao medir as velocidades de deslocamento miocárdico codificadas em cor, é particularmente útil para discriminar a hipocinesia moderada da hipocinesia severa, da acinesia e da discinesia. As zonas hipocinéticas possuem sua codificação colorida mais fraca que as das regiões adjacentes. As zonas acinéticas podem ser imediatamente identificadas pela ausência de qualquer codificação, substituída por "zonas negras". O diagnóstico da assinergia contrátil se torna, portanto, mais preciso e mais objetivo no DTI. Além disso, o DTI detecta as mudanças das velocidades miocárdicas precocemente, antes do surgimento dos distúrbios de cinética parietal, de alterações de ECG e do aparecimento de uma dor anginosa.

O DTI permite também diferenciar as anomalias ligadas à obstrução da artéria coronária com relação à reperfusão. Assim, o gradiente de velocidade miocárdica desaparece durante a obstrução coronária para voltar a aparecer durante a reperfusão miocárdica eficaz. Essa noção é muito interessante na apreciação do sucesso da reperfusão a curto e longo prazos.

Por fim, inúmeros estudos demonstraram a importância do Doppler tecidual associado à ecocardiografia de estresse (EDS), tanto para a pesquisa de viabilidade, quanto para a isquemia miocárdica (figura 2.12). O DTI associado ao estresse (farmacológico ou de esforço) permite a quantificação dos movimentos e das alterações parietais em repouso e durante o estresse. O aumento dos gradientes de velocidades dentro de uma parede isquemiada pode ajudar na identificação do miocárdio viável durante uma perfusão de dobutamina. Valores de velocidades sistólicas (onda S) de 5 a 7 cm/s nos segmentos medianos e basais geralmente são marcados para o diagnóstico de isquemia no pico de estresse.

Por fim, o DTI associado ao EDS permite separar melhor o miocárdio deprimido do miocárdio hibernante.

Estudo da hipertrofia miocárdica

Nos pacientes que apresentam uma hipertrofia miocárdica, o Doppler tecidual permite diferenciar a hipertrofia patológica (cardiomiopatia hipertrófica) da hipertrofia fisiológica do esportista ou da hipertrofia da cardiopatia hipertensiva. Na verdade, em um esportista experiente (um atleta, por exemplo), é difícil distinguir entre um coração de atleta ou uma cardiomiopatia hipertrófica (MCH). Essa diferenciação pode ser realizada em DTI medindo-se as velocidades intramiocárdicas a partir das quais é possível deduzir um gradiente transparietal de velocidades entre o epicárdio e o endocárdio. Comparando pacientes a uma hipertrofia miocárdica de etiologias diferentes (esportistas, hipertensos, cardiomiopatia), o Doppler tecidual permitiu evidenciar um perfil característico da evolução dos gradientes das velocidades intramiocárdicas (figura 2.13).

Assim, na protodiástole, durante o enchimento ventricular rápido, os gradientes são mais baixos nos pacientes que possuem uma MCH do que entre

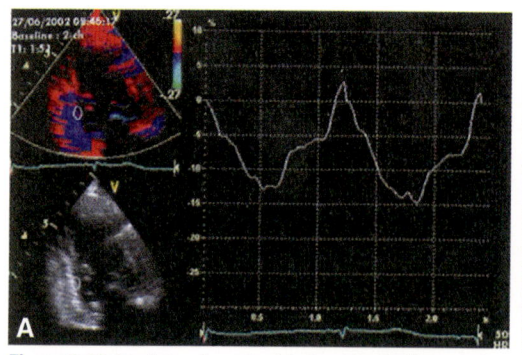

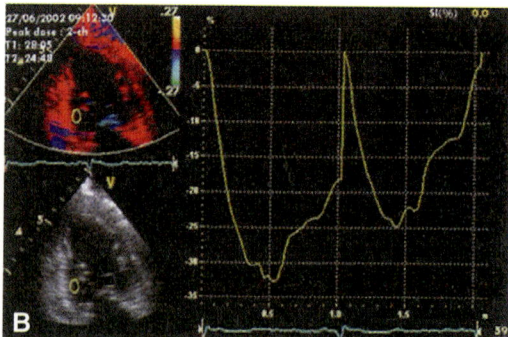

Figura 2.12. Registro das velocidades miocárdicas em Doppler tecidual em repouso e sob infusão de dobutamina no paciente que apresentou um infarto recente da parede inferior do VG (corte apical das duas câmaras).
Em repouso (**A**): zona do infarto codificada em azul, refletindo as velocidades miocárdicas colapsadas (em torno de 12% na curva à direita), o que comprova a diminuição do encurtamento longitudinal.
Sob dobutamina (**B**): normalização do encurtamento miocárdico longitudinal objetivando a presença do miocárdio viável.
Fonte: J. Garet, Abstract cardiologie, nº 386, 2003.

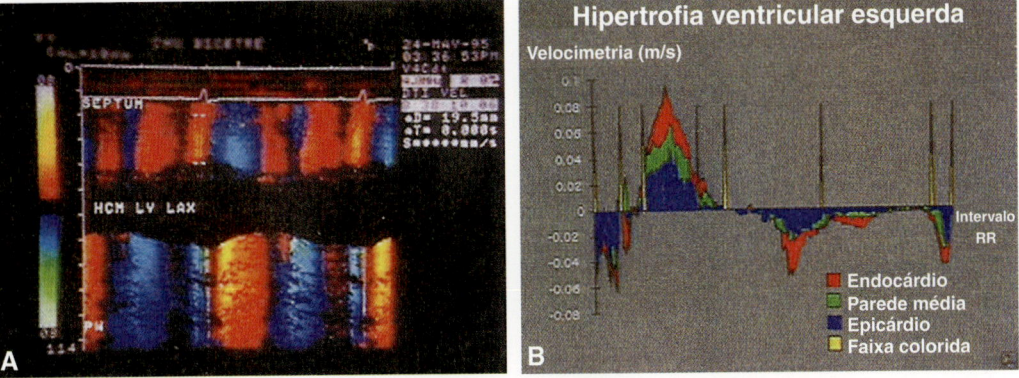

Figura 2.13. Estudo da cardiomiopatia hipertrófica em Doppler tecidual.
Observa-se:
Em modo TM colorido (**A**): aspecto colorido das paredes hipertrofiadas sugerindo alterações velocimétricas.
Na curva velocimétrica (**B**): uma diminuição moderada das velocidades do endocárdio para o epicárdio e do gradiente transmural protodiastólico, uma retomada da onda A e um prolongamento do tempo de relaxamento isovolumétrico.
Fonte: C. Veyrat, Imagerie Médicale-Cœur.

os esportistas, e também são mais baixos na telediástole, durante a contração atrial, do que aqueles medidos entre os hipertensos. Um valor de gradiente protodiastólico transmiocárdico ≤ 7 cm/s seria muito preditivo de uma hipertrofia ventricular esquerda patológica.

Da mesma forma, medições das ondas S e Ea médias em quatro pontos anulares < 9 cm/s estarão a favor de uma hipertrofia patológica.

Essas anomalias velocimétricas atestam uma desorganização complexa das velocidades sistólicas e diastólicas na MCH.

A medição do gradiente transparietal pode ser útil para diferenciar a MCH de um coração esportivo quando a espessura da parede miocárdica estudada alcança valores-limite. É exatamente nesse tipo de paciente que apresenta uma hipertrofia ventricular esquerda marginal e/ou pouco característica que a medição do gradiente transparietal encontra sua maior importância diagnóstica.

A diminuição do gradiente transmural descoberta por DTI seria a prova de uma desorganização arquitetural miocárdica e permitiria o rastreamento das formas infraclínicas de MCH. De fato, essa desorganização das fibras miocárdicas existe em todo o ventrículo esquerdo e é independente do grau de hipertrofia. Por fim, o valor da onda Sa < 12 cm/s e da onda Ea < 13 cm/s seria um elemento preditivo de aparecimento de uma MCH entre os pacientes portadores de anomalias de seu patrimônio genético.

Estudo da cardiomiopatia dilatada

Entre os portadores de cardiomiopatia dilatada, o Doppler tecidual permite evidenciar, ao mesmo tempo:

- uma forte diminuição das velocidades sistólicas e diastólicas de deslocamento miocárdico no conjunto das paredes ventriculares;
- uma queda do gradiente intramiocárdico de velocidade por diminuição preferencial das velocidades endocárdicas ao longo do ciclo cardíaco (figura 2.14).

Essas anomalias reveladas por DTI refletem a severa alteração contrátil do miocárdio. O desaparecimento do gradiente de velocidade intramiocárdica é um índice mais sensível de deterioração miocárdica que a fração de ejeção. Ela aparece como um fator prognóstico eficaz para predizer eventos cardiovasculares (insuficiência cardíaca refratária, transplante cardíaco, óbito etc.).

Por fim, a diminuição das velocidades/gradientes intramiocárdicos foi observada a partir dos está-

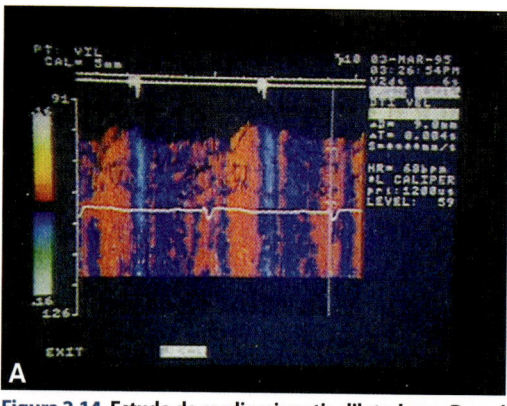

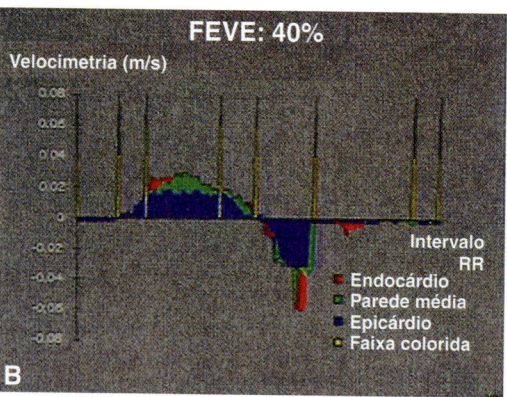

Figura 2.14. Estudo da cardiomiopatia dilatada em Doppler tecidual.
Observa-se:
A. Em modo TM colorido, uma imagem colorida "monótona" da parede posterior do VG hipocinético ao longo do ciclo cardíaco.
B. Na curva velocimétrica, uma diminuição significativa das velocidades miocárdicas e uma diminuição do gradiente transmural em razão do colapso preferencial das velocidades subendocárdicas.
Fonte: C. Veyrat, Imagerie Médicale-Cœur.

gios precoces da cardiomiopatia dilatada e permite, portanto, rastrear um acometimento miocárdico em um estágio pré-clínico.

Estudo: cardiomiopatia restritiva *vs.* pericardite constritiva

Os quadros clínicos, hemodinâmico e ecográfico das patologias constritiva e restritiva apresentam muitas semelhanças. O perfil do fluxo transmitral é restritivo ou pseudonormal, mas não permite diferenciar essas duas patologias.

Para o diagnóstico diferencial cardiomiopatia restritiva/pericardite restritiva, o Doppler tecidual é muito diferenciador.

De fato:

- a cardiomiopatia restritiva apresenta um distúrbio do relaxamento do VG que se manifesta por:
  - nítida diminuição das ondas anulares mitrais Ea (< 8 cm/s) e Sa (< 8 cm/s);
  - aumento da razão E mitral/E anular: Em/Ea > 15.

Além disso, um retardo da onda Ea com relação à onda E mitral estaria a favor de uma cardiomiopatia restritiva.

- A pericardite restritiva se caracteriza em DTI pelas velocidades Ea, Sa normais e a razão Em/Ea < 15. De fato, nos pacientes que têm pericardite constritiva pura com função sistólica conservada, o relaxamento ventricular esquerdo é normal, mas a complacência é reduzida. O pico de velocidade protodiastólica (Ea) é, portanto, normal ou aumentado.

Evidentemente, outros sinais de eco-Doppler orientam para o diagnóstico da cardiopatia de tipo restritivo ou constritivo.

Estudo do dissincronismo cardíaco

O diagnóstico do dissincronismo cardíaco constitui uma aplicação validada e interessante do Doppler tecidual.

De fato, o DTI permite:

- rastrear o dissincronismo cardíaco (interventricular ou intraventricular);
- avaliar a disfunção ventricular sistólico-diastólica ligada ao dissincronismo.

Dissincronismo interventricular

O dissincronismo entre o ventrículo direito (VD) e o ventrículo esquerdo (VG) causa uma diferença entre as ejeções aórtica e pulmonar (atraso na ejeção do VG com relação ao VD). Esse dissincronismo interventricular se expressa no Doppler tecidual pulsado por meio de uma diferença dos intervalos eletromecânicos (DEM) direito e esquerdo. Esses intervalos são medidos entre o pé do QRS do ECG e o início da onda sistólica S anular (Sa) identificada sobre a curva de velocidades registrada no nível dos anéis tricúspide e mitral, respectivamente. Uma diferença: DEM esquerdo – DEM direito > 60 ms reflete o dissincronismo interventricular (tabela 2.4).

Dissincronismo intraventricular

O dissincronismo intraventricular se deve à ativação tardia de uma porção do músculo do ventrículo esquerdo com relação ao resto do miocárdio. Esta dissincronia de contração entre as diferentes paredes ventriculares esquerdas pode ser estudada em Doppler tecidual pulsado, TM e 2D colorido (tabela 2.4).

Modo DTI pulsado

Neste modo, medem-se, classicamente, dois tipos de intervalos na curva espectral de velocidades registrada no nível dos segmentos basais das quatro paredes ventriculares (septal, anterior, inferior e lateral):

- o intervalo eletromecânico (DEM) entre o pé do QRS e o início da onda sistólica S;
- o intervalo eletrossistólico (DES) entre o pé do QRS e o pico da onda S.

A medida do DEM é mais exata.

Tabela 2.4. Avaliação do dissincronismo cardíaco em Doppler tecidual

Dissincronismo interventricular
DEM esquerdo-DEM direito > 60 ms (DTI pulsado)
Dissincronismo intraventricular
• Diferenças de DEM segmentares > 65 ms (DTI pulsado) • Diferença de picos de contração > 130 ms (DTI TM colorido) • Intervalo de pré-contração > 70 ms (DTI TM colorido) • Abordagens potenciais: modo TM reconstruído em DTI, exame de imagem de *Strain* por DTI

DEM: intervalo eletromecânico.

As diferenças entre esses dois intervalos permitem avaliar as paredes mais dissincrônicas. Fala-se de dissincronismo intraventricular quando a diferença entre os DEMs de dois segmentos ventriculares é superior a 65 ms (figura 2.15).

O dissincronismo intra-VG pode ser estudado também em modo DTI espectral "reconstruído" (figura 2.16).

Modo DTI TM colorido

O Doppler tecidual em modo TM colorido permite visualizar as mudanças sequenciais da codificação colorida das paredes miocárdicas em função do ciclo cardíaco. Esta apresentação facilita a medição da duração das diferentes fases do ciclo cardíaco (intervalos de tempos cronológicos). Ela é importante para o estudo do dissincronismo intraventricular, medindo dois tipos de intervalos na incidência TM transventricular:

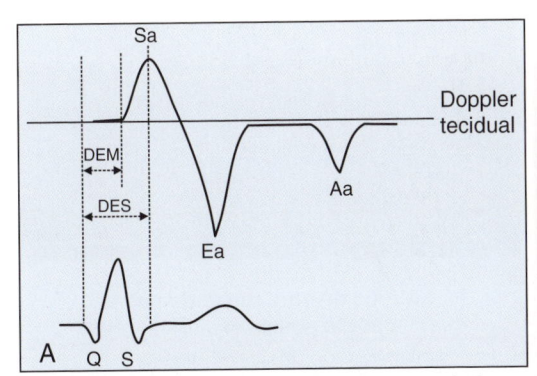

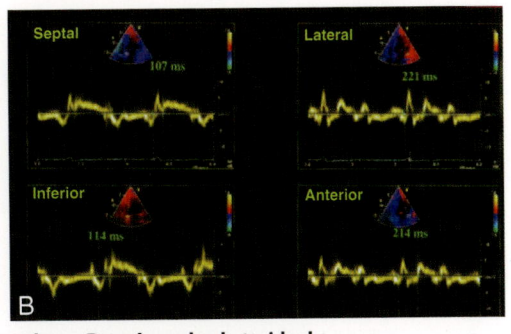

Figura 2.15. Estudo do dissincronismo intraventricular esquerdo em Doppler pulsado tecidual.
A. medida do intervalo eletromagnético (DEM) e eletrossistólico (DES).
B. dissincronismo de contração entre a parede septal e a parte lateral do VG sugerida por uma diferença máxima do DEM de 114 ms.

- o intervalo entre os picos de contração de duas paredes ventriculares (septal e posterior). Uma diferença de picos > 130 ms reflete o dissincronismo (figura 2.17);
- o intervalo de pré-contração parietal entre os inícios da contração das paredes septal e posterior. Uma diferença desses inícios > 70 ms reflete o dissincronismo.

Modo DTI 2D colorido

Neste modo, a existência do dissincronismo intraventricular se traduz por uma contração retardada de uma parede durante o ciclo cardíaco (assinergia contrátil identificável em cor "a olho nu").

Esta avaliação visual realizada em tempo real permanece, entretanto, bastante subjetiva e pouco precisa. É limitada por uma baixa resolução tempo-

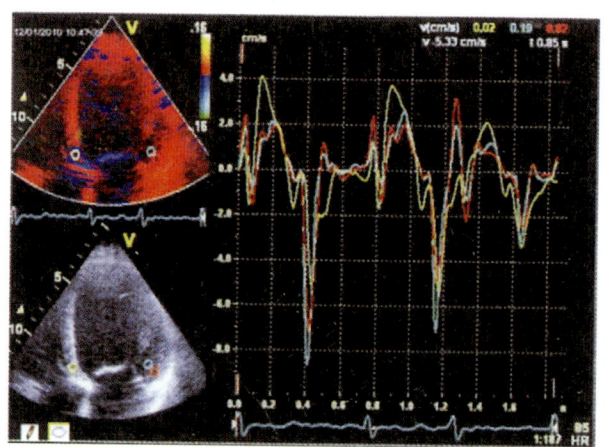

Figura 2.16. Reconstrução das curvas de velocidades miocárdicas em DTI colorido 2D na zona basal das paredes septal e lateral do ventrículo esquerdo (corte apical de quatro câmaras) que permite estudar o dissincronismo intraventricular esquerdo.
Fonte: E. Abergel, Cardiologie Pratique, nº 947, 2010.

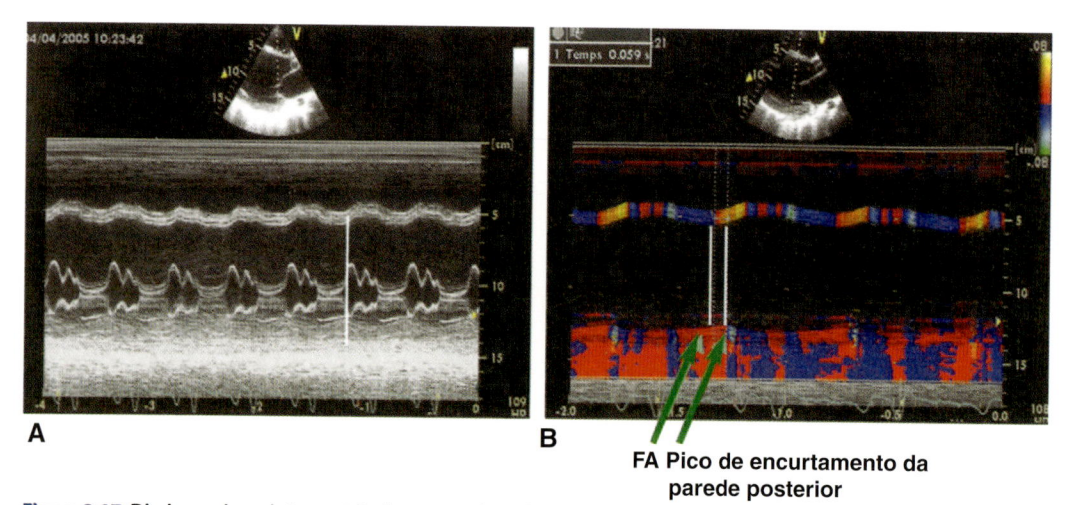

FA Pico de encurtamento da parede posterior

Figura 2.17. Dissincronismo intraventricular esquerdo radial identificado em modo TM colorido de DTI.
O pico de contração retardado da parede posterior do VG, ocorrendo após o fechamento aórtico (FA), enquanto a abertura mitral se inicia, atrapalha o enchimento ventricular esquerdo.
Fonte: G. Derumeaux, Cardiologie Pratique nº 885, 2009.

ral e as falhas de codificação nos sujeitos pouco ecogênicos.

A reconstrução computadorizada em modo TM dos diferentes segmentos do VG a partir da imagem 2D colorida em DTI (modo TM reconstruído) dá acesso aos diferentes parâmetros miocárdicos (velocidade, amplitude, aceleração etc.) que podem ser explorados no estudo do dissincronismo intraventricular (figura 2.18).

Na prática, trata-se de medir o mesmo intervalo de tempo que separa o início do QRS e o início da onda S (DEM) em curvas de velocidades reconstruídas.

Por fim, outra abordagem do dissincronismo cardíaco é possível a partir do exame de imagem da deformação (*Strain/Strain Rate*).

Estudo da rejeição cardíaca

A rejeição do enxerto cardíaco está associada a uma infiltração linfocitária com edema que induz certo aumento da rigidez miocárdica e anomalias de relaxamento.

Nos pacientes transplantados cardíacos, o diagnóstico de rejeição miocárdica por meio da medição das velocidades e dos gradientes transmiocárdicos é efetuado com sensibilidade e especificidade claramente superior aos métodos ecográficos convencionais.

Além disso, o Doppler tecidual permite avaliar a gravidade da rejeição cardíaca, mostrando diminuição ou desaparecimento do gradiente transparietal apenas nas formas de rejeições pouco severas ou severas. O colapso do gradiente de velocidades protodiastólicas seria, principalmente, o marcador privilegiado e sensível da rejeição após o transplante cardíaco. Ele permite até mesmo reduzir o número de biópsias nesses pacientes. Contudo, é preciso realizar, precocemente, as medições do gradiente miocárdico do enxerto no pós-transplante e comparar os valores obtidos de maneira repetida no mesmo paciente.

A importância do exame de imagem de *Strain* por DTI no diagnóstico precoce da rejeição aguda do enxerto cardíaco ainda não está especificada.

Conclusões

O Doppler tecidual miocárdico (DTI) é uma técnica de exame de imagem não invasiva e evolutiva que traz novas informações sobre a função miocárdica e a fisiologia do miocárdio.

Na prática, três modos de imagem DTI estão acessíveis: o modo pulsado espectral, o modo 2D colorido e o modo TM colorido. Cada modo de DTI traz informações diagnósticas complementares e clinicamente úteis. Atualmente, a técnica de DTI está disponível na rotina na maior parte dos ecocardiógrafos. Ela tornou-se uma ferramenta realmente indispensável na prática cardiológica. As aplicações clínicas do Doppler tecidual são inúmeras e se ampliam em razão dos progressos tecnológicos e computadorizados constantes. De fato, qualquer situação clínica que necessite de uma avaliação precisa da função miocárdica sistólica ou diastólica é um campo de aplicação potencial para o DTI.

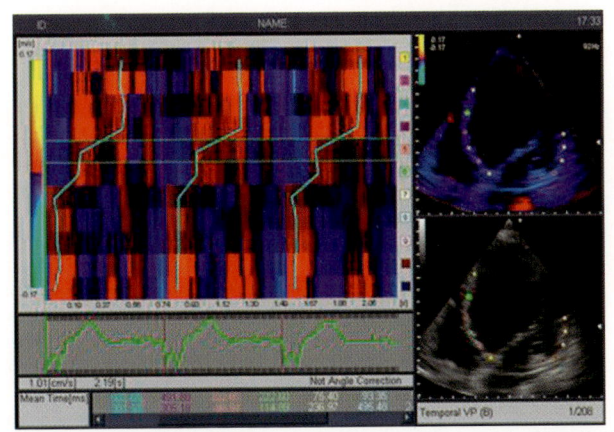

Figura 2.18. Estudo do dissincronismo intraventricular esquerdo por DTI em modo TM colorido reconstruído.
Imagem de Aloka-Hitachi.

As perspectivas desta técnica também estão ligadas:

- à elevação do ritmo de imagens (100-200 imagens/s);
- a aumento das resoluções espacial e temporal do Doppler tecidual;
- ao melhoramento dos meios de quantificação automática (DTI digital, exame de imagem paramétrico, análise *online* ou *offline*, reconstrução do modo M, exame de imagem de deformação etc.);
- à associação a outras técnicas (ecografia de estresse, de contraste, tridimensional etc.).

Essas novas perspectivas são promissoras, mas a técnica conhece certos limites, em decorrência da mecânica cardíaca complexa, da arquitetura particular das fibras miocárdicas e da dependência das medições do ângulo Doppler em particular.

Enfim, a importância do Doppler tecidual miocárdico também está evidente em matéria de acompanhamento terapêutico.

Bibliografia

Andersen NH, Poulson SH. Evaluation of the longitudinal contraction of the left ventricle in normal subjects by Doppler tissue tracking and strain rate. J Am Soc Echocardiogr 2003;16(7):716–23.

Cain P, Baglin T, Case C, et al. Application of tissue Doppler to interpretation of dobutamine echocardiography and comparison with quantitative coronary angiography. Am J Cardiol 2001;87:525–31.

Derumeaux G, Habib G. Doppler tissulaire myocardique et cardiopathies. Cardiologie Pratique 2009;885.

Derumeaux G, Cochonneau O, Douillet R, et al. Comparaison des vélocités myocardiques par Dopppler couleur tissulaire chez des sujets normaux et dans les cardiomyopathies dilatées. Arch Med Cœur Vaiss 1996 t 90;6:773–78.

Derumeaux G, Ouize M, Loufoua J, et al. Doppler tissue imaging quantitates regional wall motion during myocardial ischemia and reperfusion. Circulation 1998;97:1970.

Derumeaux G, Jamal F. Doppler tissulaire myocardique. Échocardiographie clinique de l'adulte. In: Ed. Estem; 2003. p. 87–96.

Dokainish H, Sengup R, Pillali M, et al. Usefulness of new diastolic strain and strain rate indees for the estimation of left ventricular filling pressure. Am J Cardiol 2008;101:1504–9.

Donal E, Raud-Raynier P. L'imagerie Doppler tissulaire. Cardiomax 2004;11.

Donal E. Le Doppler tissulaire, comment ça marche? Écho Cardiographie 2007;10.

Gallet B. Évaluation des pressions de remplissage du ventricule gauche en cas de fraction d'éjection abaissée. L'Écho de la Filiale 2011;26.

Garcia-Fernandez MA, Azevedo J, Moreno M, et al. Regional diastolic function in ischemic heart disease usingpulsedwaveDopplertissueimaging. EurHeart J 1999;20.

Garcia-Fernandez MA, Zamorano J, Acevedo J. Doppler tissue imaging echocardiography. Ed. Mc Graw-Hill; 1998.

Isaaz K. Pulsed Doppler tissue imaging. Am J Cardiol 1998;81:663.

Isaaz K, Derumeaux G, Garcia-Fernandez MA, Palka P, Sutherland GR, et al. Le Doppler tissulaire myocardique. Réalités Cardiologiques 1999;139.

Jamel F, Kukulski T, Sutherland G, et al. Can changes in systolic longitudinal deformation quantify regional myocardial functiun after an acute infarction? An ultrasonic strain rate and strain study. J Am Soc Echocardiogr 2002;15:723–30.

Jamel F. DTT pulsé – DTI couleur. Comment ça marche. Écho Cardiographie 2006;3.

Klimczak Ch, Nihoyannopoulos P. 100 Challenges in Echocardiography. Elsevier/Churchill Livingstone; 2008.

Kowalski M, Kukulski T, Jamel F, et al. Can natural strain and strain rate quantify regional myocardial deformation? A study in normal subjects. Ultrasound Med Biol 2001;27:1087–97.

Kurt M, Wang JW, Torre-Amione G, Nagueh SF. Left atrial function in diastolic heart failure. Circ Cardiovasc Imaging 2009;2:10–5.

Lafitte S, Garrigue S, Perron J. Improvement of left ventricular wall synchronization with multisite ventricular pacing in heart failure: a prospective study using Doppler tissus imaging. Eur Heart J 2004;6:203–12.

Lafitte S, Roudaut R. Apport du Doppler tissulaire en pratique echocardiographique quotidienne. Realites Cardiologiques 2006;213:1.

Larrazet F, Pellerin D, Veyrat C. Imagerie Doppler tissulaire. In: Cardinale; 1997, tome XI, 9. p. 38–40.

Miyatake K, Yamagishi M, Tanaka N, et al. New method for evaluating left ventricular wall motion by color-coded tissue Doppler imaging: in vitro and in vivo studies. J Am Coll Cardiol 1995;25:717–24.

Mornos C, Cozma D, Rusinaru D, et al. A novel index combining diastolic and systolic Tissue Doppler parameters for the non-invasive assessment of left ventricular end-diastolic pressure. Int J Cardiol 2009;14(136):120–9.

Naguech SF, Appleton LP, Gillebert TC, et al. Recommendations for the evaluation of left ventricular diastolic function by echocardiography. J Am Soc Echocardiogr 2009;22:107–33.

Nayos-Valencia O, Cain P, Wahi S, et al. Determinants of tissue Doppler measures of regional diastolic function during dobutamine stress echocardiography. Am Heart J 2002;144:516–23.

Oblak A. Les applications du Doppler tissulaire pulsé en routine. Cardiologie Pratique 2007;819.

Oko-Sarnonska Z, Wachowiak-Baszynska H, Szyszka A, et al. Usefulness of tissue Doppler imaging in risk stratification of sudden cardiac death in hypertrophic cardiomyopathy. Eur J Echocardiogr 2006;7(Suppl. 1):212.

Ommen SR, Nishimura RA, Oh JK. Tissue Doppler of the mitral annulus provides greater accuracy in predicting elevated: left ventricular filling pressures. Circulation 1998;27(Suppl. I):1–22.

Palka P, Lange A, Fleming AD, et al. Differences in myocardial velocity gradient measured throughout the cardiac cycle in hypertrophic cardiomyopathy, athletes and hypertensive hearts. J Am Coll Cardiol 1997;30:760–8.

Pellerin D. Échocardiographie doppler du myocarde: outil de recherche ou de pratique quotidienne? La Lettre du Cardiologue 2001;342.

Perdrix L. Évaluation des pressions de remplissage VG en cas de fraction d'éjection normale. L'Écho de la Filiale 2011;26.

Picard F. Échographie et insuffisance cardiaque. Cardiologie Pratique 2011;956.

Ryding A. Essential Echocardiography. Elsevier/Churchill Livingstone; 2008.

Szyszka A, Siniawski H. Doppler tkankowy. Podstawy Medipage 2008.

Thomas L, Levett K, Boyd A, et al. Changes in regional left atrial function with anging: evaluation by Doppler tissue imaging. Eur J Echocardiogr 2003;4:92–100.

Veyrat C, Pellerin D, Cohen L, Larrazet F, Wichitz S. New approach to myocardial mechanical events using computerized Doppler tissue imaging. Emphasis of the pre-ejection period. Eur J Ultrasound 1996;4(Suppl):35.

Veyrat C, Pellerin D, Larrazet F. Imagerie Doppler tissulaire du myocarde. Passé, présent et avenir. Arch Mal Cœur Vaiss 1997;90(10):1391–401.

Veyrat C, Pellerin D. Imagerie Dopler du myocarde. Imagerie Médicale Astra Zeneca; 1998.

Veyrat C, Pellerin D, Larrazet F. Échocardiographie doppler tissulaire: pourquoi et comment? Arch Med Cœur pratique 1998;64:18–21.

Ecocardiografia transesofágica

CAPÍTULO **3**

Introdução

A ecografia transesofágica (ETO), atualmente, é um complemento fundamental da ecografia transtorácica (ETT) convencional em inúmeras afecções cardiovasculares.

A ideia de passar uma sonda de ecografia no esôfago remonta há quase 30 anos. Desde então, os rápidos e numerosos progressos tecnológicos permitiram:

- a introdução das sondas de ETO multiplanar na prática diária;
- a miniaturização das sondas de ETO, cuja ponta não ultrapassa 10 mm;
- o amplo uso das sondas de frequência variável (de 3,5 a 7 MHz);
- a associação de diferentes modalidades Doppler durante a ETO (Doppler pulsado, contínuo e colorido);
- o desenvolvimento das sondas esofágicas matriciais tridimensionais (ETO tridimensional em tempo real).

As vantagens da ETO são inegáveis:

- ausência de interrupção dos ultrassons pelas estruturas torácicas e pulmonares;
- melhor visualização das estruturas cardíacas profundas dificilmente acessíveis (p. ex., aorta, aurícula esquerda), pouco ecogênicas (p. ex., trombo) ou de tamanho pequeno (p. ex., vegetações);
- melhor sensibilidade do modo Doppler, principalmente colorido.

De fato, a ETO possui a vantagem, com relação à ecocardiografia convencional transtorácica (ETT), de contornar a caixa torácica, o que permite abordar diretamente o coração atrás do átrio esquerdo e obter imagens de alta resolução.

Os inconvenientes da ETO se devem:

- ao caráter semi-invasivo do exame;
- ao risco "hipotético" de infecção durante a intubação esofágica (bacteriana, HIV);
- a uma necessidade de anestesia geral de curta duração em alguns casos.

Em geral, a técnica de ETO praticada por operadores experientes é relativamente simples e pouco traumatizante. Ela pode ser realizada em ambulatório por meio de certas precauções impostas pela preparação e as consequências da pré-medicação que o paciente terá recebido. Esta técnica, atualmente, faz parte da rotina cardiológica. Entretanto, a ETO não substitui a ecografia clássica transtorácica que se realiza ainda em primeira intenção, mas constitui um complemento muito útil, até mesmo indispensável, em certas afecções cardíacas.

Metodologia

A ETO é uma técnica semi-invasiva que necessita de material apropriado, experiência do examinador e um preparo do paciente. Este exame, em geral, bem tolerado, pode ser realizado sob certas condições, a saber:

- a solicitação do exame é justificada no plano das utilidades diagnóstica e terapêutica;
- o estado geral do paciente permite efetuar este tipo de exame;
- o paciente é cooperativo, capaz de engolir a sonda ETO e tolerar sua presença no esôfago;

- as precauções necessárias antes do exame foram corretamente tomadas;
- as contraindicações ao exame foram estritamente respeitadas.

Logística da ETO

A ETO necessita de um sistema completo de ecocardiografia (um ecocardiógrafo dotado, de preferência, de todas as modalidades de imagem e de Doppler, em que é conectada a sonda de ETO), bem como alguns acessórios. As imagens dinâmicas (clipes) podem ser gravadas em uma fita magnética ou em um CD-DVD e analisadas posteriormente.

Sonda de ETO

A sonda de ETO usada é um fibroscópio digestivo sem o sistema óptico e de aspiração, mas conservando o dispositivo de orientação (botões giratórios). Seu comprimento varia de 60 a 110 cm. Na extremidade distal do fibroscópio, está montado um sensor ultrassonográfico de alta frequência de emissão (5 MHz ou mais) (figura 3.1).

A sonda pode ser orientada em dois planos ortogonais em decorrência de dois botões giratórios (figura 3.2) que permitem:

- uma anterreflexão ou retrorreflexão de 90° (botão giratório maior);
- uma angulação lateral de 70° (botão giratório menor).
- existem três tipos de sondas de ETO: monoplanar, biplanar e mutiplanar, gerando uma imagem unidimensional (TM), bidimensional (2D) e o Doppler (espectral e colorido). A sonda tridimensional (3D) constitui uma nova técnica muito sofisticada.

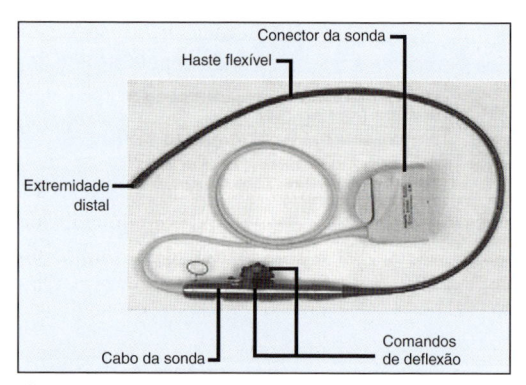

Figura 3.1.
Sonda transesofágica: configuração e componentes: conector, cabo com os comandos, flexível, extremidade distal com o transdutor ultrassonográfico (sistema Philips, iE33 montado).

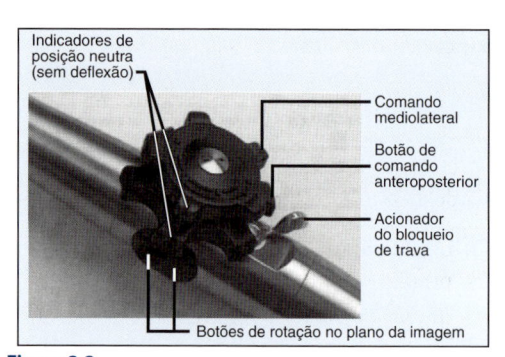

Figura 3.2.
Ilustração dos comandos de deflexão da sonda de ETO: botão giratório maior (flexão anteroposterior), botão giratório menor (angulação lateral) e botão de rotação do plano da imagem (modo multiplanar). O bloqueio de trava permite colocar os botões em modo "livre" ou "contraído" (sistema Philips, iE33 montado).

Sonda monoplanar

Esta sonda de primeira geração é constituída por um único sensor ultrassonográfico que permite obter, classicamente, os cortes transversais do coração. O plano de corte é perpendicular ao eixo da sonda.

Sonda biplanar

A sonda biplanar representa a segunda geração das sondas de ETO. Dois sensores ortogonais fornecem duas imagens não simultâneas dispostas em 90° uma da outra (planos longitudinal e transversal). Existe uma discreta diferença anatômica, que corresponde à distância entre os dois elementos ultrassonográficos.

Sonda multiplanar

Esta sonda, também chamada de oniplanar ou de plano orientável, predomina na prática cardiológica. Um único sensor ultrassonográfico rotativo é capaz de girar de maneira contínua de 0 a 180°, com relação à horizontal no sentido horário ou anti-horário. Essa rotação comandada por um dispositivo (botão giratório ou de pressão) fixado na altura da seção de controle da sonda (figura 3.2).

A posição do sensor, isto é, o plano de corte, é dado por um ícone mostrado na tela do ecocardiógrafo. As estruturas cardíacas podem ser, portanto, visualizadas de maneira contínua em todos os planos pela simples modificação do ângulo de estudo.

Dois botões giratórios, como nas sondas monoplanar ou biplanar, comandam os movimentos de flexão da extremidade distal da sonda.

A vantagem evidente da sonda multiplanar está na possibilidade de realizar um número ilimitado de cortes ecográficos em diferentes níveis de acordo com a posição do sensor. De fato, a sonda multiplanar se tornou o padrão de referência da ETO.

Sonda tridimensional em tempo real

A especialização da realização de sensores matriciais 3D permitiu desenvolver a sonda de ETO 3D, constituindo um verdadeiro avanço tecnológico. Esta sonda oferece a possibilidade de visualizar as estruturas cardíacas em três dimensões e em tempo real a partir de um único botão do ecocardiógrafo. A ETO tridimensional em tempo real entrou na realidade prática.

Acessórios da ETO

A ETO necessita de um equipamento adequado da sala de exame, a saber:

- um sistema de acompanhamento de ECG e da pressão arterial;
- um *kit* para infusão intravenosa;
- um bocal de proteção;
- material de intubação traqueal, ventilação e aspiração;
- luvas;
- medicamentos habituais de reanimação e pré-medicação (Xilocaína®: gel, *spray*; Hypnovel®, Valium®, Primperan® etc.);
- material de proteção (pacientes HBS ou HIV positivos).

Um carrinho de emergência deve estar próximo e rapidamente disponível (com desfibrilador etc.).

Equipe

O procedimento de ETO necessita da presença de duas pessoas: um médico acostumado com a técnica e um enfermeiro encarregado de ajudar nas diferentes manipulações.

Técnica de ETO

A ETO requer um preparo do paciente antes da introdução da sonda no esôfago.

Condições de exame

As condições de exame de ETO são:

- ausência de contraindicações à ETO;
- sonda de ETO limpa, desinfectada e verificada antes do uso;
- paciente em jejum há pelo menos quatro horas antes do exame;
- paciente tranquilo, avisado sobre os procedimentos do exame, deitado em decúbito lateral esquerdo, costas ligeiramente elevadas, com a cabeça voltada ao operador;
- próteses dentárias e óculos retirados antes do exame;
- anestesia local da orofaringe com gel ou *spray* de Xilocaína®;
- uma pré-medicação facultativa por midazolam (Hypnovel®) 0,05 mg/kg/IV (conforto para o paciente e o operador, amnésia do exame).

Algumas equipes preferem garantir uma cobertura antibiótica aos portadores de próteses valvulares e aos pacientes com alto risco de infecção.

As contraindicações à ETO são:

- afecções esofágicas (varizes, divertículos, estenoses, tumores);
- radioterapia mediastinal.

São contraindicações relativas que necessitam da opinião prévia de um gastroenterologista.

Por fim, uma ecocardiografia transtorácica prévia é aconselhada a orientar o operador sobre os sinais a serem buscados.

Introdução da sonda

Para a introdução da sonda, o paciente é colocado, tradicionalmente, em decúbito lateral esquerdo, cabeça flexionada, boca aberta (figura 3.3).

Uma das técnicas de introdução da sonda mais utilizada consiste em guiar o fibroscópio no indicador da mão esquerda posicionado na base da língua até encostar na faringe. Empurrando delicadamente a sonda, pede-se, então, ao paciente para deglutir e engolir a sonda.

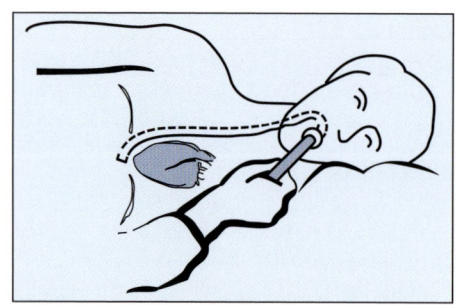

Figura 3.3. Introdução da sonda de ETO no esôfago do paciente deitado em decúbito lateral esquerdo.

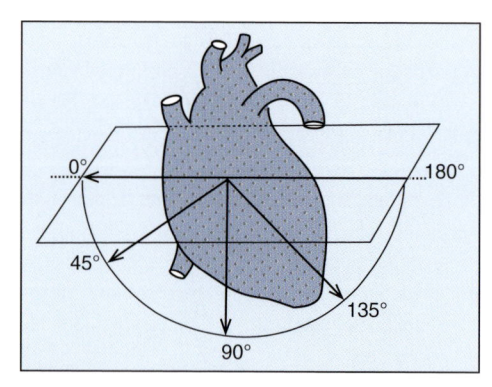

Figura 3.4.
Princípio da ETO multiplanar clássica: aquisição de diferentes planos de cortes 2D para rotação do sensor ultrassonográfico de 0 a 180°.

Nos pacientes intubados e ventilados, a introdução esofágica da sonda de ETO, realizada em decúbito dorsal geralmente, é fácil (não há reflexo de vômito). Às vezes requer o uso do laringoscópio ou a retirada da sonda gástrica. A duração da ETO é de cerca de 15 minutos.

Após o exame

Terminado o exame, solicita-se ao paciente não beber nada durante uma hora, não ingerir sólidos durante todo o período da sensação de anestesia local.

Em caso de exame ambulatorial, o paciente não deve dirigir veículo durante 3 horas após o exame e deve permanecer acompanhado durante esse período.

Complicações da ETO

São raras (0,57-1,1%) e, na maioria das vezes, benignas, a saber:

- intolerância da sonda (reflexos de vômito, espasmo esofágico, reflexos de tosse etc.);
- problemas transitórios do ritmo e da condução;
- vômitos;
- síncope vagal, problemas pressóricos;
- broncospasmo;
- hipóxia transitória;
- dores anginosas.

Observam-se, excepcionalmente: sangramentos digestivos ou faríngeos, perfurações esofágicas, paralisia transitória das pregas vocais, migrações trombóticas.

Por fim, a ETO pode, potencialmente, descompensar certas afecções, como angina instável, hipertensão arterial severa não controlada, estenose aórtica grave, insuficiência respiratória.

Exame de imagem da ETO

A ETO permite estudar o coração e a aorta. Ela traz:

- imagens das estruturas cardíacas em movimento (cortes ecográficos 2D ou imagem em 3D de acordo com a técnica utilizada);
- informações hemodinâmicas sobre os fluxos intracardíacos (estudo em modo Doppler).

Cortes ecográficos

A sonda de ETO multiplanar usada de forma preferencial permite multiplicar planos de corte 2D infinitamente. Ao girar o sensor de 0 a 180°, todos os planos de corte intermediários podem ser obtidos (figura 3.4).

Uma certa sistematização dos planos de corte essenciais pode ser proposta, em função das quatro posições da sonda no esôfago (nas partes alta, média e baixa do esôfago e transgástrica) (figura 3.5). A primeira aquisição, seja qual for o nível de corte, é realizada a 0° (plano transversal), (box 3.1) (figura 3.6).

A ETO multiplanar permite também explorar a aorta torácica em razão do contato imediato do esôfago com a aorta descendente em toda a altura de seu trajeto torácico. A rotação da sonda permite visualizar a aorta em cortes transversal e longitudinal (figura 3.12). Incidências transesofágicas apropriadas permitem explorar o arco da aorta em sua quase totalidade no modo multiplanar.

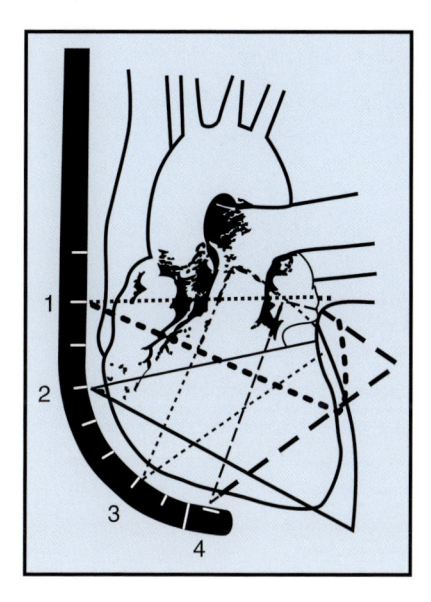

Figura 3.5. Técnica de ETO.
Quatro posições clássicas da sonda de ETO: parte alta (1), média (2), baixa (3) do esôfago e transgástrica (4).

Estudo Doppler

O estudo anatômico das estruturas cardíacas pela ETO pode ser completado pelo estudo Doppler (pulsado, contínuo e colorido). De fato, o Doppler transesofágico permite explorar os seguintes fluxos sanguíneos:

- valvares (mitral, aórtico, tricúspide, pulmonar [figura 3.13]);
- das veias pulmonares (figura 3.14);
- da aurícula esquerda (figura 3.14);
- do seio coronário;
- do tronco coronário esquerdo;
- da aorta torácica.

Os fluxos anormais, assim como as insuficiências valvares ou os *shunts* intracardíacos, podem ser identificados perfeitamente pela ETO.

Importância clínica da ETO

As indicações da ETO representam, aproximadamente, 10% do total das ecocardiografias e podem ser classificadas em dois grupos:

- as indicações principais, específicas:
  - patologia aórtica: dissecção aórtica, aneurisma, coarctação;
  - endocardites infecciosas;
  - disfunção das próteses valvares;
  - cardiopatias com tendência à embolização;
  - tumores cardíacos.
- as indicações secundárias:
  - valvopatias;
  - em per e pós-operatório;
  - estenoses coronárias;
  - embolia pulmonar;
  - fibrilação atrial;
  - traumatismo cardíaco;
  - transplante cardíaco;
  - afecções congênitas.

As indicações discutidas neste capítulo se referem à ETO 2D em modo multiplanar em especial.

As indicações da ETO 3D, geralmente, podem ser sobrepostas às da ETO multiplanar. A reconstrução tridimensional das estruturas cardíacas em tempo real proporciona uma nova abordagem da patologia cardíaca com uma análise mais refinada e detalhada das relações anatômicas e estruturas complexas.

Dissecção aórtica

A ETO é um exame fundamental no diagnóstico de dissecção aórtica. Como este exame permite ser praticado em emergência no leito do paciente e sem riscos, contanto que haja uma boa sedação (para evitar os esforços de vômito, que podem aumentar a pressão) e um bom controle tensional, ele permite:

- o diagnóstico positivo de dissecção: visualização da ruptura da íntima e do orifício de entrada da dissecção;
- a identificação da verdadeira e da falsa luz;

> **BOX 3.1**
>
> ### Sistematização dos planos de corte na ETO multiplanar
>
> 1. Cortes realizados na parte alta do esôfago (15-25 cm das arcadas dentárias) de acordo com o ângulo de:
>   - 0°: corte centrado nos grandes vasos da base do coração (plano transversal);
>   - 30 a 40°: corte da bifurcação do tronco da artéria pulmonar (AP) na artéria pulmonar direita (APD) e esquerda (APG);
>   - 100 a 120°: corte longitudinal da aorta ascendente.
> 2. Cortes realizados na parte média do esôfago (25-35 cm das arcadas dentárias).
>
>   Cortes centrados no orifício aórtico de acordo com o ângulo de (figura 3.7):
>   - 0°: câmara de ejeção do ventrículo esquerdo e a valva aórtica em plano tangencial;
>   - 30 a 60°: corte de eixo curto do orifício aórtico com visualização dos três folhetos (usada para a planimetria);
>   - 60 a 90°: cortes das câmaras direitas visualizadas na frente da aorta;
>   - 120 a 150°: corte da câmara de ejeção do ventrículo esquerdo com a aorta ascendente em um plano longitudinal.
>
>   Cortes das quatro e duas câmaras esquerdas de acordo com o ângulo de:
>   - 0 –60°: corte das quatro câmaras cardíacas (figura 3.8);
>   - 90 a 110°: corte das duas câmaras esquerdas com a aurícula esquerda (AG) (figura 3.9);
>   - 102 a 150°: corte das duas câmaras esquerdas com a raiz da aorta.
> 3. Cortes realizados na partes baixas do esôfago (35-40 cm das arcadas dentárias).
>
>   Cortes centrados no septo interatrial (SIA), átrios e veias cavas inferior (VCI) e superior (VCS) (a 100-130°) (figura 3.10).
>
>   Cortes centrados nas câmaras direitas, na aurícula direita (a 100-120°), na tricúspide e no seio coronário (a 0-30°).
> 4. Cortes transgástricos (a cerca de 40 cm das arcadas dentárias).
>
>   Cortes do coração esquerdo:
>   - 0°: corte transversal do ventrículo esquerdo (VG) (figura 3.11);
>   - 40 a 60°: corte oblíquo do ventrículo esquerdo (VG);
>   - 90 a 100°: corte longitudinal do ventrículo esquerdo (VG).
>
>   Corte do coração direito:
>   - 0-60°: corte transversal do ventrículo direito (VD);
>   - 30-40°: corte centrado na valva tricúspide;
>   - 110-120°: corte longitudinal do ventrículo direito (VD).

- a precisão do local e da extensão da dissecção;
- a detecção do contraste espontâneo e/ou da trombose da falsa luz;
- o diagnóstico e a quantificação da insuficiência aórtica associada;
- a pesquisa e a avaliação da abundância de uma efusão pericárdica associada;
- o acompanhamento da evolução da dissecção;
- o controle do ato cirúrgico da dissecção no per e no pós-operatório.

Na verdade, a ETO passou a predominar como o exame a ser realizado em primeira escolha diante de uma suspeita de dissecção aórtica.

Critérios de dissecção

O diagnóstico positivo de dissecção aórtica é fundamentado na descoberta de uma ruptura da íntima *(flap)*, separando duas luzes (verdadeira e falsa). Esse *flap* intimal fino e móvel bombeia para a falsa luz em sístole e, em diástole, rompe a verdadeira luz.

De fato, a verdadeira luz geralmente apresenta uma expansão sistólica com um fluxo sistólico. A luz falsa normalmente é maior, com um fluxo diminuído, até mesmo ausente ou retardado (figura 3.15).

A ETO dá a certeza diagnóstica em mais de 90% dos casos por meio da descoberta da ruptura intimal.

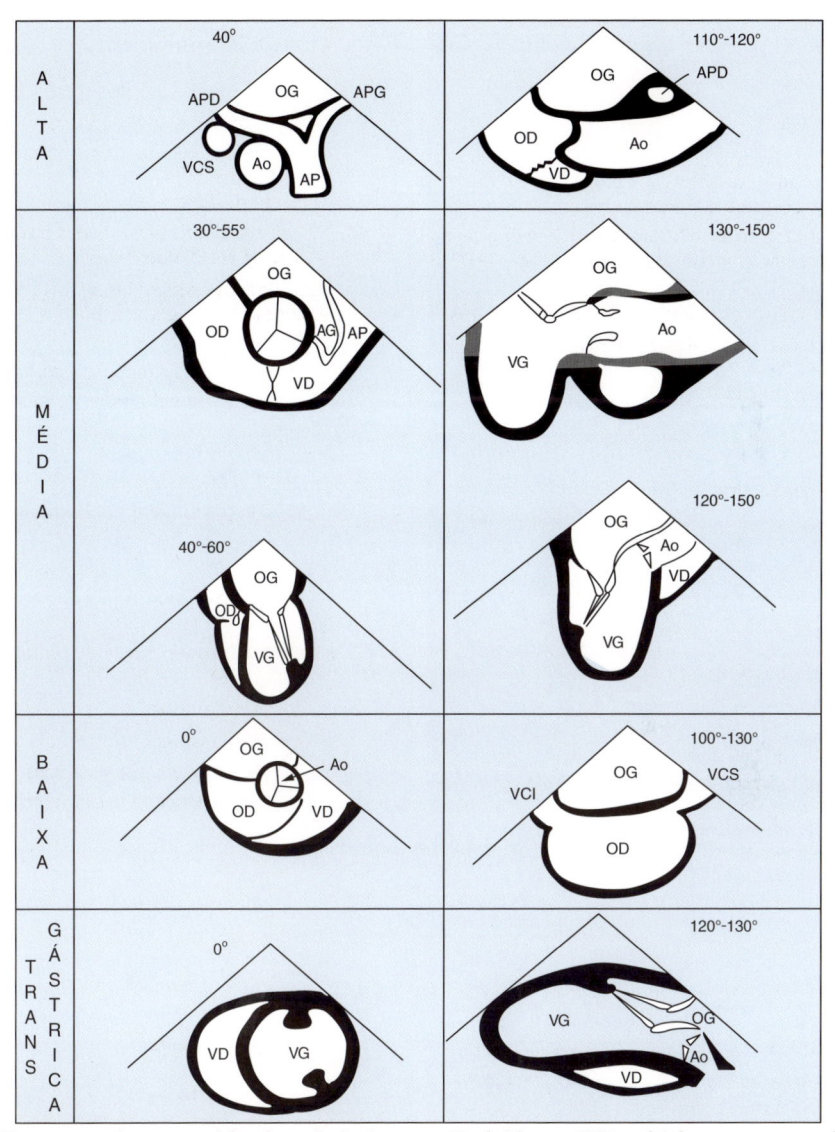

Figura 3.6. Representação esquemática dos principais cortes 2D obtidos em ETO multiplanar nas partes alta, média, baixa do esôfago e em transgástrico.

Outros sinais de dissecção

Outros sinais de dissecção geralmente são encontrados na ETO nas dissecções aórticas:

- a porta de entrada;
- o contraste espontâneo e/ou trombo;
- a insuficiência aórtica;
- a efusão pericárdica.

Porta de entrada

A porta de entrada aparece sob forma de uma solução de continuidade na altura da ruptura intimal. Ela pode ser encontrada por meio da ETO em cerca de 50% dos casos. Situa-se, na maioria das vezes, na aorta ascendente (em, aproximadamente, 60% dos casos). É fundamental precisar o local da porta de entrada. O Doppler colorido tem aqui grande

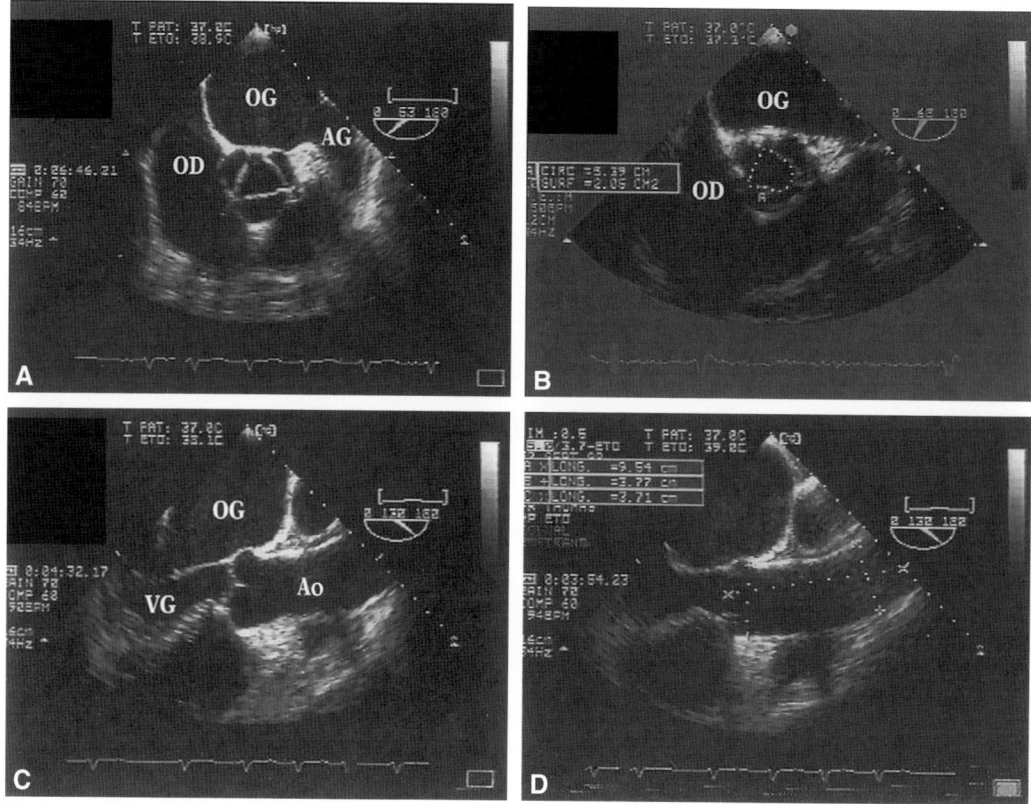

Figura 3.7. ETO multiplanar, cortes da aorta inicial.
Em cima: cortes transversais do orifício aórtico cuja superfície planimetrada é igual a 2,05 cm². Deve-se observar, também, o aspecto triangular da aurícula esquerda (AG).
Embaixo: cortes longitudinais da aorta ascendente visualizada até 9 cm. O tamanho da aorta é estimada em 3,7 cm.
Fonte: Ch. Klimczak, Échographie cardiaque du sujet âgé, Acanthe/Masson 2000.

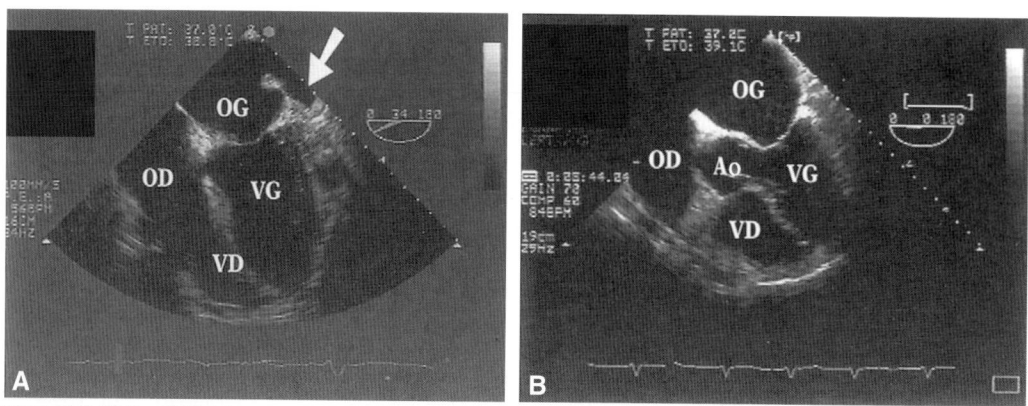

Figura 3.8. ETO multiplanar.
Cortes das quatro câmaras e das duas câmaras esquerdas com a raiz da aorta. Visualização da veia pulmonar superior esquerda (seta).
Fonte: Ch. Klimczak, op. cit.

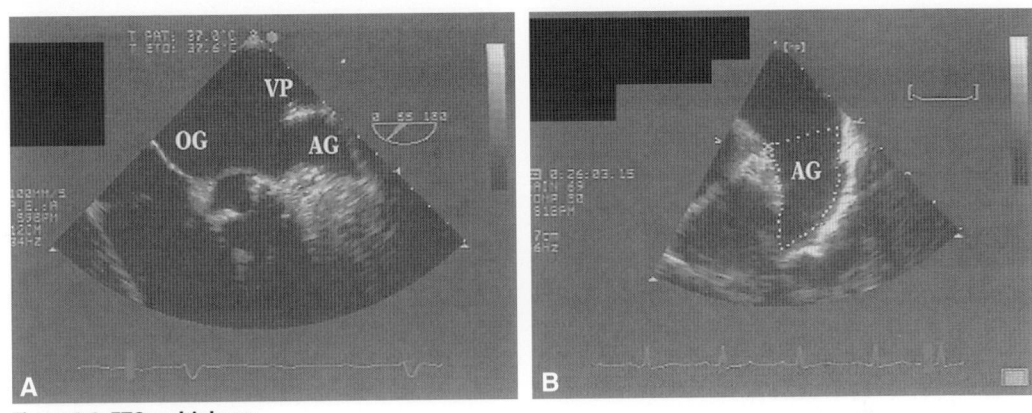

Capítulo 3. Ecocardiografia transesofágica   59

Figura 3.9. ETO multiplanar.
Cortes centrados na aurícula esquerda (AG) e veia pulmonar superior esquerda (VP). A superfície planimetriada da AG: 4cm².
Fonte: Ch. Klimczak, op. cit.

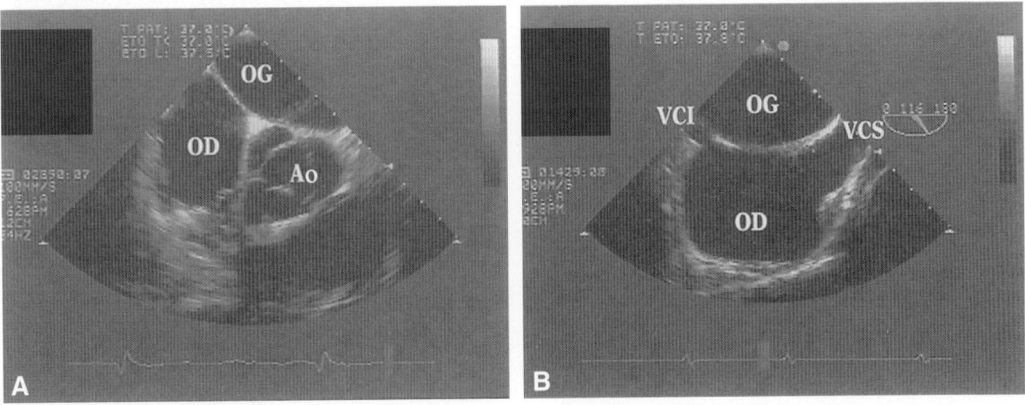

Figura 3.10. ETO multiplanar.
Cortes centrados no septo interatrial, átrios e veias cavas: superior (VCS) e inferior (VCI).
Fonte: Ch. Klimczak, op. cit.

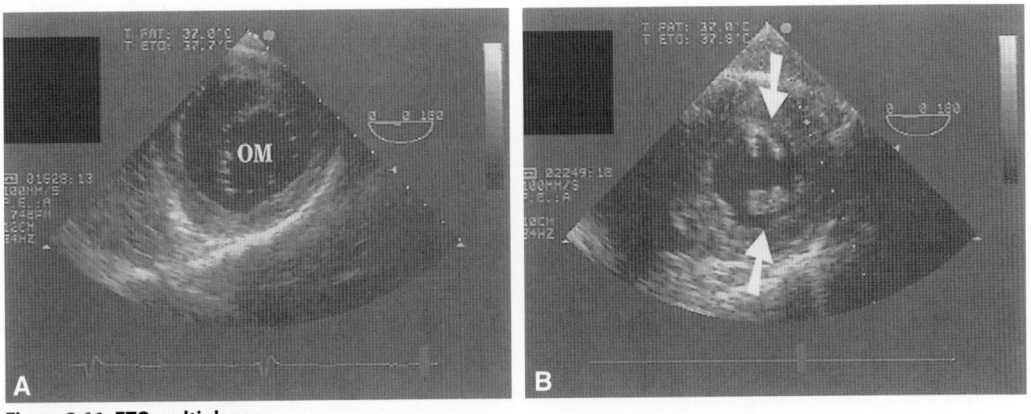

Figura 3.11. ETO multiplanar.
Cortes transgástricos transversais do ventrículo esquerdo no nível do orifício mitral (OM) (à esquerda) e dos músculos papilares (setas) (à direita).
Fonte: Ch. Klimczak, op. cit.

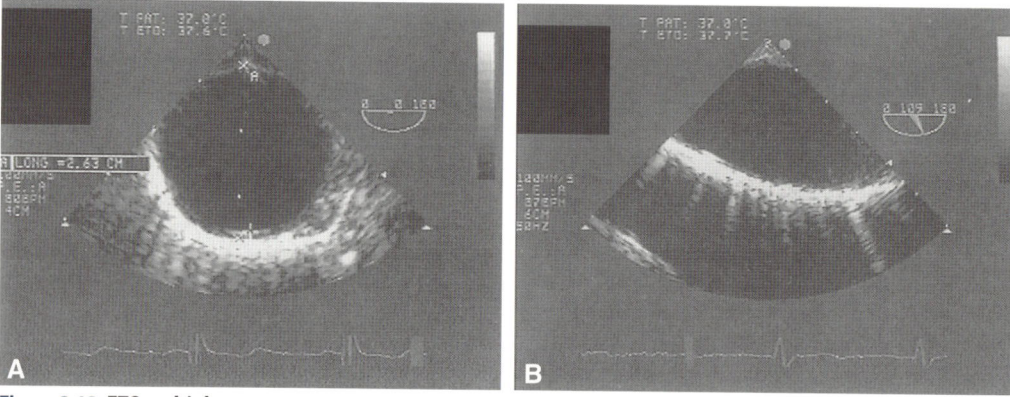

Figura 3.12. ETO multiplanar.
Cortes da aorta torácica descendente: transversal (à esquerda) e longitudinal (à direita). Diâmetro da aorta: 2,63 cm.
Fonte: Ch. Klimczak, op. cit.

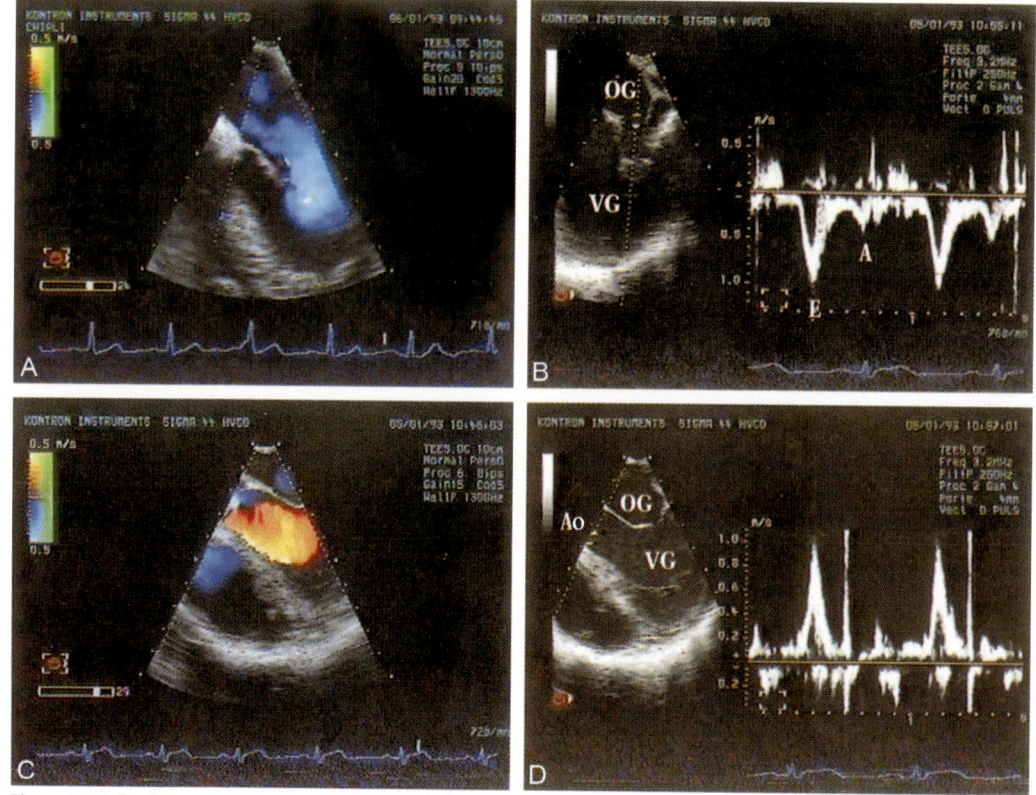

Figura 3.13. Registros em Doppler colorido e pulsado do fluxo mitral (em cima) e do fluxo aórtico (embaixo) na ETO.
Fonte: Ch. Klimczak, op. cit.

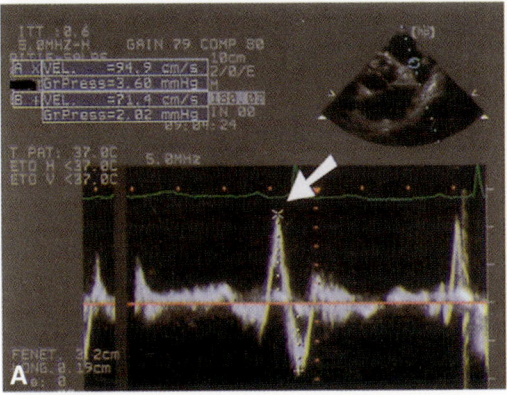

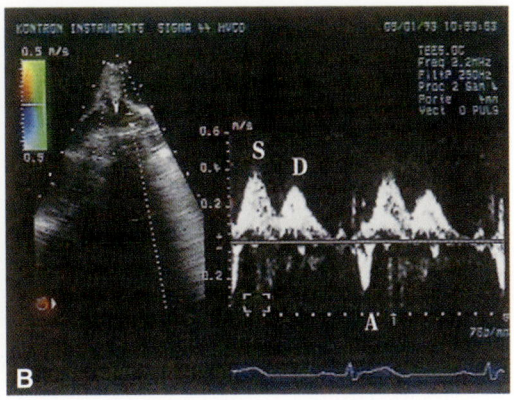

Figura 3.14.
Registros Doppler do fluxo venoso pulmonar de aspecto trifásico (à direita) e do fluxo atrial com a velocidade máxima do esvaziamento atrial (seta): 94 cm/s (à esquerda).
Fonte: Ch. Klimczak, op. cit.

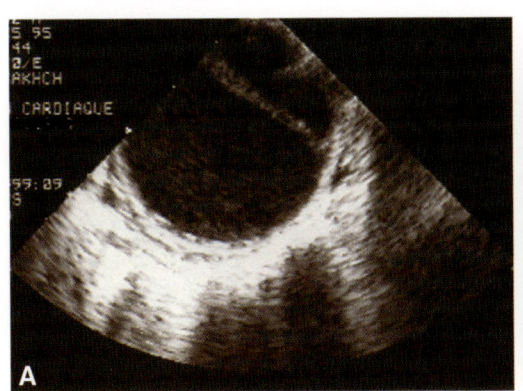

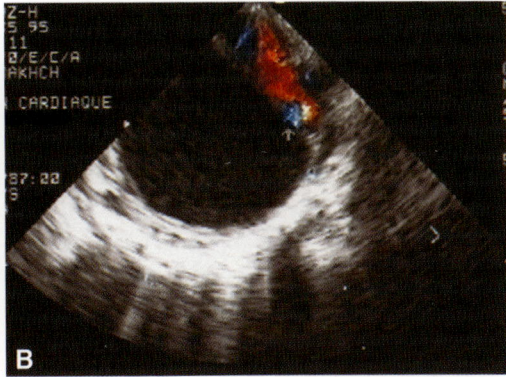

Figura 3.15. Dissecção aórtica em ETO (vista transversal).
Visualização da túnica íntima dissecando, separando duas luzes: verdadeira e falsa (**B**).
Fluxo sanguíneo visualizado em Doppler colorido na luz verdadeira. Porta de entrada de dissecção identificada em azul (seta em B).
Contraste espontâneo presente na falsa luz.
Fonte: Ch. Klimczak, 120 Pièges en Échocardiographie, Elsevier Masson, 2009.

importância, pois revela um fluxo muito turbulento (em "mosaico") que se dirige da luz verdadeira para a falsa.

A localização da porta de entrada é um elemento indispensável ao cirurgião que vai determinar a técnica cirúrgica.

Contraste espontâneo e/ou trombo

A presença de contraste espontâneo que reflete o estado pré-trombótico e/ou de trombo é observada, na maioria das vezes, na falsa luz. Entretanto, o contraste espontâneo também pode estar presente na luz verdadeira.

Insuficiência aórtica

A insuficiência aórtica secundária à dissecção está ligada à dilatação do anel aórtico ou a um colapso do folheto. Ela é observada em 60% das dissecções que atingem a aorta ascendente.

Efusão pericárdica

A existência de uma efusão pericárdica, sinal de gravidade, atesta uma fissura aórtica intrapericárdica.

Por fim, a ETO multiplanar facilita a detecção de eventuais anomalias segmentares de contração ventricular esquerda que sugerem uma dissecção que se estendeu a uma artéria coronária.

No plano terapêutico, quando o diagnóstico de dissecção aórtico é afirmado com certeza, o paciente pode ser operado apenas com os dados da ETO. Em compensação, ao menor caso de dúvida, é importante completar a avaliação com tomografia computadorizada, ressonância magnética ou angiografia.

Endocardite infecciosa

O diagnóstico positivo da endocardite infecciosa se baseia nos critérios clínicos, biológicos (hemoculturas) e ecocardiográficos. Hoje em dia, a ETT e, principalmente, a ETO desempenham um papel essencial no diagnóstico positivo e de gravidade da endocardite infecciosa. Ela permite:

- identificar vegetações (localização, tamanho, mobilidade, morfologia);
- rastrear cardiopatias preexistentes;
- detectar lesões destrutivas: rompimentos, perfuração da valva, ruptura de cordoalhas, abscessos anulares, aneurisma micótico;
- identificar e quantificar uma fuga valvar associada;
- fazer o acompanhamento evolutivo do processo infeccioso e do estado hemodinâmico;
- realizar a orientação terapêutica.

A ETO é particularmente importante por revelar vegetações de pequenas dimensões (< 5 mm) e lesões destrutivas.

Vegetações endocárdicas

As vegetações são as lesões mais frequentes da endocardite. Elas geralmente se situam nas valvas do coração esquerdo. A ETE visualiza as vegetações na forma habitual de uma massa de ecos anormais, hiperecogênicos, que não prejudicam o funcionamento das valvas (figura 3.16). A sensibilidade da ETE na detecção das vegetações seria de 100 contra 63% para a ETT. De fato, a ETE permite precisar:

- a localização exata de vegetações (valvares, murais, protéticas etc.);
- o número (vegetações únicas ou múltiplas);
- o tamanho, que vai de 2 mm a vários centímetros;
- a forma (arredondada ou comprida);
- a ecoestrutura (aspecto mais ou menos brilhante);
- a mobilidade (vegetações sésseis ou pediculadas).

Os limites diagnósticos da ETO são representados principalmente por:

- vegetações de tamanho pequeno (< 2 mm) nas valvas muito alteradas, calcificadas;
- vegetações limitadas a um simples espessamento localizado da valva;
- vegetações de localização atípica, difíceis de explorar;
- ruptura parcial de cordões mitrais, simulando uma vegetação;
- trombos em próteses valvares dificilmente distinguíveis das vegetações.

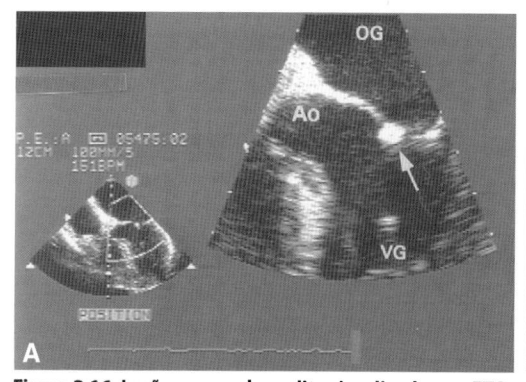

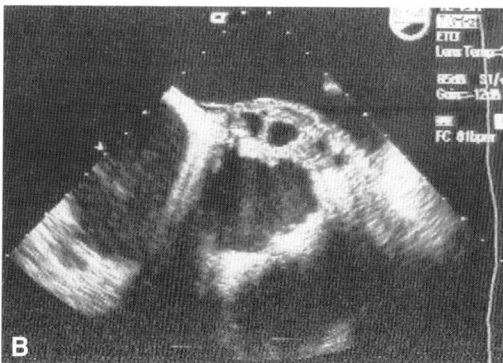

Figura 3.16. Lesões por endocardite visualizadas em ETO.
A. Vegetação pediculada ligada à grande válvula mitral.
B. Abscesso limpo do anel aórtico posterior em forma de duas neocavidades.
Fonte: Ch. Klimczak, op. cit.

Lesões destrutivas

A contribuição da ETO também é muito importante no diagnóstico das lesões destrutivas da endocardite, como:

- abscessos anulares ou miocárdicos;
- rompimentos valvares;
- perfurações valvares;
- rupturas de cordões.

Abscessos anulares

A frequência dos abscessos anulares durante a endocardite infecciosa é da ordem de 30%. A ETO é claramente superior à ETT na detecção dos abscessos anulares, particularmente frequentes na posição aórtica (parte posterior do anel aórtico) e nos portadores de próteses valvares. Sua sensibilidade seria de 87% contra 63% para a ETT.

O abscesso anular é representado, classicamente, na ETO por uma cavidade de tamanho variável (frequentemente > 10 mm), clara, livre de eco (anecogênica) de paredes espessas sem fluxo Doppler colorido (figura 3.16). Essa "neocavidade" pode comunicar-se com uma cavidade cardíaca depois da fistulização que causa uma expansão sistólica (abscesso do trígono aortomitral com relação ao ventrículo esquerdo).

Os falsos negativos geralmente estão ligados:

- ao tamanho pequeno dos abscessos;
- à localização aórtica anterior dos abscessos (no nível do seio anterior esquerdo);
- a valvas calcificadas ("efeito de máscara").

Rompimentos valvares

O rompimento valvar no nível aórtico é representado, na ecocardiografia, por um colapso mais ou menos completo de um folheto aórtico na câmara de ejeção do ventrículo esquerdo, na diástole. Ele causa uma fuga valvar aórtica, geralmente volumosa.

Perfurações valvares

Essas perfurações, às vezes múltiplas, atingem mais a valva aórtica do que a valva mitral. A ETO permite visualizar diretamente a perfuração em modo 2D ("buraco valvar") e em modo colorido (jato regurgitante transvalvar "pontual"). A perfuração valvar é mais fácil de ser visualizada quando está localizada no nível do corpo da valva do que próxima de sua borda livre.

Rupturas de cordoalhas

A ruptura de cordoalhas da valva mitral se manifesta na ETO por:

- **colapso** da extremidade valvar no átrio esquerdo na sístole;
- "flutuação" das cordoalhas rompidas na cavidade ventricular;
- regurgitação mitral geralmente importante.

A sensibilidade da ETO na detecção das rupturas de cordoalhas é de 86% contra 21% para a ETT.

Lesões de risco

Por fim, a ETO desempenha um papel prognóstico e pode orientar a conduta terapêutica, identificando as lesões de risco:

- vegetações volumosas (> 10 mm) e móveis (pediculadas) com alto risco emboligênico;
- lesões ulcerosas mutilantes com fuga valvar maciça com alto risco hemodinâmico;
- abscesso com alto risco de fistulização e de complicações hemodinâmicas.

Disfunção das próteses valvares

A ETO é um complemento muitas vezes indispensável da ETT na exploração das próteses valvares. Ela permite:

- visualizar a prótese (morfologia, cinética);
- identificar fugas protéticas "fisiológicas";
- detectar e avaliar fugas patológicas (mecanismo, localização intraprotética ou paraprotética, quantificação);
- rastrear anomalias protéticas: tromboses (obstrutivas ou não), vegetações, abscessos protéticos, rompimento, perfuração ou degeneração das próteses biológicas;
- acompanhar o grau de disfunção da prótese (conduta terapêutica).

Próteses valvares normais

A facilidade de manuseio das sondas de ETO multiplanares permite estudos anatômico e dinâmico das próteses valvares (figura 3.17).

Este estudo compreende:

- a visualização da prótese (a morfologia protética e a cinética dos elementos móveis: folhetos, discos);
- a detecção das fugas protéticas fisiológicas;
- a avaliação hemodinâmica da prótese (superfície, gradiente).

Estudo anatômico

A ETO multiplanar permite o alinhamento perfeito com as próteses mitrais. Em contrapartida, a análise das próteses aórticas é mais difícil, apesar da multiplicação dos ângulos de estudo. Assim como para as calcificações, a parte anterior do anel protético aórtico é, muitas vezes, ocultada por uma zona oculta gerada pelas estruturas metálicas da parte posterior da prótese. Da mesma forma, os ecos de reverberação ligados ao material protético em posição mitral se projetam no ventrículo esquerdo, atrapalhando o estudo protético.

Estudo dinâmico

Este estudo, realizado em modo Doppler, permite:

- identificar fugas protéticas fisiológicas habituais para as próteses valvares normais.

Estas fugas perfeitamente visíveis na ETO possuem morfologia característica, conforme o tipo de prótese. São frequentes e ligadas, classicamente, à construção da prótese (fugas de lavagem). Seu volume é baixo (fugas mínimas), e seu caráter é quase exclusivamente intraprotético. Seu número pode variar em função do modelo da prótese (jato único, duplo ou triplo).

- O cálculo da superfície funcional protética e do gradiente de pressões transprotéticas (médio, de preferência) realizado, em geral, na ETT.

Para julgar o bom funcionamento de uma prótese valvar, é indispensável conhecer as principais características estruturais e hemodinâmicas dos diferentes modelos de próteses usados e possuir os dados protéticos pós-operatórios imediatos como referência.

Disfunções protéticas

A contribuição da ETO no diagnóstico das disfunções das próteses valvares está claramente demonstrada.

Assim, a ETO permite a detecção precisa e confiável:

- das tromboses protéticas;
- das desinserções protéticas;
- das lesões protéticas secundárias à endocardite infecciosa;
- da degeneração das próteses biológicas (figura 3.18).

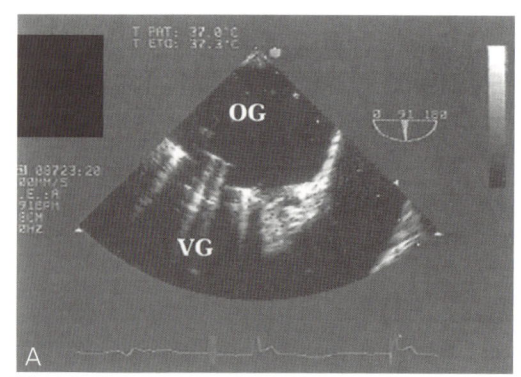

Figura 3.17. Prótese mitral St. Jude normal vista em ETO.
A. Aspecto da prótese em imagem bidimensional.
B. Três pequenos jatos de regurgitação protética fisiológica.
Fonte: op. cit.

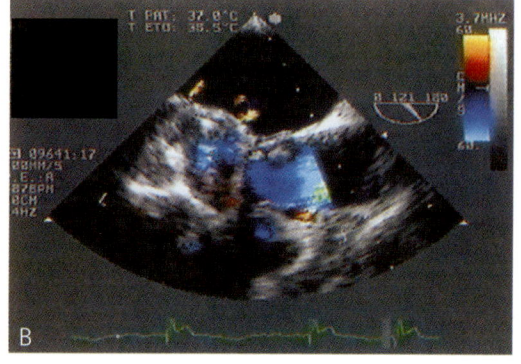

Tromboses protéticas

A sensibilidade da ETO na detecção das tromboses protéticas é de, aproximadamente, 90% (15% na ETT). A sonda multiplanar facilita e sensibiliza a detecção:

- dos trombos protéticos, quando são pequenos;
- dos filamentos de fibrina, chamados de *strands*;
- dos trombos intra-atriais localizados longe da prótese.

A ETO multiplanar permite precisar a localização dos trombos, seu volume, sua mobilidade, o grau de organização fibrosa (aspecto mais ou menos brilhante) e a repercussão hemodinâmica (grau de obstrução da prótese).

Na verdade, o material trombótico pode alterar o funcionamento da prótese e causar uma obstrução parcial ou completa do orifício protético (trombose obstrutiva). Com menor frequência, causa uma fuga intraprotética.

Os *strands* correspondentes aos filamentos de fibrina finos e móveis, ligados ao anel da prótese, são, frequentemente, registrados no pós-operatório, sem repercussão hemodinâmica.

Desinserções protéticas

Resultam do afrouxamento de um ou mais pontos de sutura do anel protético, cuja origem é, principalmente, inflamatória. Essas desinserções são responsáveis por fugas de caráter paraprotético e de importância variável (figura 3.19).

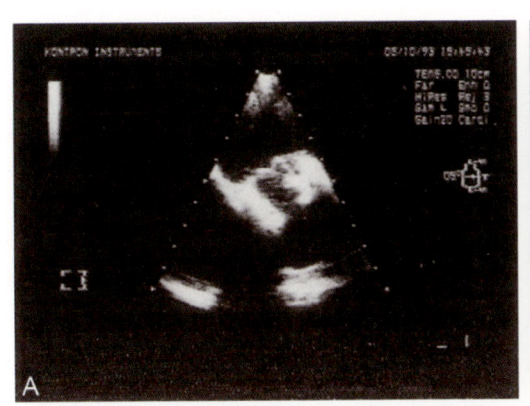

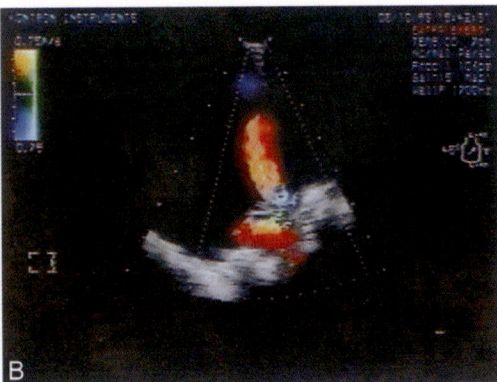

Figura 3.18. Disfunção da bioprótese mitral diagnosticada em ETO.
A. Aspecto 2D das cúspides protéticas anormalmente espessadas, comprovando uma degeneração da bioprótese.
B. Nítida fuga de caráter intraprotético detectada no Doppler colorido transesofágico.
Fonte: Ch. Klimczak, Échographie cardiaque du sujet âgé.

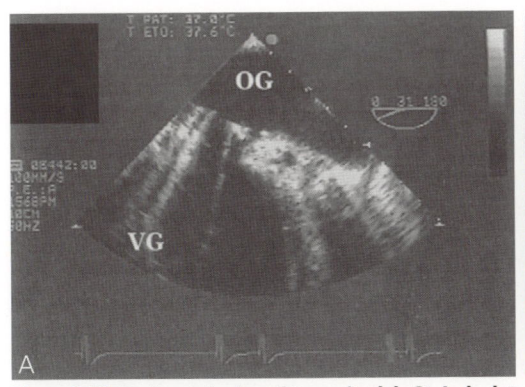

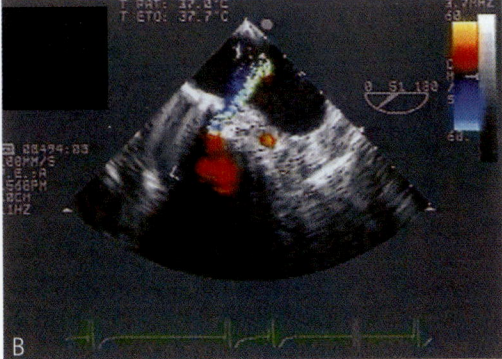

Figura 3.19. Desinserção da prótese mitral de St. Jude detectada em ETO.
A. Aspecto 2D da prótese mitral.
B. Local da fuga paraprotética identificada no Doppler colorido.
Fonte: Ch. Klimczak, op. cit.

Lesões protéticas por endocardite

Em caso de endocardite infecciosa em prótese, a ETO multiplanar permite visualizar as seguintes lesões inflamatórias:

- vegetações protéticas;
- mutilações valvares: abscessos periprotéticos, rompimentos valvares em caso de bioprótese.

O Doppler transesofágico facilita a identificação do tipo de regurgitação protética (intraprotética ou paraprotética) e a quantificação das fugas.

Por fim, a ETO, ao proporcionar a possibilidade de um diagnóstico precoce e preciso da disfunção protética, permite rápido estabelecimento do tratamento adequado. Os impacto diagnóstico e terapêutico da ETO tridimensional em tempo real são discutidos no Capítulo 11.

Cardiopatias emboligênicas

Cerca de 20% dos acidentes isquêmicos cerebrais são de origem cardíaca. Entretanto, somente 10% das causas emboligênicas são explicadas pela ETT. A ETO identifica uma "fonte" potencialmente emboligênica em 37 a 65% dos casos.

Essas "fontes" emboligênicas podem ser divididas, esquematicamente, em causas diretas e indiretas.

Causas diretas:

- trombos intracavitários (átrio e/ou aurícula esquerdos, ventrículos);
- vegetações endocárdicas (valva nativa ou prótese valvar);
- calcificações valvares;
- ateroma aórtico;
- tumores intracardíacos.

Causas indiretas:

- forame oval permeável (FOP);
- aneurisma do septo interatrial (ASIA);
- contraste espontâneo intra-atrial ou intraventricular esquerdos;
- "fontes" protéticas: trombo, vegetação;
- valvopatias; encurtamento mitral, prolapso mitral;
- cardiopatias congênitas.

A fibrilação atrial intervém no fenômeno emboligênico por meio de vários mecanismos: estase, trombose, cardiopatia associada.

Tromboses intracardíacas

A origem da embolia arterial geralmente é um trombo que se localiza, de preferência, no átrio esquerdo e, em particular, na aurícula esquerda (pelo menos 40% dos trombos). Para a detecção desses trombos, a ETO é nitidamente superior à ETT e é o único exame que permite a detecção do trombo na aurícula esquerda. Nessa pesquisa, a sensibilidade da ETE é próxima de 100%. A ETO multiplanar, que permite "percorrer" a totalidade da cavidade auricular esquerda, possibilita especificar a localização exata do trombo, sem tamanho, sua mobilidade e o grau de organização fibrosa.

Trombo do átrio esquerdo (OG)

Morfologicamente, o trombo do OG pode ser (figura 3.20):

- mural ou parietal, cobrindo o fundo do OG, frequentemente imóvel;
- esférico, mais ou menos móvel com uma base de fixação grande ou pediculada;
- flutuante, bastante móvel, sem base de fixação, com risco importante de migração ou de retraimento dentro de uma valva mitral estenosada.

Às vezes pode ser difícil distinguir um trombo esférico pediculado de um mixoma do OG.

Trombo da aurícula esquerda

Os trombos na aurícula esquerda geralmente são pequenos, pouco móveis, até mesmo imóveis, localizando-se no fundo da aurícula (figura 3.20). É preciso diferenciá-los das inúmeras trabeculações (músculos pectíneos) e dobras anatômicas das aurículas.

O aspecto anatômico particular multilobulado da aurícula esquerda (bilobado ou trilobado) favorece a estase sanguínea.

Por fim, existe, com frequência, um acometimento da contratilidade da aurícula esquerda associado à trombose. Ele é responsável pela diminuição da velocidade do fluxo auricular registrado em Doppler pulsado. O fluxo auricular de baixa velocidade (< 25 cm/s), ou até mesmo a ausência do fluxo, é um fator que favorece a formação do trombo, com um risco embólico aumentado, sobretudo, na presença de fibrilação atrial ou de contraste espontâneo.

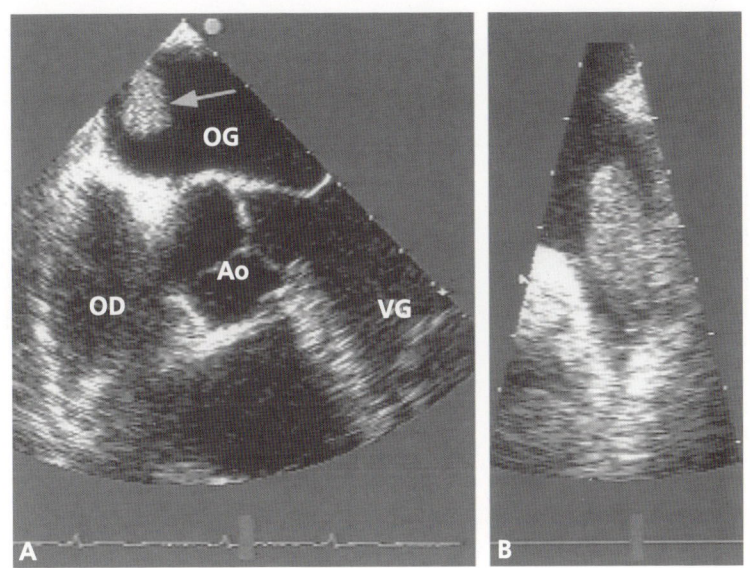

Figura 3.20. Exemplo de trombos identificados em ETO.
A. No OG. **B.** Na aurícula esquerda.
Fonte: Ch. Klimczak, 120 Pièges en Échocardiographie. Elsevier Masson, 2009.

Enfim, a ETO é realizada:

- para pesquisar um trombo intra-auricular antes de uma valvoplastia mitral percutânea (a presença de trombo contraindica o procedimento);
- antes de uma reversão, por choque elétrico externo, de uma fibrilação atrial (a presença de trombo contraindica o choque, sendo iniciado tratamento anticoagulante eficaz e, posteriormente, realizada nova ETO para controle).

Trombo intraventricular esquerdo

O aneurisma do ventrículo esquerdo pós-infarto se complica em 50% dos casos de trombo mural. A ETO clássica é limitada na detecção dos trombos localizados no nível do ápice do VG. O uso da sonda de ETO 3D permite análise mais exata do ápice ventricular esquerdo.

Trombo das cavidades direitas

A ETO multiplanar permite evidenciar trombos localizados no átrio direito em especial. Ela também facilita o diagnóstico diferencial entre trombo ou tumor e estruturas embrionárias do tipo rede de Chiari ou valva de Eustáquio.

Em caso de embolia pulmonar, a ETO pode ser útil para detectar eventual trombose no tronco da artéria pulmonar ou no ramo pulmonar proximal.

Contraste espontâneo

O contraste espontâneo (figura 3.21) é definido pela presença de ecos dinâmicos em forma de "colunas de fumaça" que se localizam preferencialmente no átrio e na aurícula esquerda. Ele é assimilado em um estado pré-trombótico.

O contraste espontâneo é facilmente descoberto com as sondas de ETO multiplanares, que permitem visualizar a aurícula esquerda em sua totalidade. A formação é favorecida pelas situações que levam à estase sanguínea, como:

- fibrilação atrial;
- dilatação do átrio esquerdo;
- disfunção ventricular esquerda;
- presença de uma estenose ou de uma prótese mitral.

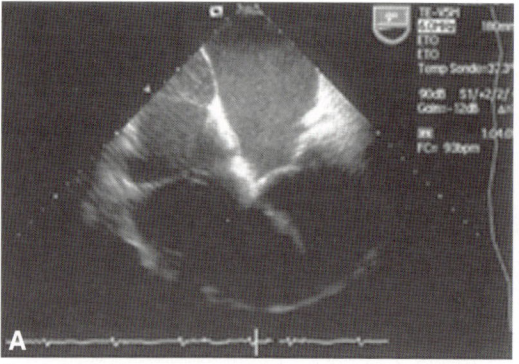

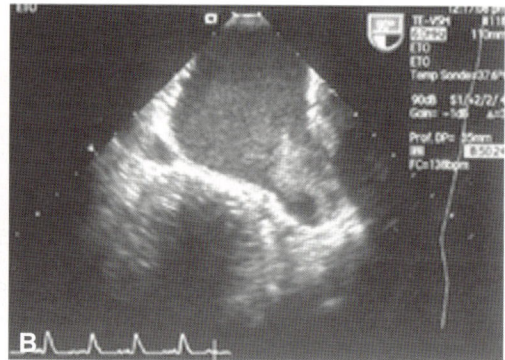

Figura 3.21. Contraste espontâneo detectado pela ETO.
A. Intenso no OG. **B.** Maciço e turbulento no OG e na aurícula esquerda.
Fonte: Ch. Klimczak, op. cit.

A presença de contraste espontâneo no átrio ou na aurícula esquerda é um fator preditivo de ocorrência de acidentes tromboembólicos arteriais. Por fim, os trombos da aurícula esquerda frequentemente são associados a um contraste espontâneo.

Vegetações endocárdicas

As vegetações de tamanho superior a 10 mm pediculadas e em posição mitral apresentam o risco embólico maior. Essas vegetações são perfeitamente identificáveis na ETO.

Calcificações valvares

As raras embolias "calcárias" estão associadas às calcificações da valva aórtica ou mitral. Sua autenticidade ainda não foi provada. A ETO permite uma abordagem precisa das calcificações valvares (localização, morfologia, mobilidade).

Ateroma aórtico

A aterotrombose do arco aórtico (figura 3.22) constitui uma fonte potencial de embolia cerebral. As placas de ateroma espessas (> 4 mm), protuberantes, ulceradas, às vezes, desagregadas, ditas "flutuantes", ou complicadas com pequenos trombos hipermóveis, pediculados, representam alto risco embólico.

A ETO possibilita detectar facilmente as placas ateromatosas aórticas e avaliar com precisão sua espessura, morfologia, extensão e volume.

Tumores intracardíacos

São principalmente os mixomas do átrio esquerdo (figura 3.23) que se complicam em 27 a 55% dos casos de embolias sistêmicas. A ETO em modo 2D/3D traz informações complementares referentes ao tamanho do tumor, sua morfologia, sua mobilidade e sua zona de inserção cardíaca.

Forame oval permeável (FOP)

A permeabilidade persistente do forame oval (figura 3.24) é considerada um fator de risco de acidentes embólicos. Uma embolia paradoxal deve ser fortemente suspeitada em pacientes que apresentam patologia venosa trombótica e embolia arterial concomitante. O tamanho médio do FOP é da ordem de 4 a 5 mm. O diagnóstico ecográfico do FOP pode ser feito por meio da detecção de um fluxo transeptal por Doppler colorido, mas, principalmente, em razão da utilização de contraste intravenoso. A ETO facilita a descoberta do FOP. A realização de um exame contrastado, associada a uma manobra de Valsalva ou a um esforço de tosse, permite evidenciar os FOPs com sensibilidade de 80% e especificidade de 98%. A ETO 3D permite, além disso, visualização "direta" do FOP e a medida exata de seu tamanho. Ela também é útil nos procedimentos de fechamento percutâneo do FOP.

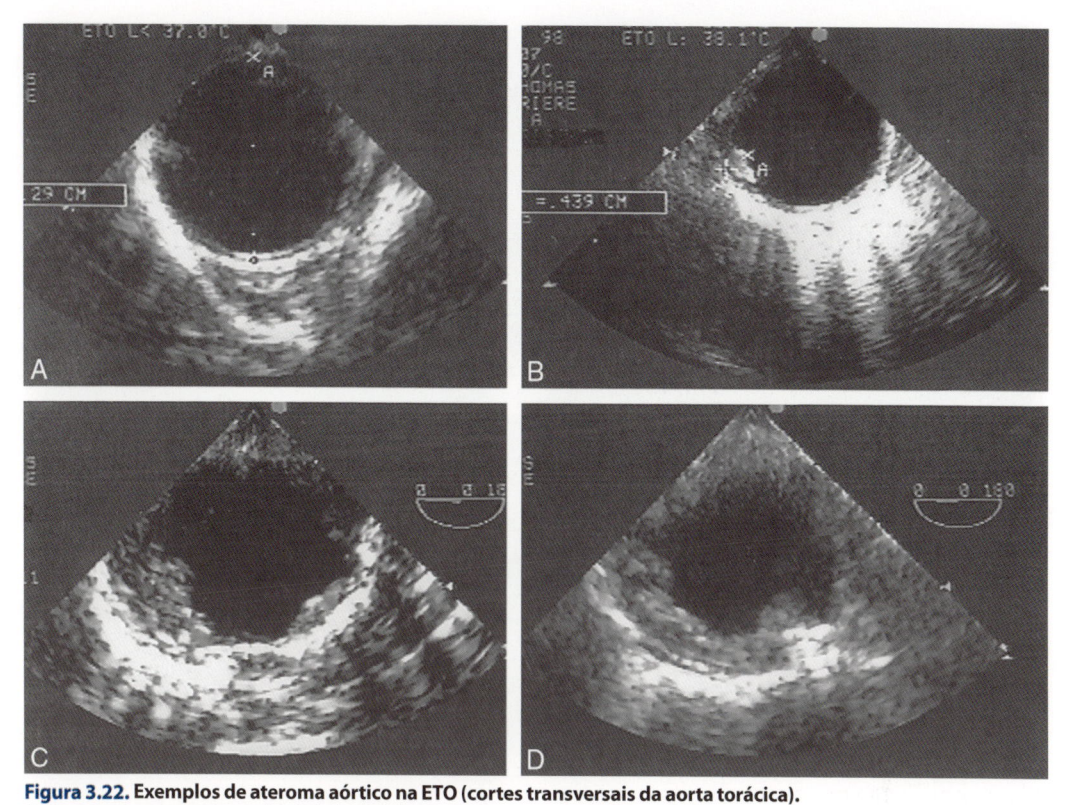

Figura 3.22. Exemplos de ateroma aórtico na ETO (cortes transversais da aorta torácica).
A. Discreto espessamento regular da íntima aórtica.
B. Placa ateromatosa de espessura de 4,4 mm, isolada, parcialmente destacada.
C. Ateroma aórtico grande, espesso, irregular, ulcerado; calcificações parietais.
D. Volumoso ateroma aórtico complicado com trombo móvel localizado na placa.
Fonte: Ch. Klimczak, op. cit.

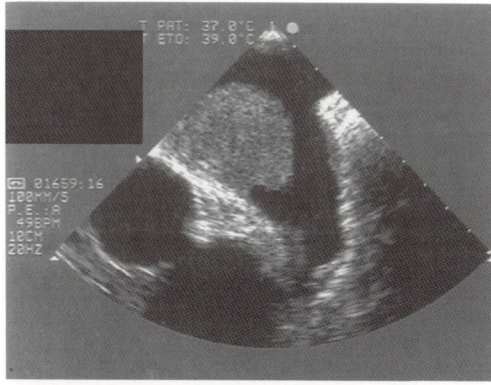

Figura 3.23. Mixoma do OG visualizado em ETO.
Fonte: Ch. Klimczak, op. cit.

Aneurisma do septo interatrial (ASIA)

O ASIA é considerado um fator de risco embólico (figura 3.25). O mecanismo possível de embolia sistêmica é:

- a migração de um trombo localizado no saco aneurismático ou;
- uma embolia paradoxal através de um forame oval permeável associado ao ASIA.

A ETO é claramente mais eficaz na detecção do ASIA que a ETT. Sua sensibilidade diagnóstica é de 83 a 100%, contra 40% da ETT. A extensão do septo interatrial aneurismático > 10 mm (15 mm para

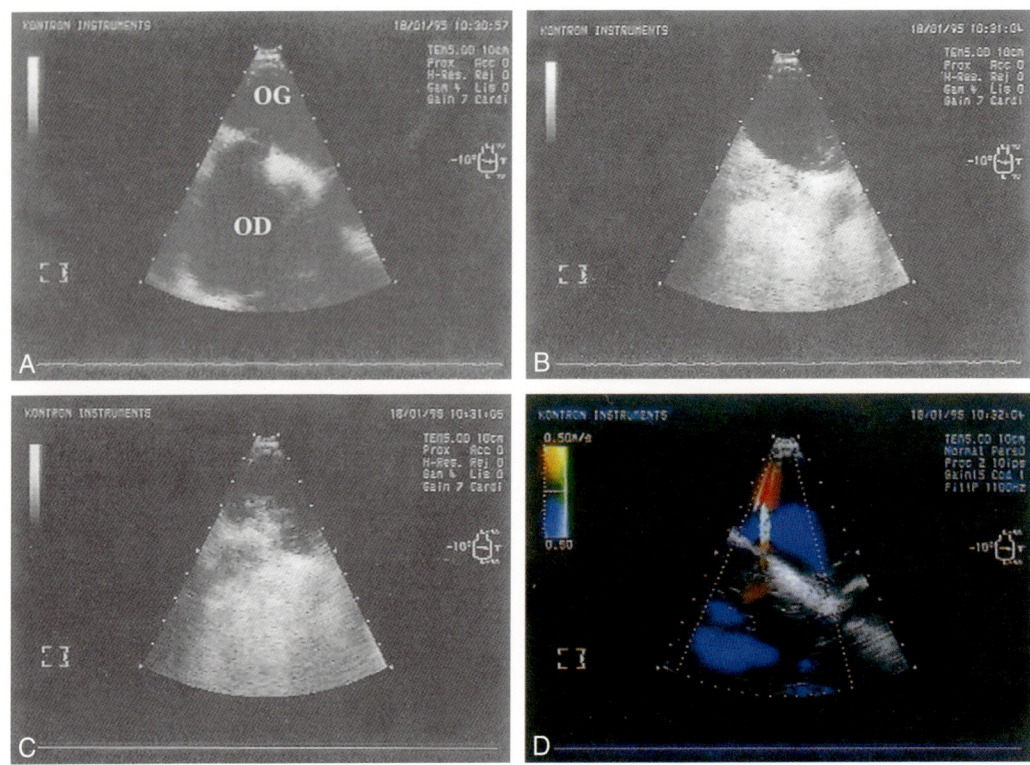

Figura 3.24. Forame oval permeável (FOP) associado a aneurisma do septo interatrial (ASIA) e detectado pela ETO.
Bombeamento do ASIA no átrio esquerdo (**A**).
Prova de contraste positiva: opacificação completa do átrio direito (**B**) seguida de uma passagem de contraste no átrio esquerdo através do FOP (**C**). Identificação do *shunt* transeptal no Doppler colorido transesofágico (**D**).
Fonte: Ch. Klimczak, Échographie cardiaque du sujet âgé, Acanthe/Masson 2000.

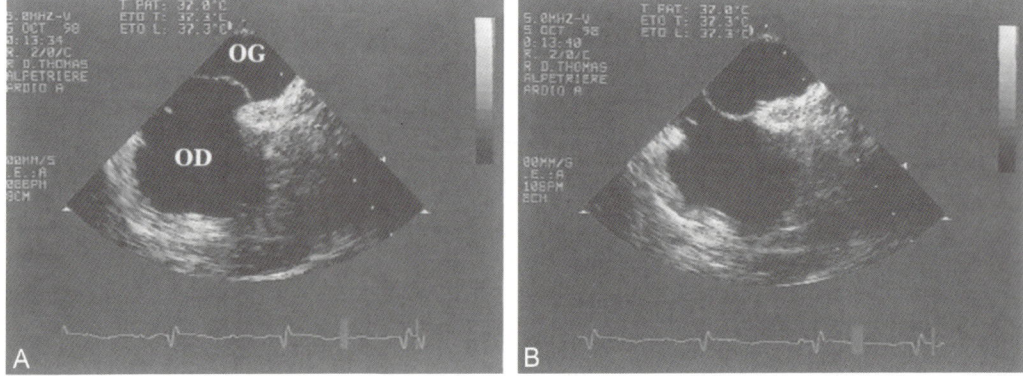

Figura 3.25. Aneurisma do septo interatrial visto em ETO. Aspecto móvel do aneurisma oscilando entre dois átrios.
Fonte: Ch. Klimczak, op. cit.

Hanley) na ecografia permite diagnosticar o ASIA. A sonda de ETO 3D é ainda mais eficiente para o estudo do ASIA.

Fontes protéticas

As embolias cerebrais são a principal complicação das próteses mecânicas mitrais em especial. O mecanismo possível de embolia cerebral é a migração de um trombo localizado na prótese ou no átrio esquerdo ou de um fragmento de vegetação em caso de endocardite na prótese.

A ETO em modo 2D/3D contribui para melhorar o diagnóstico dos trombos e das vegetações protéticas.

Valvopatias

A estenose mitral (RM) é uma das cardiopatias mais emboligênicas, principalmente em caso de fibrilação atrial associada.

A ETO é bastante útil na detecção da "fonte" emboligênica da RM: trombo, contraste espontâneo, *strands* localizados no átrio ou na aurícula esquerda.

O prolapso da valva mitral parece uma valvopatia potencialmente pouco emboligênica.

As formas morfológicas "mixoides" de prolapso mitral parecem estar mais expostas aos acidentes embólicos.

Cardiopatias congênitas

Algumas malformações cardíacas congênitas, como a comunicação interatrial ou interventricular e a transposição dos grandes vasos, são consideradas potencialmente emboligênicas. O mecanismo dos acidentes embólicos seria múltiplo (embolia paradoxal, migração trombótica, causa arritmogênica etc.).

Na prática, a ETO constitui um exame fundamental para identificar a origem cardíaca ou aórtica de uma migração embólica cerebral ou periférica. A ETO tridimensional em tempo real melhora ainda mais a pesquisa das "fontes" emboligênicas.

Tumores cardíacos

A ETO é um exame eficiente para diagnosticar tumores cardíacos (intracardíacos e paracardíacos).

A importância particular da ETO reside:

- na detecção dos tumores pequenos, invisíveis na ETT;
- na avaliação da massa tumoral (tamanho, morfologia, mobilidade);
- na localização exata da zona de inserção do tumor;
- no diagnóstico da extensão da massa tumoral;
- no acompanhamento do desenvolvimento do tumor.

Na verdade, a ETO multiplanar se revela nitidamente superior com relação à ETT para a detecção dos tumores paracardíacos. Assim, cerca de 25% desses tumores são ignorados pela ETT. Entretanto, a ETO não permite determinar o tipo histológico do tumor. Contudo, algumas características possibilitam uma orientação diagnóstica em função:

- da localização do tumor: intracardíaco (mixomas, sarcomas), valvar (papiloma, metástases), intramiocárdico (rabdomioma, fibroma, hemangioma, lipoma) ou intrapericárdicos (teratoma, mesotelioma, metástases);
- da idade do paciente: criança (fibroma, hemangioma, teratoma), idoso (lipoma).

As metástases cardíacas (secundárias aos cânceres dos pulmões e dos rins, em particular) se manifestam na ETO por meio de várias anomalias não específicas, como:

- a efusão pericárdica;
- as neoformações intracardíacas;
- as infiltrações miocárdicas;
- as metástases valvares.

Uma endocardite marântica foi descrita nos cancerosos com presença de vegetações nas valvas.

Por fim, as informações trazidas pela ETO 2D/3D podem orientar o ato cirúrgico e facilitar a exérese do tumor cardíaco.

Valvopatias

No campo das valvopatias, a ETO constitui uma contribuição indiscutível:

- na descrição exata das lesões valvares;
- no diagnóstico etiológico da valvopatia;
- na quantificação das estenoses e das fugas valvares.

Estenoses valvares

A ecocardiografia transtorácica continua sendo a técnica de escolha para avaliar estenoses valvares: mitral ou aórtica.

Todavia, ela pode ser utilmente completada pela ETO em certos casos.

Estenose mitral (RM)

No quadro de RM, a ETO multiplanar sempre associada à ETT permite:

- uma análise exata dos aparelhos valvar e subvalvar mitrais (morfologia, cinética).

Na verdade, é na avaliação do aparelho subvalvar que a contribuição da ETO pode ser determinante, sobretudo nos pacientes pouco ecogênicos por via transtorácica:

- uma pesquisa de contraste espontâneo e/ou de trombo no átrio e/ou aurícula esquerda, complicação considerada de risco emboligênico maior. Esta pesquisa é o principal interesse da ETO.

Os fatores que favorecem a formação de um trombo/contraste espontâneo são:
  - a dilatação do átrio esquerdo;
  - a fibrilação atrial;
  - a diminuição do débito cardíaco;
  - o grau da estenose mitral.

A presença de um trombo localizado no átrio ou na aurícula esquerda contraindica uma comissurotomia mitral percutânea:

- a avaliação do grau da estenose mitral.

A ETO 2D, mesmo multiplanar, não possibilita realizar uma planimetria do orifício mitral, que pode ser feita de maneira confiável na ETO tridimensional em tempo real.

Em contrapartida, ela permite medir com muita precisão o gradiente transmitral e o tempo de meia-pressão (T½ p) por Doppler contínuo transesofágico em razão da possibilidade de perfeito alinhamento do feixe Doppler com o fluxo mitral:

- a identificação e a quantificação de uma fuga mitral associada à RM;
- a pesquisa de um aneurisma do septo interatrial (ASIA), que pode complicar o procedimento transeptal durante a dilatação mitral.

Por fim, a ETO apresenta uma dupla importância dita "terapêutica" em caso de RM:

- a detecção dos "bons candidatos" à comissurotomia mitral percutânea (CMP).

As contraindicações à CMP estão resumidas no box 3.2.

- A orientação do procedimento de CMP. A ETO tridimensional em tempo real facilita muito esse procedimento.

Estenose aórtica (RA)

Em caso de RA, a ETO em modo multiplanar permite:

- melhor avaliação das lesões valvares;
- planimetria da superfície do orifício aórtico estenosado (conforme a incidência entre 30 e 60°).

Esta planimetria pode ser realizada completamente em cerca de 90% dos casos. É limitada em caso de orifício aórtico muito pequeno (< 0,4 cm^2) e muito calcificado.

A ETO 3D pode otimizar a confiabilidade do cálculo da superfície valvar aórtica pela planimetria e pela equação de continuidade.

Fugas valvares

A análise das fugas valvares na rotina baseia-se na ETT 2D, que possibilita uma abordagem etiológica, qualitativa e quantitativa globalmente confiável. A ETT em modo 3D facilita e reforça esta abordagem. A ETO 2D e, principalmente, 3D, intervêm, essencialmente, para:

- precisar melhor o mecanismo da regurgitação valvar;
- melhorar a quantificação da fuga;
- orientar melhor a conduta terapêutica.

BOX 3.2

Contraindicações à comissurotomia mitral percutânea

▸ Importantes calcificações valvares que causem a rigidez da valva mitral
▸ Um franco remanejamento dos cordões (calcificação, retração)
▸ As calcificações das comissuras mitrais
▸ A presença de trombos localizados no átrio ou na aurícula esquerda
▸ A existência de uma fuga mitral não desprezível (≥ grau 2) associada à estenose mitral

Insuficiência mitral

No quadro da insuficiência mitral (IM), a ETO traz informações complementares com relação à ETT quanto aos mecanismos e à quantificação das fugas mitrais. A ETO multiplanar permite uma análise anatômica, funcional do conjunto do aparelho mitral. A multiplicação das incidências em ETO possibilita uma exploração de todos os segmentos da valva mitral (figura 3.26).

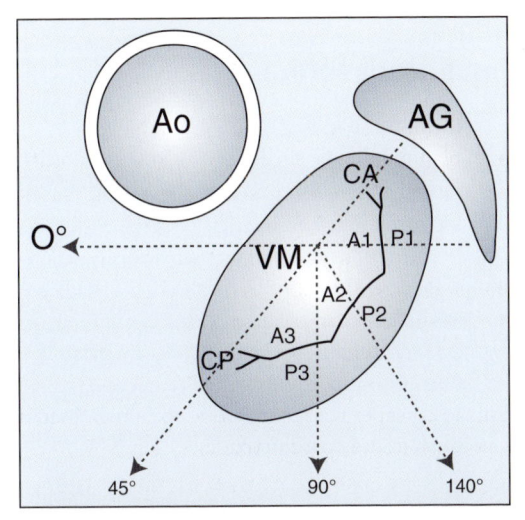

Mecanismo das fugas mitrais

A ETO multiplanar, em complemento à ETT, permite:

- especificar a topografia exata de um prolapso mitral, realizando um "percurso" completo da valva mitral de uma comissura à outra (figura 3.27);
- detectar com uma grande sensibilidade a ruptura de cordão, especialmente da pequena valva mitral;

Figura 3.26.
Exploração da valva mitral em ETO multiplanar com base na divisão da grande valva mitral em três segmentos: A1, A2, A3; e da pequena valva mitral em três segmentos: P1, P2, P3 separadas pelas comissuras: anterior (CA) e posterior (CP). Os planos de corte apropriados de ETO permitem estudar, respectivamente:
A 0°: A1 e P1; a 45°: CA e CP; a 90°: A3 e P3; a 140°: A2 e P2.
(VM: valva mitral; AG: aurícula esquerda; Ao: aorta)
Fonte: Ch. Klimczak, 120 Pièges en Échocardiographie. Elsevier Masson, 2009.

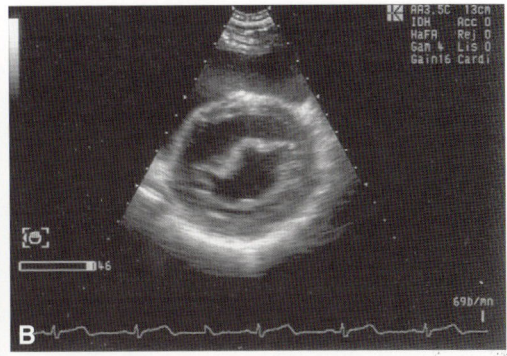

Figura 3.27. Doença de Barlow. Aspecto espesso "mixoide" da valva mitral prolapsada em ETT.
A. Incidência TM. **B.** Corte 2D paraesternal transversal. **C.** Em ETO multiplanar.
Fonte: Ch. Klimczak, Échographie cardiaque du sujet âgé.

- visualizar perfeitamente os acometimentos mitrais por endocardite (vegetações pequenas, abscessos anulares, perfurações valvares etc.).

Na verdade, mais que a etiologia, a ETO permite estabelecer o mecanismo da IM, cujo diagnóstico preciso é muito útil para definir uma melhor estratégia terapêutica (cirurgia para substituição valvar ou plastia mitral reconstrutora, valvoplastia percutânea).

Quantificação das fugas mitrais

O Doppler transesofágico permite melhor análise das regurgitações mitrais ao especificar a morfologia, a direção e a extensão espacial dos jatos regurgitantes. A abordagem quantitativa da IM na ETO se baseia, sobretudo, nos parâmetros estudados por Doppler colorido, a saber:

- a largura do jato colorido da IM na origem *(vena contracta)* (figura 3.28). Na prática, o diâmetro do jato > 6 mm sugere uma IM importante;
- a superfície máxima do jato colorido de IM medida por planimetria. A superfície > 9 cm² corresponde a uma IM importante;
- a superfície do orifício mitral regurgitante (SOR) calculada a partir do método de PISA, estudando a zona de convergência do jato regurgitante. A SOR > 40 mm² está a favor de uma IM importante (> 20 mm² para a IM dinâmica importante).

Por fim, a inversão completa da onda sistólica (S) do fluxo venoso pulmonar (FVP) registrado por Doppler pulsado transesofágico corresponde à IM importante.

A importância particular da ecocardiografia tridimensional (ETT, ETO) no diagnóstico e na quantificação das fugas mitrais será discutida nos Capítulos 10 e 11.

Insuficiência aórtica

No que se refere à insuficiência aórtica (IA), a ETO multiplanar pode:

- facilitar o diagnóstico etiológico da IA. A etiologia: distrófica, reumática, por endocardite ou por dissecção aórtica pode ser determinada na ETO;
- auxiliar na quantificação da IA. O diâmetro do jato regurgitante na origem *(vena contracta)* > 6 mm sugere IA importante;
- orientar para o tratamento adequado da IA (clínico, cirúrgico ou percutâneo).

Por fim, a ETO multiplanar facilita a identificação das válvulas aórticas bicúspides.

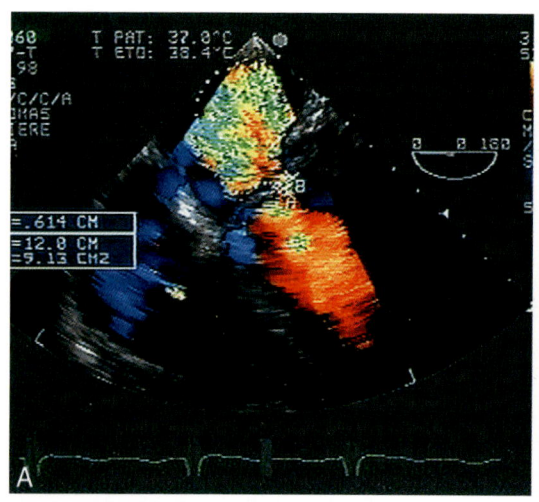

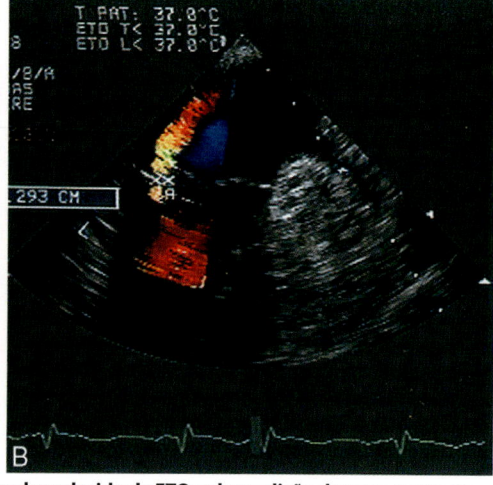

Figura 3.28. Quantificação da insuficiência mitral (IM) em Doppler colorido de ETO pela medição da *vena contracta* (VC).
A. IM importante com VC = 6,1 mm.
B. IM moderada com VC = 2,9 mm.
Fonte: Ch. Klimczak, op. cit.

Anestesia-reanimação

A ETO se mostrou útil nos pacientes de alto risco para anestesia geral e ventilação mecânica (seja durante a cirurgia cardíaca ou extracardíaca, seja em reanimação pós-operatória). Ela possibilita:

- acompanhar a função ventricular esquerda global;
- monitorar a cinética segmentar pré- e pós-operatória (cirurgia "pesada", coronariana, insuficiência cardíaca);
- avaliar o enchimento ventricular esquerdo;
- pesquisar um fator cardiogênico associado nos choques com vasoplegia;
- rastrear uma embolia pulmonar que possa complicar as intervenções cirúrgicas;
- pesquisar uma hipoxemia refratária nos pacientes ventilados (em decorrência do forame oval permeável);
- detectar uma embolia gasosa em neurocirurgia;
- diagnosticar um traumatismo grave do tórax.

Estenoses coronárias

A ETO associada ao Doppler permite, em certo número de casos, identificar as estenoses coronárias proximais significativas. Sua importância prática reside, sobretudo, na determinação dos pacientes de alto risco antes da coronariografia. A detecção das lesões coronárias pela ETO continua, porém, sendo globalmente imperfeita e incompleta. A ecografia endocoronária abre novas perspectivas na exploração das artérias coronárias (Capítulo 12).

Embolia pulmonar

A ETO multiplanar é importante para determinar embolias pulmonares. Ela possibilita, em casos particulares:

- visualizar diretamente um trombo situado em um ramo principal da artéria pulmonar;
- detectar um trombo localizado nas cavidades cardíacas direitas.

Entretanto, vale destacar que uma ETO normal não permite eliminar o diagnóstico de embolia pulmonar.

Fibrilação atrial

A fibrilação atrial (FA), seja ela valvar ou não, é considerada um fator que favorece a estase atrial. Ela representa entre 15 e 25% das causas cardíacas de embolia arterial.

A ETO, na FA, pode ser útil para:

- estimar o risco tromboembólico;
- orientar o tratamento anticoagulante;
- guiar uma eventual cardioversão elétrica;
- auxiliar no procedimento da ablação por radiofrequência;
- controlar a obstrução percutânea da aurícula esquerda.

Avaliação do risco tromboembólico

Este risco é mais bem precisado pela ETO, cuja indicação não é sistêmica. Se for realizada, a ETO pesquisará os seguintes fatores de risco tromboembólicos:

- o trombo no átrio ou na aurícula esquerda (encontrado em 50 a 70% das FAs não valvares);
- o contraste espontâneo intra-atrial esquerdo (encontrado em 10 a 15% das FAs não valvares);
- a dilatação da aurícula esquerda (> 6 cm^2);
- a redução das velocidades de esvaziamento atrial (< 20 cm/s);
- o ateroma aórtico protuberante de espessura > 4 mm.

Orientação do tratamento

A ETO permite facilitar a decisão clínica referente à anticoagulação e/ou cardioversão.

Tratamento anticoagulante

Sua indicação é formal em caso de:

- FA valvar;
- FA não valvar com antecedente de acidente vascular encefálico isquêmico;
- FA não valvar com, no mínimo, dois dos cinco fatores de risco (idade > 75 anos, hipertensão arterial, diabetes, antecedente de insuficiência cardíaca, fração de ejeção do ventrículo esquerdo < 35%).

Quando um destes fatores de risco estiver presente, a escolha é possível entre aspirina ou anticoagulante. A ETO pode orientar essa escolha, favorecendo a anticoagulação em caso de fatores de risco tromboembólicos desmascarados na ETO.

Cardioversão elétrica

A realização da ETO antes da cardioversão permite detectar a presença eventual de um trombo intra-atrial. Entretanto, o benefício de uma ETO sistemática antes de qualquer cardioversão não está comprovado. Duas estratégias podem ser propostas:

- a estratégia convencional: anticoagulação eficaz de 3 semanas, depois cardioversão seguida de uma anticoagulação de pelo menos 4 semanas.

Seguindo esta estratégia, uma ETO não é indicada antes da cardioversão, a não ser em caso de anticoagulação subideal durante as 3 semanas anteriores (INR < 2);

- a estratégia guiada por ETO (protocolo chamado de curto): heparinoterapia eficaz, depois ETO e cardioversão imediata na ausência de trombo, seguida de uma anticoagulação de, pelo menos, 4 semanas.

Se um trombo for visualizado em ETO, um controle 1 a 2 meses depois mostrando seu desaparecimento deverá ser realizado antes da cardioversão. O protocolo curto é indicado, sobretudo, em caso de FA mal tolerada (figura 3.29).

Traumatismo cardíaco

Após um traumatismo fechado do tórax, a ETO possibilita identificar lesões cardíacas, como:

- contusões miocárdicas que se expressam por anomalias contráteis segmentares;
- rupturas aórticas, sobretudo ístmicas;
- fugas valvares decorrentes de uma ruptura da valva ou do aparelho subvalvar;
- comunicações interventriculares por ruptura do septo;
- rupturas parietais cardíacas que causam hemopericárdio ou até mesmo tamponamento cardíaco.

Transplante cardíaco

A ETO permite o acompanhamento do coração transplantado, precisando os aspectos morfológico e dinâmico:

- das suturas anastomóticas constituindo uma fonte potencial de trombos;
- do septo interatrial nativo e do material transplantado;
- do átrio esquerdo (dilatação, contraste espontâneo etc.);
- das valvas atrioventriculares, muitas vezes efêmeras.

Cardiopatias congênitas

A ETO pode intervir para a exploração e a compreensão de certas cardiopatias congênitas. Sua importância é tripla:

- diagnóstico e acompanhamento da malformação congênita;
- controle peroperatório do ato cirúrgico;
- acompanhamento pós-operatório dos reparos cirúrgicos.

A ETO tridimensional em tempo real se transformará, no futuro, no método de escolha para o estudo das cardiopatias congênitas complexas em especial.

A ETO certamente perde algumas vantagens inerentes aos métodos externos, mas ganha em possibilidades, pois, por meio deste método, praticamente não há mais pacientes que não podem ser explorados, e a definição das imagens é significativamente bastante melhorada.

As contribuições diagnóstica e terapêutica da ETO multiplanar são significativas com relação às técnicas monoplanares e biplanares. O aparecimento das sondas de ETO tridimensionais em tempo real permitiu aumentar as possibilidades diagnósticas da ETO na prática cardiológica (Capítulo 11).

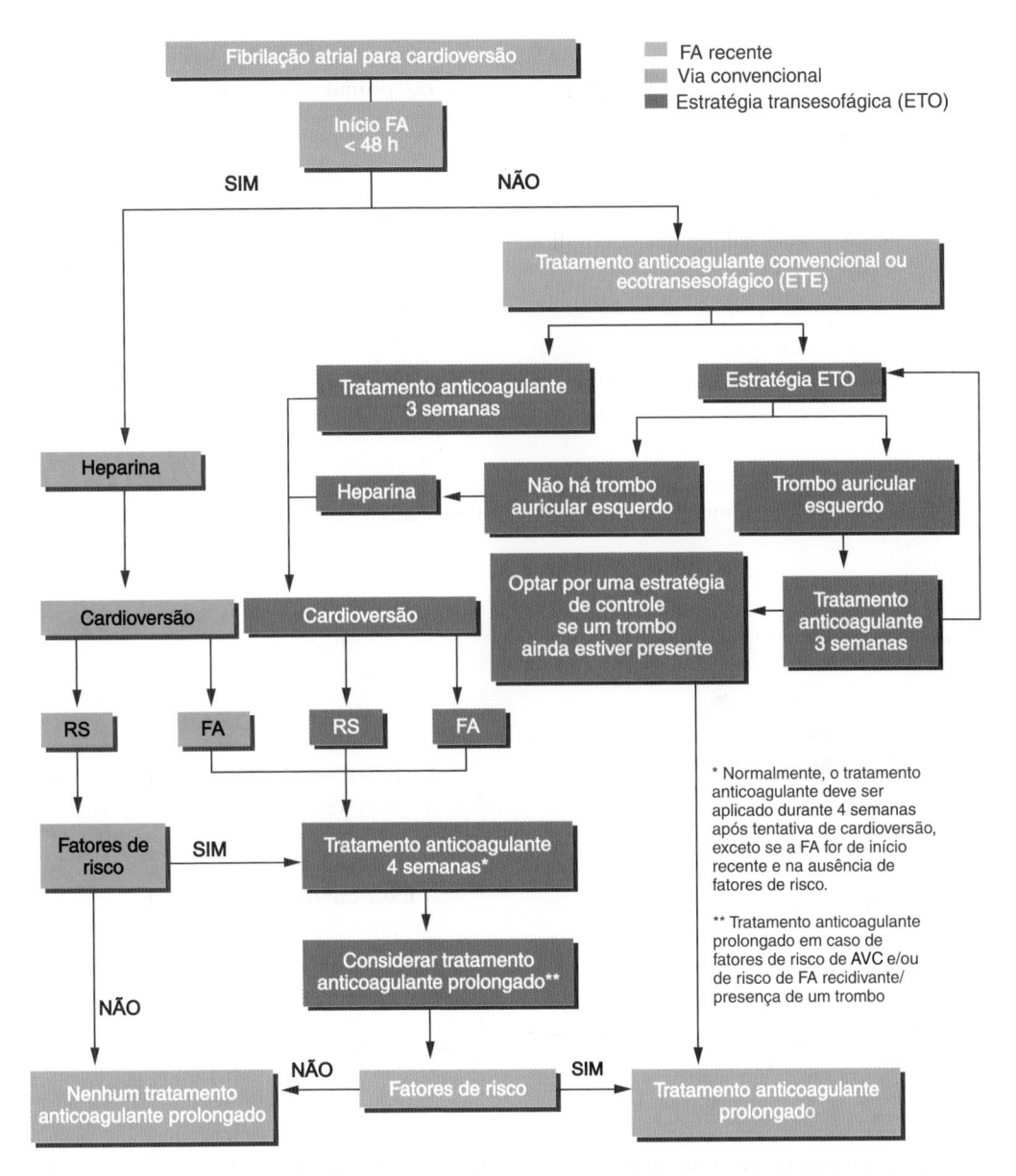

Figura 3.29. Recomendações da ESC (2010) referentes à cardioversão guiada por ETO na fibrilação atrial (FA).
RS: ritmo sinusal.

Conclusões

A ecocardiografia transesofágica (ETO) constitui um avanço considerável no campo do exame de imagem cardíaco ultrassonográfico. Ela revolucionou a prática cardiológica atual, e suas indicações estão atualmente bem especificadas.

Bibliografia

Abergel E, Raffoul H. Échocardiographie transœsophagienne normale. In: Dans: Échocardiographie clinique de l'adulte Ed. Esteem; 2003.

Asher CR, Klein AL. Transesophageal echocardiography in patients with atrial fibrillation. Pacing Clin Electrophysiol 2003;(7Pt2):1597–603.

Berrebi A. Échographie: quoi de neuf? Cardiologie Pratique 1992;221:3–5.

Berrebi A. Intérêt de l'échocardiographie dans la chirurgie reconstructrice mitrale. La Lettre du Cardiologue 1998;298:27–30.

Brochet E. Les Indications appropriées de l'échocardiographie transœsophagiene. Consensus Cardio 2008;37:16–7.

Chan KL, Cohen GI, Sochowski RA, et al. Complications of transesophageal echocardiography in ambulatory adult patients: analysis of 1500 consecutive examinations. J Am Soc Echocardiogri 1991;4:577–82.

Cohen A. Échocardiographie transœsophagienne et embolie artérielle. Cardiologie Pratique 1994;282:5–14.

Daniel WG, Mugge A. Transesophageal echocardiography. N Engl J Med 1995;332:1268–79.

Diebold B, Gueret P. Les applications cliniques de l'échocardiographie transœsophagienne. La Lettre du Cardiologue 1990;141.

Ederhy S, Deux JF. Masses et tumeurs cardiaques. Echo Cardiographie 2007;11:19–22.

Enriquez-Sarano M. L'Échographie transœsophagienne: une nouvelle fenêtre sur le cœur. Cardiologie Pratique 1989;97:1–4.

Flachskamf FA, Decoodt P, Fraser AG, et al. Guidelines from the Working Group. Recommendations for performing transesophageal echocardiography. Eur J Echocardiogr 2001;2(1):8–12.

Gallet B. Échocardiographie transÉsophagienne et pathologie thromboembolique. La Lettre du Cardiologue 1995;240:20–7.

Giblin P. Échocardiographie transoesophagienne: normale et pathologique. Guide Lipha d'Échographie cardiaque. Coll. Sciences Médicales; 1999.

Grayburn PA, Fehske W, Omran H, et al. Multiplane transesophageal echocardiographic assessement of mitral regusgitation by Doppler color flow mapping of the vena contracta. Am J Cardiol 1994;74:912–7.

Habib G. Échocardiographie et fuites prothétiques. Réalités Cardiologiques 1997;119:44–9.

Habib G. Échocardiographie et critères diagnostiques de l'endocardite infectieuse. Cardiologie Pratique 2001;651:1–3.

Hofman P. Echokardiografia z dna zotadka. Kardiol Pol 1991;12:346–53. @BIBLOUT = Hofman R, Flachskampe FA, Hanrath P. Planimetry of orifice area in aortic stenosis using multiplane transesophageal echocardiography. J Am Coll Cardiol 1993;22:529–34.

Job FP, Franke S, Lethen H, et al. Incremental value of biplane and multiplane transesophageal echocardiography for the assessment of active infective endocarditis. Am J Cardiol 1995;75:1033–7.

Klein Al, Murray RD, Grimm RA. Role of transesophageal echocardiography-guided cardioversion of patients with atrial fibrillation. J. Am. Coll. Cardiol 2001;37(3):691–74.

Klimczak Ch. Échographie cardiaque transœsophagienne. Paris: Masson; 2002.

Klimczak Ch. Échographie cardiaque du sujet âgé. Acanthe/Masson; 2000.

Lardoux H. L'échocardiographie transœsophagienne: méthode diagnostique de référence. Cardiologie Pratique 1991;153:1–3.

Malergue MC, Illouz E, Temkine J, et al. Apport de l'échographie transœsophagienne multiplan dans l'étude des prothèses mitrales. Arch Mal Cœur 1996;84:49–55.

Otto CM. Textbook of Clinical Echocardiography. Elsever Sounders; 2009.

Pandian NG, Hsu TL, Schwartz SL, et al. Multiplane transesophageal echocardiography. Echo Cardiography 1992;9:649.

Porte JM. Évaluer une fuite prothétique. Écho Cardiographie 2009;21:12–8.

Roelandt JR, Ten Cate FJ, Vletter WB, et al. Ultrasonic dynamic three-dimensional visualisation of the heart with a multiplane transesophageal imaging transducer. J Am Soc Echocardiogr 1994;7:217–29.

Roelandt JR, Pandian NG. Multiplane transesophageal echocardiography. New York: Churchill Livingstone; 1996.

Scheuble C, Castillo-Fenoy A. Échocardiographie, anatomie et Doppler transœsophagienne. Ann Cardiol Angéiol 1989;38:463–75.

Seward JB, Khandheria BK, Freeman WK, et al. Multiplane transoesophageal echocardiography: image orientation, examination technique, anatomic correlations and clinical applications. Mayo Clinic Proc 1993;68:523–51.

Silverman DI, Manning WJ. Role of echocardiography in patients undergoing elective cardioversion of arial fibrillation. Circulation 1998;98:479–86.

Tribouilloy Ch. Échocardiographie transœsophagienne. Paris: Coll. Médecine-Sciences Flammarion; 1994.

Tribouilloy Ch, Niec M, Lesbre JPh. Apport de l'échocardiographie transœsophagienne multiplan. Ed. Pfizer, (Science et passion de la vie); 1996.

Ecocardiografia sob Estresse

CAPÍTULO **4**

Introdução

A ecocardiografia sob estresse (EDS) é uma técnica de investigação da doença coronariana (indicação primária) com base no exame de imagem cardíaco por ultrassom. Ela, atualmente, representa uma verdadeira entidade dentro da ecocardiografia e uma verdadeira alternativa às técnicas isotópicas. Seu princípio é provocar, por meio de "estresse miocárdico", uma isquemia responsável por anomalia da contração regional do ventrículo esquerdo detectável por ecocardiografia bidimensional. O estresse miocárdico pode ser desencadeado por esforço físico (protótipo de estresse fisiológico) ou por agentes farmacológicos. O procedimento da EDS varia em função da modalidade de estresse imposta ao miocárdio.

As vantagens da EDS com relação às técnicas isotópicas são:

- ausência de irradiação causada por isótopos;
- menor custo do exame;
- melhor disponibilidade clínica;
- breve duração de aquisição dos dados;
- resultado imediato do exame.

De fato, a EDS se tornou uma exploração funcional das artérias coronarianas. Após os progressos tecnológicos e de informática consideráveis, a rentabilidade diagnóstica da EDS melhorou nitidamente com o passar dos anos. Sua prática cada vez mais eficaz permitiu ampliar suas indicações às várias patologias miocárdicas e valvares. Além disso, a EDS traz informações complementares sobre a função ventricular e as pressões pulmonares.

Metodologia

O eletrocardiograma (ECG) de esforço continua sendo o exame de primeira intenção para o diagnóstico e o acompanhamento da insuficiência coronariana. Contudo, este exame convencional não pode ser aplicado a todos os pacientes, e aproximadamente 30% deles não podem realizar nenhum esforço físico ou dão resultados pouco conclusivos. Os limites do ECG de esforço são inúmeros e bem conhecidos (box 4.1). Para tentar amenizar esses limites, uma técnica alternativa de avaliação da doença coronariana chamada de ecocardiografia sob estresse (EDS) foi desenvolvida aos poucos, conforme diversas modalidades.

Modalidades de EDS

Existem várias modalidades de EDS empregadas por diversos laboratórios (tabela 4.1), a saber:

- esforço físico;
- estresse farmacológico;
- estímulo elétrico (atrial ou ventricular);
- outras técnicas pouco utilizáveis.

Cada uma dessas modalidades apresenta vantagens e limites. Na prática, a ecocardiografia de esforço e EDS farmacológico sob dobutamina predominam em comparação às outras modalidades. Entretanto, a logística do exame varia em função da modalidade de estresse escolhida.

Na verdade, a realização do exame de EDS necessita de:

- uma plataforma técnica adaptada;
- uma equipe qualificada e experiente;
- uma regulamentação médica em vigor;

> **BOX 4.1 — Limites do eletrocardiograma (ECG) de esforço**
>
> A interpretação difícil, até mesmo litigiosa, do teste ergométrico
> Nos pacientes que apresentam:
> - anomalias preexistentes da repolarização ventricular de origem iatrogênica (pacientes polimedicados), metabólica ou outra;
> - uma hipertrofia ventricular esquerda;
> - distúrbios de condução intraventricular (bloqueio de ramo esquerdo).
>
> **Na mulher: falsos positivos do ECG de esforço frequentes.**
>
> A incapacidade física de realizar a prova de esforço em razão de:
> - uma arteriopatia severa dos membros inferiores;
> - uma afecção invalidante neurológica, reumatológica (deficiência motora) ou pneumológica (bronquite crônica com fator broncospástico);
> - um indivíduo de idade avançada ou obeso, incapaz de executar esforço físico suficiente;
> - uma simples falta de coordenação ou de cooperação na esteira ou na bicicleta.
>
> **O aparecimento bastante tardio das mudanças de ECG na "cascata" isquêmica de esforço.**

- uma preparação adequada do paciente;
- um protocolo de estresse previamente definido;
- um sistema de aquisição digital de armazenamento e sincronização das imagens com um tratamento e dos cálculos pós-imagens.

Plataforma técnica

A sala reservada ao exame de EDS deve ser:
- integrada a um serviço de cardiologia com unidade de cuidados intensivos ou em uma clínica especializada, contendo leitos de reanimação;
- bem ventilada com uma temperatura relativamente constante, que deve permanecer entre 16 e 20°C e umidade de aproximadamente 60%.

O equipamento da sala de EDS inclui:
- aparelho de ecocardiografia com o sistema computadorizado de armazenamento de imagens;
- material específico: uma bicicleta vertical ou horizontal ou uma esteira ergométrica;
- eletrocardiógrafo com, no mínimo, três canais, com, se possível, um sistema que intervenha nos traçados;
- osciloscópio que permita o acompanhamento contínuo do eletrocardiograma durante todo o período do exame;
- sistema de acompanhamento (automático ou manual) da pressão arterial;
- oxímetro digital;
- carro de emergência equipado (drogas habituais de reanimação, cateteres, material de ventilação mecânica, máscara de oxigênio, desfibrilador em perfeitas condições de funcionamento etc.);
- cilindro ou fluxo de oxigênio;
- *kit* para infusão intravenosa com várias seringas;
- agentes farmacológicos (dobutamina, dipiridamol, atropina, betabloqueadores, **nitroglicerina** etc.).

O aparelho de ecocardiografia usado durante a EDS deve ser eficiente e possuir:
- imagem harmônica que permite melhorar a definição do endocárdio ventricular e otimizar o desempenho diagnóstico do exame;
- sistema computadorizado de digitalização (*software* de estresse integrado ao ecocardiógrafo ou instalado em uma estação externa/computador) e de armazenagem com suporte de alta capacidade dos *loops* digitais adquiridos (clipes) nas diferentes incidências ecocardiográficas nos diferentes tempos de exame.

Esse procedimento digital permite uma análise comparativa no formato escolhido (*quad screen*, de preferência) das imagens/clipes durante e após o estresse por etapa e/ou por incidência;

- técnicas ecocardiográficas opcionais.

A EDS associada, eventualmente, a outras técnicas (ecocardiografia de contraste, Color Kinesis, Doppler tecidual, imagem de Strain) poderia trazer melhor precisão diagnóstica.

Equipe médica

A presença permanente de, no mínimo, duas pessoas, um médico e um enfermeiro capacitados, é necessária à realização do exame de EDS.

O médico é responsável pela EDS. Seu papel é:
- acompanhar o progresso do exame;
- garantir o registro e a armazenagem das imagens ecocardiográficas;
- analisar os resultados.

O enfermeiro especializado ajuda o médico:

- na preparação do paciente (instalação, colocação de uma via intravenosa etc.);
- na verificação do material utilizado;
- no registro dos diferentes parâmetros (ECG, pressão arterial etc.);
- no preparo das injeções intravenosas;
- no acompanhamento do paciente (durante e depois do exame).

Ele se tornará ajuda indispensável, se uma reanimação for necessária.

Formação técnica

A EDS requer certo período de aprendizagem adequado da técnica de exame. A realização de 100 exames, sob controle de um médico experiente, parece ser necessária.

Essa aprendizagem inclui:

- a familiarização com a técnica de EDS (exercício físico ou a administração do agente farmacológico de estresse);
- o domínio da interpretação dos dados, parte mais importante e mais difícil do exame.

Regulamentação médica

No plano da legislação médica, existem duas questões relacionadas com a realização da EDS do tipo farmacológico:

- se a injeção intravenosa de uma droga, que reproduzir isquemia miocárdica, necessitará de uma autorização administrativa particular;
- se o consentimento escrito do paciente é necessário.

Em contrapartida, a realização da ecocardiografia de esforço pode ser executada sem restrição administrativa.

Preparação do exame

A EDS requer uma preparação adequada do paciente recrutado antes da realização do exame.

Esta preparação compreende:

- o preparo psicológico do paciente, que permite limitar sua angústia e garantir sua colaboração durante o exame;
- a coleta de certos dados relacionados com o paciente examinado (idade, altura, peso, tratamento em curso, ausência de alergia, estabilidade do estado clínico: ausência de dor anginosa recente em particular);
- a preparação da sala de exame:
  - verificação do dispositivo de reanimação (desfibrilador pronto para uso, carro de urgência completo etc.);
  - inicialização do aparelho de ecocardiografia e do sistema de armazenamento de imagens (disco rígido do ecocardiógrafo, computador, videocassete, disquetes etc.);
  - colocação dos eletrodos do ECG e da braçadeira de pressão arterial. Recomenda-se o acompanhamento contínuo da pressão arterial (Dynamap) e do ECG no escopo;
  - colocação da infusão intravenosa em caso de estresse farmacológico;
  - preparação de seringas com substâncias (agentes farmacológicos de estresse, propranolol, atropina etc.).

Deve-se destacar que o paciente examinado não deve estar em jejum antes do exame de EDS e que sua bexiga deve estar vazia. O tratamento com betabloqueadores deve ser interrompido 48 horas antes de uma EDS com dobutamina. Uma ecocardiografia bidimensional de repouso que teste a ecogenicidade e a factibilidade do exame deve ser realizada, preferencialmente, na véspera da EDS.

Por fim, as contraindicações à EDS (que podem se sobrepor às do teste de esforço) (box 4.2) e os critérios de interrupção do teste devem ser respeitados (box 4.3). Acrescenta-se as contraindicações próprias aos produtos a serem injetados nos testes farmacológicos.

Respeitando todas essas precauções, as complicações da EDS são raras e, na maioria das vezes, espontaneamente reversíveis.

Realização do exame

A realização prática da EDS inclui:

- a prova de estresse conforme a modalidade escolhida: exercício físico, estresse farmacológico, estimulação atrial;
- a aquisição e o armazenamento das imagens ecocardiográficas;
- a análise e a interpretação dos dados ecocardiográficos coletados.

Tabela 4.1. Classificação das diferentes modalidades de EDS

Exercício físico	Métodos farmacológicos	Estimulação cardíaca	Outros
Mesa ergométrica Bicicleta: em posição sentada, deitada Esteira Esforço com os braços	Dobutamina Dipiradamol Dopamina Isoproterenol Adenosina Arbutamina	Atrial: • transesofágica • endocavitária Ventricular: • pós-extrassistólica	Prova de frio Teste de hiperventilação Cálculo mental

> **BOX 4.2**
>
> **Contraindicações clássicas da EDS**
> ▸ Infarto do miocárdio (inferior a 5 dias)
> ▸ Angina instável
> ▸ Dor anginosa recente (inferior a 3 dias)
> ▸ Distúrbios do ritmo: arritmia atrial sustentada, arritmia ventricular (extrassístoles ventriculares numerosas e polimórficas)
> ▸ Hipertensão arterial não controlada
> ▸ Hipotensão arterial marcada
> ▸ Insuficiência ventricular esquerda descompensada
> ▸ Estenose aórtica grave sintomática
> ▸ Cardiomiopatia obstrutiva

Deve-se lembrar que a EDS continua sendo uma técnica que depende do operador e que sua realização confiável e contributiva necessita de experiência do examinador e de metodologia rigorosa.

Ecocardiografia de esforço

A ecocardiografia de esforço reúne os desempenhos de um ECG de esforço e de uma técnica de diagnóstico de imagem de ultrassom. O estresse miocárdico desencadeado pelo esforço físico se deve a aumento do consumo de oxigênio pelo miocárdio durante o exercício físico.

Vantagens e inconvenientes da ecocardiografia de esforço

A vantagem da ecocardiografia de esforço com relação ao estresse farmacológico é tripla:

- É mais fisiológico.

De fato, o exercício dinâmico corresponde melhor ao estresse fisiológico, já que aumenta simultaneamente o inotropismo cardíaco, a frequência cardíaca e a pressão arterial. Além disso, os testes farmacológicos não representam a majoração importante do retorno venoso produzida pelo esforço e, portanto, não possuem, de modo algum, a mesma influência hemodinâmica.

- Ela permite associar ecocardiografia e teste de esforço convencional.

Portanto, é possível coletar durante o mesmo exame informações simultâneas sobre a contração miocárdica e a repolarização ventricular.

- Ela autoriza a realização do exame sob tratamento com betabloqueadores, diferente da ecocardiografia sob dobutamina.

Os inconvenientes da ecocardiografia de esforço são:

- a ausência da aquisição de *loop* de imagens durante o esforço (na ecocardiografia pós-esforço);
- a qualidade inferior das aquisições (polipneia, janelas ecocardiográficas variáveis etc.);
- a frequência cardíaca máxima teórica (FMT) alcançada com menos frequência (impossibilidade física ou falta de condicionamento).

Logística da ecocardiografia de esforço

Na prática, dois tipos de exercício físico geralmente são usados na ESE:

- uma bicicleta em posição sentada (uma bicicleta ergométrica convencional) ou uma mesa de ecografia basculante equipada com pedais;
- uma esteira ergométrica.

Dois tipos de aquisição de imagens podem ser realizadas, seja no decorrer de um teste de esforço clássico, realizada na bicicleta ergométrica ou na esteira (ecografia pós-esforço), seja durante o esforço efetuado na mesa de ecocardiografia específica (ecocardiografia peresforço).

Ecocardiografia pós-esforço

Nesta modalidade, como o esforço é realizado em bicicleta ou esteira, será preciso colocar o paciente rapidamente em decúbito lateral esquerdo para a análise ultrassonográfica com risco de perda de informação no pico de esforço (ecocardiografia pós-esforço). Na verdade, uma isquemia miocárdica presente no pico do esforço pode ter desaparecido no início da recuperação.

Da mesma forma, as mudanças transitórias da contratilidade parietal que ocorreriam para os mais baixos níveis de carga podem passar despercebidas. Além disso, tecnicamente, é difícil obter uma incidência ecocardiográfica correta e interpretável com um paciente em pleno esforço em uma bicicleta ou uma esteira. A aquisição das imagens 2D é realizada, portanto, após o esforço em um paciente deitado, imóvel e em apneia, em decorrência de hiperventilação causada pelo esforço.

Esses limites logísticos e metodológicos levaram ao aprimoramento da técnica de exame.

Ecocardiografia per-esforço

A mesa de ecocardiografia de esforço dotada de pedais deve ser preferida com relação à bicicleta ou à esteira, que só permitem uma aquisição das imagens no declínio imediato do esforço. Essa mesa ergométrica específica permite adquirir imagens ao longo do exercício (ecocardiografia peresforço) em um paciente em posição semideitada e que pode ser inclinado lateralmente. A posição vertical e lateral da mesa é regulável (mesa basculante), a fim de permitir um esforço físico ideal e uma aquisição das imagens em repouso e sob esforço em condições melhores (figura 4.1).

Ao tomar essas precauções, o esforço realizado na mesa ecocardiográfica estará próximo daquele efetuado numa bicicleta ergométrica convencional em termos de nível de carga alcançada e da frequência cardíaca. Além disso, a posição semissentada do paciente favorece o enchimento ventricular esquerdo por aumento da pré-carga (abordagem mais fisiológica).

No que se refere ao médico operador, ele deve trabalhar, colocando-se de preferência à esquerda do paciente, para facilitar as manipulações durante o exame e o registro das imagens. Um ecocardiógrafo, utilizado durante a EDS, é colocado na frente do médico.

Progressão da ecocardiografia de esforço

A EDS de esforço consiste em realizar um exercício físico associado à aquisição das imagens ecocardiográficas (figura 4.2). Seja qual for o tipo de exercício físico, é indispensável eliminar as contraindicações à EDS (box 4.2) e respeitar a configuração do protocolo de estresse.

A ecocardiografia peresforço realizada na mesa ergométrica específica atualmente predomina na prática cardiológica como método de referência.

A realização da ecocardiografia de esforço compreende:

- a instalação do paciente examinado em posição semissentada, com o encosto inclinado a 45°, permitindo que o paciente pedale de forma eficaz. É importante regular bem o ponto de apoio do pé do paciente no pedal da mesa ergométrica para permitir uma boa transmissão da força no pedal;

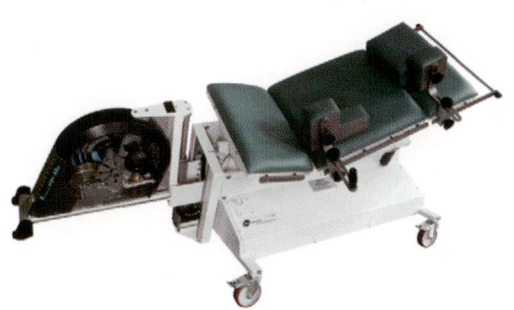

Figura 4.1. Mesa de ecocardiografia de esforço modulável e regulável, equipada com pedais (modelo 120 premium Easy Stress).

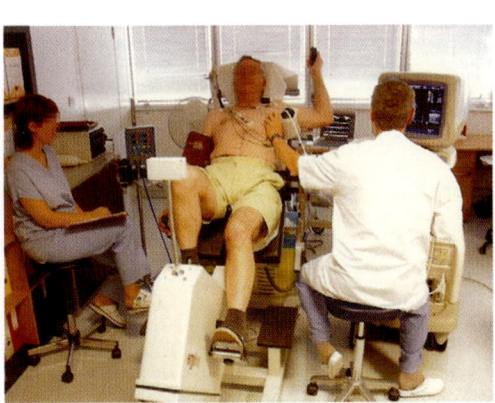

Figura 4.2. Realização da ecocardiografia de esforço na mesa específica.
Fonte: C. Chauvel; Propos cardiologie, 2008.

- o acompanhamento permanente do ECG (de preferência, 12 derivações) em uma tela. A digitalização do sinal de ECG é necessária para permitir a sincronização com as imagens ecocardiográficas adquiridas.

O traçado de ECG deve ser impresso, no mínimo, no repouso, no pico do esforço e em três minutos de recuperação. Qualquer alteração do ritmo cardíaco ou da repolarização dá lugar a traçados complementares;

- a medição da pressão arterial com o auxílio de um aparelho automático no repouso, a cada etapa de esforço e durante a recuperação;
- a configuração do protocolo de estresse no ecocardiógrafo.

Protocolo de ecocardiografia de esforço

O protocolo atual da ecocardiografia de esforço conta patamares de 30 watts em média a cada dois minutos, com o paciente mantendo um ritmo regular de 50 a 60 voltas/minuto no contador. Entretanto, como para um teste de esforço de ECG convencional, o protocolo de esforço deve ser adaptado ao paciente examinado e ao seu desempenho físico potencial:

- homem ativo: 40 watts/2 min, mulher ativa: 30 watts/2 min;
- homem pouco ativo: 30 watts/2 min, mulher pouco ativa: 25 watts/2 min;
- paciente idoso ou com insuficiência cardíaca: 20 watts (1ª escala), seguido de incremento de 10 watts/min.

Em um esportista com condicionamento físico, o protocolo de esforço deve ser adaptado em função do nível e do esporte praticado.

Aquisição das imagens ecocardiográficas

Classicamente, durante a prova de estresse físico, quatro a cinco incidências ecocardiográficas (paraesternal de grande e pequeno eixos, apical de quatro e duas câmaras, eventualmente, apical de três câmaras) são realizadas nas quatro escalas (figura 4.3):

- em repouso (estado basal);
- no início do esforço (carga baixa);

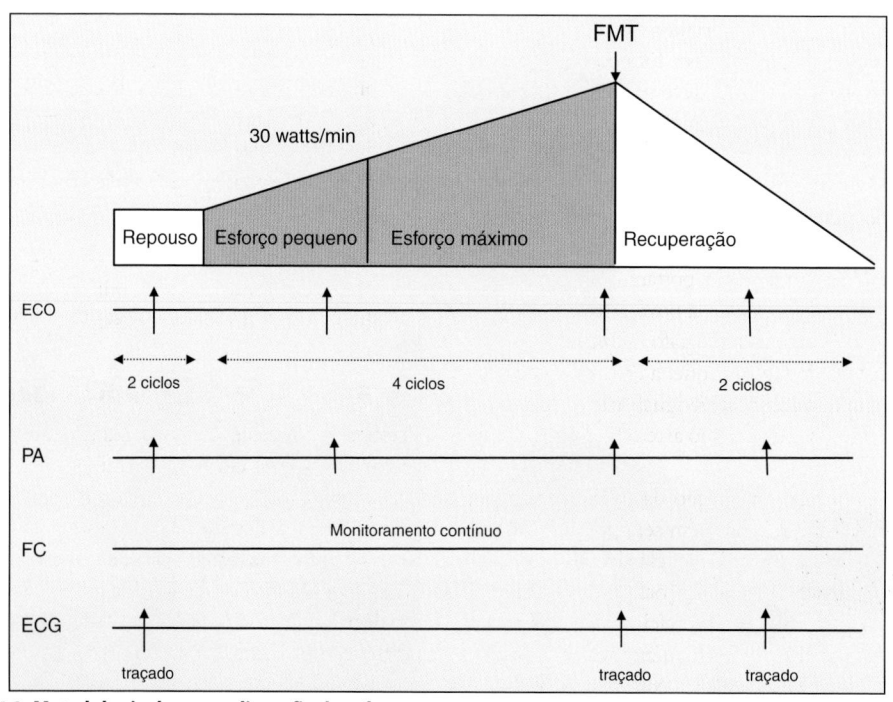

Figura 4.3. Metodologia da ecocardiografia de esforço.
Aquisição das imagens ecocardiográficas da ECO (de dois a quatro ciclos cardíacos) em quatro patamares clássicos do exame: estado basal (repouso), esforço pequeno, esforço máximo (alcance da frequência máxima teórica: FMT), fase de recuperação. Acompanhamento dos parâmetros: pressão arterial (PA), frequência cardíaca (FC), eletrocardiograma (ECG).

- no pico do esforço (esforço máximo);
- na fase de recuperação (1 a 3 minutos depois da interrupção do esforço).

Entretanto, é muito útil adquirir incidências ecocardiográficas ao longo do esforço e selecionar aquelas finalmente guardadas para a análise do que depois do exame. Em geral, a incidência apical fornece as melhores imagens durante o esforço. Contudo, é indispensável registrar todas as incidências no pico de esforço. De fato, depois da interrupção do esforço, as anomalias de cinética segmentar surgida sob esforço desaparecem muito rapidamente (nos dois minutos que se seguem ao esforço).

O número de ciclos cardíacos coletados (em *loop* digital) a cada captura é programável. Na prática, coletam-se:

- dois ciclos em repouso e em recuperação;
- quatro ciclos durante o esforço.

Isto permite obter, praticamente, sempre, pelo menos, um ciclo analisável, apesar dos potenciais obstáculos objetivos (taquipneia, sonda momentaneamente deslocada, paciente agitado etc.).

É preciso cuidar para conseguir uma imagem 2D centrada no ventrículo esquerdo, usando, eventualmente, um sistema específico de "enquadramento" na imagem 2D, quando isto for possível. O tamanho da imagem adquirida deve ser suficiente para a análise ideal de todos os segmentos ventriculares.

Por fim, deve-se programar a aquisição das imagens em modo retrospectivo, capturando os cortes 2D que acabam de passar, sendo, portanto, controláveis. A aquisição prospectiva captura os ciclos, seguindo o desencadeamento da captura, sendo, portanto, "imprevisíveis". Essa programação depende da possibilidade técnica ou da configuração do ecocardiógrafo utilizado.

É necessário lembrar que, a cada etapa da ecocardiografia de esforço, serão igualmente registrados traçados de ECG, da pressão arterial e da frequência cardíaca.

Em função da indicação da EDS (valvopatia, função cardíaca etc.), também será possível programar coletas em modo Doppler clássico ou tecidual.

Na ausência de complicações ou de critérios de interrupção (box 4.3), o exercício físico será interrompido ao se alcançar a frequência cardíaca máxima teórica (FMT), calculada a partir da idade do pa-

> **BOX 4.3 — Critérios de interrupção da EDS**
> - Uso de uma dose máxima do agente de estresse
> - Frequência cardíaca máxima teórica (FMT) atingida
> - Aparecimento de dor anginosa ou outro efeito indesejável importante
> - Infradesnivelamento do segmento ST superior ou igual a 1 mm, 80 ms após o ponto J
> - Hipertensão arterial: pressão sistólica superior a 220, diastólica superior a 140 mmHg
> - Hipotensão arterial sintomática
> - Desencadeamento de um distúrbio do ritmo atrial ou ventricular repetitivo
> - Aparecimento de sinais de insuficiência ventricular esquerda
> - Indução de assinergia miocárdica segmentar (critério relativo)

ciente (fórmula de Astrand): FMT = 220 – idade ± 10 batimentos por minuto.

Complicações da ecocardiografia de esforço

As complicações potenciais da ecocardiografia de esforço podem-se sobrepor às do ECG. Elas se devem ao exercício físico e incluem:

- problemas do ritmo e/ou da condução;
- variações pressóricas (elevação excessiva ou queda da pressão arterial);
- sinais de inadaptação circulatória (lipotimias, suores frios, confusão, síncope);
- dores anginosas.

O aparecimento dessas manifestações pode levar à interrupção do exercício físico.

Ecocardiografia com dobutamina

O estresse farmacológico constitui uma alternativa à ecocardiografia de esforço. A administração intravenosa de um agente farmacológico para substituir o esforço permite desencadear um estresse miocárdico. A dobutamina, atualmente, é a substância mais usada na EDS farmacológica. Ela aumenta o consumo de oxigênio pelo miocárdio (O_2), exercendo ação inotrópica relativamente seletiva (β_1) e cronotrópica positivas.

Vantagens e inconvenientes da EDS sob dobutamina

As vantagens da ecodobutamina são:

- o exame pode ser realizado em pacientes que não podem fazer esforço (problema ortopédico ou neurológico, incapacidade física: obesidade, falta de condicionamento etc.);
- a frequência cardíaca máxima teórica (FMT) é acessível com mais facilidade;
- o exame é mais barato.

Os inconvenientes da ecodobutamina são:

- o estresse farmacológico menos fisiológico com relação ao de esforço;
- a necessidade de interromper o tratamento com betabloqueadores 48 horas antes de uma EDS sob dobutamina (diferentemente da ecocardiografia de esforço), a fim de melhorar a sensibilidade do exame;
- os efeitos indesejáveis potenciais causados pela dobutamina.

Progressão da EDS com dobutamina

A realização da EDS sob dobutamina necessita de:

- preparação adequada do exame e do paciente;
- respeito às contraindicações (box 4.2) e aos critérios de interrupção da EDS (box 4.3).

Protocolo de ecocardiografia com dobutamina

Este protocolo envolve a implantação de uma via venosa no antebraço do paciente examinado. A meia-vida curta da dobutamina (dois a três minutos) exige perfusão intravenosa contínua com o auxílio de uma bomba infusora, com doses progressivamente crescentes.

A dose inicial de dobutamina de 10 µg/kg/min é aumentada a cada 3-5 minutos por etapa de 10 µg/kg/min, para alcançar a dose máxima de 40 µg/kg/min (figura 4.4).

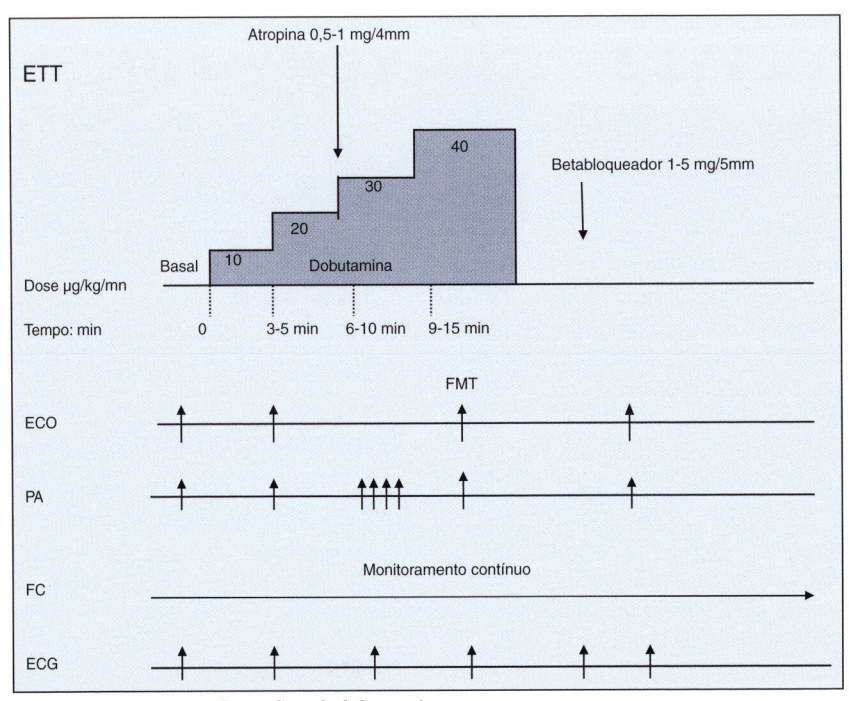

Figura 4.4. Metodologia da ecocardiografia sob dobutamina.
Doses progressivas de perfusão de dobutamina (de 10 a 40 µg/kg/min) completada por uma injeção de atropina (de 0,5 a 1 mg/4 min) e de betabloqueador (de 1 a 5 mg/5 min).
Aquisição das imagens ecocardiográficas (ECO) em quatro patamares do exame: estado basal, baixa dose de dobutamina, no pico do estresse (alcance da FMT), fase de recuperação.
Acompanhamento dos parâmetros: pressão arterial (PA), frequência cardíaca (FC), traçado do eletrocardiograma (ECG).

Classicamente, a aquisição das imagens ecocardiográficas é feita nas quatro etapas do exame:

- estado basal;
- dose baixa de dobutamina (10-20 μg/kg/min), correspondente a uma frequência cardíaca superior a 10 batimentos com relação à frequência de repouso;
- pico de estresse definido pelo alcance da frequência máxima teórica (FMT) ou 90% da FMT;
- na fase de recuperação (2 minutos após a injeção de betabloqueador).

Em geral, depois da segunda etapa, a infusão de dobutamina em dose baixa (10-20 μg/kg/min) é completada pela injeção intravenosa de atropina (0,5 mg no início, seguido de 0,25 mg até 1 mg no máximo, em quatro minutos), a fim de evitar um efeito vagal paradoxal. O controle da pressão arterial e da frequência cardíaca é obrigatório entre cada injeção de atropina, com intervalos de um minuto.

Na prática, a maioria dos pacientes atinge 100% da FMT no final da injeção de atropina. Um exercício isométrico com o auxílio de uma bola de espuma apertada com a mão é aconselhado, quando a frequência-alvo (FMT) não é alcançada. Em caso de fracasso, uma ou duas etapas complementares de 30, seguido de 40 μg/kg/min de dobutamina são acrescentadas.

A injeção de um betabloqueador intravenoso (atenolol ou metopralol a 1 mg por injeção, com espaços de um minuto até 5 mg no máximo) é realizada no final do teste de estresse (na fase de recuperação). Ela autoriza o paciente a retomar o tratamento oral habitual com betabloqueador (dose diária) para garantir a proteção no final do prazo de ação do betabloqueador injetado.

Por fim, assim como para a ecocardiografia de esforço, traçados de ECG, da frequência cardíaca e da pressão arterial são registrados a cada etapa do estresse.

A duração total de uma EDS sob dobutamina é de 20-25 minutos, sem contar o tempo de preparação, de releitura das imagens e de cálculo dos índices.

Aquisição das imagens ecocardiográficas

As aquisições dos *loops* numéricos 2D comportam, classicamente, quatro incidências ecocardiográficas para cada uma das etapas (longitudinal, transversal, apical de quatro e duas câmaras ou vistas apicais de quatro, duas e três câmaras e transversal, de acordo com o procedimento adaptado pelo laboratório), o que permite apreender todos os segmentos ventriculares.

A aquisição contínua dos *loops* 2D é, entretanto, desejável no decorrer do exame para poder selecionar, posteriormente, aqueles que são os mais "rentáveis" para a análise. Portanto, é útil dispor de um *software* de EDS eficiente e ágil que permita uma escolha importante de etapas para aquisições sucessivas.

Complicações da ecocardiografia sob dobutamina

Globalmente, a EDS é bem tolerada, e o exame raramente deve ser interrompido.

Os incidentes que podem complicar a EDS sob dobutamina são:

- extrassístoles atriais e ventriculares;
- cefaleias, vertigens, náuseas;
- dores anginosas;
- variações tensionais;
- dispneia.

O aparecimento das dores anginosas ou de dispenia obriga a interromper a infusão de dobutamina. Uma crise anginosa obrigará a administração de nitroglicerina por via sublingual. A hipotensão arterial geralmente responde à injeção de atropina e a elevação dos membros inferiores.

O aparecimento de arritmias complexas (taquicardia ventricular, fibrilação atrial) é raro e implica a interrupção imediata da infusão de dobutamina. A persistência das arritmias necessita de um tratamento adequado.

Por fim, a fibrilação atrial permanente não é uma contraindicação à EDS com dobutamina, não mais que o paciente eletrocondicionado pelo estimulador cardíaco. Este pode-se beneficiar de uma EDS seja por estímulo inotrópico, seja por estimulação atrial, se o estímulo for bifocal ou atrial.

Interpretação do exame

O tratamento digital das imagens ecocardiográficas é um elemento importante na avaliação dos dados e na interpretação dos resultados de EDS. A qualidade do exame e sua interpretação da aptidão do operador para efetuar aquisições de imagens nítidas e precisas e, portanto, comparáveis a cada incidência e cada etapa. A primeira consiste em selecionar os *loops* numéricos ideais a todas as etapas e, em particular, no máximo de estresse (de esforço ou sob dobutamina) para a análise final.

Elementos de análise

Os elementos a serem considerados na EDS são:

- sintomatologia clínica (dores torácicas);
- ECG (análise do segmento ST em particular);
- cinética ventricular esquerda avaliada na ecografia 2D.

A análise das imagens ecográficas 2D adquiridas na EDS é com base em dois elementos:

- uma segmentação das paredes do ventrículo esquerdo.

O miocárdio ventricular esquerdo geralmente é dividido em 17 segmentos, segundo a *American Society of Echocardiography* e de acordo com as outras técnica (cintilografia, tomografia, IRM) a fim de padronizar os protocolos (figura 4.5). Distingue-se um estágio ventricular basal (seis segmentos), mediano (seis segmentos), apical (quatro segmentos) ao qual se acrescenta o ápice (segmento nº 17):

- uma escala de escore conforme a qualidade de contração dos segmentos estudados.

A cinética de cada segmento ventricular esquerdo é avaliada em função do espessamento miocárdico durante a sístole (critério principal), e não conforme o deslocamento do endocárdio (excursão endocárdica).

O espessamento parietal sistólico é um fenômeno ativo. Ele deve ser privilegiado na análise da cinética segmentar no deslocamento parietal regional, que lhe pode ser passivo, causado pelos segmentos adjacentes.

A partir desses elementos, uma escala de escore da cinética parietal de 1 a 4 é proposta (escore numérico, figura 4.6):

1. Normocinesia: contração normal (espessamento sistólico normal).
2. Hipocinesia: contração insuficiente (diminuição do espessamento sistólico).
3. Acinesia: ausência de contração (ausência de espessamento sistólico).
4. Discinesia: cinética paradoxal (expansão paradoxal sistólica associada a uma ausência de espessamento, até mesmo um afinamento sistólico).

Modos de análise

A EDS permite uma análise das cinéticas segmentar e global do ventrículo esquerdo. Ela exige uma grande experiência do examinador, a fim de limitar ao máximo a subjetividade da interpretação. A qualidade da imagem 2D constitui um dos principais determinantes da variabilidade de interpretação. Assim, a aplicação de uma dupla leitura é recomendada em caso de interpretação ecocardiográfica difícil e em período de aprendizagem.

Cinética segmentar do VG

A análise da cinética segmentar do ventrículo esquerda é realizada, comparando o espessamento sistólico de cada um dos 17 segmentos ventriculares nos diferentes estágios de exame de estresse, realizado com esforço ou sob dobutamina: repouso, dose/carga baixa, pico de estresse, fase de recuperação. Essa comparação é facilitada pela visualização simultânea dos *loops* de imagens correspondentes às diferentes etapas de estímulo sob a forma de quatro quadrantes (*quad screen*). Essa apresentação das imagens lado a lado na tela permite comparar com mais exatidão a cinética dos diferentes segmentos ventriculares esquerdos na mesma incidência no estado basal e sob estímulo (figura 4.7A).

Três modos de análise podem ser aplicados durante a EDS: qualitativo, semiquantitativo e quantitativo.

Análise qualitativa

Neste modo qualitativo, a cinética segmentar é avaliada de maneira puramente visual, comparativa e subjetiva. Esta análise visual pode ser refinada com o auxílio do Doppler tecidual 2D colorido, necessitando, contudo, de um estudo atento das imagens de qualidade. A representação gráfica de 17 segmentos do VG em mapa polar, com os segmentos basais mais externos, os segmentos medioventriculares, no meio, e o segmento apical, no centro, facilita a análise do exame de EDS (figura 4.7B).

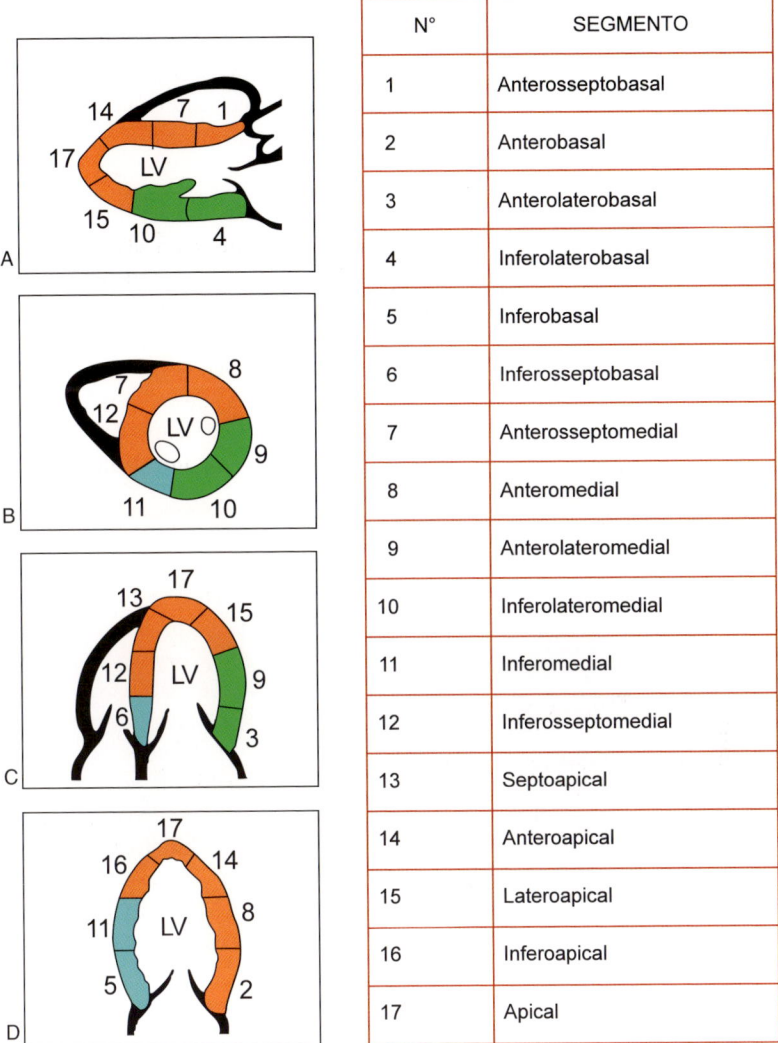

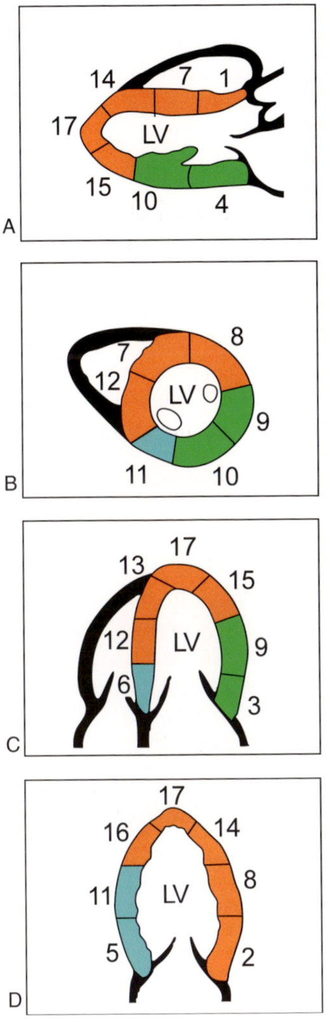

N°	SEGMENTO
1	Anterosseptobasal
2	Anterobasal
3	Anterolaterobasal
4	Inferolaterobasal
5	Inferobasal
6	Inferosseptobasal
7	Anterosseptomedial
8	Anteromedial
9	Anterolateromedial
10	Inferolateromedial
11	Inferomedial
12	Inferosseptomedial
13	Septoapical
14	Anteroapical
15	Lateroapical
16	Inferoapical
17	Apical

Figura 4.5. Segmentação (17 segmentos) das paredes do VG de acordo com quatro cortes ecocardiográficos 2D.
A. Paraesternal, longitudinal. **B.** Paraesternal transverso. **C.** Apical de quatro câmaras. **D.** Apical de duas câmaras.
Correspondência com a rede coronariana: artéria interventricular anterior (IVA) ▬, artéria circunflexa, CX ▬, artéria coronária direita ▬.
Ambiguidades na distribuição coronariana: segmento nº 15 IVA/CX; segmento nº 16 IVA/CD.

Análise semiquantitativa

Esta análise se baseia na avaliação do escore de cinética segmentar, atribuindo a cada segmento ventricular esquerdo visualizado um escore de 1 a 4 em função da cinética observada. Os escores de todos os segmentos são, em seguida, adicionados e divididos pelo número de segmentos analisados, dando acesso a um índice de escore de cinética parietal global (WMSI) por uma ou várias etapas. O escore do ventrículo esquerdo normal é de 1. Quanto mais importantes os problemas de cinética parietal, mais alto ele é (francamente patológico acima de 2).

O índice de escore ventricular pode ser calculado, automaticamente, por um *software* integrado ao ecocardiógrafo. Entretanto, essa análise de escore permanece subjetiva e seu caráter dependente de o operador necessitar de certo nível de especialização.

Análise quantitativa

Diferentes técnicas computadorizadas de avaliação quantitativa da cinética segmentar do VG são pro-

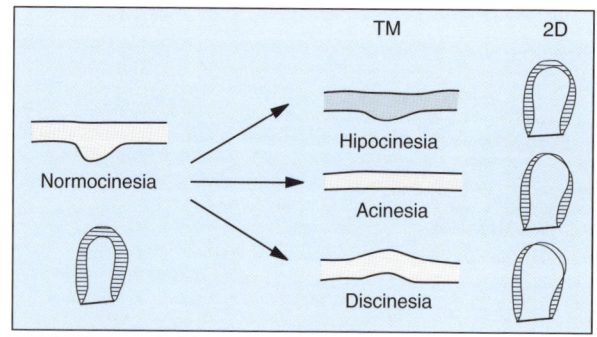

Figura 4.6. Aspecto esquemático de uma cinética normal (normocinesia) e anomalias contráteis (hipocinesia, acinesia, discinesia) nos modos TM e 2D.

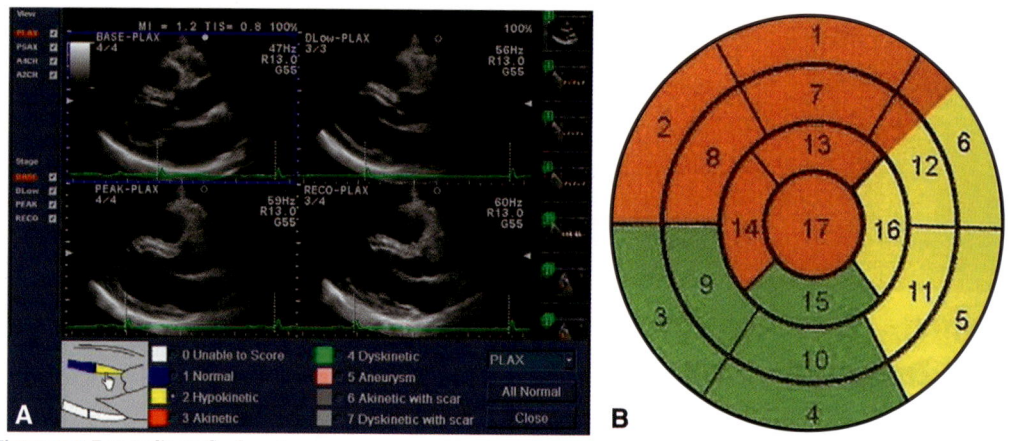

Figura 4.7. Ecocardiografia de estresse.
A. Quatro cortes paraesternais correspondentes às quatro etapas da EDS apresentadas em *quad screen*.
B. Representação gráfica dos 17 segmentos do VG em mapa polar. Distribuição coronariana em território correspondente.

postas para melhorar os desempenhos diagnósticos da EDS.

Graças à tecnologia digital e aos algoritmos matemáticos, é possível refinar a análise das cinéticas segmentar e global do ventrículo esquerdo.

Cinética global do VG

A adoção das técnicas de quantificação "computadorizada" dá acesso aos cálculos automáticos de alguns parâmetros da função miocárdica do ventrículo esquerdo, como:

- os volumes ventriculares esquerdos (telediastólico e telessistólico);
- o volume de ejeção sistólico;
- a fração de ejeção;
- o débito cardíaco.

Resultados da análise

A análise comparativa da cinética parietal entre o repouso e o "estresse miocárdio" permite distinguir a resposta normal e as anomalias de cinética miocárdica.

Aspecto normal

A resposta normal da parede ventricular ao estresse miocárdio é uma acentuação progressiva do espessamento sistólico da parede miocárdica com relação ao estado basal (hipercinesia parietal).

Aspecto patológico

O objetivo principal da EDS é investigar o aparecimento ou o agravamento de anomalia da cinética segmentar (assinergia) durante o estresse.

Na prática, o exame de EDS é considerado positivo em caso de:

- aparecimento de uma assinergia de contração em um ou dois segmentos contíguos;
- agravamento de, no mínimo, um grau da cinética segmentar avaliada de acordo com o escore, que varia de 1 (normal) a 4 (discinesia), passando por 2 (hipocinesia) e 3 (acinesia).

A concordância entre as incidências ecocardiográficas que cortam os mesmos segmentos é essencial, quando a análise é difícil.

Por fim, é importante ter em mente a correspondência entre paredes miocárdicas e territórios coronários para análise topográfica das lesões.

Relatório do exame

O relatório do exame de EDS deve incluir:

- os dados do paciente examinado;
- a indicação clínica do exame;
- o tipo de estresse aplicado e o protocolo utilizado;
- a ocorrência ou não de desconforto clínico, alteração de ECG, pressão arterial ou outro efeito indesejável durante a EDS;
- a causa de eventual interrupção do exame (intolerância de estresse, complicações etc.);
- o resultado concluindo a EDS: positividade ou negatividade do teste com descrição da cinética segmentar nas diferentes etapas, cálculos realizados (escore miocárdico, volumes, fração de ejeção etc.).

Por fim, um manejo terapêutico deve ser sugerido em função do resultado obtido na EDS.

Importância clínica da EDS

As aplicações clínicas da EDS são inúmeras. Elas podem ser classificadas em três grupos:
1. Aplicações decorrentes das insuficiências do ECG de esforço. Trata-se do teste ergométrico:
   - não pode ser realizado tecnicamente (incapacidade física);
   - não pode ser interpretado (problema de condução e de repolarização no ECG de repouso, hipertrofia ventricular esquerda etc.);
   - litigioso (não permite uma conclusão);
   - falso positivo (pacientes do sexo feminino, causa iatrogênica: digitálicos, antiarrítmicos ou metabólicos).
2. Aplicações validadas da EDS:
   - detecção e avaliação da isquemia miocárdica no sentido amplo do termo;
   - estudo da viabilidade miocárdica, em um território recentemente necrosado (atordoamento) ou cronicamente hipoperfundido (hibernação);
   - balanço de uma revascularização miocárdica (antes e depois);
   - avaliação prognóstica da doença coronária;
   - estratificação do risco cardiovascular no pré-operatório;
   - estudo de algumas formas de valvopatias estenosantes e efêmeras;
   - detecção da obstrução dinâmica da cardiomiopatia hipertrófica;
   - investigação da reserva contrátil das cardiomiopatias congênitas;
   - estudo da disfunção diastólica do ventrículo esquerdo;
   - seleções dos candidatos à ressincronização cardíaca.
3. Aplicações potenciais da EDS:
   - detecção da isquemia ventricular direita;
   - rastreamento do acometimento coronário do transplante cardíaco e nos candidatos aos transplantes de rim;
   - detecção da toxicidade da quimioterapia;
   - doença de Kawasaki;
   - estudo da fisiopatologia coronária.

As aplicações clínicas da ecocardiografia de esforço são, em geral, as mesmas que as da ecocardiografia com dobutamina.

Contudo, a ecocardiografia de esforço pode ter outras indicações que a pesquisa de isquemia miocárdica, principalmente nas valvopatias, mas também para a investigação da viabilidade miocárdica no pós-infarto (esforço de baixa carga) e para "desmascarar" a elevação das pressões de enchimento na disfunção diastólica do ventrículo esquerdo.

Detecção e avaliação da isquemia miocárdica

O esforço físico e o estresse farmacológico causam uma isquemia miocárdica por mecanismos diferentes. Da mesma forma, o comportamento do ventrículo esquerdo no decorrer do esforço é diferente daquele sob dobutamina com um volume ventricular mais importante e um espessamento parietal menor.

Assim, a detecção da isquemia miocárdica é mais fácil na ecocardiografia de esforço do que na ecocardiografia sob dobutamina com extensão mais marcada das anomalias para frequência cardíaca menor.

A interpretação das imagens na ecocardiografia de esforço também é mais fácil com relação à dobutamina em razão de:

- um melhor enchimento da cavidade ventricular esquerda durante o esforço;
- uma resolução rápida da isquemia após a interrupção do esforço.

De fato, o espessamento miocárdico geralmente se normaliza em menos de dois minutos após a interrupção do esforço. Deste modo, a análise das imagens de recuperação marcada pelo VG frequentemente hipercinético fornece um ponto de comparação complementar com relação ao pico de esforço. Isto pode facilitar a detecção visual e instantânea de anomalias de contração na imagens de pico. Por outro lado, sob dobutamina, o atordoamento miocárdico ligado à isquemia provocada pode persistir por muito tempo na recuperação. Também é importante considerar o nível da pressão arterial alcançada no pico do teste para interpretar a cinética ventricular esquerda. Efetivamente, para a pressão arterial muito alta, o espessamento parietal pode ser reduzido no pico, atrapalhando, assim, a análise crítica.

Em suma, a ecocardiografia de esforço deve ter preferência sobre a ecocardiografia sob dobutamina para a detecção da isquemia miocárdica, quando um paciente pode realizar um esforço físico, pois é mais fisiológica, permite definir melhor o limite isquêmico e é mais segura (menos complicações com relação à dobutamina).

Critérios de positividade da isquemia miocárdica

A comparação da cinética parietal entre o repouso e o estresse miocárdico permite distinguir a resposta normal e as anomalias de contração, que sugerem isquemia miocárdica (figura 4.8).

A EDS é considerada positiva em termos de isquemia se um ou mais segmentos deterioram seu espessamento sistólico com relação ao repouso ou, na ausência de hipercontratilidade, para um desempenho físico que representa a resposta normal ao esforço (EDS de esforço).

Na prática, as respostas específicas de uma isquemia miocárdica durante a EDS são:

- o aparecimento de uma assinergia segmentar no estresse em uma parece que se contrai normalmente no repouso, principalmente se ela for franca de tipo acinesia ou discinesia;
- a resposta bifásica, definida pelo melhoramento transitório do espessamento (pouco esforço ou dose baixa de dobutamina) com degradação secundária ao pico de estresse (esforço máximo ou dose grande de dobutamina).

A descoberta de um atraso de contração segmentar (tardocinesia) também fala a favor de uma isquemia miocárdica.

Mais difícil é a interpretação do agravamento do estresse de uma assinergia já presente no estado basal, pois pode ocorrer em razão de:

- agravamento da isquemia na zona considerada;
- cicatriz de antigo infarto do miocárdio.

Realmente, uma zona hipocinética no repouso que se torna acinética ou discinética sob esforço é, na maioria das vezes, interpretada como prova de isquemia, ao passo que uma parede acinética que se torna discinética corresponde mais a uma zona necrosada.

Em compensação, o melhoramento no estresse da contratilidade de um segmento que parecia anormal no repouso é de interpretação delicada:

- ou a hipocinesia de repouso é moderada, e o segmento não se afinou; então, pode ser considerado normal;
- ou a melhora é apenas aparente e só resulta da atração do segmento por zonas sadias contíguas; esse segmento pode ser considerado anormal.

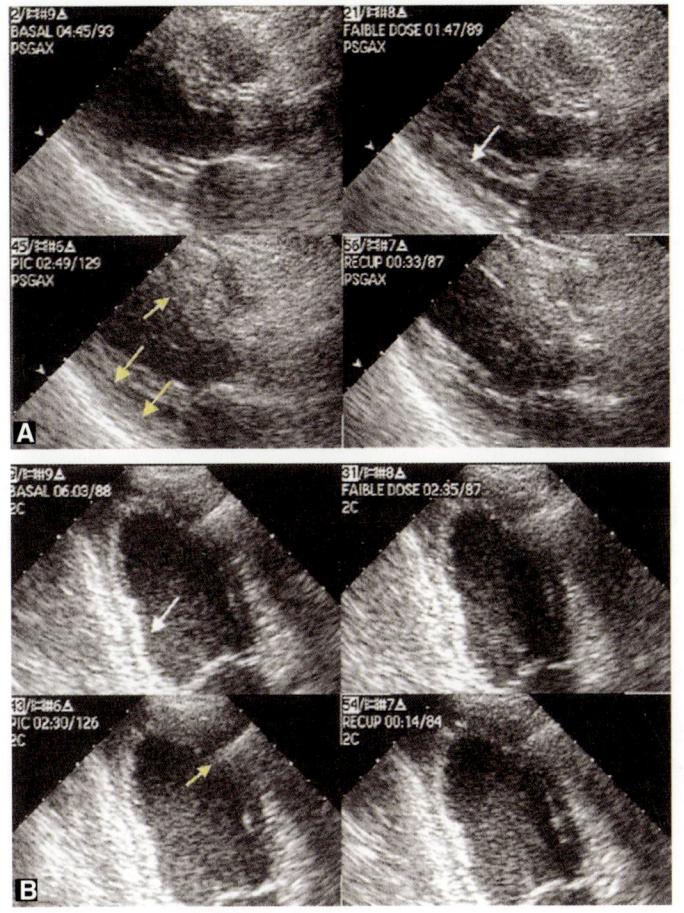

Figura 4.8. Ecocardiografia de estresse sob dobutamina.
Apresentação das câmaras 2D em *quad screen*.
A. Incidência paraesternal longitudinal:
No estado basal: disfunção sistólica importante.
Em baixa dose: viabilidade posterior (seta branca).
No pico de estresse: uma nítida isquemia posterior e também septal (setas amarelas).
B. Incidência apical de duas câmaras: uma sequela inferior (aspectos fino e ecogênico) estável durante o teste (seta branca); uma isquemia anteroapical no pico (seta amarela).
Fonte: C. Chauvel, Cardiologie Pratique, nº 501, 1999.

Da mesma forma, é difícil interpretar a deterioração no estresse de um segmento adjacente a uma zona infartada:

- ou se trata de uma isquemia peri-infarto;
- ou a excursão do endocárdio normal está bloqueada, pois está fixada a um endocárdio imóvel.

Uma análise minuciosa do espessamento do miocárdio constitui a chave do problema. A imagem de *Strain/Strain Rate* pode ser útil nesses casos particulares.

No que se refere à quantificação das anomalias segmentares de contração, esta deve levar em conta a gravidade do acometimento miocárdico, o limite isquêmico e a extensão dos segmentos envolvidos.

Por fim, um aumento do volume telessistólico (VTS) ou uma diminuição da fração de ejeção (FE) do ventrículo esquerdo durante a EDS de esforço são provas de uma resposta isquêmica. Normalmente, observa-se sob esforço uma diminuição do VTS e um aumento da FE do VG. Além disso, outros elementos (perfil de enchimento do VG durante o estresse, as pressões arteriais pulmonares, agravamento de uma eventual fuga mitral) podem entrar no diagnóstico da cardiopatia isquêmica.

Casos de erro

As causas de erro potencial do diagnóstico de isquemia miocárdica se devem:

- à análise do segmento ventricular esquerdo inferobasal atrapalhada pelo músculo papilar posteromediano (principalmente hipertrofiado) e a incidência tangencial em corte apical;
- à má resolução lateral, que pode atrapalhar a análise da parede lateral;
- à análise do ápice, que possui, fisiologicamente, espessamento menor;
- a uma zona que contorna uma grande placa acinética que pode, falsamente, parecer assinérgica (falso positivo) e, inversamente, uma zona acinética muito localizada, causada pelo miocárdio sadio adjacente, que pode parecer normocinética (falso negativo).

Diagnóstico diferencial

Este diagnóstico envolve, principalmente:

- a assinergia localizada sem isquemia (miocardite, cardiomiopatias segmentares de origens diversas, síndrome de balonização apical, também chamada de Takotsubo);
- o dissincronismo de contração septal sem alteração do espessamento parietal (bloqueio de ramo esquerdo, eletroestimulação, síndrome de pré-excitação, sobrecarga ventricular direita).

Entretanto, nos pacientes portadores de marca-passo, a estimulação por meio do programador pode permitir o alcance da FMT e otimizar a interpretação do exame.

Diagnóstico topográfico da isquemia miocárdica

Em geral existe uma boa concordância relativa à topografia do acometimento segmentar entre os dados da ECG e os da ecocardiografia. Assim, é possível esquematizar a distribuição coronária em função das paredes ventriculares esquerdas vascularizadas (figura 4.5). De fato, a análise segmentar do VG na EDS permite obter as informações de ordem diagnóstica sobre a topografia do acometimento coronário do paciente.

Porém, essas informações devem ser interpretadas com prudência, pois:

- a distribuição coronária pode variar de um paciente para outro (dominância esquerda, direita ou equilibrada);
- existe uma ambiguidade de distribuição coronária para o segmento apical das paredes inferior e lateral que pode levar a erros de diagnóstico topográfico da lesão coronária.

Por fim, deve-se salientar que a EDS tem a capacidade de detectar uma estenose coronária superior a 50%, limite adotado pela maioria dos estudos. Ela é eficaz para detecção dos acometimentos triarterial e do tronco arterial, sendo que as lesões possuem uma implicação prognóstica negativa. Em compensação, o desempenho diagnóstico da EDS é limitado para a detecção das estenoses uniarteriais da coronária direita, da circunflexa e da IVA distal, com uma implicação clínica menor.

Fatores de gravidade da isquemia miocárdica

A gravidade da isquemia miocárdica deve ser avaliada durante a EDS no conjunto dos parâmetros analisados: grau e intervalo de aparecimento de assinergia, extensão das anomalias, escore numérico, dados quantitativos.

Na prática, adotamos como fatores de gravidade da isquemia miocárdica:

- um teste precocemente positivo;
- um escore de contratilidade elevado;
- uma positividade do teste em um território outro que o infartado (positividade heterozonal);
- uma diminuição dos índices da função sistólica do ventrículo esquerdo (fração de ejeção, débito cardíaco etc.).

A importância do escore numérico pode ser, porém, discutida para um determinado paciente, pois esse valor individual é uma média, às vezes, enganosa. Um segmento acinético pode ser compensado pela hipercinesia da parede oposta, sendo que o valor resultante não é diferente daquele de uma contração normal.

Entretanto, em mãos experientes, este método se revela confiável e reprodutível, muito útil na avaliação da isquemia miocárdica.

Implicações clínicas

A ecocardiografia de estresse oferece também possibilidades de avaliação terapêutica da isquemia miocárdica. De fato, o manejo do paciente depende sobretudo da extensão da isquemia diagnosticada na EDS.

Assim, em caso:

- de uma isquemia miocárdica limitada (um a dois segmentos ventriculares), o tratamento médico pode ser lícito em função do contexto clínico;
- de uma isquemia extensa (≥ quatro segmentos) e/ou precoce (< 90 watts ou 75% da FMT sob dobutamina), geralmente correspondente a lesões coronárias significativas, a prática de uma coronariografia é aceita;
- de uma anomalia ecocardiográfica da contração segmentar associada durante a EDS a uma anomalia de ECG (sobreintervalo ou subintervalo de ST > 2-3 mm), ou a uma queda tensional (> 20 mmHg para a pressão arterial sistólica) ou à dor anginosa típica, a hospitalização com vistas a uma coronariografia prevalece em geral.

Estudo da viabilidade miocárdica

A existência de uma disfunção miocárdica segmentar (hipocinesia ou acinesia) na ecocardiografia de repouso não permite prever o caráter definitivo ou não dessa assinergia. Algumas delas podem recuperar posteriormente uma função normal e representam, portanto, a presença de miocárdio viável com a "reserva contrátil".

Formas de viabilidade miocárdica

No plano fisiopatológico, opomos, esquematicamente, duas formas de viabilidade miocárdica: atordoamento e hibernação (figura 4.9).

Atordoamento miocárdico

Designa a alteração mais ou menos prolongada, mas espontaneamente reversível, da contratilidade apresentada pelo miocárdio quando recuperou uma perfusão normal após um episódio isquêmico agudo. Ocorre quando há infarto do miocárdio reperfundido precocemente.

Hibernação miocárdica

Traduz um território miocárdico continuamente hipoperfundido, cuja disfunção mecânica persistente não pode ser recuperada a não ser com uma intervenção de revascularização. Ocorre quando há disfunção ventricular esquerda crônica, posteriormente ao infarto agudo.

Essas duas formas de viabilidade miocárdica frequentemente são reveladas durante episódios transitórios ou prolongados de isquemia miocárdica. Na prática clínica, é importante reconhecer esses estados de disfunção miocárdica reversível, pois sua descoberta pode ajudar a propor uma indicação de revascularização.

Detecção da viabilidade miocárdica

A falta de espessamento parietal intervém a partir do momento em que a isquemia envolve mais de 20% da espessura miocárdica e não permite concluir sobre a

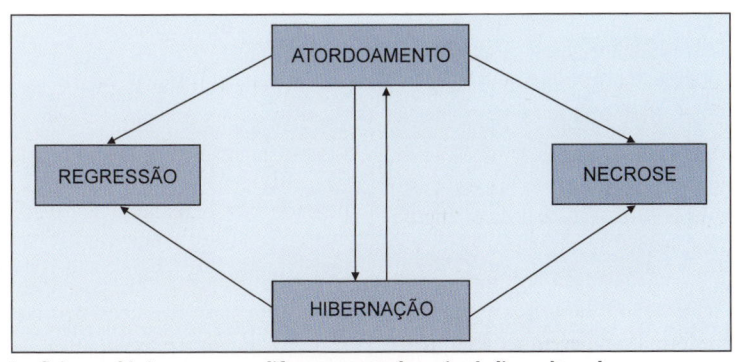

Figura 4.9. Relações fisiopatológicas entre os diferentes estados miocárdicos alterados.

ausência de viabilidade no exame de repouso. A viabilidade miocárdica pode ser afirmada na ecografia de estresse sob dobutamina.

Na verdade, existem vários tipos de resposta miocárdica à dobutamina no território do infarto (figura 4.10):

- ausência de modificação da cinética e do espessamento parietal (presença de uma cicatriz pós-infarto irreversível);
- melhora progressiva e sustentada da contratilidade com doses baixas e altas de dobutamina (estado de atordoamento);
- resposta bifásica ou "bimodal": melhora com doses baixas, degradação no mesmo território com doses mais altas (estado de hibernação);
- agravamento imediato da contração, a partir das doses baixas de dobutamina (resposta isquêmica).

A EDS sob dobutamina permite, assim, detectar dois fenômenos distintos após um infarto do miocárdio por meio de uma melhora sustentada da cinética na zona infartada (atordoamento) ou, mais ainda, por meio de uma resposta bifásica (hibernação).

A administração da dobutamina em dose baixa (15 μg/kg/min em média) permite "acordar" o miocárdio atordoado, demonstrando a reversibilidade da disfunção pós-isquêmica. As zonas sem nenhuma reserva contrátil correspondem, logicamente, aos segmentos definitivamente necrosados.

Na prática, após a aquisição das imagens no estado basal nas quatro incidências usuais, a dobutamina é perfundida em doses progressivas (5-10-15 μg/kg/min) em intervalos de 3 a 5 minutos. A aquisição das imagens normalmente é feita por meio de um baixo aumento da frequência cardíaca (10-15 batimentos por minuto). O critério principal de viabilidade miocárdica é a melhora da cinética segmentar sob baixas doses de dobutamina de, no mínimo, um grau em, pelo menos, dois segmentos assinérgicos adjacentes com relação ao estado basal. A continuação da EDS sob dobutamina com doses altaas permite diferenciar o estado miocárdico de hibernação do atordoamento. De fato, uma resposta bifásica (melhora do espessamento parietal com doses baixas, degradação com doses altas de dobutamina) seria característica do miocárdio hibernante, ao passo que uma melhora progressiva e sustentada da contratilidade segmentar com doses baixas e altas de dobutamina estaria a favor de um atordoamento.

Implicações clínicas

A EDS sob dobutamina permite predizer com uma boa confiabilidade a existência do miocárdio viável (com reserva contrátil) no pós-infarto e na disfunção ventricular esquerda crônica de origem isquêmica.

O reconhecimento dessa modalidade particular da isquemia miocárdica reversível é essencial antes de se tomar uma decisão de revascularização coronária. Entretanto, a zona viável deve envolver um número

Respostas	Repouso	Dose baixa	Dose alta	Viabilidade	Recuperação
Inalterada				+	+
Sustentada				+++	+
Bifásica				+++	+++
Agravamento				++	++

Figura 4.10. Quatro tipos de resposta miocárdica à dobutamina no território do infarto: inalterada, sustentada (estado de atordoamento), bifásica (estado de hibernação), agravamento.
Fonte: A. Hagège, Consensus cardio, nº 53, 2009.

mínimo de segmentos miocárdicos (quatro a seis) para uma expectativa de obter uma melhora após a revascularização.

No repouso, devem ser coletadas informações ecocardiográficas complementares:

- uma espessura parietal diastólica > 6 mm seria preditiva de recuperação da função miocárdica regional;
- uma espessura de parede < 6 mm com o aspecto hiperecogênico do miocárdio fala a favor de necrose miocárdica.

Miocárdio viável após infarto agudo

A EDS com baixas doses de dobutamina permite identificar o miocárdio atordoado no período imediato após o infarto do miocárdio e distingui-lo do miocárdio necrótico.

A importância de realizar a IDM no período imediato a um infarto reperfundido é duplo:

- especificar a extensão respectiva do miocárdio necrosado definitivamente e do miocárdio acinético, mas viável.

Esses dados possuem uma importância prognóstica evidente e podem servir para identificar os pacientes com alto risco de evolução para insuficiência cardíaca:

- orientar a escolha terapêutica, identificando os pacientes que podem se beneficiar mais:
  - de uma revascularização na presença de uma viabilidade associada a uma estenose residual grave;
  - de um tratamento médico na presença de um necrose extensa sem viabilidade.

A importância da ecodobutamina em doses baixas também foi demonstrada no pós-infarto recente, após trombólise. A melhora da cinética parietal observada sob dobutamina é, de fato, bem correlacionada à recuperação funcional posterior na ausência de estenose residual da artéria do infarto. Portanto, essa avaliação precoce do atordoamento miocárdico permite melhor avaliação do benefício das técnicas de reperfusão.

Miocárdio viável na disfunção ventricular esquerda crônica

A investigação de uma viabilidade ou de uma isquemia pela EDS adquire importância novamente na disfunção ventricular esquerda crônica de origem isquêmica.

De fato, a ecocardiografia sob dobutamina permite predizer:

- a reversibilidade da disfunção miocárdica isquêmica;
- a possibilidade da melhora da função ventricular esquerda global após revascularização.

A possibilidade de predizer a viabilidade de uma zona miocárdica cuja cinética está alterada, antes de um gesto de revascularização, é importante para propor a indicação de ponte de safena ou angioplastia coronária.

A rentabilidade da EDS também foi comprovada no diagnóstico da reestenose após angioplastia coronária e na investigação de isquemia após cirurgia coronariana.

Avaliação prognóstica da doença coronariana

A EDS permite estimar o risco de eventos cardíacos (infarto do miocárdio, insuficiência cardíaca, morte súbita etc.) em pacientes coronarianos ou com uma forte probabilidade de tê-los.

Foi demonstrada uma relação significativa entre uma resposta anormal da ecodobutamina nesses pacientes e a ocorrência de eventos cardíacos posteriores.

Em uma análise multivariada, uma assinergia surgida ou agravada sob dobutamina constitui o principal fator preditivo de eventos cardíacos.

Nesse contexto prognóstico, a EDS é útil para:

- isolar um subgrupo de paciente com alto risco de complicações cardíacas que merecem um acompanhamento e um tratamento adaptados (box 4.4);
- indicar a coronariografia em pacientes que apresentam dores torácicas, sabendo que, se o teste der negativo, o prognóstico é bom.

A medição dos volumes ventriculares esquerdos durante a ecocardiografia sob dobutamina também pode trazer informações de ordem prognóstica. Uma resposta anormal à dobutamina representada pela diminuição de menos de 20% do volume telediastólico e pelo aumento do volume telessistólico do VG permite identificar os pacientes com alto risco cardíaco.

> **BOX 4.4 — Indicadores da EDS com alto risco cardiovascular**
> - Acometimento segmentar estendido em repouso (≥ 4 segmentos)
> - Acometimento segmentar de repouso com isquemia residual
> - Acometimento multiarterial
> - Limiar isquêmico baixo
> - Fração de ejeção (FE) do VG < 40% em repouso
> - Resposta isquêmica estendida no estresse (≥ 4 segmentos)
> - Resposta isquêmica no estresse com diminuição da FE ou aumento do VTS do VG

Em suma, a EDS traz informações não apenas sobre a extensão e a topografia das lesões em caso de doença coronariana, mas também elementos de avaliação do prognóstico em complemento com os dados clínicos, biológicos, eletrocardiográficos e isotópicos.

Estratificação do risco cardiovascular no pré-operatório

A EDS permite uma avaliação do risco de eventos cardíacos (infarto do miocárdio, insuficiência cardíaca, morte súbita etc.) nos pacientes que forem se submeter a uma grande intervenção cirúrgica extracardíaca (cirurgias vascular e abdominal em especial), geralmente incapazes de realizar um teste de esforço.

Vários estudos confirmaram a importância da ecodobutamina nessa indicação. O ponto forte dessa técnica é, principalmente, seu alto valor preditivo negativo (95-100%), o que significa que um teste negativo é um excelente preditor do baixo risco de eventos cardíacos durante o período peroperatório. Em contrapartida, um resultado positivo indica apenas fracamente um evento cardíaco (valor preditivo positivo: 30-40%).

Uma análise multivariada confirmou a superioridade da ecodobutamina sobre o teste de esforço na previsão dos eventos cardíacos, especialmente nos pacientes sem antecedentes de infarto do miocárdio.

Em resumo, a EDS permite isolar um subgrupo de pacientes com alto risco de complicações cardiovasculares. Esses pacientes merecem um tratamento adaptado antes da cirurgia e um acompanhamento especial tanto no período peroperatório, quanto depois dele.

Estudo das valvopatias na EDS

O diagnóstico da doença coronariana é a principal indicação "histórica" da EDS. Entretanto, sua prática clínica expansiva permitiu ampliar as aplicações da ecocardiografia de estresse às patologias valvares: estenoses e regurgitações.

Estenose aórtica grave assintomática

Trata-se de pacientes que apresentam uma estenose aórtica grave ao eco-Doppler, mas, clinicamente, permanecem assintomáticos. O aparecimento de uma disfunção ventricular esquerda nesses pacientes altera desfavoravelmente o prognóstico.

O teste de esforço (de ECG ou ecocardiográfico) realizado nesses pacientes, considerado positivo (alteração de ECG, queda tensional, majoração do gradiente transtorácico sistólico médio mais de 18 mmHg com o esforço) prediz mau prognóstico.

É preciso salientar que mais de 40% das estenoses aórticas são "falsos assintomáticos". Esses pacientes desenvolvem, muito mais rapidamente, sintomas espontâneos. Um recurso à cirurgia valvar deve ser discutido nesses pacientes "falsos assintomáticos".

A ecocardiografia de esforço traz elementos complementares em um paciente assintomático portador de estenose aórtica grave. Ela permite detectar:

- uma elevação do gradiente transestenótico médio de mais de 18 mmHg durante o esforço, que tem um valor preditivo independente da ocorrência de eventos cardiovasculares durante um acompanhamento de 14 meses (figura 4.11).

A associação de gradiente médio de repouso de mais de 35 mmHg e de aumento do gradiente por esforço de mais de 20 mmHg multiplica por 10 o risco de eventos cardiovasculares.

- a ausência de melhora da fração de ejeção (FE) do VG com o esforço, que é um fator preditivo de eventos cardiovasculares em 12 meses;
- um baixo aumento tensional (< 20 mmHg) durante o esforço, que geralmente está associado à presença de uma fuga mitral e ao fraco aumento da FE do VG com o esforço;
- uma elevação marcada e precoce da razão Em/Ea com o esforço que pode acompanhar o surgimento de uma dispneia que comprova a alteração da função diastólica do VG com o esforço;

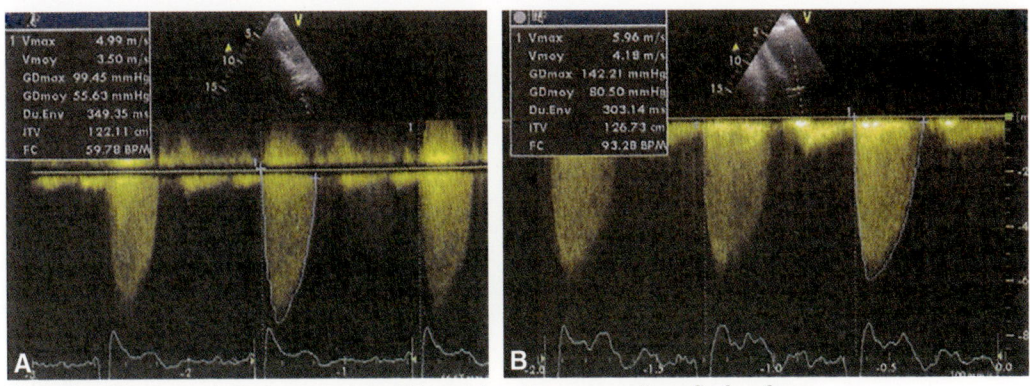

Figura 4.11. Estenose aórtica grave assintomática explorada em ecocardiografia de esforço.
Nota-se nítido aumento do gradiente transestenótico médio sob esforço (80 mmHg) (**B**) em relação ao gradiente de repouso (55 mmHg) (**A**).
Fonte: S. Maréchaux, op. cit.

- diminuição do *strain* longitudinal com o esforço na imagem de deformação, que significa alteração precoce da função sistólica longitudinal do VG com o esforço;
- baixo aumento com o esforço da onda sistólica S mitral no Doppler tecidual espectral (figura 4.12).

Por fim, uma capacidade funcional com o esforço < 90 watts é um sinal desfavorável nos pacientes ainda assintomáticos com uma estenose aórtica grave. A ecocardiografia de esforço também permite detectar eventual isquemia miocárdica associada à estenose aórtica. O diagnóstico do distúrbio significativo de cinética segmentar do VG durante o esforço justifica um manejo específico (cirurgia associando uma substituição valvar e uma revascularização coronária a ser discutida).

Enfim, é preciso destacar que a disfunção ventricular esquerda, mesmo que assintomática, é uma contraindicação ao teste de esforço em caso de estenose aórtica.

Estenose aórtica supostamente grave com baixo débito

Em caso de estenose aórtica (RA) supostamente grave (superfície aórtica < 1 cm^2 ou 0,6 cm^2/m^2) com dis-

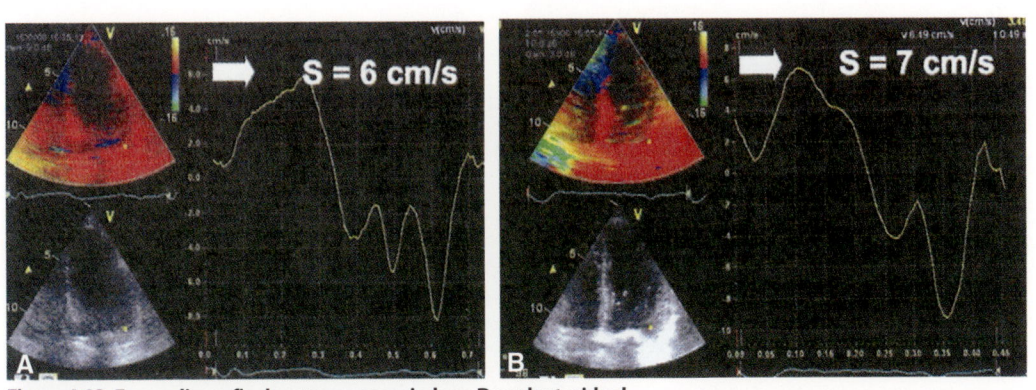

Figura 4.12. Ecocardiografia de estresse associada ao Doppler tecidual.
Nota-se pequeno aumento da velocidade da onda S do anel mitral no pico de esforço (7 cm/s) em relação ao repouso (6 cm/s), refletindo a ausência da reserva contrátil do VG.
Fonte: S. Maréchaux, op. cit.

função sistólica do VG (FE < 40% ou índice cardíaco < 3 L/min/m²) e baixo gradiente transvalvar (gradiente médio < 40 mmHg), a ecocardiografia de estresse sob baixas doses de dobutamina é útil na decisão cirúrgica. Ela auxilia na estratificação do risco operatório e permite avaliar a real gravidade do obstáculo aórtico. Na prática, inicia-se com a dose de dobutamina de 5 µg/kg/min, seguida de aumento de 2,5 µg/kg/min a cada dois minutos. Em geral, o teste é interrompido, quando a frequência cardíaca aumenta a mais de 10 batimentos/minuto.

Na verdade, três tipos de resposta hemodinâmica com a dobutamina são possíveis (tabela 4.2).

- Tipo I: o aumento paralelo do débito cardíaco e do gradiente transestenótico sem alteração da superfície aórtica avaliada pela equação de continuidade. Essa resposta reflete uma EA realmente grave com reserva contrátil inotrópica miocárdica (figura 4.13). O tratamento cirúrgico por substituição valvar é justificado neste caso. O risco operatório é aceitável com nítida melhora funcional após a cirurgia.

Deve-se notar que a reserva contrátil do VG é definida na ecocardiografia por aumento superior a 20% de VTI subaórtica sob dobutamina com relação ao valor inicial. Ela reflete o aumento do volume de ejeção sistólica ventricular esquerda.

- Tipo II: uma melhora do débito cardíaco sem aumento significativo do gradiente transvalvar. A superfície aórtica funcional aumenta sob o efeito do aumento do débito cardíaco ($\geq$ 1,2 cm²). Essa resposta permite desmascarar uma RA moderada, isto é, menos grave que no estado basal (RA "pseudograve"), associada à cardiomiopatia com outra origem. Entretanto, ela confirma a presença de uma reserva contrátil. O

Tabela 4.2. Três tipos de resposta hemodinâmica sob dobutamina em caso de RA em baixo débito

Tipo	Débito	Gradiente	Superfície	Reserva contrátil	Estenose
I	↑	↑	estável	presente	grave
II	↑	estável	↑	presente	moderada
III	estável	estável	estável	ausente	indefinida

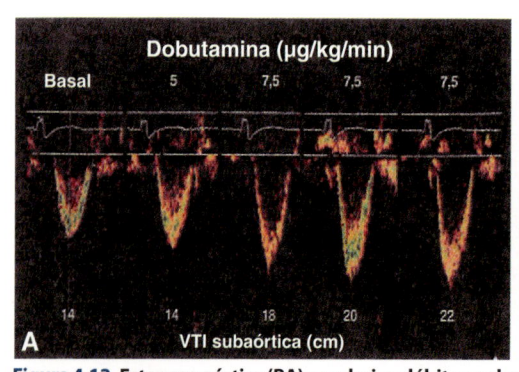

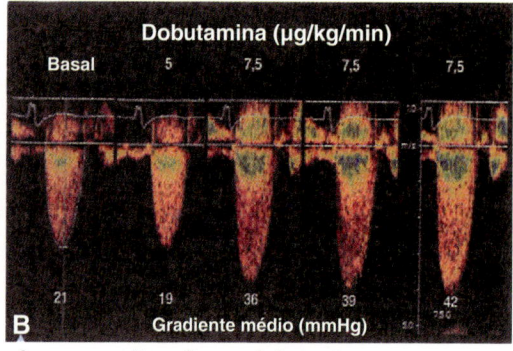

Figura 4.13. Estenose aórtica (RA) com baixo débito explorado na ecocardiografia com dobutamina.
A. Aumento significativo (> 20%) da VTI subaórtica sob 7,5 µg/kg/min de dobutamina (22 cm) em relação ao estado basal (14 cm), comprovando a presença de uma reserva contrátil.
B. Franco aumento do gradiente transtorácico médio com a mesma dose de dobutamina (42 mmHg) em relação ao estado basal (21 mmHg) sem alteração da superfície aórtica calculada (0,8 cm²).
Trata-se da RA "fixa", realmente grave com reserva contrátil (tipo I).
Fonte: J.-L. Monin, Échocardiographie, Daiichi-Sankyo, n° 8, 2007.

acompanhamento sob tratamento médico é obrigatório nessa situação. O prognóstico a médio prazo é, em geral, bom. Contudo, a ausência de melhora funcional com o tratamento médico deve fazer com que se rediscuta a indicação cirúrgica.

- Tipo III: nenhum aumento do débito cardíaco e do gradiente transvalvar. A superfície aórtica calculada permanece fixa. Essa resposta comprova a ausência de reserva contrátil. Neste caso, é impossível decidir sobre o caráter grave da estenose aórtica. A conduta terapêutica é mal definida, e o prognóstico é, na maioria das vezes, ruim a médio prazo. Deve ser discutido caso a caso.

Estudos prospectivos são necessários para ajudar a selecionar os pacientes que poderão se beneficiar, efetivamente, de uma substituição valvar aórtica por via percutânea, procedimento que é menos invasivo com relação à substituição aórtica cirúrgica clássica.

Estenose mitral (RM) pouco grave sintomática/grave assintomática

Trata-se de pacientes sintomáticos com estenose mitral moderada, ou assintomática, com estenose grave. Essa discordância justifica a prática da ecocardiografia de esforço para avaliar o significado funcional da RM. Analisa-se a evolução do gradiente transmitral e as pressões pulmonares durante o esforço.

Os critérios de repercussão hemodinâmica da RM na ecocardiografia de esforço são:

- aumento do gradiente médio de mais de 15 mmHg no pico do esforço (ou duplicação do valor de repouso);
- aumento da pressão arterial pulmonar (HTAP) sistólica de mais de 60 mmHg no pico do esforço.

Os resultados da ecocardiografia de esforço influenciam, consideravelmente, o manejo terapêutico desses pacientes em especial.

Insuficiência mitral (IM) orgânica importante assintomática

Trata-se de pacientes assintomáticos com uma IM orgânica considerada importante. Para esses pacientes, a ecocardiografia de esforço apresenta uma importância indiscutível. Ela permite avaliar a verdadeira tolerância hemodinâmica da IM. Os sinais clínicos (aparecimento de dispneia) e ecocardiográficos da disfunção sistólica do VG com o esforço (diminuição da fração de ejeção e do volume de ejeção sistólica, surgimento de uma HTAP) comprovam a má tolerância funcional da IM.

O aumento das pressões pulmonares com o esforço está ligado principalmente ao aumento da gravidade da IM. Uma pressão pulmonar sistólica > 60 mmHg com o esforço é um fator preditivo independentemente do surgimento dos sintomas.

Embora a indicação cirúrgica seja indiscutível entre os pacientes portadores de uma IM grave sintomática, ela é recomendada entre os pacientes assintomáticos, quando aparecem sinais de má tolerância ventricular esquerda (dilatação do VG, fibrilação atrial, HTAP). A disfunção sistólica ventricular esquerda pré-operatória latente é mais bem avaliada pela ausência de reserva contrátil entre os portadores de uma IM orgânica severa assintomática.

Esta ausência de reserva contrátil com o esforço se manifesta na ecografia por:

- uma diminuição da onda S miocárdica no Doppler tecidual no repouso e no pico de esforço, refletindo a alteração da função sistólica do VG;
- uma redução do *strain* longitudinal global do VG no repouso e no esforço, o que comprova uma disfunção sistólica inicial ou latente ventricular esquerda;
- um pequeno aumento (< 5%) ou uma diminuição da fração de ejeção do VG com o esforço.

Esses dados ecocardiográficos obtidos durante o esforço permitem:

- descobrir os pacientes falsamente assintomáticos, que têm uma tolerância ao esforço reduzido, apesar da ausência de sintomas declarados;
- orientar o médico na escolha do melhor tratamento cirúrgico para o paciente assintomático.

Insuficiência mitral (IM) isquêmica

A insuficiência mitral isquêmica é uma fuga funcional restritiva dinâmica ligada às consequências da doença coronariana no ventrículo esquerdo. Ela possui importante valor prognóstico nas cardiopatias isquêmicas e, mais particularmente, após um infarto do miocárdio.

O caráter dinâmico de certas insuficiências mitrais como isquêmicas pode ser demonstrado pela ecocardiografia de esforço. Durante o esforço, é possível, durante o mesmo exame, investigar uma eventual alteração da contratilidade segmentar e uma evolução da gravidade da regurgitação mitral.

De fato, a regurgitação pode diminuir sob esforço ou, ao contrário, aumentar de maneira importante. A demonstração dessas fugas mitrais dinâmicas é melhor por esforço do que durante a ecocardiografia de estresse sob dobutamina. O teste com a dobutamina diminui a gravidade de muitas regurgitações dinâmicas por meio da diminuição da pós-carga.

A ecocardiografia de esforço é o método mais fisiológico para revelar o caráter dinâmico de uma IM funcional (figura 4.14).

Os valores-limite que definem uma IM isquêmica severa são:

- superfície do orifício regurgitante (SOR) > 20 mm^2 no repouso e aumentado em 13 mm^2 sob esforço;
- volume de regurgitação (VR) > 30 mL;
- pressão arterial pulmonar (PAP) sistólica > 60 mmHg sob esforço.

A SOR, calculada pelo método de PISA, e o VR são obtidos durante o esforço com uma excelente reprodutibilidade. O aumento da SOR sob esforço depende, sobretudo, do agravamento da deformação do aparelho valvar mitral e da remodelagem regional basal do VG. Esse aumento da SOR geralmente é acompanhado por uma elevação da pressão sistólica arterial pulmonar.

O aumento da gravidade da IM também está correlacionada a um pequeno aumento ou com uma queda do volume ejetado durante o esforço. A queda do débito cardíaco sob esforço está inversamente correlacionada com o aumento da dispersão ventricular, que causa a dessincronização ventricular.

Por fim, o aumento da IM sob esforço com elevação da SOR (> 13 mm^2) estaria correlacionado com o surgimento da insuficiência cardíaca, do edema pulmonar e da diminuição da taxa de sobrevida.

Insuficiência mitral (IM) orgânica por prolapso da valva mitral

Assim como a IM isquêmica, a IM orgânica por prolapso mitral também pode ser dinâmica em mais de 30% dos casos.

A ecocardiografia de esforço pode ser útil no diagnóstico de uma IM relacionado com prolapso valvar. Ela permite:

- descobrir, durante o esforço, uma IM ausente no repouso;
- demonstrar um aumento ou uma diminuição da fuga mitral sob esforço. Um aumento da SOR sob esforço (> 10 mm^2) e do volume regurgitado (> 15 mL) está associado a uma diminuição da sobrevida sem sintoma dos pacientes.

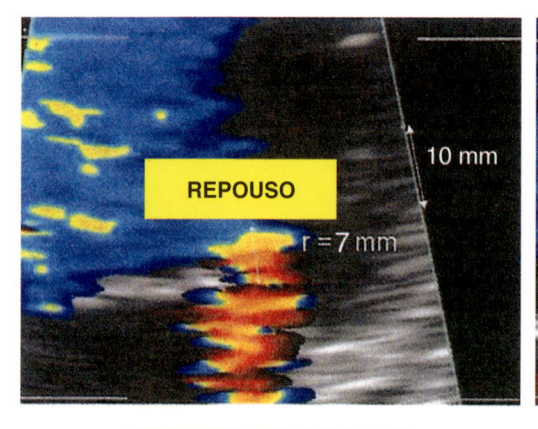

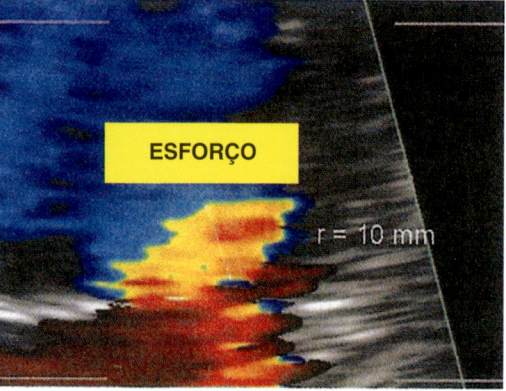

Figura 4.14. Insuficiência mitral isquêmica grave descoberta em ecocardiografia de esforço.
A superfície do orifício regurgitante (SOR) igual a 23 mm^2 no repouso passa para 46 mm^2 sob esforço (aumento > 13 mm^2).
Fonte: B. Gallet, ÉchoCardiographie, Sankyo. Pharma France, n° 4, 2006.

Insuficiência aórtica importante assintomática

A insuficiência aórtica crônica é considerada importante na ecocardiografia com Doppler, mas, se for assintomática, justifica a ecocardiografia de esforço. O aparecimento dos sinais de disfunção sistólica do ventrículo esquerdo sob esforço (diminuição da fração de ejeção e do volume de ejeção sistólica) confirma a má tolerância hemodinâmica da regurgitação aórtica, exigindo um manejo adequado.

Estudo da cardiomiopatia hipertrófica na EDS

A cardiomiopatia hipertrófica (CMH) constitui uma causa potencial da obstrução da ejeção ventricular esquerda. Essa obstrução dinâmica pode ser permanente (em apenas 25% dos casos), lábil (gradiente de pressão intra-VG variável no tempo) ou latente. Pode ser provocada pelos seguintes testes:

- manobra de Valsalva;
- testes farmacodinâmicos (Nitroglicerina, isoproterenol, nitrito de amilo);
- ecocardiografia de estresse.

Esses testes de provocação permitem desmascarar a obstrução dinâmica intra-VG ausente ou baixa no estado basal, isto é, no repouso. Um gradiente intraventricular esquerdo máximo superior a 30 mmHg comprova uma obstrução significativa.

A ecocardiografia de esforço é particularmente útil na detecção da obstrução dinâmica intra-VG, que é um fator de risco determinante da evolução da CMH. Na verdade, 30 a 60% das CMHs sem gradiente ou com gradiente baixo no estado basal possuem um gradiente intra-VG grave sob esforço (gradiente máximo > 50 mmHg) com risco aumentado de dilatação atrial esquerda e de regurgitação mitral e, portanto, da fibrilação atrial.

Na prática, a ecocardiografia de esforço será iniciada com uma carga moderada (30-50 watts durante 3 minutos) com incremento médio de 10 watts/min, acompanhado de patamares de 10 a 20 watts/min. Porém, a obstrução dinâmica intra-VG pode ocorrer durante o esforço, mas também pode aparecer ou atingir seu pico na recuperação precoce.

Além do registro de um gradiente de obstrução intra-VG, a ecocardiografia de esforço permite:

- acompanhar a tolerância hemodinâmica da obstrução sob esforço (aparecimento dos sintomas: dores anginosas, dispneia e alteração de ECG sob esforço);
- monitoramento sob esforço da fração de ejeção do VG;
- a detecção ou agravamento da regurgitação mitral sob esforço;
- a avaliação das pressões pulmonares, que podem aumentar sob esforço;
- rastrear uma disfunção diastólica precoce ou uma disfunção sistólica regional.

Os parâmetros preditivos de eventos cardiovasculares entre os portadores de CMH são:

- pequena capacidade ao esforço (< 90 watts);
- pequena elevação (< 20 mmHg) ou até mesmo diminuição da pressão arterial ao esforço;
- aumento do gradiente intra-VG médio (> 18 mmHg) ao esforço. Esse gradiente possui um valor muito mais negativo quando é alto (> 4 m/s), e o paciente é sintomático.

Por fim, a ecocardiografia de esforço, ao complementar o exame de ressonância magnética, tem um valor terapêutico que permite a adaptação do tratamento da CMH (alcoolização septal, miectomia, implante de desfibrilador).

Estudo da cardiomiopatia dilatada na EDS

A ecocardiografia de estresse, sob dose baixa e alta de dobutamina, pode ser aplicada nos pacientes portadores de cardiomiopatia congestiva. Sua importância foi demonstrada:

- com dose baixa de dobutamina na investigação de reserva contrátil.

A presença de reserva contrátil prediz uma resposta favorável aos betabloqueadores e está associada à menor incidência de óbito de origem cardíaca e transplante:

- com dose alta de dobutamina com objetivo prognóstico. De fato, existe um futuro melhor para os pacientes com uma boa resposta inotrópica ao estresse.

Estudo da disfunção diastólica do ventrículo esquerdo na EDS

A disfunção diastólica do ventrículo esquerdo (VG) resulta do aumento das pressões de enchimento do VG. A análise precisa do enchimento ventricular permite diagnosticar uma insuficiência cardíaca diastólica que pode ser pura, com uma fração de ejeção do VG preservada, ou associada a uma disfunção sistólica do VG.

A ecocardiografia de repouso com Doppler permite detectar a disfunção diastólica do VG e avaliar as pressões de enchimento do VG a partir de vários critérios bem definidos.

O uso dos índices de eco-Doppler chamados "combinados" (Em/Vp, Em/Ea) é particularmente interessante por estimar as pressões de enchimento ventricular. No entanto, essa estimativa pode ser difícil entre os pacientes ditos "intermediários", cujas razões estão numa "zona cinzenta" (Em/Vp entre 1,5 e 2,5, Em/Ea entre 8 e 15). Nesses pacientes, que, contudo, são numerosos, convém amparar-se com outros parâmetros: clínicos (sintomatologia), biológicos (BNP) e ecocardiográficos (cardiopatia subjacente, função ventricular esquerda/direita, tamanho e função do OG, pressões arteriais pulmonares etc.). Nos casos difíceis, em que a ecocardiografia de repouso e a abordagem clínica não permitem entender a sintomatologia funcional de um paciente (principalmente a dispneia), é necessário saber recorrer à ecocardiografia de esforço. Ela permite provar a existência de uma disfunção diastólica do ventrículo esquerdo, desmascarando uma elevação das pressões de enchimento sob esforço, que se manifesta, sobretudo, por um aumento anormal da razão Em/Ea (> 13) sob esforço.

Seleção dos pacientes com resposta à ressincronização cardíaca

Vários estudos sugerem que a função contrátil residual desempenha um papel importante na resposta à ressincronização intraventricular esquerda e na remodelagem "reversa" do VG. Um aumento de mais de 25% da fração de ejeção do VG com dose baixa de dobutamina seria um fator preditivo independente de bom prognóstico e de remodelagem após ressincronização. Além disso, o grau do pico de *septal flash* (movimento anormal do septo durante a fase de contração isovolumétrica do VG que reflete um dissincronismo induzido pelo bloqueio do ramo esquerdo) durante a perfusão de dobutamina está relacionado com a extensão da remodelagem reversa.

Assim, baixas doses de dobutamina aumentam e/ou desmascaram o dissincronismo intraventricular esquerdo ligado ao bloqueio de ramo esquerdo e permitem identificar os pacientes que, potencialmente, responderão à ressincronização. A ecocardiografia de estresse é, portanto, uma técnica complementar que deve se integrar a uma abordagem multiparamétrica do dissincronismo cardíaco.

Detecção da isquemia ventricular direita

A EDS (sob dobutamina ou com esforço) permite detectar problemas da contratilidade das paredes ventriculares direitas. Entretanto, deve-se destacar a dificuldade metodológica para acompanhar a função ventricular direita durante o estresse de maneira precisa e reprodutível. A EDS também pode ser útil na detecção das estenoses proximais da artéria coronária direita.

Rastreamento do acometimento coronariano do transplante cardíaco em EDS

O diagnóstico de doença coronariana do órgão pós-transplante cardíaco continua sendo um problema difícil, pois todos os métodos de investigação atuais são relativamente imperfeitos. A importância benéfica da EDS nessa indicação foi comprovada.

De fato, a EDS sob dobutamina contribui bastante para o diagnóstico do acometimento coronariano do transplante cardíaco. Ela também é um bom preditor do risco de complicações cardiovasculares posteriores.

Rastreamento do acometimento coronariano entre os candidatos ao transplante de rins

As cardiopatias isquêmicas são causa frequente de óbito entre os pacientes com insuficiência renal crônica que precisam de um transplante renal. A EDS sob dobutamina permite detectar, com boa sensibilidade, as lesões coronarianas geralmente assintomáticas nesses pacientes dialisados à espera de transplante. Além disso, o teste negativo permite predizer baixo risco de complicações cardiovasculares no peroperatório.

Detecção da toxicidade da quimioterapia na EDS

Os resultados de vários estudos mostraram que o espessamento parietal do VG durante a infusão de baixas doses de dobutamina (5-10 µg/kg/min) estava diminuído entre os pacientes tratados com doses elevadas de antraciclinas.

A importância da EDS nessa indicação parece promissora. De fato, a EDS será capaz de descobrir precocemente a alteração da função miocárdica causada à cardiotoxicidade da quimioterapia.

Estudo da doença de Kawasaki na EDS

A EDS sob dobutamina permite detectar lesões coronarianas significativas nas crianças acometidas pela doença de Kawasaki.

Estudo da fisiologia coronariana na EDS

A EDS sob dobutamina permite, também, estudar indiretamente a microcirculação coronariana (variações do fluxo miocárdico, reserva e resistências coronarianas). Essa aplicação da EDS é muito interessante para compreender a fisiopatologia coronariana.

Perspectivas da EDS

O estudo da cinética ventricular na EDS necessita de uma grande experiência do examinador e perfeita precisão na interpretação objetiva e homogênea do exame. Um novo eixo da pesquisa consiste em encontrar parâmetros de cinética miocárdica facilmente quantificáveis para permitir melhor reprodutibilidade e melhor precisão diagnóstica na EDS. Para alcançar esse objetivo, novas técnicas ecocardiográficas associadas à EDS atualmente são propostas:

- a ecocardiografia de contraste miocárdico (ECM), que permite especificar melhor os contornos endocárdicos durante a EDS e, além disso, analisar a perfusão miocárdica (figura 4.15);

- o exame de imagem do *strain* miocárdico, técnica em expansão, perfeitamente adaptada ao estudo do miocárdio sob estresse físico ou farmacológico (figura 4.16);

Ela é promissora para avaliar a reserva contrátil ventricular sob dobutamina:

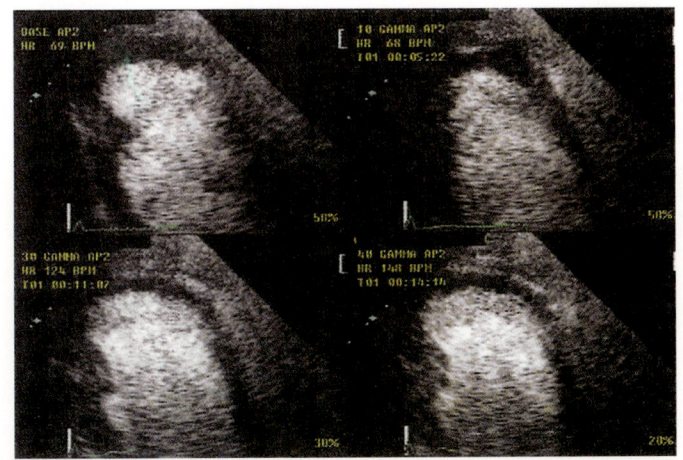

Figura 4.15. Ecocardiografia de estresse com dobutamina associada a uma injeção de contraste intracavitário que permite uma análise segmentar mais precisa do ventrículo esquerdo, em todas as etapas do estresse, graças à melhor visualização dos contornos endocárdicos.
Fonte: M. Peltier, Cardiomax, nº 11, 2004.

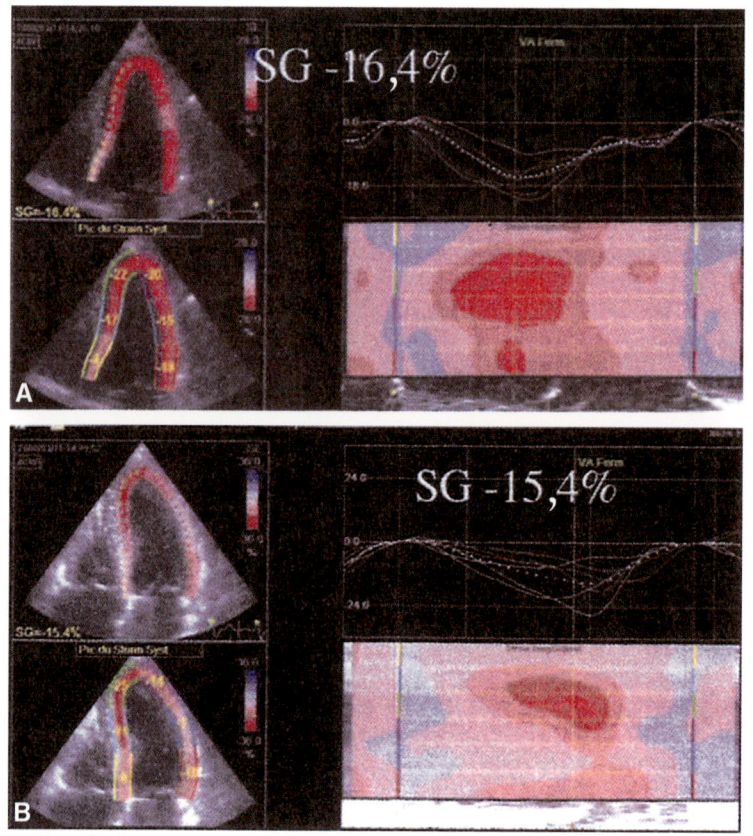

Figura 4.16. Ecocardiografia de estresse associada ao exame de imagem de *Strain*.
Nota-se uma diminuição do *strain* longitudinal global (SG) sob esforço (-15,4%) em relação ao repouso (-16,4%), apresentando uma resposta do VG anormal no exercício.
Fonte: S. Maréchaux, Cardiologie Pratique, nº 999, 2012.

- o Doppler tecidual, técnica de Doppler que mede as pequenas velocidades produzidas na parede ventricular, que refletem a função do miocárdio (figura 4.17);
- Color Kinesis, técnica que permite estudar os deslocamentos do endocárdio ventricular durante o ciclo cardíaco, ajudando na análise da cinética segmentar.

Entretanto, somente duas técnicas associadas à EDS, a ecocardiografia de contraste e o exame de imagem do *strain* miocárdico, fornecem verdadeira contribuição complementar para melhorar significativamente os desempenhos diagnósticos da ecocardiografia de estresse.

O outro eixo de pesquisa em EDS consiste em um desenvolvimento de novos agentes farmacológicos de estresse, mais eficazes e mais bem tolerados.

Por fim, a ecocardiografia 3D permite adquirir e visualizar todos os segmentos ventriculares em um mesmo ciclo cardíaco, o que poderia ser uma ferramenta no futuro da EDS.

Conclusões

A ecocardiografia de estresse (EDS) se tornou atualmente uma exploração funcional e total. Os progressos tecnológicos e de informática permitiram aumentar a confiabilidade do exame e facilitar a sua difusão. As duas modalidades usadas com mais frequência são a ecocardiografia de esforço e a ecocardiografia com dobutamina.

A ecocardiografia de esforço é um exame fisiológico que associa as vantagens da prova de esforço convencional e uma ecocardiografia realizada durante o esforço.

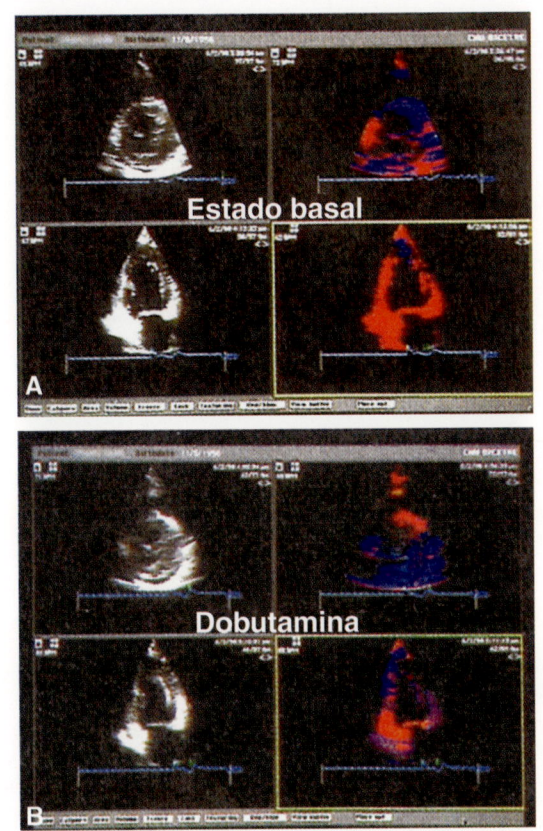

Figura 4.17. Estudo da cardiopatia isquêmica por Doppler tecidual colorido 2D durante a ecocardiografia de estresse.
A. No estado basal. **B.** Sob dobutamina.
A DTI permite examinar a falha de contração regional independentemente da translação cardíaca pelo movimento parietal em sentido oposto e uma eventual "retomada de cor" em um território viável.
Fonte: C. Veyrat, Imagerie Médicale-Cœur.

A ecocardiografia de estresse tem vários objetivos:

- melhorar o desempenho diagnóstico do teste de esforço com avaliação eletrocardiográfica, aumentando a sua sensibilidade e precisando a topografia e a gravidade da isquemia miocárdica;
- detectar a presença de viabilidade miocárdica tanto no pós-infarto como na presença de uma disfunção ventricular esquerda crônica;
- avaliar o prognóstico da doença coronariana, hierarquizando os riscos dos pacientes com alto potencial isquêmico;
- analisar repercussões funcional e hemodinâmica de certas valvopatias e cardiomiopatias que podem ser corrigidas.

Os progressos tecnológicos no campo da ultrassonografia, da digitalização e do tratamento das imagens ecocardiográficas permitirão, sem dúvida, refinar ainda mais a técnica da ecocardiografia de estresse no futuro.

Bibliografia

Abergel E, Chauvel C. Évaluation de l'ischemie myocardique par l'échographie de stress. Réalités Cardiologiques 2012;283:16–23.

Afridi I, Kleiman NS, Reizner AE, *et al.* Dobutamine echocardiography in myocardial hibernation. Circulation 1995;91:663–70.

Atenhofer CH, Pellikka PA, Oh JK, *et al.* Comparison of ischemic response during exercice and dobutamine echocardiography in patients with left main coronary artery disease. J Am Coll Cardiol 1996;27:1171–7.

Chauvel C. Évaluer une sténose aortique à l'effort. Échocardiographie 2011;25:13–5.

Chauvel C. Échocardiographie d'effort: realisation pratique. Écho Cardiographie 2009;19:8–11.

Cigarroa CG, DeFilippi CR, Brickner E, *et al.* Dobutamine stress echocardiography identifies hibernating myocardium and predicts recovery of left ventricular function after coronary revascularization. Circulation 1993;88:430–6.

Cohen A, Chauvel C, Benhalima B, Blanchard B. Complication of dobutamine stress echocardiography. Lancet 1995;345:201–2.

Cohen A, Chauvel Ch, Benhalima B, Desert I. Échocardiographie de stress. Estem; 1996.

Cohen A, Ederhy S, Meuleman C, coll Échocardiographie de stress. In imagerie du cœur et des artères coronaires. Ed. Paris: Vignaux Médecine-Sciences. Flammarion; 2008. p. 11–21.

Dagianti A, Penco M, Agati L, et al. Stress echocardiography: comparison and predicting the extent of coronary artery disease. J Am Coll Cardiol 1995;26:18–25.

DeFilippi CR, Willett DW, Brickner E, et al. Usefulness of Dobutamine echocardiography in distinguishing severe from nonsevere valvular aortic stenosis in patients with depressed left ventricular function and low transvalvular gradients. Am J Cardiol 1995;75:2863–8.

Dilsizian V, Bonow RO. Current diagnostic techniques of assessing myocardial viability in patients with hibernating and stunned myocardium. Circulation 1997;87:1–20.

Drinko JK, Nash PL, Lever HM, et al. Safety of stress testing in patients with hypertrophic cardiomyopathy. Am J Cardiol 2004;93:1443–4.

Feigenbaum H. Exercise echocardiography. J Am Soc Echocardiogr 1988;1:161–6.

Fine NH, Pellikka PA. Stress echocardiography for the detection and assessment of coronary artery disease. J Nucl Cardiol 2011;18:501–15.

Fleischmann KE, Hunink MGW, Kuntz KM, et al. Exercice echocardiography or exercice SPECT imaging? JAMA 1998;280:913–20.

Geleijne M, Fioretti P, Roeland JR. Methodology, feasibility, safety and accuracy of dobutamine stress echocardiography. J Am Coll Cardiol 1997;30:595–606.

Hagège A. Quels coronariens à fraction d'éjection ventriculaire gauche altérée revasculariser? Consensus Cardio 2009;53:8–10.

Klimczak Ch. Échocardiographiedestress. Masson; 1997.

Lancellotti P, Hoffer EP, Prirard LA. Detection and clinical usefulness of a biphasis response during exercice echocardiography early after myocardal infraction. J Am Coll Cardiol 2003;41:1142–7.

Le Tourneau T. Échocardiographie d'effort et cardiomyopathie hypertrophique. L'Écho de la Filiale 2001;26:33–5.

Lliceto S, Galiuto L, Marangelli V, et al. Clinical use of stress echocardiography: factors affecting diagnostic accuracy. Eur Heart J 1994;15:672–80.

Mac Neill AJ, Floretti PM, El Said EM, et al. Dobutamine stress echocardiography before and after coronary angioplasty. Am J Cardiol 1992;69:740–5.

Markcovitz PA, Armstrong NF. Accuracy of dobutamine stress echocardiography in detecting coronary artery disease. Am J Cardiol 1992;69:1269–73.

Marwick TH, Nemec JJ, Pashkow FJ, et al. Accuracy and limitations of exercise echocardiography in a routine clinical setting. J Am Coll Cardiol 1992;19:74–81.

Marwick TH, Willemart B, D'hondt A, et al. Selection of the optimal nonexercice stress for the evaluation of ischemic regional myocardial dysfunction and malperfusion. Circulation 1992;87:345–54.

Marwick TH. Application of stress echocardiography to the evaluation of non-coronary heart disease. Eur J Echocardiogr 2000;1:171–9.

Mermet P. Échocardiographie de stress. Guide Lipha d'Explorations Cardiaques. Collection Sciences Médicales. Lipha Santé; 2000.

Monin J-L. Rétrécissement aortique avec bas débit cardiaque: place de l'echographie dobutamine. Echo Cardiographie 2007;8:11–3.

Monin J-L. Faire le diagnostic d'ischémie en échographie de stress. Écho Cardiographie 2011;26:12–4.

Monin J-L. Détection de l'ischémie myocardique. Écho Cardiographie 2006;4:9–11.

Mozeika PK, Nadazdin A, Oakley CH. Stress Doppler echocardiography using dobutamine in coronary patients with an without ischemic induction. Eur Heart J 1992;13:1020–7.

Pellikka PA. Stress echocardiography in the evaluation of chest pain and accuracy in the diagnosis of coronary artery disease. Progr Cardiovasc Dis 1997;39:523–32.

Pellikka PA, Naguch SF, Elhendy AA, et al. American Society of Echocardiography recommendations for performance, interpretation and application of stress echocardiography. J Am Echocardiogr 2007;20:1021–41.

Peteiro J, Bouzas-Mosquera A. Peak treadmill exercice echocardiography. Rev Recent Clin Ytials 2010;5:94–102.

Picano E, Lattanzi F, Orlandini A, et al. Stress echocardiography and the human factor: the importance of being expert. J Am Coll Cardiol 1991;17:666–9.

Pierard LA, Delandshe Re CM, Berthe C, et al. Identification of viable myocardium by echocardiography during dobutamine infusion in patients with myocardial infarction after thrombolytic therapy: comparisonwithpositronemissiontomography. J Am Coll Cardiol 1990;15:1026–31.

Pierard LA. Echocardiographic monitoring throughout exercice. Better than the post-treadmill approach? J Am Coll Cardiol 2007;50:1857–63.

Pellikka PA, Naguen SF, Elhendy AA, et al. American Society of Echocardiography recommendations for performance, interpretation and application of stress echocardiography. J Am Soc Echocardiogr 2007;20:1021–41.

Poldermans D, Fioretti PM, Forster T, et al. Dobutamine stress echocardiography for assessment of perioperative cardiac risk in patients undergoing major vascular surgery. Circulation 1993;87:1506–12.

Plonska E, et al. Echokaroliografia obciqzeniowa. Stres Echo. ALMAMEDIA; 2004.

Ryan T, Segar DS, Sawanda SG, et al. Detection of coronary artery disease using upright bicycle exercice echocardiography. J Am Soc Echocardio 1993;6:186–92.

Salustri A, Fioretti PM, Pozzoli MMA, et al. Dobutamine stress echocardiography: its role in the diagnosis of coronary artery disease. Eur Heart J 1992;13:70–7.

Sicari R, Nihoyannopoulos P, Evangeliste A, et al. Stress echocardiography expert consensus statement: European Association of Echocardiography. Eur J Echocardiogr 2008;9:415–37.

Sicari R, Nihoyannopoulos P, Evangeliste A, et al. European Association of Echocardiography. Stress Echocardiography Expert Consensus Statement. Executive Summary:

European Association of Echocardiography (EAE) (a registre branch of the ESC). Eur Heart J 2009;30:238–89.

Szymanski C, Lancellotti P, Magne J, Pierard L. Évaluation à l'effort des fuites mitrales. Consensus Cardio 2011;69:10–3.

Williams MJ, Odabashian J, Lauer MS, et al. Prognostic value of dobutamine echocardiography in patients with left ventricular dysfunction. J Am Coll Cardiol 1995;27:132–9.

Yao SS, Qureshi E, Scherrid MW, et al. Pratical aplications in stress echocardiography: risk stratification and prognosis in patients with known or suspected coronary artery disease. J Am Coll Cardiol 2003;42:1084–90.

Easy Stress: http://www.ecogito.be/product.html

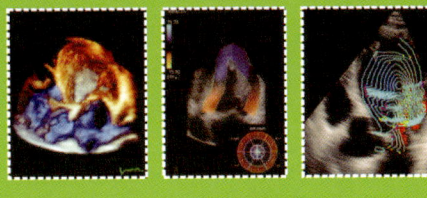

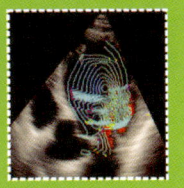

Parte II

Técnicas novas

Imagem harmônica

CAPÍTULO **5**

Introdução

Com as aparelhagens de ultrassom convencionais, os ultrassons refletidos são analisados em uma faixa de frequência próxima da frequência de emissão. O uso do princípio da harmônica implica o tratamento seletivo do sinal refletido a fim de mostrar apenas o sinal da segunda harmônica, suprimindo a frequência de base (fundamental).

A imagem da segunda harmônica permite aumentar o sinal proveniente dos tecidos e melhorar, nitidamente, a razão sinal/ruído.

A melhora da qualidade da imagem nos pacientes pouco ecogênicos é tanta que, nessas situações, a imagem harmônica ultrapassou o exame em frequência fundamental.

Na prática, essa técnica permite, sobretudo, nítida melhoria da qualidade da imagem do miocárdio e melhor definição do endocárdio.

Metodologia

Bases físicas

Na ecocardiografia, a natureza das camadas de tecido superficiais (gorduras, costelas, pulmões) condiciona bastante a qualidade da imagem ecográfica obtida. As primeiras estruturas teciduais encontradas pelo feixe ultrassonográfico são aquelas que refletirão, difundirão e difratarão ao máximo o sinal do ultrassom.

Na verdade, os tecidos cardiotorácicos constituem um meio de propagação dos ultrassons não linear. Isto significa que o sinal refletido por essas estruturas compreende frequências que não existiam no começo da emissão. Assim, a onda ultrassonográfica puramente sinusoidal na origem – portanto, composta por apenas uma frequência – sofrerá alterações progressivas no decorrer de sua propagação. Ela se deforma aos poucos durante sua progressão. Essa distorção do sinal ultrassonográfico por meio de um tecido não linear produz um sinal ondular complexo na recepção (figura 5.1).

Esses fenômenos geram um ruído de fundo importante e aleatório, representado por um "véu" repartido mais ou menos na totalidade da imagem e que é composto principalmente pela frequência fundamental. A imagem harmônica permite eliminar grande parte desse ruído.

O princípio da imagem harmônica está com base no uso dos sinais harmônicos que se formam durante a fase de emissão, na propagação dos ultrassons através dos tecidos.

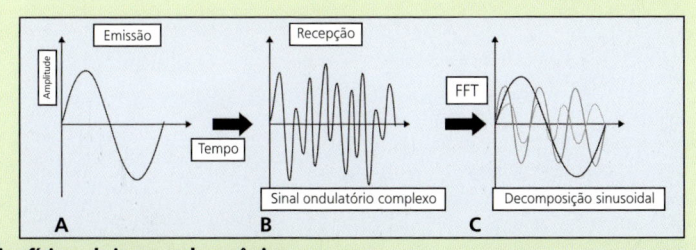

Figura 5.1. Princípios físicos da imagem harmônica.
A. Sinal de ultrassom na emissão. **B.** Distorção do sinal de ultrassom através de um tecido não linear. **C.** Decomposição do sinal ondulatório em sinusoides harmônicas pela Transformação de Fourier (FFT).

A decomposição do sinal ondular complexo em sinusoides harmônicas é tecnicamente possível em razão da Transformação de Fourier (figura 5.1).

Se decompormos o sinal deformado, vemos aparecer frequências ausentes na origem. No modo harmônico, apenas o sinal harmônico é utilizado, sendo o sinal fundamental eliminado por filtragem na recepção.

Tecnologia harmônica

O mecanismo de produção da imagem harmônica compreende:

- a seleção no nível do formador dos feixes de ultrassons, de uma frequência de emissão baixa (geralmente 1,8 ou 2 MHz);
- a obtenção de uma frequência de recepção que seja o dobro (3,6 ou 4 MHz) da frequência de emissão de base (a dupla harmônica).

De fato, uma imagem ecocardiográfica é constituída a partir da frequência harmônica (dobro da frequência de emissão) restituída pelos tecidos.

Vantagens da imagem harmônica

Ao realizar um exame de imagem que seleciona os ecos que respondem à segunda harmônica, é possível:

- reduzir as interferências e os ecos de repetição;
- atenuar os ruídos de fundo gerados pelos ultrassons;
- melhorar a resolução do contraste ultrassonográfico;
- delimitar e reforçar os contornos das estruturas teciduais.

Entretanto, para ser eficaz, a imagem harmônica exige um domínio perfeito no gerenciamento das frequências.

A tecnologia digital aplicada à imagem ecocardiográfica e às sondas ultrassonográficas que utilizam "ampla largura de banda" de frequências atende perfeitamente a essa exigência.

Assim, uma seleção ideal pode ser efetuada nos sinais que voltam das estruturas exploradas para realizar uma imagem ecocardiográfica adaptada à determinada estrutura tecidual.

Na prática, a imagem da dupla harmônica traz as seguintes vantagens:

- melhor definição do endocárdio ventricular;
- melhor contraste entre as cavidades cardíacas e as paredes;
- menos interferências de campo próximo e dos lobos laterais;
- menos "ruídos de fundo" nas cavidades (figura 5.2).

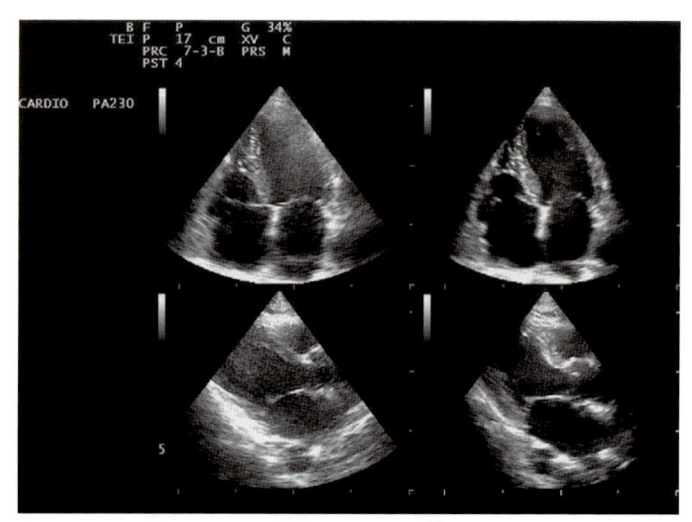

Figura 5.2.
Imagem harmônica (à direita) comparada à imagem 2D fundamental (à esquerda). Cortes 2D apicais e paraesternais longitudinais.

Os limites "relativos" da imagem harmônica são:

- um aumento da espessura das valvas mitrais (de 20 a 40%);
- um aumento da espessura parietal (de 5 a 10%).

Esses limites provavelmente refletem uma visualização mais "realista" das estruturas cardíacas em modo harmônico, cuja subestimação seria potencialmente possível no exame de imagem fundamental.

Novas técnicas de realce

Os importantes progressos foram realizados nas técnicas da aparelhagem ecocardiográfica e no aperfeiçoamento de *softwares* de tratamento de imagens.

Na verdade, a qualidade do realce miocárdico continua, em geral, insuficiente no modo de imagem preto e branco convencional, o que deu origem a novas técnicas, como:

- imagem intermitente *(pulsing interval)*;
- imagem com inversão de pulso *(pulse inversion)*;
- imagem Doppler de amplitude *(power Doppler)*.

Essas técnicas, descritas no Capítulo 8, são importantes, principalmente, na ecocardiografia de contraste.

Elas possuem um objetivo em comum: melhorar a sensibilidade e a especificidade na detecção do sinal proveniente das microbolhas de contraste.

Compound Imaging Harmonics

Uma nova tecnologia, a *Compound Imaging Harmonics*, desenvolvida pelos pesquisadores da ZONARE Sonography, é fundamentada no procedimento inovador do Channel Domain. Com relação à tecnologia clássica, o sistema do Channel Domain produz uma "aquisição" dos ecos "não linha por linha", mas nas "amplas faixas" ultrassônicas, aplicando a técnica de "composição" dos feixes de ultrassom (*Compounding*). Dessa forma, reduz-se o número de ciclos de emissão e recepção dos feixes ultrassonográficos, superando os limites físicos em razão da difusão das ondas ultrassonográficas no corpo humano. Na verdade, a função *Compound Harmonic* combina, simultaneamente, os componentes das frequências fundamentais e harmônicas e permite obter melhor penetração e não somente as harmônicas. Além disso, o sistema Auto-opt permite uma otimização automática da emissão e da recepção dos ultrassons em função das propriedades ecoestruturais dos tecidos examinados. Essa solução tecnológica inovadora permite, ao contrário da técnica de ecocardiografia clássica, formar *a posteriori* a imagem "final" de alta resolução a partir da imagem inicial "bruta". De fato, a tecnologia de Comp*ound Harm*onics oferece uma nítida melhora da qualidade da imagem ecocardiográfica nos indivíduos pouco ecogênicos em particular (figura 5.3).

Importância clínica

As vantagens da imagem harmônica podem ser exploradas na prática ecocardiográfica em dois campos:

- simultaneamente com produtos de contraste, o que permite otimizar o estudo da função ventricular esquerda e, sobretudo, da perfusão miocárdica;

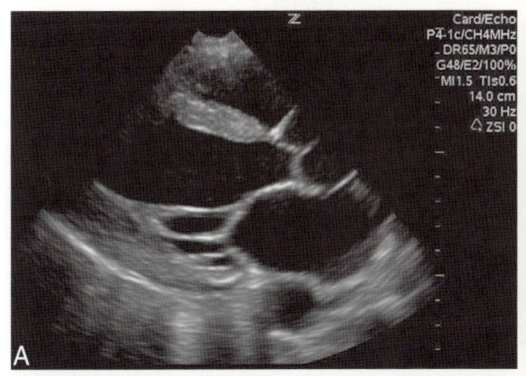

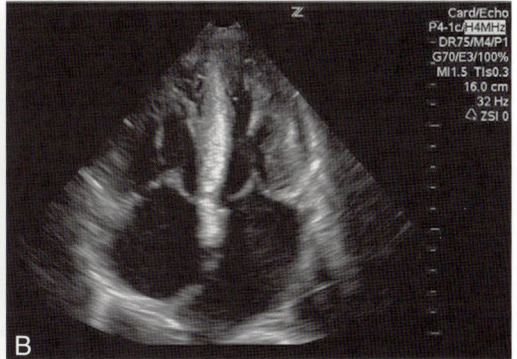

Figura 5.3. Imagens 2D obtidas conforme a técnica *Compound Imaging Harmonics* da Zonare Medical Systems.

- ou de maneira "bruta" para o estudo das estruturas cardíacas insuficientemente "visíveis" no exame de imagem fundamental. Trata-se, acima de tudo, da detecção do endocárdio do ventrículo esquerdo, estrutura fina e pouco ecogênica.

Esta última aplicação da imagem harmônica atualmente faz parte do cotidiano.

A utilidade clínica da imagem harmônica foi demonstrada:

- nos pacientes considerados pouco ecogênicos no exame de imagem fundamental.

Incluem-se, sobretudo, pacientes idosos, obesos, com insuficiência respiratória, com um espaço intercostal estreito, com uma parede torácica espessa ou em pós-toracotomia recente.

Esses pacientes ditos "difíceis" beneficiam-se, de forma clara, da imagem harmônica (Figura 5.4):

- na ecocardiografia sob estresse (EDS).

A ecocardiografia sob dobutamina é impossível em 5 a 15% dos pacientes encaminhados para esse exame, em razão de uma ecogenicidade insuficiente. A imagem harmônica melhora de maneira significativa a detecção do endocárdio durante a ecocardiografia de estresse. Ela aumenta a sensibilidade de estresse de 64 a 92% em comparação à imagem em modo fundamental. A prática da EDS passou a justificar o uso "na rotina" da imagem harmônica (figura 5.5):

- na ecocardiografia de contraste do miocárdio (ECM).

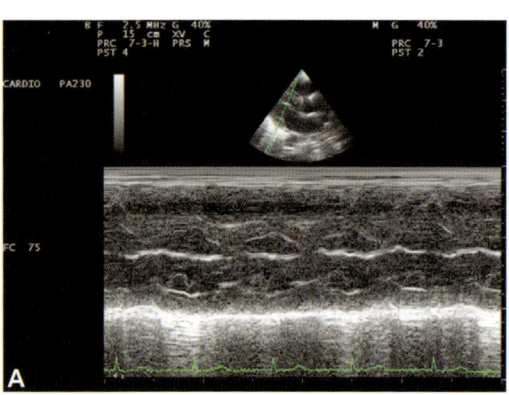

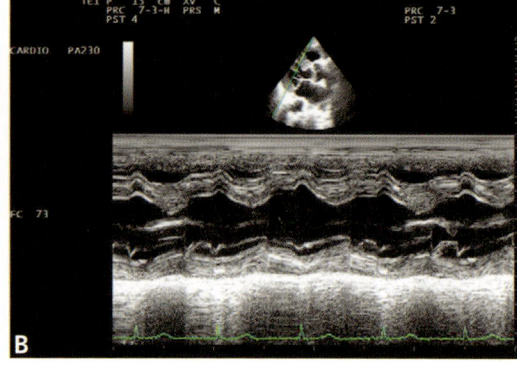

Figura 5.4. Imagem modo TM, incidência transventricular.
A. Modo clássico.
B. Modo harmônico.

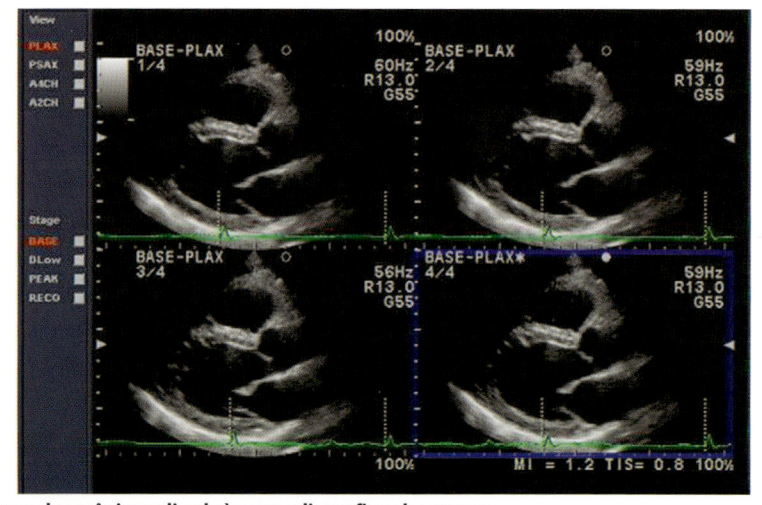

Figura 5.5. Imagem harmônica aplicada à ecocardiografia sob estresse.
Fonte: Imagens Aloka-Hitachi.

Capítulo 5. Imagem harmônica

A imagem harmônica associada à ECM permite otimizar a detecção do contorno do endocárdio ventricular esquerdo e a melhora do estudo da perfusão miocárdica pelos agentes de contraste (figura 5.6):

- em associação à técnica de quantificação acústica (QA) usada para a detecção automática dos contornos ventriculares.

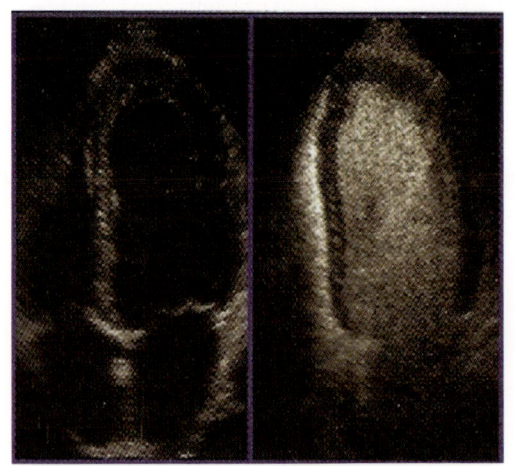

Figura 5.6. Imagem harmônica associada à ecocardiografia de contraste, o que permite melhorar a detecção dos contornos do ventrículo esquerdo.

A associação da QA e da imagem harmônica permite melhorar a visualização do endocárdio. Esta abordagem tem aplicação direta na análise do deslocamento do endocárdio pela técnica de Color Kinesis:

- na imagem de *strain* bidimensional (2D *Strain*).

A associação da imagem harmônica no 2D *Strain* reforça o reconhecimento dos marcadores acústicos naturais no miocárdio *(speckles)* (figura 5.7).

Na prática clínica, a imagem da segunda harmônica melhora os desempenhos da ecocardiografia transtorácica:

- no estudo da cinética segmentar dos ventrículos (tabela 5.1).

A comparação da análise segmentar por ecocardiografia convencional e pela ecocardiografia associada à segunda harmônica favorece claramente uma melhor avaliação (interobservador e intraobservador) com a imagem harmônica.

A melhora obtida pela imagem harmônica envolve, principalmente, as paredes anterior e lateral do ventrículo esquerdo:

- a avaliação dos volumes ventriculares.

Na segunda harmônica, as correlações com a imagem fundamental são melhores para os volumes diastólico e sistólico, com melhora significativa do erro de medida:

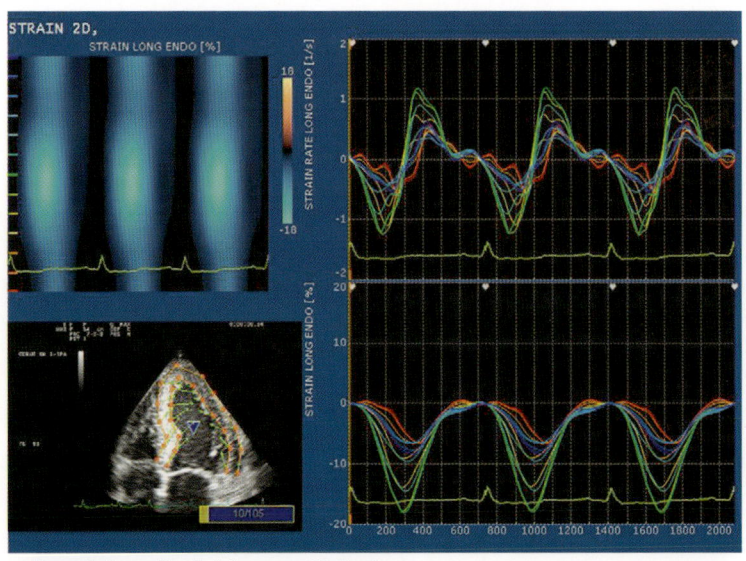

Figura 5.7. Imagem harmônica aplicada à imagem 2D *Strain*.
Fonte: Imagem da Kontron Medical.

Tabela 5.1. Importâncias particulares da imagem harmônica

Baixa ecogenicidade do paciente
Estudo da cinética segmentar do VG
Avaliação dos volumes ventriculares
Cálculo da fração de ejeção do VG
Visualização das massas intracardíacas (trombos, vegetações, tumores etc.)
Planimetria do orifício aórtico estenosado
Análise dos segmentos da valva mitral
Investigação do forame oval permeável
Associado à ecocardiografia sob estresse, contraste, QA/Color Kinesis e *Strain*

- o cálculo da fração de ejeção do ventrículo esquerdo (FE).

A reprodutibilidade do método volumétrico envolvida no cálculo da FE também se beneficia com a técnica da harmônica (figura 5.8).

Ela resulta de melhor detecção dos contornos do endocárdio ventricular a serem desenhados manualmente. A qualidade da imagem também permite detectar melhor o contorno no modo automático:

- a visualização dos trombos intracardíacos ou vegetações pouco ecogênicas ou pequenas (figura 5.9).

Todavia, alguns limites diagnósticos da imagem harmônica transtorácica persistem nesta área, o que justifica a realização da ecocardiografia transesofágica em certos casos:

- a planimetria do orifício aórtico na ecocardiografia transtorácica.

A imagem harmônica melhora a visualização dos contornos do orifício aórtico estenosado e calcificado para aumentar a confiabilidade de sua planimetria (figura 5.10):

- a análise dos segmentos da valva mitral e das zonas comissurais.

A identificação dos seis segmentos da valva mitral melhora na imagem harmônica (figura 5.11). Paralelamente, a precisão diagnóstica das lesões mitrais melhora:

- a investigação do forame oval permeável (FOP) por prova de contraste.

A detecção do FOP diminui de maneira clara na imagem harmônica, sobretudo, entre pacientes com pouca ecogenicidade.

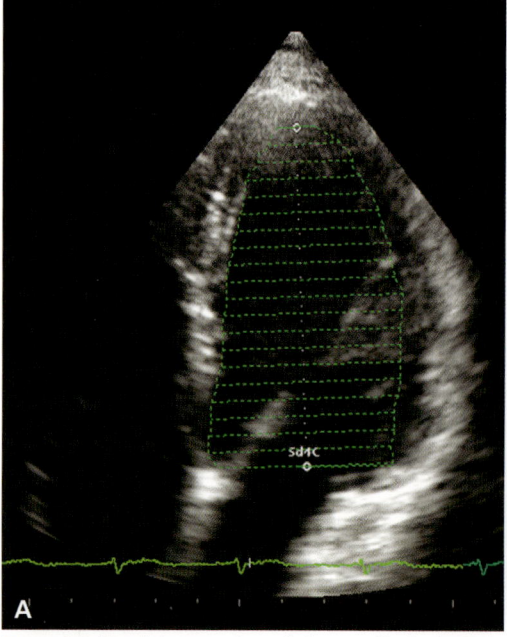

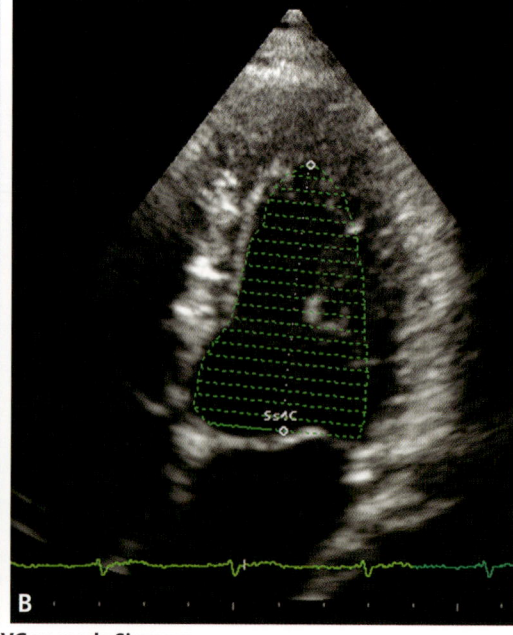

Figura 5.8. Uso da imagem harmônica no cálculo da FE do VG no modo Simpson.
Fonte: Imagem da SonoScape.

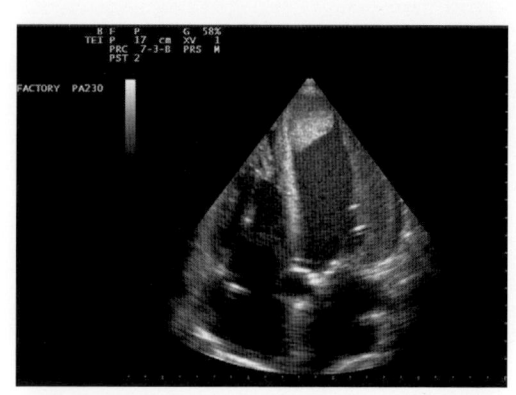

Figura 5.9. Trombo volumoso cobrindo o ápice do VG, bem delimitado em modo harmônico.

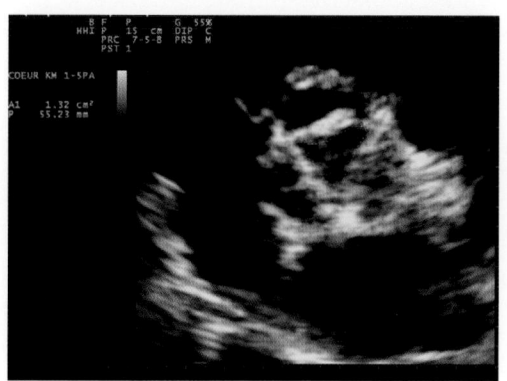

Figura 5.10. Planimetria do orifício aórtico realizável na imagem 2D harmônica.

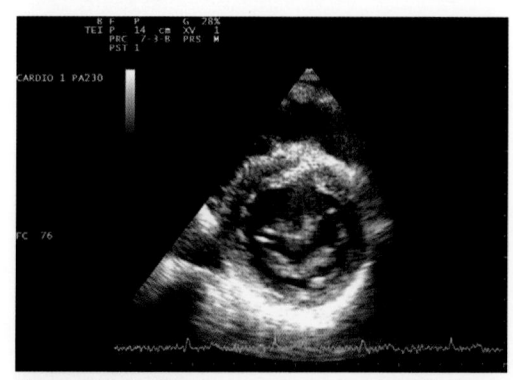

Figura 5.11. Análise dos segmentos da valva mitral na imagem harmônica.

Conclusões

A imagem da segunda harmônica está com base na recepção das ondas ultrassonográficas em dobro da frequência emitida. Ela melhora a razão sinal/ruído, eliminando várias interferências inerentes à transmissão da onda acústica.

Esta técnica particularmente útil e rentável "sacudiu" a prática convencional da ecocardiografia. Inicialmente proposta na ecocardiografia de contraste, a fim de melhorar o estudo da perfusão miocárdica, a imagem harmônica representa hoje um artifício tecnológico de aporte indiscutível na melhoria da qualidade do exame de imagem na prática cardiológica, em especial entre os pacientes hipoecogênicos. Rapidamente integrada em todos os ecocardiógrafos, a imagem harmônica predomina no adulto na rotina clínica. Ela também tem importância diagnóstica efetiva na ecocardiografia de contraste e de estresse.

Bibliografia

Becher H, Tiemann K, Schlief R, *et al*. Harmonic power doppler contrast echocardiography: preliminary clinical results. Echocardiography 1997;14:637–42.

Bednarz J, Spencer K, Mor-Avc V, Lang R. Can Harmonic Imaging without Contrast. Enhancement Aid in the Echocardiography. Evaluation of left Ventricular Function. Circulation 1997;96:I 584(abstract).

Burns PN. Harmonic imaging with ultrasound contrast agents. Clin Radiol 1996;51(Suppl. 1):50–5.

Burns PN, Powers JE, Simpson DH. Harmonic imaging – principales and preliminary results. Angiology 1996;47:63–73.

Gallet B, Derumeaux G. Échocardiographie – améliorations techniques. La Lettre du Cardiologue 2000;323.

Lafitte S, Derumeaux G, Roudaut R. Combined Doppler Power Imaging and Contrast Agent for Assessement of Myocardial Contraction and Perfusion. Circulation 1997;96:639(abstract).

Lafitte S, Roudaut R. Nouvelles techniques en imagerie échocardiographique: imagerie d'harmonique et Doppler Énergie. Medicorama 1998:310.

Lardoux H, Pezard P. Nouveaux développements em seconde harmonique. La Lettre du Cardiologue 1998:301.

Lindner JR, Dent JM, Moos SP, and al. Enhancement of left ventricular cavity opacification by harmonic imaging after venous injection of Albunex. Am J Cardiol 1987;79:1657–62.

Main ML, Asher CR, Rubin DN, and al. Comparison of tissue harmonic imaging with contraste. Am J Cardiol 1999;83:218–22.

Mor Avi V, Spencer K, Long R. Acoustic quantification today and its future horizons. Echocardiography 1999;16:85–93.

Porter TR, Li S, Kricsfels D, Ambruster RA. Detection of myocardial perfusion in multiple echocardiographic windows with one intravenous injection of microbubbles using transient response second harmonic imaging. J Am Coll Cardiol 1997;29:791.

Porter TR, Li S, Jiang L, Greyburn R, Deligonul U. Real-time visualization of myocardial perfusion and wall thickening in human beings with intravenous ultrasonographic contrast and accelerated intermittent harmonic imaging. J Am Soc Echocardiogr 1999;12:266–71.

Rokita E, Podolec P. Biofizyczne podsfowy echokardiografii. In: Echokardiografia Kliniczna Medycyna Praktyczna, tome I 2004.

Roudaut R. L'imagerie de seconde harmonique en échocardiographie. Principes et applications. Le Journal faxe du Cardiologue. CNCF; 1998.

Scheuble C. Imagerie harmonique en échocardiographie. Échocardiographie cliniquede l'adulte. Ed. Estem; 2003.

Tiemann K, Schlosser T, Becher H. Harmonic Imaging without Contrast: does Blood or Tissue Emit Harmonic Frequencies? Circulation 1997;96:I 584 (abstract).

Tsajita-Kuroda Y, Zhang G, Zumita Y, *et al.* Validity and reproducibility of echocardiographic measurement of left ventricular ejection fraction by acoustic quantification with tissue harmonic imaging technique. Echocardiogr 2000;13:300–5.

Thomas JD, Rubin DN. Tissue harmonic imaging: why does it work? J Am Soc Echocardiogr 1998;11:803–8.

Tranguart F, Grenier N, Eder V. Clinical use of ultrasound tissue harmonic imaging. Ultrasound Med Biol 1999;25:889–94.

Zaglavara T, Norton N, Cumberledge B, *et al.* Dobutamine stress echocardiography: improved endocardial border definition and wall motion analysis with tissue harmonic imaging. J Am Soc Echocardiography 1999;12:706–13.

http://www.reliancemedicalsystems.com/zomare.

www.trimed.pl.

z.one ultra & z. one ultra sp.

Modo TM anatômico

Capítulo **6**

Introdução

A ecocardiografia monodimensional (TM) continua sendo a modalidade de imagem mais difundida e mais acessível para avaliar as dimensões das cavidades cardíacas e as espessuras parietais do ventrículo esquerdo.

Tecnicamente, a sonda de ecocardiografia dirige um feixe de ultrassom linear e estreito de seu transdutor aplicado no tórax do paciente examinado. Esse feixe correspondente à linha de disparo TM se sobrepõe à imagem bidimensional (2D) na forma de um arco de círculo e orientado pelo operador, conforme o movimento "pendular" na zona cardíaca estudada. O traçado ecográfico TM obtido é uma representação gráfica das estruturas cardíacas exploradas no tempo (tempo-movimento). O limite principal desse procedimento M clássico reside na impossibilidade de posicionar a linha TM de maneira perpendicular às estruturas cardíacas em certas incidências 2D ditas atípicas a fim de evitar os erros nas medições de TM. Na verdade, uma incidência TM transventricular oblíqua com relação às paredes ventriculares aumenta falsamente as espessuras parietais e os diâmetros ventriculares (figura 6.1).

Para evitar essa superestimação das medições, foi proposta uma nova técnica de TM dita anatômica (Anatomical M-mode) ou orientável. Ela permite traçar na imagem 2D uma linha para a análise em modo TM de maneira correta e ideal em função das necessidades diagnósticas do operador (figura 6.2). Essa técnica permite eliminar os erros de medições causados por incidências TM inapropriadas, especialmente oblíquas.

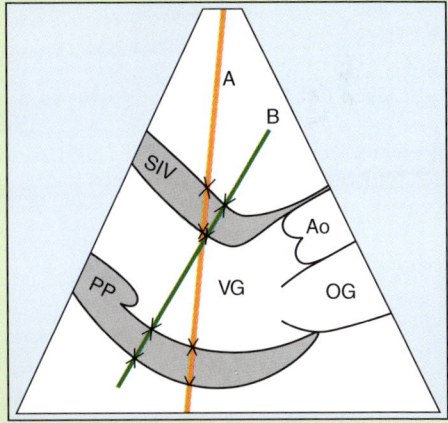

Figura 6.1. Estudo do ventrículo esquerdo (VG).
A. No modo TM clássico. **B.** No modo anatômico.
Devem-se notar:
– uma superestimação das espessuras parietais e do diâmetro interno do VG no TM clássico em razão da incidência TM oblíqua;
– uma correção das medições do VG no TM anatômico "cortando" o VG de maneira ideal perpendicular nas paredes ventriculares.
SIV: septo interventricular; PP: parede posterior; Ao: aorta; OG: átrio esquerdo.

Metodologia

A realização prática da imagem TM anatômica é possível de acordo com dois procedimentos tecnológicos:

- retrospectivamente: *a posteriori*, em um *cineloop* previamente registrado em modo 2D (figura 6.3);
- simultaneamente: em tempo real, a partir da imagem 2D visualizada na tela do ecocardiógrafo.

O TM anatômico reconstruído em tempo real é um avanço tecnológico considerável e rentável na prá-

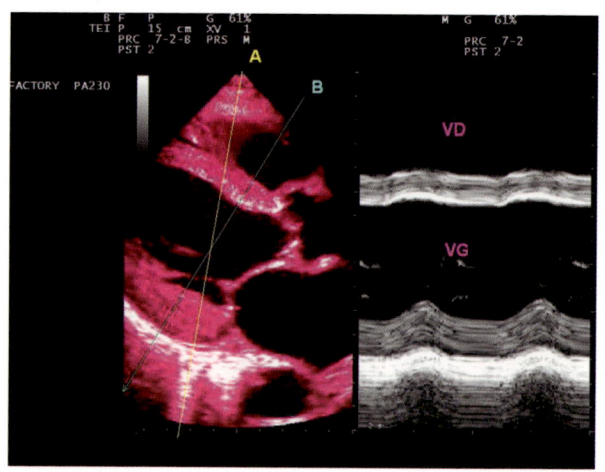

Figura 6.2. Incidência transventricular no TM clássico: oblíqua (A) e no TM anatômico: perpendicular nas paredes do VG (B). Traçado de TM em modo anatômico.

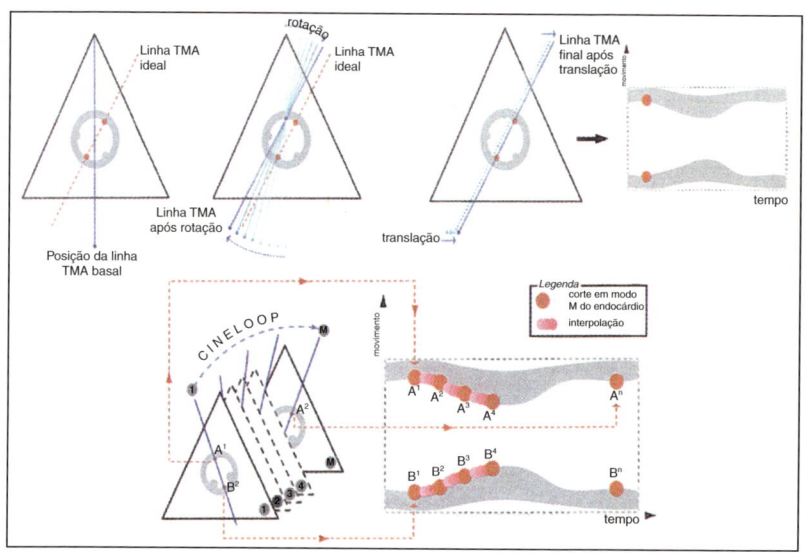

Figura 6.3. Etapas de aquisição do traçado de TM em modo anatômico em um *cineloop* 2D.
Fonte: E. Donal, Les Nouveautés en échocardiographie, Cardiomax Takeda nº 11, 2004.

tica ecocardiográfica. Este modo permite obter, simultaneamente, um traçado TM orientável único, duplo ou até triplo, em tempo real. Ele legitima medições TM, realizadas em modo TM clássico (p. ex., transaórtico e transventricular simultaneamente) (figura 6.4).

Entretanto, a definição do traçado TM em modo anatômico depende, rigorosamente, da qualidade da imagem 2D obtida.

Importância clínica

A técnica do TM anatômico revelou-se muito interessante para melhorar a precisão das medições do ventrículo esquerdo em caso de incidência oblíqua obtida com o auxílio de sistema TM clássico (figura 6.1). Graças à técnica do TM anatômico, é possível obter as medidas do VG (espessuras, diâmetros) confiáveis e reprodutíveis.

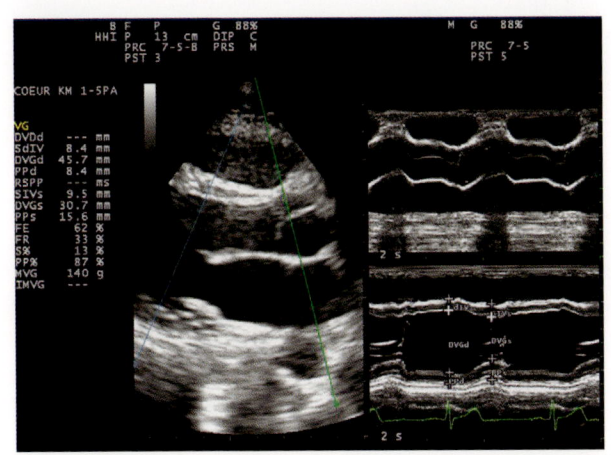

Figura 6.4. Duplo TM anatômico simultâneo: incidências transaórtica e transventricular. Medições TM do VG em modo anatômico.

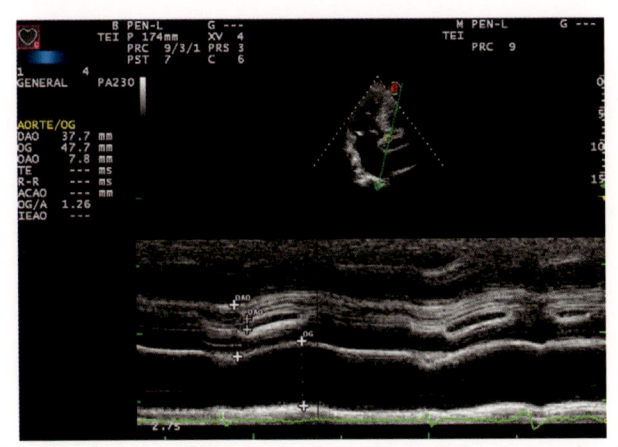

Figura 6.5. A medição da abertura aórtica pode ser realizada no TM anatômico em caso de estenose aórtica.

Outras aplicações do TM anatômico podem ser consideradas (box 6.1):

- a medição TM ideal (perpendicular) dos diâmetros: aórtico e atrial esquerdo em incidência paraesternal longitudinal;

> **BOX 6.1**
> **Principais papéis do TM anatômico**
> ▸ Medição das dimensões e espessuras do VG
> ▸ Medição do afastamento sistólico aórtico
> ▸ Medição de MAPSE/TAPSE
> ▸ Estudo da cinética segmentar do VG no repouso e no estresse
> ▸ Estudo do dissincronismo cardíaco

- a estimação exata do afastamento sistólico das cúspides aórticas no TM, em caso de estenose aórtica (para evitar a superestimação da abertura da cúspide aórtica pelo disparo oblíquo) (figura 6.5);
- a medição TM confiável da amplitude da excursão máxima sistólica do anel mitral (MAPSE) e/ou tricúspide (TAPSE) em seu eixo longitudinal estrito, conforme o corte apical (parâmetros de avaliação da função ventricular sistólica) (figura 6.6);
- o estudo TM do dissincronismo intraventricular esquerdo entre as paredes septal e posterior (em cortes paraesternais longitudinal e transversal) ou entre as paredes septal e lateral (em corte api-

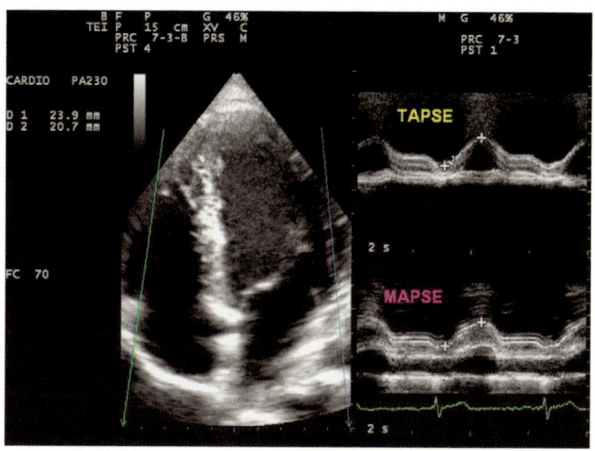

Figura 6.6. A medição simultânea de TAPSE e MAPSE no TM anatômico duplo.

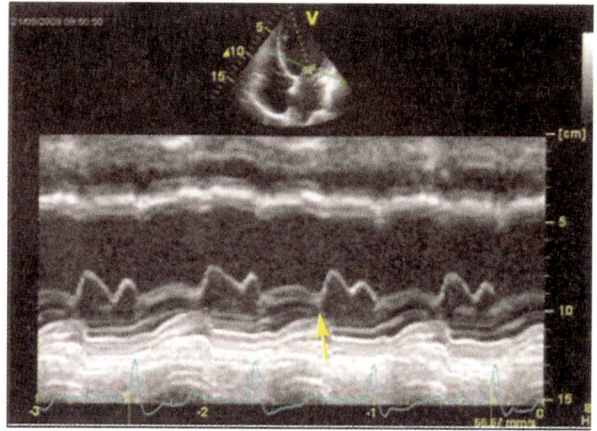

Figura 6.7.
Dissincronismo intraventricular esquerdo estudado em modo TM anatômico a partir do corte apical de quatro câmaras (linha TM verde passando pelas paredes septal e lateral basal do VG e da valva mitral). Nota-se o pico de contração da parede lateral (seta) ocorrendo, enquanto a abertura mitral se inicia (recuperação sistólico-diastólica).
Fonte: E. Abergel, Cardiologie Pratique, n° 947, 2010.

cal). O estudo do dissincronismo septolateral é, teoricamente, factível, ainda que limitado por uma baixa resolução lateral na incidência apical (figuras 6.7 e 6.8);

- o estudo TM da cinética parietal do ventrículo esquerdo durante a ecocardiografia de estresse.

Por fim, o M anatômico em modo Doppler tecidual colorido TM está disponível em certos ecocardiógrafos (figuras 6.9 e 6.10). Pode ser útil no estudo da MAPSE/TAPSE e do dissincronismo parietal.

Conclusões

A técnica TM anatômico permite obter um traçado tempo-movimento reconstruído a partir da imagem 2D registrada em alta velocidade. Ela permite tirar proveito diagnóstico, sobretudo, na medição TM precisa dos diâmetros ventriculares e das espessuras parietais.

A importância clínica do TM anatômico não se limita somente ao campo das medições TM transventriculares. Essa técnica inovadora poderia, também, servir ao estudo em TM da estenose aórtica, da função ventricular sistólica e do dissincronismo cardíaco.

Capítulo 6. Modo TM anatômico   125

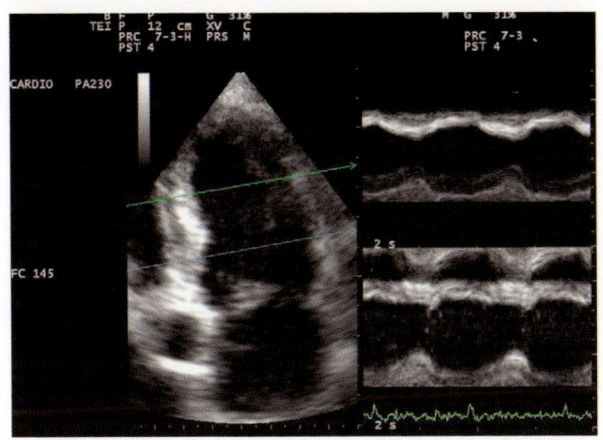

Figura 6.8. Estudo da contração septolateral do VG no corte apical das quatro câmaras, conforme TM anatômico duplo.

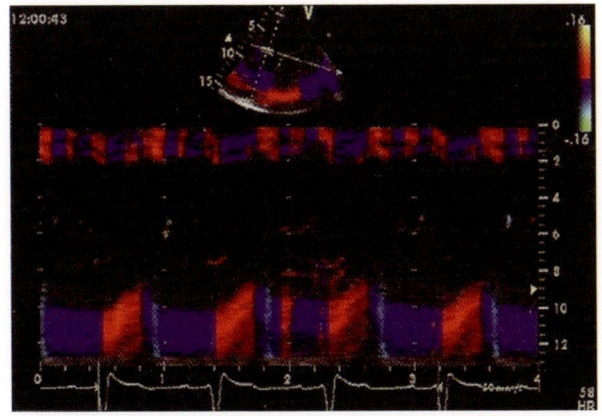

Figura 6.9. TM anatômico em modo Doppler tecidual colorido TM aplicado para o estudo do dissincronismo das paredes opostas do ventrículo esquerdo (incidência TM transversal).
Fonte: S. Lafitte, Cardinale, tome XV, nº 7, 2003.

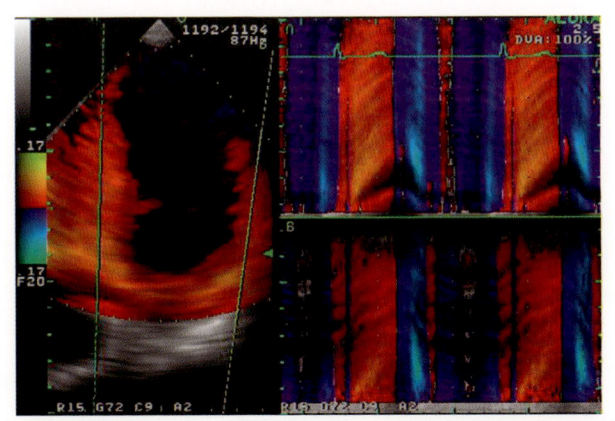

Figura 6.10. Estudo do dissincronismo intra-VG no TM anatômico associado ao Doppler tecidual colorido. Dupla incidência TM simultânea.
Fonte: Système Aloka-Hitachi: Free Angular M-Mode: FAM.

Bibliografia

Abergel E, Cohen A, Guéret P, Roudaut R. Échocardiographie clinique de l'adulte. Ed. Estem; 2003.

Carerj S, Micari A, Trono A, *et al.* Anatomic M-Mode: an old-new technique. Echocardiography. A J Cardiovasc Ultrasound 2003;20:357–61.

Chan J, Wahi S, Cain P, Marwick TH. Anatomical M-Mode: a novel technique for the quantitative evaluation of regional wall motion analysis during dobutamine echocardiography. Int J Card Imaging 2000;16(4):247–55.

Devereux RB, Lutas EM, Casale PN, *et al.* Standardization of M-Mode echocardiographic left ventricular anatomic measurements. J Am Coll Cardiol 1984;4:1222–30.

Hoffman P, Kasprzak JD. Echokardiografia Kliniczna. Via Medica; 2005.

Klimczak Ch. 120 Pièges en échocardiographie. Elsevier Masson; 2009.

Klimczak Ch, Nihoyannopoulos. 100 Challenges in Echocardiography. Elsevier Churchill Livingstone; 2008.

Lafitte S, Garrigue J, Roudaut R. Apport de l'échocardiographie Doppler dans la resynchronisation biventriculaire. Cardinale tome XV; 7, September 2003.

Lihong L, Qiang L, *et al.* Clinical application of omnirange M-Mode echocardiography – a new technique. Clin J Ultrasound Med 2001;17(8):591–83.

Mele D, Pedini I, Alboni P, Levine RA. Anatomic M-Mode: a new technique for quantitative assessement of left ventricular size and function. Am J Cardiol 1998;81 (Suppl. 1).

Oyama MA, Sisson DD. Assessement of cardiac chamber size using anatomic M-Mode. Vet Radiol Ultrasound 2005;46(4):331–36.

Pierard LA, Ashman JK, Oldstad B, *et al.* Dimensional quantification of cardiac anatomy utilizing anatomical M-Mode, a new post-processing technique used of high frame two-dimensional digitally stored cine loops. Eur Heart J 1995;16S:2885.

Pitzalis MV, Lacoviello M, Romito R, *et al.* Cardiac Resynchronisation Therapy Tailored bi Echocardiographic Evaluation of Ventricular Asynchrony. J Am Coll Cardiol 2002;40:1615–22.

Quing W, Yue L, *et al.* The study of left ventricle regional systolic and diastolic function in normal subjects by LEJ-I omnidirectional M-Mode echocardiography system. Clin J Med Imaging Technol 2003;19(12):1672–75.

Strotmann JM, Escobar Kytting JP, Wilkenshoff UM, *et al.* Anatomic M-Mode Echocardiography. A New Approach to Assess Regional Myocardial Function-A mental and Second harmonic lmaging Modes. J Am Soc Echocardiogr 1999;3:300–7.

Imagem de deformação
(Strain ou Speckle Tracking)

CAPÍTULO **7**

Introdução

Derivada da ressonância magnética *(tagging)*, a deformação "*Myocardial Strain*" é um avanço tecnológico importante que possibilita um estudo preciso e confiável da atividade miocárdica. Esta técnica, desenvolvida há alguns anos, fornece acesso a novos parâmetros fisiológicos da função cardíaca.

Parâmetros ecocardiográficos da função miocárdica

Tradicionalmente, podemos distinguir dois tipos de parâmetros da função miocárdica que podem ser analisados na ecocardiografia:
1. Parâmetros de movimento (Doppler tecidual):
   – a velocidade miocárdica: a uma distância percorrida por unidade de tempo (cm/s);
   – o deslocamento miocárdico: integral de um tempo de parte t0 a um tempo t+1 (cm).
2. Parâmetros de deformação miocárdica:
   – o *Strain*: índice de deformação miocárdica;
   – o *Strain Rate*: velocidade de deformação miocárdica.

Existe uma estreita relação física entre esses parâmetros miocárdicos funcionais (figura 7.1).

Parâmetros miocárdicos de movimento

Estes parâmetros, utilizados há muito tempo na rotina ecocardiográfica, possuem, porém, um certo número de limitações que deriva do procedimento Doppler:

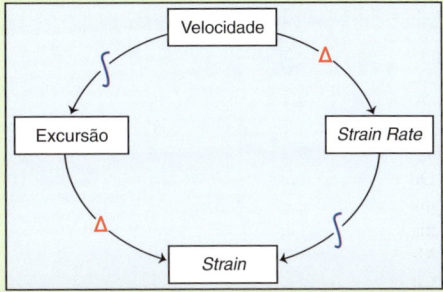

Figura 7.1. Relação entre os parâmetros miocárdicos de movimento (velocidade, excursão) e deformação *(Strain, Strain Rate)*.

1. A influência exercida pelo conjunto dos movimentos cardíacos:
   – a contração do segmento miocárdico estudado;
   – a contração dos segmentos adjacentes;
   – a translação da massa cardíaca dentro do tórax.
2. A dependência das medições realizadas com relação ao ângulo do disparo do Doppler.
3. A exploração difícil e limitada do ápice do ventrículo esquerdo.

Parâmetros miocárdicos de deformação

A contração do ventrículo esquerdo (VG) acarreta um encurtamento, um espessamento e uma rotação do músculo cardíaco. Ela está relacionada com uma deformação do miocárdio, cujos índices principais, analisados na maioria das vezes na prática, são o *Strain* e o *Strain Rate*.

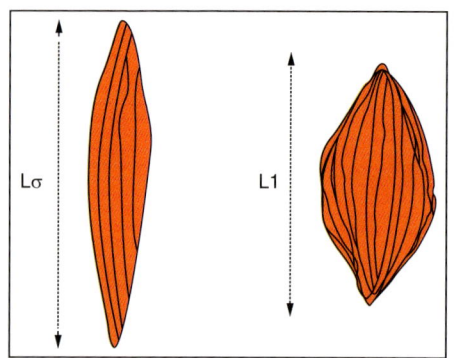

Figura 7.2. Princípio de *strain* cardíaco.
Lσ: comprimento inicial de uma fibra miocárdica (relaxamento). L1: comprimento de uma fibra após "compressão" (contração).
Strain = L1 – Lσ/Lσ.

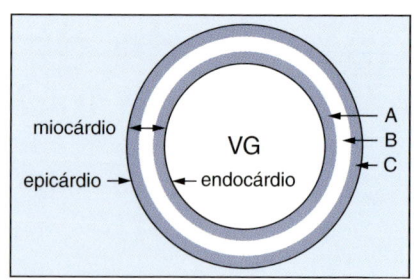

Figura 7.3. Orientação das fibras em três camadas do miocárdio ventricular esquerdo.
A. Subendocárdica longitudinal (contração longitudinal – *strain* longitudinal).
B. Mediana circunferencial (contração radial – *strain* radial).
C. Subepicárdica longitudinal e oblíqua (contração circunferencial – *strain* circunferencial).

Strain

A expressão *strain* corresponde à deformação sofrida por uma parte do miocárdio quando sua forma muda durante o ciclo cardíaco. O *strain* – ou deformação segmentar – é expresso em porcentagem de mudança de comprimento L1 de um segmento do miocárdio Lσ em um determinada direção (figura 7.2):

$$Strain\ (\Sigma) = \frac{L_1 - L\sigma}{L\sigma}\ (\%)$$

Lσ: Comprimento inicial do segmento;
L1: Comprimento do segmento após a deformação.

Componentes do *Strain*

Antes de discutir os diferentes parâmetros de deformação disponíveis, é preciso ter em mente que a contratilidade ventricular esquerda depende de três camadas miocárdicas (componentes contráteis) com três funções relativamente distintas (figura 7.3):

- a camada subendocárdica, constituída por fibras miocárdicas de orientação longitudinal. É responsável pela contração longitudinal, isto é, da base para o ápice do VG. Essa camada é a mais sensível à isquemia miocárdica;
- a camada mediana (mediopariental), constituída por fibras de orientação circunferencial (circular). Ela é responsável pela contração radial ou transversal do VG (do exterior para o interior da cavidade ventricular esquerda);
- a camada subepicárdica, constituída por fibras de orientação longitudinal e oblíqua. Ela é responsável pela contração circunferencial do VG.

Na prática, refere-se aos três componentes de deformação do miocárdio, perpendiculares (ortogonais) entre si e com relação à orientação do VG (figura 7.4):

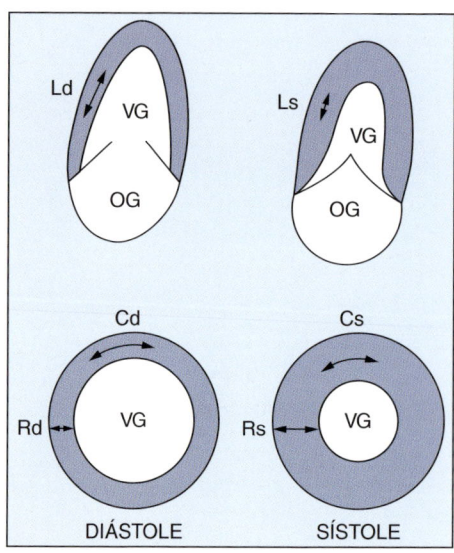

Figura 7.4.
Representação dos três tipos de *strain* obtidos a partir dos cortes ecocardiográficos 2D: eixo longo (*strain* longitudinal = Ls - Ld/Ld) e eixo curto (*strain* radial = Rs - Rd/Rd; *strain* circunferencial = Cs - Cd/Cd).
d: diástole; s: sístole.

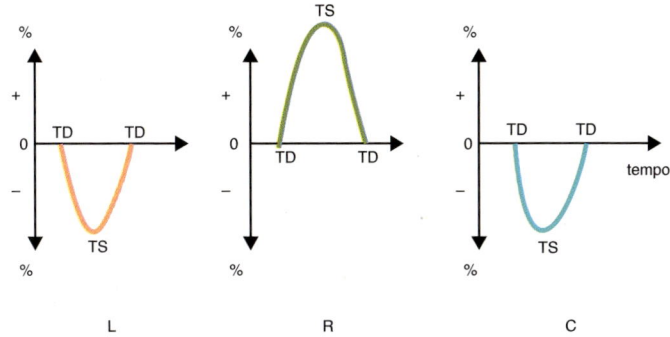

Figura 7.5.
Representação gráfica das três curvas de *strain*: longitudinal (L) negativa em sístole; radial (R) positiva em sístole; circunferencial (C) negativo em sístole.
TD: telediástole; TS: telessístole.

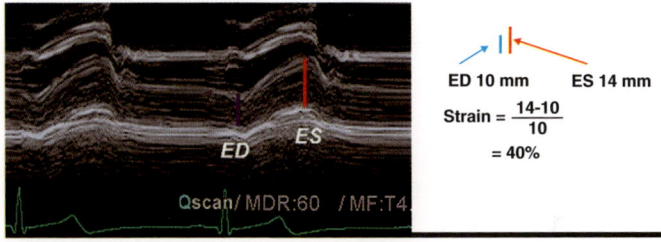

Figura 7.6.
Medição das porcentagens de espessamento de uma parede do ventrículo esquerdo em modo TM (Es - Ed/Ed) equivalente à deformação sistólica máxima dessa parede *(strain)*.
ES: espessura sistólica; Ed: espessura diastólica; ECG: eletrocardiograma.
Fonte: Toshiba Leading Innovation – Ultrasound.

- longitudinal, estudado em corte ecocardiográfico apical de eixo longo;
- radial e circunferencial, estudados em cortes de eixo curto.

Esses três componentes do *Strain* podem ser representados na forma de curvas (evolução de acordo com o tempo no ciclo cardíaco) (figura 7.5). Na verdade:

- o *strain* longitudinal, negativo na sístole, corresponde ao encurtamento base-ápice do VG (contração longitudinal do VG);
- o *strain* radial, positivo na sístole, corresponde ao espessamento sistólico parietal com movimento centrípeto para o centro da cavidade ventricular (contração radial ou transversal do VG);
- o *strain* circunferencial, negativo na sístole, é tangencial às paredes no plano de eixo curto. Representa o encurtamento circunferencial (contração circunferencial do VG).

É preciso lembrar que o componente radial da contração miocárdica é estudado em modo TM há muito tempo. Trata-se de uma medição histórica da porcentagem de espessamento parietal (figura 7.6) que reflete a deformação sistólica máxima de uma parede durante o ciclo cardíaco. Da mesma forma, o componente longitudinal é acessível no Doppler tecidual clássico.

Strain Rate

O *Strain Rate* é a derivada do *Strain* (expresso em 1/s) e corresponde à velocidade de deformação miocárdica (taxa de deformação no tempo). Representa a diferença das velocidades entre dois pontos do miocárdio com relação à distância que os separam (a velocidade de deformação de um segmento miocárdico durante o ciclo cardíaco). Reflete o gradiente de velocidade intramiocárdico.

Metodologia

Existem duas técnicas de aquisição do *Strain/Strain Rate:* uma com base no Doppler tecidual, a outra usando a imagem bidimensional.

Técnica de *Strain* Doppler

A primeira abordagem da deformação miocárdica se baseou na técnica do Doppler tecidual (*Strain* Doppler) (figura 7.7). O registro das velocidades de deslocamento entre dois alvos permite calcular as variações de distância, portanto, a deformação do segmento. Para tanto, uma dupla integração matemática no espaço e depois no tempo é aplicada às velocidades.

As limitações dessa técnica que derivam dados do Doppler são:

- a análise a partir de uma única incidência ultrassonográfica (estudo unidimensional);
- o estudo seletivo da deformação longitudinal do miocárdio relativamente confiável;
- a dependência da medição do ângulo de incidência do Doppler (limitação importante);
- a baixa reprodutibilidade causada por baixa resolução espacial da técnica e de um efeito amplificador de interferências.

A variabilidade das medições e a complexidade da análise são inconvenientes não desprezíveis do método *Strain* Doppler, tendo certamente contribuído à sua aplicação clínica limitada.

Técnica de 2D Strain

O *Strain* bidimensional (2D *Strain*) é uma nova modalidade de avaliação da deformação miocárdica com base em uma imagem de ETT bidimensional bruta em escala de cinza adquirida com alta cadência de imagens em modo harmônico. Ela utiliza a técnica de *Speckle Tracking*, que requer uma análise computadorizada sofisticada e complexos algoritmos matemáticos robustos (um potente *software* de pós-tratamento). O conceito de *Speckle Tracking* é com base em:

- uma estrutura heterogênea do músculo cardíaco que gera ecos de intensidades diferentes;
- o reconhecimento no miocárdio de marcadores acústicos naturais, refletores de ultrassons *(speckles)* considerados como relativamente estáveis durante as diferentes sequências de imagens, ao passo que sua mudança de posição acompanha o movimento do tecido miocárdico (figura 7.8). Esses *speckles* resultam da difusão e da reflexão do feixe ultrassonográfico no tecido miocárdico. Cada região miocárdica (chamada Kernel) possui seu próprio sinal de *speckle* com características únicas (uma "marca acústica"). O tamanho desses *speckles* é de 20 a 40 *pixels*.

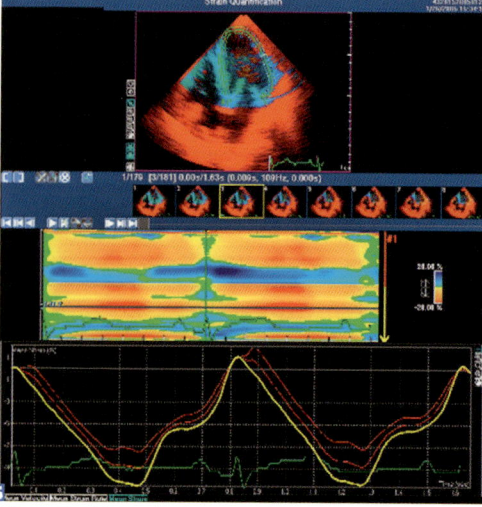

Figura 7.7. Exemplo de curvas de deformação obtidas no Doppler tecidual em três pontos miocárdicos.
Fonte: Imagem da Philips.

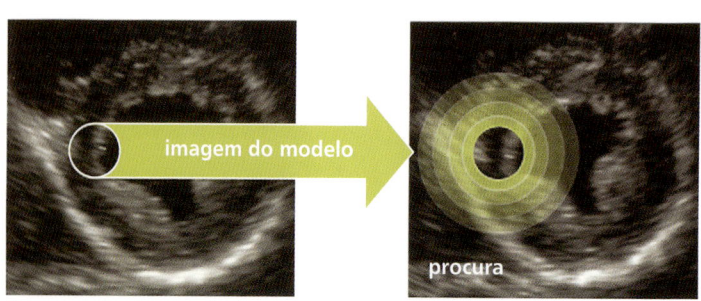

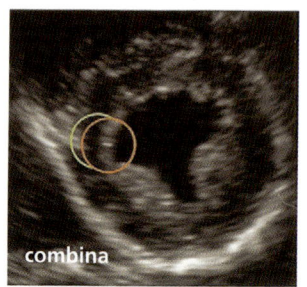

Figura 7.8. Representação dos marcadores acústicos naturais refletores de ultrassons (*speckles*) dentro do miocárdio.
Fonte: Toshiba.

Esses marcadores acústicos chamados *speckles* (ecos densos intramiocárdicos de aspecto "salpicado"), cuja posição exata é constantemente identificada durante as diferentes fases do ciclo cardíaco, são acompanhados ou "rastreados" *(tracking)* imagem por imagem ("*pixel* por *pixel*") ao longo do tempo, no espaço, do qual decorre a noção de *Speckle Tracking*. Deformações bidimensionais são, então, determinadas e calculadas a partir do deslocamento desses marcadores específicos de uma região determinada do miocárdio com o auxílio dos algoritmos integrados ao ecocardiógrafo. Na verdade, o deslocamento geométrico de cada *speckle* representa o movimento tecidual local. Um *software* adequado possibilita os tratamentos espacial e temporal da imagem obtida em 2D com um reconhecimento, seguido de uma seleção de cada *speckle* na imagem ultrassônica. Em comparação, ao *Strain* no Doppler tecidual, o 2D *Strain* apresenta certo número de vantagens:

- a análise bidimensional da deformação miocárdica;
- a medida dos três componentes da deformação nos eixos longitudinal, radial e circunferencial;
- a independência com relação ao ângulo de exposição, que constitui uma vantagem importante (não há a limitação angular do Doppler tecidual);
- uma melhor resolução espacial que permite analisar refinadamente as respectivas funções das camadas subendocárdicas e subepicárdicas;
- a análise do *strain* miocárdico independentemente do movimento translacional secundário à respiração;
- menor sensibilidade às interferências;
- melhor reprodutibilidade da medição.

Finalmente, os limites do estudo do *strain* no Doppler tecidual foram sanados pela aplicação da técnica do *strain* em 2D. Além disso, o 2D *strain* melhora a razão entre sinal e ruído, à medida que as cadências das imagens aplicadas aumentam. O único limite técnico do 2D *strain* é a qualidade da imagem 2D, que deve necessariamente ser satisfatória para permitir o *tracking* preciso do miocárdio. Na verdade, o *software* de 2D *strain* depende, rigorosamente, da qualidade da imagem em alta resolução. A confiabilidade do modo 2D *strain* foi validada clinicamente em comparação a medições de referências fornecidas pela sonomicrometria e pela imagem por ressonância magnética (IRM).

Na verdade, a imagem da deformação permite uma análise mais pertinente e mais confiável da função miocárdica que o *strain* Doppler, "dissecando" o movimento cardíaco em seus componentes longitudinais, radiais e circunferenciais.

Em razão de sua simplicidade e sua reprodutibilidade, a análise da deformação por 2D *strain* prevalece na ecocardiografia e merece ser usada na rotina cardiológica. Ela se tornou uma ferramenta clínica acessível no cotidiano em quase todos os laboratórios de ecocardiografia. As variabilidades intraobservador e interobservador relatadas na literatura são relativamente baixas, variando de 3,6 a 5,3 e 7 a 11,8%, respectivamente.

A realização prática do exame de 2D *strain* requer um procedimento bem codificado e uma análise rigorosa dos dados obtidos.

Técnica do exame

Exige o respeito a certas condições do exame e sua rigorosa realização etapa por etapa.

Condições do exame

Trata-se da:

- colocação dos eletrodos de ECG, que permitem obter o traçado do ECG digitalizado nítido e não perturbado, a fim de acompanhar precisamente a deformação durante o ciclo cardíaco;
- configuração adequada do ecocardiógrafo, o que permite obter uma imagem de alta qualidade, condição *sine qua non* do exame (ajuste de ganhos, da frequência de emissão dos ultrassons, da focalização, da densidade da imagem etc.). Na verdade, quanto mais rápida for a cadência de imagens, melhor será a resolução temporal. Ao contrário do *strain* Doppler, a cadência de imagem necessária à aquisição do 2D *strain* geralmente é menor: 50-70 MHz contra > 100 MHz para o *strain* derivado do Doppler tecidual.

Progresso do exame

O procedimento referente ao estudo do ventrículo esquerdo no 2D *strain* é o seguinte (figuras 7.9 e 7.10):

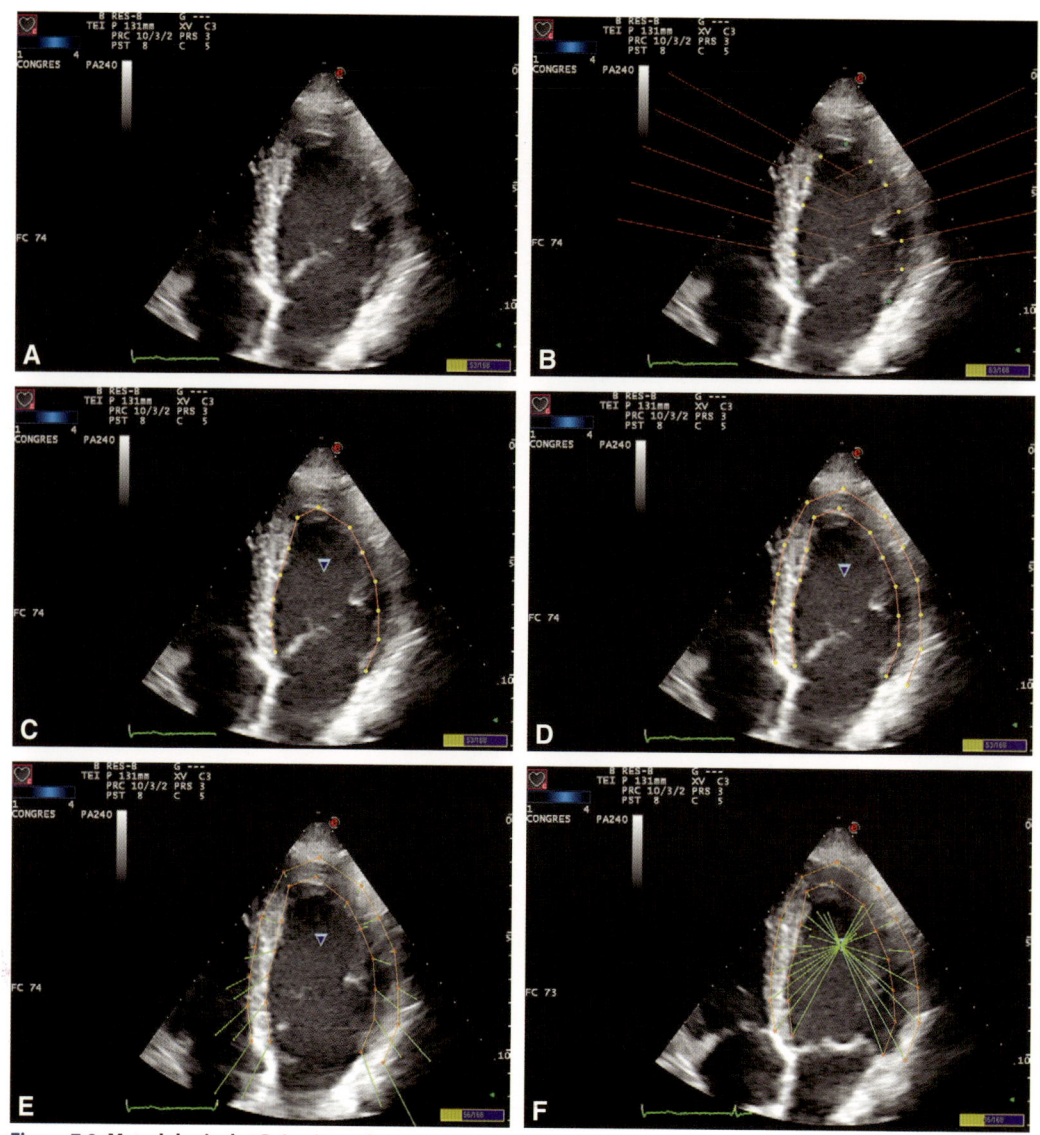

Figura 7.9. Metodologia de 2D *Strain* conforme o corte 2D eixo longo (técnica da Kontron Médical-Esaote).
A. Seleção de uma imagem 2D de alta resolução para análise *Strain* (corte apical de quatro câmaras) a partir dos ciclos cardíacos adquiridos (clipes).
B. Posicionamento dos "pontos de continuação" na imagem 2D bruta de maneira semiautomática: os pontos são posicionados na borda endocárdica do VG dividido em segmentos equidistantes desde o anel mitral.
C. Definição do contorno endocárdico com "pontos de continuação" exibidos na borda traçada.
D. Definição automática do contorno epicárdico com "pontos de continuação" marcados na mesma imagem adquirida.
E, F. Exibição em imagem fixa ou *cineloop* dos vetores de velocidades, visando à qualidade da continuação das bordas endocárdicas e epicárdicas em relação ao "ponto de vista" (representado por um triângulo azul dentro do VG) na diástole (E) e na sístole (F).

- a escolha da incidência de trabalho (corte ecocardiográfico 2D em eixo longo ou curto);
- a aquisição de uma sequência de imagem em modo 2D (clipe) com um traçado de ECG simultâneo. A duração dos clipes de um a três ciclos cardíacos pode ser ajustada;
- a seleção, na memória do ecocardiógrafo, dos clipes sem interferências (p. ex., respiratórias) e cuja qualidade das imagens é a melhor (distinção ideal da borda endocárdica). Os clipes com o símbolo "imagem de alta frequência" serão salvos e analisados;

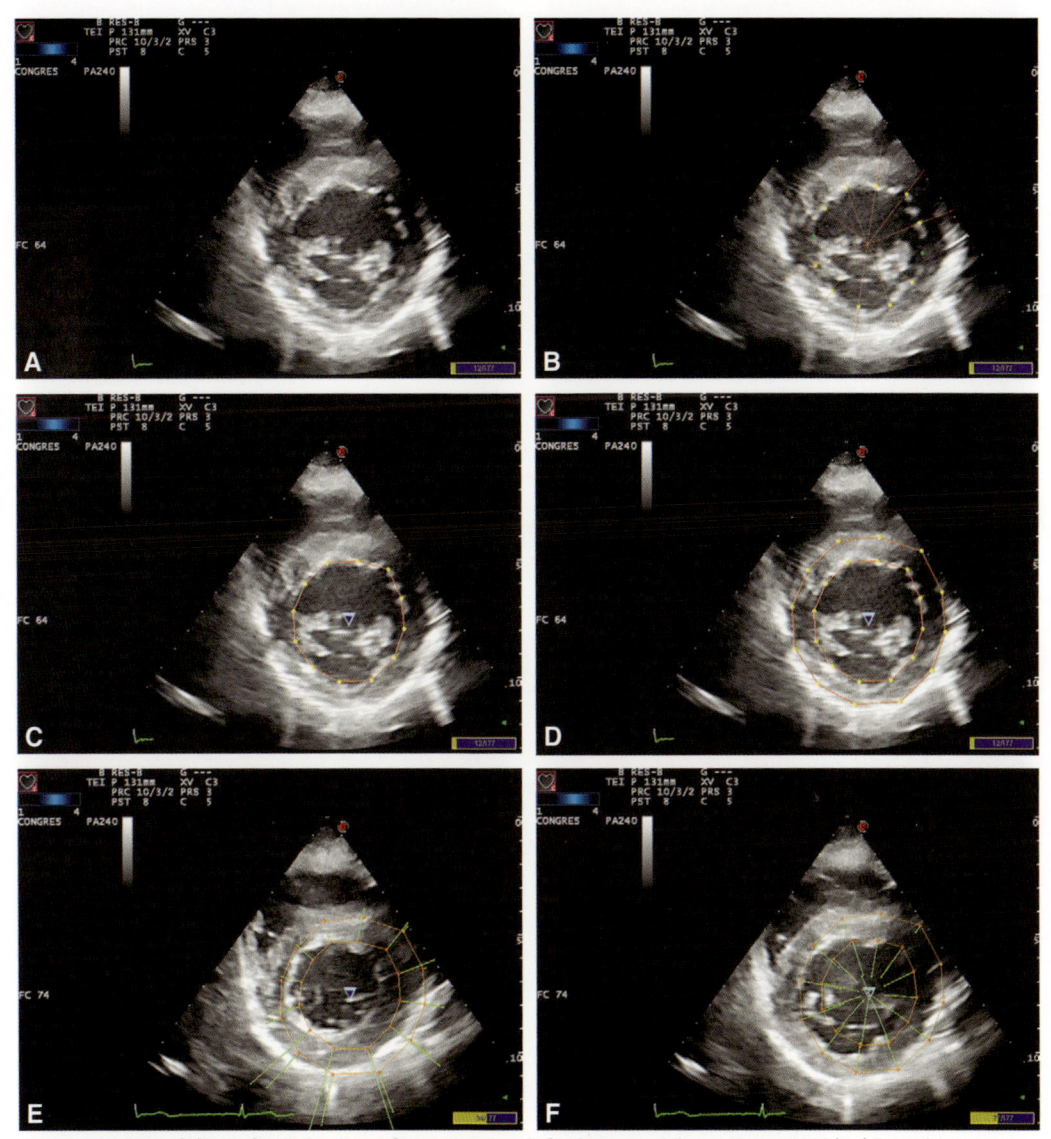

Figura 7.10. Metodologia do 2D *Strain* conforme o corte 2D de eixo curto (técnica Kontron Médical-Esaote).
A. Aquisição do corte 2D paraesternal transversal transventricular.
B. Posicionamento dos "pontos de continuação" na borda endocárdica, conforme o método semiautomático.
C, D. Traçado automático do contorno endocárdico (C) e do contorno epicárdico (D).
E, F. Exibição dos vetores dinâmicos de velocidades na diástole (E) e na sístole (F).

- a ativação da técnica de 2D *strain* por um toque adequado, que permite lançar a análise automática do 2D *strain*;
- a seleção da primeira imagem e da escala de cinza que define melhor a borda endocárdica;
- o posicionamento dos "pontos de continuação" (do *tracking*) na borda endocárdica do ventrículo esquerdo de forma manual ou automática. O pontilhamento automático se baseia em uma divisão do VG em 16 ou 17 segmentos, conforme o modelo integrado ao ecocardiógrafo. Uma vez terminado o pontilhamento do VG, o sistema mostra o traçado da borda endocárdica (contorno endocárdico);

- o delineamento automático da borda externa epicárdica do VG (facultativo) para poder analisar o *strain* dito "epicárdico" (contorno epicárdico);
- o posicionamento do "ponto de vista" em um local desejado da imagem 2D. Este ponto é aquele a partir do qual o sistema observa os movimentos das paredes do VG. Este procedimento permite completar o estudo da deformação sob vários ângulos;
- a inicialização do "processo" do 2D *strain* que permite mostrar o clipe com as bordas marcadas e os vetores dinâmicos em modo *cineloop* para verificar a qualidade da continuação da borda endocárdica. Os pontos já posicionados podem ser reposicionados ou suprimidos na revisão do estudo. Os vetores dinâmicos colocados sob a imagem 2D em clipe refletem respectivamente a direção e a amplitude velocimétrica de deslocamento dos pontos endocárdicos (comprimento dos vetores). Esta "vetografia" permite verificar a função cardíaca regional, analisando as mudanças de orientação e de amplitude da "coroa" dos vetores durante o ciclo cardíaco;
- a confirmação definitiva do procedimento de 2D *Strain*, que possibilita mostrar o gráfico dos dados;
- a seleção dos gráficos, conforme a escolha do operador.

Modos de análise

A imagem de deformação permite analisar e quantificar, simultaneamente, aos diferentes parâmetros das funções miocárdica regional e global. Esses parâmetros são calculados automática e instantaneamente em razão do algoritmo matemático integrado ao ecocardiógrafo. O tratamento e a interpretação dos dados podem ser, eventualmente, realizados após a aquisição das imagens *(off-line)*. Os índices extraídos do 2D *strain* são numerosos (figuras 7.11 e 7.12):

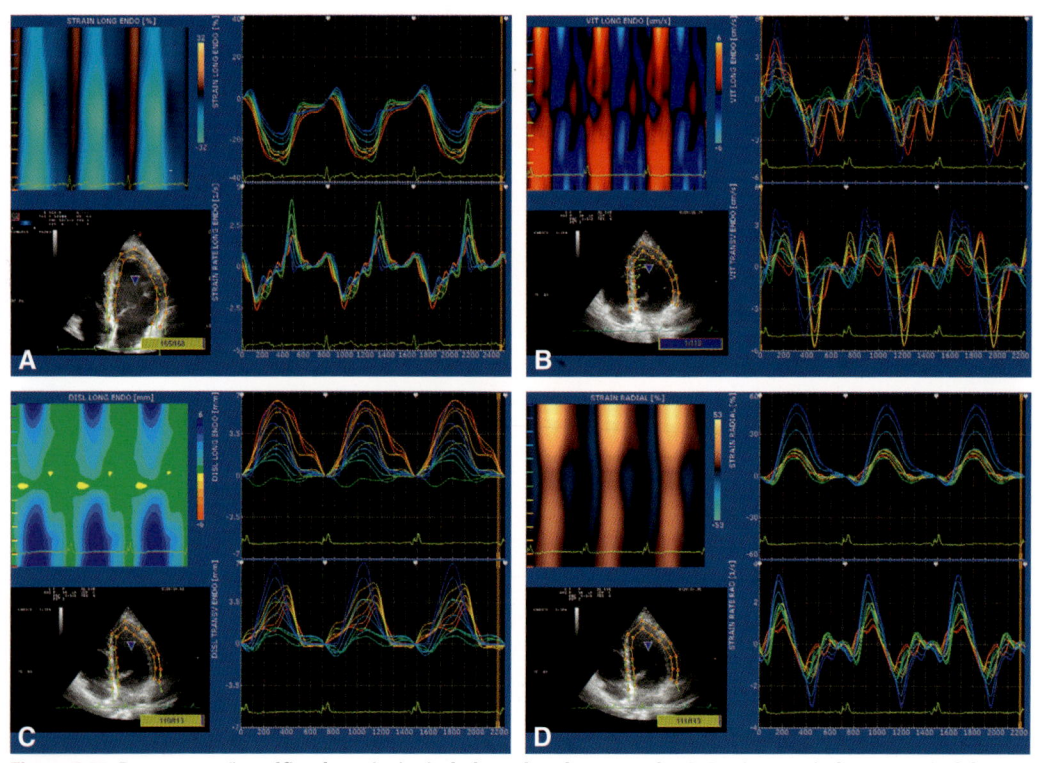

Figura 7.11. Representação gráfica dos principais dados coletados no modo 2D *Strain* a partir do corte apical das quatro câmaras.
A. *Strain/Strain Rate* longitudinal.
B. Velocidades miocárdicas longitudinais e transversais.
C. Deslocamentos parietais: longitudinais e transversais.
D. *Strain/Strain Rate* radial.

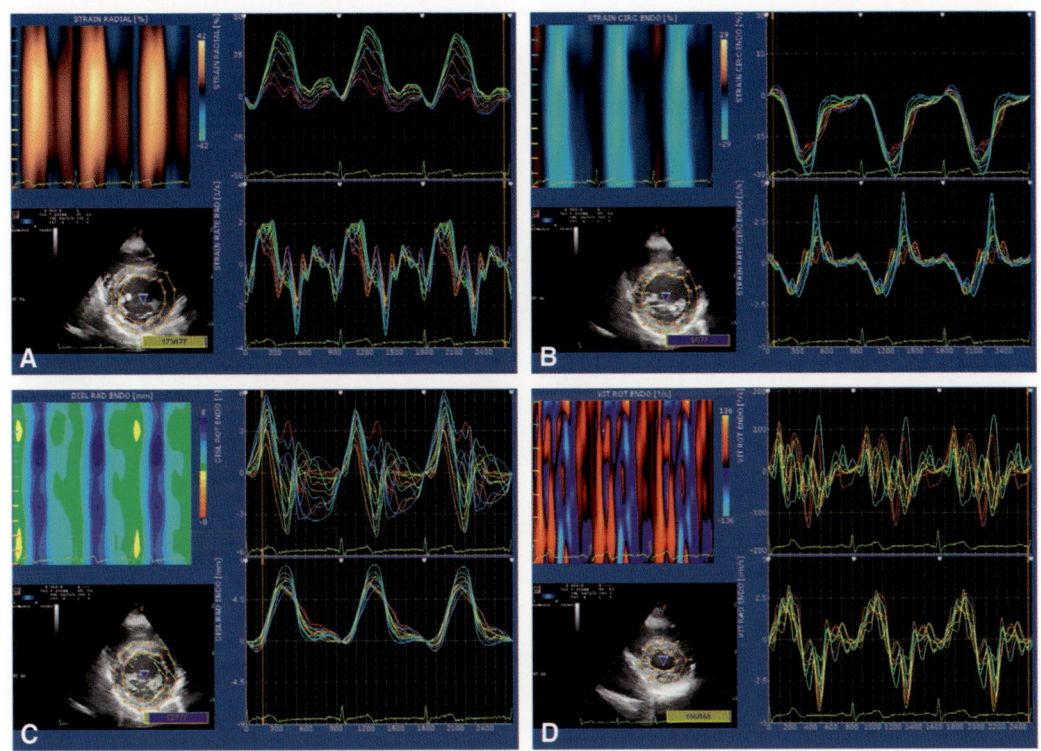

Figura 7.12. Representação gráfica dos principais dados coletados no modo 2D *Strain* a partir do corte paraesternal transversal.
A. *Strain/Strain Rate* radial.
B. *Strain/Strain Rate* circunferencial.
C. Rotação/deslocamento radial.
D. Velocidade de rotação/velocidades miocárdicas radiais.

Strain/Strain Rate

É representado na forma da curva correspondente a cada segmento miocárdico estudado, sincronizado com o traçado do ECG, que permite identificar as fases sistólica e diastólica no ciclo cardíaco (noção de tempo).

É possível visualizar (em imagem fixa ou em *cineloop*) a curva de *Strain/Strain Rate* de um único segmento estudado ou, simultaneamente, as curvas sobrepostas de todos os segmentos miocárdicos. Como o sistema é flexível, ele permite escolher os gráficos dos segmentos desejados para serem analisados e comparados. As curvas se dividem na tela em amplitude de acordo com seu valor absoluto (expresso em % para o *strain* e em 1/s para o *Strain Rate*) e em direção de lado a lado de uma linha de zero tomada como referência (valores positivos ou negativos). A escala de cores ajuda a separar os valores positivos e negativos das curvas estudadas.

A exibição dos valores segmentares de *strain* também pode ser realizada em forma de diagrama do tipo mapa polar (projeção simultânea de todos os segmentos ventriculares) (figura 7.13).

Gráfico do *Strain* normal

Na curva de *Strain*, o t0 (tempo zero) é tomado arbitrariamente no final da diástole (onda R do QRS), quando o músculo cardíaco está relaxado (referência da telediástole). O pico da curva corresponde à telessístole – no máximo da deformação miocárdica na sístole (pico telessistólico do *Strain*). O *Strain* é positivo em caso de alongamento e negativo em caso de encurtamento das fibras miocárdicas do segmento estudado.

Normalmente, a curva de *Strain* é monofásica:

- negativa para o *Strain* longitudinal e circunferencial (alongamento);
- positiva para o *Strain* radial (encurtamento).

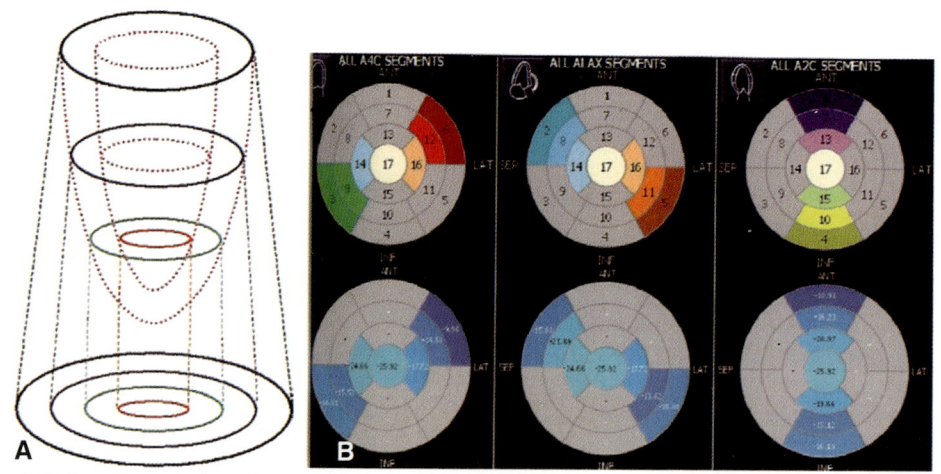

Figura 7.13. Apresentação dos valores de *Strain* da totalidade dos segmentos ventriculares esquerdos em mapa polar a partir dos cortes ecocardiográficos 2D padronizados e sobrepostos.
Fonte: N. Mirochnik. Échocardiographie de suivi des marqueurs acoustiques, Sauramps Medical, 2012.

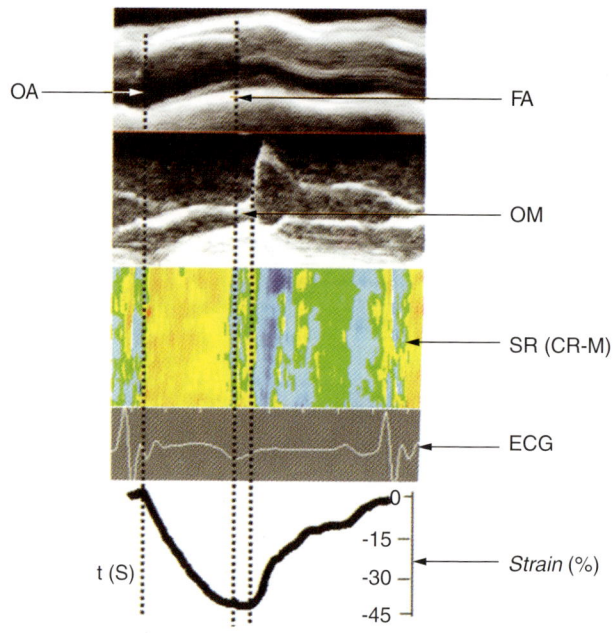

Figura 7.14. Relação entre os eventos valvares: abertura aórtica (OA), fechamento aórtico (FA), abertura mitral (OM) e a curva de *Strain* longitudinal 5% (*Strain* %) e de *Strain Rate* (SR) no modo CR-M.
Fonte: figura alterada de M. Kowalski, Échocardiografia, Via Medica, 2005.

Deve-se notar que os componentes longitudinais e radiais do VG podem ser adquiridos a partir de um único corte 2D apical de quatro câmaras. Da mesma forma, os componentes radial e circunferencial podem ser acessados no mesmo corte paraesternal de eixo curto.

A relação entre os eventos valvares fisiológicos (aberturas, fechamentos) e a curva do *strain* longitudinal normal ilustra a figura 7.14.

Gráfico do *Strain Rate* normal

O *Strain Rate*, que representa a velocidade em que a deformação (*Strain*) se produz, é mostrado na forma de uma curva bifásica:

- negativa na sístole, positiva na diástole para o *Strain Rate* longitudinal e circunferencial;
- positiva na sístole, negativa na diástole para o *Strain Rate* radial.

Velocidades miocárdicas

A imagem de deformação fornece acesso às medições das velocidades intramiocárdicas idênticas às velocidades obtidas no Doppler tecidual. A principal vantagem da técnica do 2D *Strain* vem do fato de:

- as medidas de velocidades miocárdicas serem independentes do ângulo de investigação, ao contrário das medidas obtidas no Doppler;
- as velocidades poderem ser detectadas nas direções longitudinal e transversal do deslocamento parietal sem nenhuma limitação no nível do ápice do VG. O registro das velocidades parietais transversais é tecnicamente impossível no Doppler tecidual (não há efeito Doppler).

Na verdade, a integração espacial do 2D *Strain* permite obter velocidades miocárdicas em 2D que compensam os inconvenientes do Doppler tecidual.

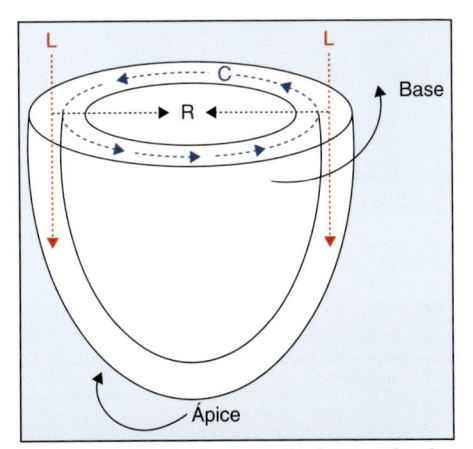

Figura 7.15. Ilustração da contração das paredes do ventrículo esquerdo nos três eixos ortogonais: longitudinal (L), radial (R), circunferencial (C) e da rotação cardíaca sistólica (sentido horário na base, anti-horário no ápice).

Deslocamento parietal

Da mesma forma, a técnica de 2D *Strain* possibilita quantificar o deslocamento parietal (longitudinal, transversal, circunferencial) nas incidências 2D apropriadas. Esta amplitude de deslocamento, representada por curvas de deslocamento segmentar, é expressa em milímetros (ou centímetros).

Rotação cardíaca

A complexa geometria das fibras miocárdicas (espiraladas, em hélice) explica os movimentos de rotação do VG no plano do eixo curto. Normalmente, essa rotação é realizada na sístole, no sentido horário na base do coração e no sentido anti-horário no ápice (fenômeno fisiológico de torção ou *twist* que condiciona a ejeção ventricular). A torção resulta da combinação dos três vetores de deformação: longitudinal, radial e circunferencial. É comparada ao giro de um esfregão. Na verdade, durante o ciclo cardíaco, a parede do VG engrossa, encurta, e o VG torce em torno de seu eixo longo (figura 7.15).

Na protodiástole, existe um movimento anti-horário na base e horário no ápice (fenômeno de distorção ou *untwist* que condiciona o enchimento do VG).

Esses movimentos de rotação entre a base e o ápice do VG podem ser identificados e quantificados em modo 2D *Strain* a partir das incidências paraesternais transversais, em dois níveis do ventrículo esquerdo, conhecendo-se a distância que separa os dois planos. As curvas que representam a rotação podem ser exploradas (grau de rotação: °; velocidade de rotação: °/s). A diferença entre a rotação da base e do ápice permite calcular a torção (ou *twist*), revelando um gradiente base-ápice (figura 7.16).

Por fim, a torção está relacionada com a função sistólica do VG e com a pressão atrial esquerda.

Os diferentes parâmetros da imagem de deformação (*Strain, Strain Rate*, velocidades, deslocamento, rotação) também podem ser apresentados na forma do modo CR-M (Color Rendering M-Mode). Essa representação temporal dos dados em modo colorido possibilita comparar e analisar as medições separadamente ou combinadas (vários componentes de 2D *Strain* simultaneamente no tempo (figura 7.17).

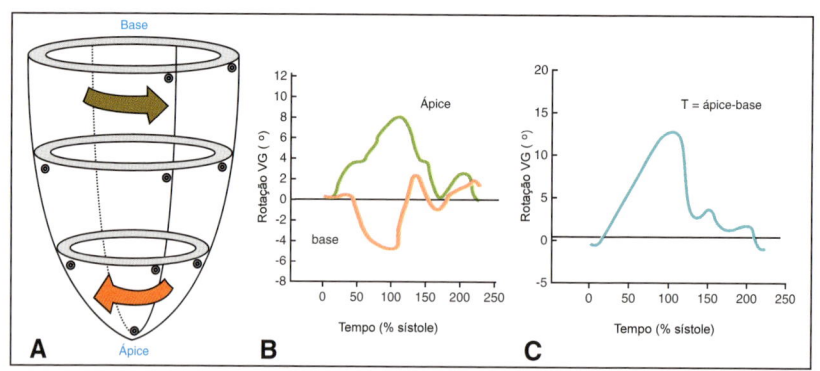

Figura 7.16. Ilustração da rotação cardíaca ocorrendo no sentido horário na base do ventrículo esquerdo e no sentido anti-horário no ápice (A). As respectivas curvas da rotação basal (negativa) e apical (positiva) do VG (B). A torção (T) do VG *(twist)* representa a diferença de rotação entre o ápice e a base apresentada na curva (C).
Fonte: A. Pasquet., ÉchoCardiographie, nº 17, 2009.

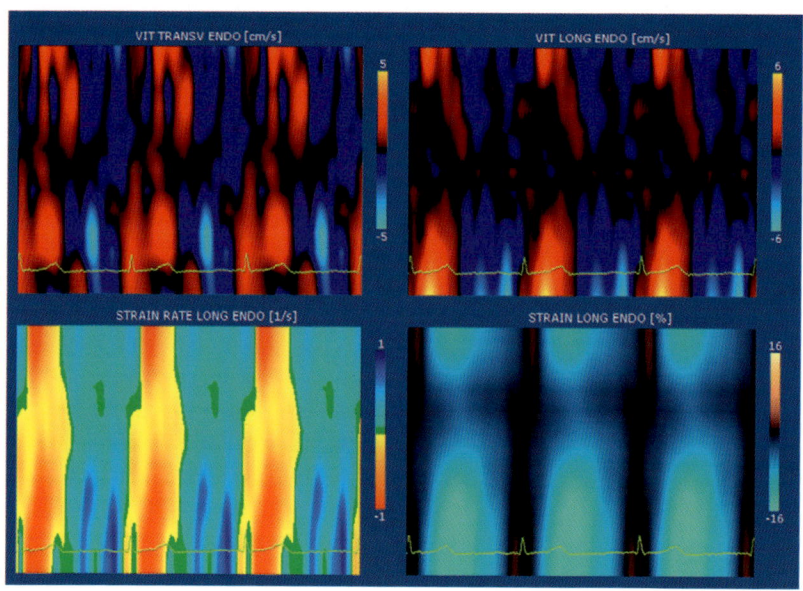

Figura 7.17. Representação temporal simultânea dos dados: velocidades/*Strain*/*Strain Rate* em modo CR-M (Color Rendering M-Mode).

Interpretação dos dados

Os perfis do *strain*, das velocidades, dos deslocamentos e da rotação são detectados e analisados em modo 2D a partir de uma sequência dinâmica. Cada segmento cardíaco é representado pelo seu próprio perfil (gráfico e numérico) para uma comparação global ou seletiva. Os dados obtidos pelo *Speckle Tracking* na ecocardiografia devem ser analisados e interpretados atentamente. A análise dos parâmetros de deformação é feita em escalas global e regional tanto ventricular quanto atrial (figuras 7.18 e 7.19).

Na rotina, a análise do *strain* do VG é a mais corrente. Baseia-se na medição da porcentagem do *Strain* global (a média dos *strains* segmentares): longitudinal, radial e circunferencial durante a sístole ventricular.

Os valores normais do *strain* sistólico global mais usados para o VG são (tabela 7.1):

- *Strain* longitudinal: $-21{,}5 \pm 2\%$;
- *Strain* radial: $+36{,}8 \pm 17{,}2\%$;
- *Strain* circunferencial: $-20{,}3 \pm 3{,}6\%$.

O *strain* global reflete a função sistólica global do VG. Na prática, o *strain* longitudinal é o mais usado.

O estudo do *strain* segmentar dito local (valor do pico máximo telessistólico do *Strain* segmentar) permite avaliar a função sistólica regional do VG. A interpretação correta das medições segmentares no 2D *Strain* exige o conhecimento dos valores normais de *Strain* para cada segmento/parede ventricular (uma cartografia ventricular esquerda com base no *Strain*, tabela 7.2).

Na verdade, existe uma heterogeneidade fisiológica (espacial e temporal) do *Strain*:

- os *Strains* longitudinal e circunferencial aumentam da base para o ápice do VG (heterogeneidade base-ápice);

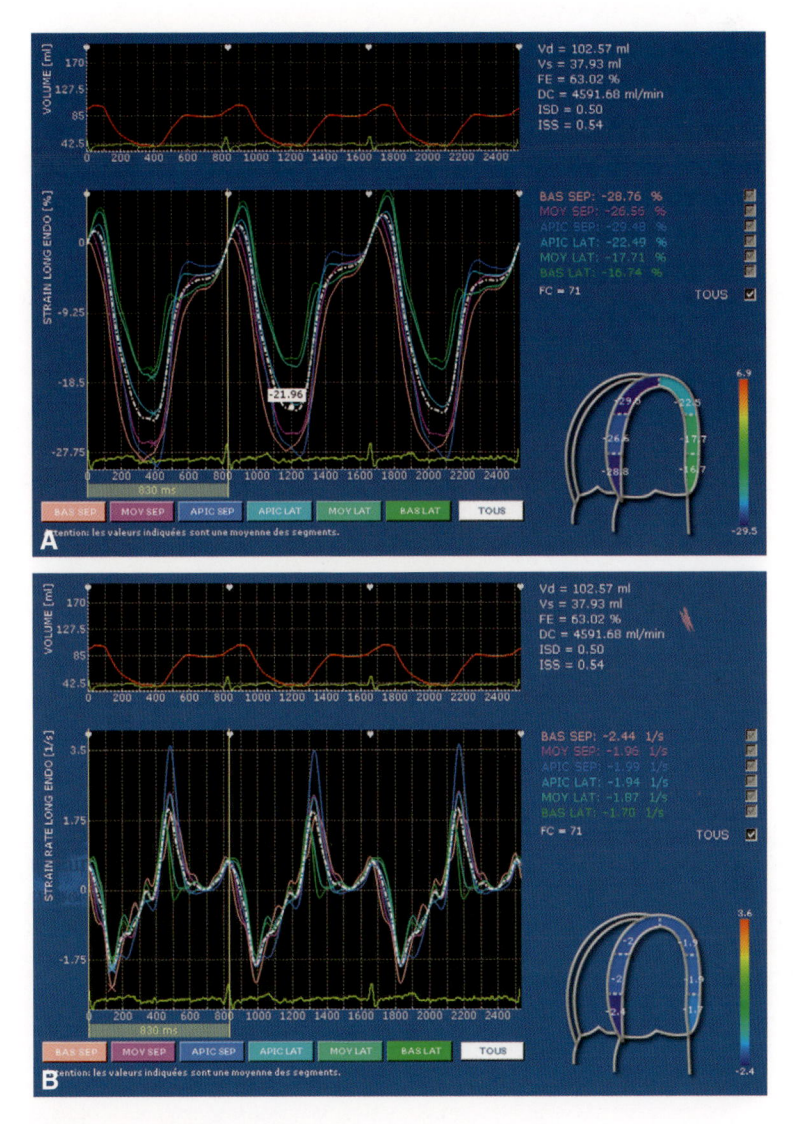

Figura 7.18.
Exibição dos resultados em modo 2D *Strain* a partir do corte apical das quatro câmaras.
A. *Strain* longitudinal: segmentar e global (-21,9%).
B. *Strain Rate* longitudinal.
C. *Strain* radial: segmentar e global (+ 49,4%).

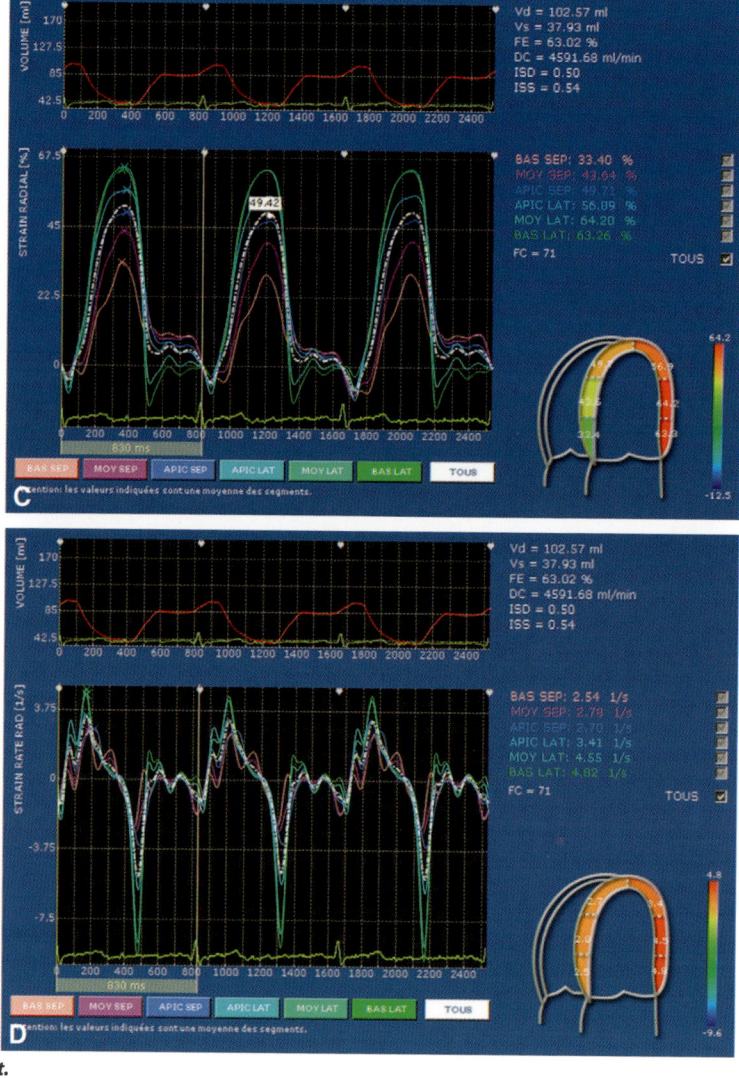

Figura 7.18. Cont.
D. *Strain Rate* radial.
Curva branca pontilhada: média de *Strains/Strains Rates* segmentares).

Tabela 7.1. Valores normais (médios e extremos) do *strain* global do ventrículo esquerdo: longitudinal, radial e circunferencial (valores não consensuais)

Strain (%)	Médios	Extremos
Longitudinal	– 21,5 ± 2,0	15-25
Radial	+ 36,8 ± 17,2	30-50
Circunferencial	– 20,3 ± 3,6	16-27

- os *Strains* longitudinal, circunferencial e radial aumentam do epicárdio para o endocárdio (heterogeneidade transversal);

- o *Strain* longitudinal é inferior no nível da parede anterior com relação à parede posterior (– 11 vs. – 21,1%). Em compensação, o *strain* radial é superior no nível da parede anterior com relação à parede posterior (+ 53 vs. + 25,3%) (heterogeneidade segmentar).

Além disso, a deformação é mais forte em uma criança e diminui progressivamente com a idade. Assim, a deformação regional (*Strain/Strain Rate* longitudinal, em especial) das paredes anterolateral e apical diminui com a idade, ao passo que as paredes inferosseptal e inferior são influenciadas pela idade em grau menor. Globalmente, os pacientes idosos possuem *strain* longitudinal inferior ao dos indivíduos jovens (– 19,6% contra – 22,2%).

Essa heterogeneidade fisiológica do *strain* miocárdico implica uma interpretação rigorosa e prudente da função sistólica regional do VG. Da mesma forma, existe uma distribuição heterogênea do *Strain Rate* no miocárdio que necessita de uma interpretação atenta das medições. Os valores de *Strain Rate* longitudinal e circunferencial aumentam da base para o ápice do VG (tabela 7.3).

Por fim, é preciso lembrar que, cronologicamente, a ativação mecânica do VG começa, primeiro, na parede lateral; o septo se ativa por último. Em sentido contrário, o pico de contração é alcançado primeiro pelo septo e depois pela parede lateral.

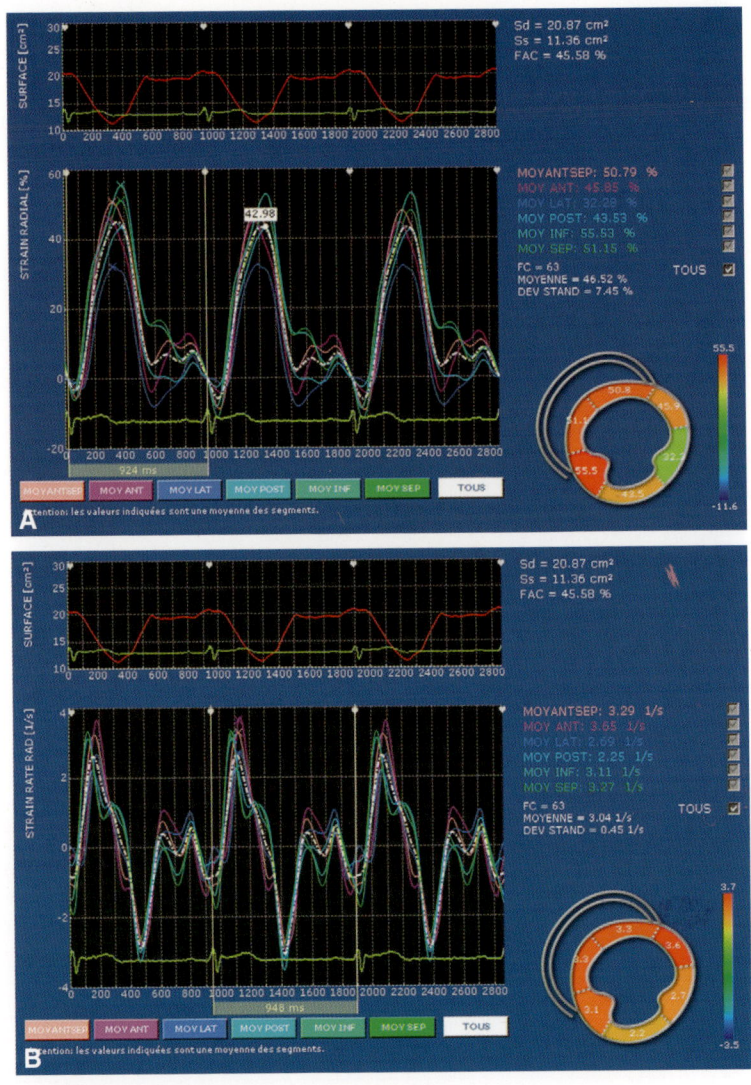

Figura 7.19.
Exibição dos resultados no modo 2D *Strain* a partir do corte paraesternal transversal.
A. *Strain* radial: segmentar e global (+ 42,9%).
B. *Strain Rate* radial.

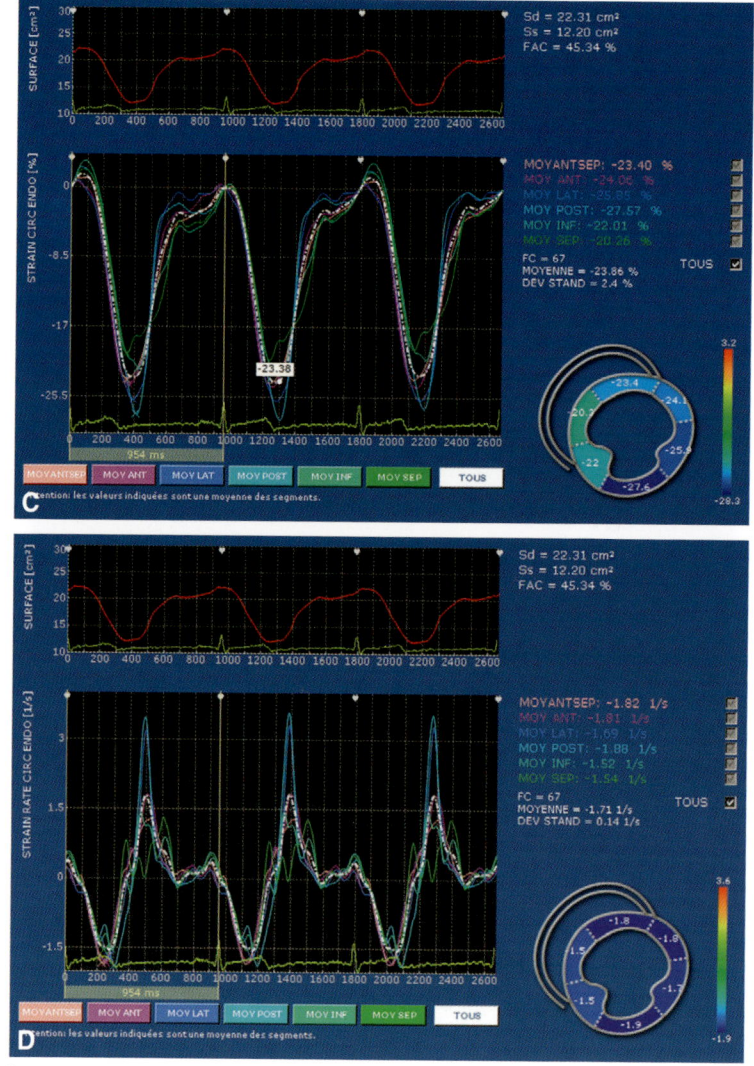

Figura 7.19. Cont.
C. *Strain* circunferencial: segmentar e global (- 23,3%).
D. *Strain Rate* circunferencial.

Tabela 7.2. Valores normais do *strain* global do ventrículo esquerdo (longitudinal, radial, circunferencial) em função das paredes ventriculares estudadas: anterior, posterior, septal, lateral (valores não consensuais)

Paredes	Strain (%)		
	Longitudinal	Radial	Circunferencial
Anterior	− 11,0 ± 1,4	+ 53,0 ± 8,2	− 15,0 ± 2,7
Posterior	− 21,1 ± 3,3	+ 25,3 ± 4,0	− 17,2 ± 1,8
Septal	− 24,2 ± 6,0	+ 35,9 ± 6,9	− 21,4 ± 4,0
Lateral	− 18,3 ± 4,0	+ 42,7 ± 6,8	− 19,1 ± 3,2

Tabela 7.3. Valores normais (médios e extremos) do *Strain Rate* global do ventrículo esquerdo: longitudinal, radial, circunferencial (valores não consensuais)

Strain Rate (1/s)	Médios	Extremos
Longitudinal	1,1 ± 0,4	1-2
Radial	2,6 ± 0,7	2-4
Circunferencial	1,2 ± 0,5	1-2

Tabela 7.4. Valores normais (°) de rotação (basal e apical) e de torção do ventrículo esquerdo (valores não consensuais)

	Médios	Extremos
Rotação (°) basal	− 4,2 ± 2,6	3-7
Apical	+ 8,3 ± 5,7	6-10
Torção (°)	12 ± 5,7	10-15

No que se refere às velocidades miocárdicas longitudinais, elas são fisiologicamente mais fortes na base do que no ápice, ao contrário dos *strains*.

Enfim, a rotação cardíaca normalmente é mais marcada na camada subendocárdica do que na camada subepicárdica do VG. Os ângulos de rotação são da ordem de −7° na base (sentido horário) e de +8° no ápice do VG (sentido anti-horário). O pico de rotação e torção é mais marcado e mais prolongado nos indivíduos idosos (tabela 7.4).

A complexidade e o número dos índices disponíveis na imagem de deformação, bem como sua variabilidade regional, necessitam da elaboração de um atlas da normalidade (valores de referência).

Os valores ditos "normais" de *Strain/Strain Rate/ Rotação/Torção* expostos neste capítulo resumem os diferentes estudos, não são consensuais.

Importância clínica da imagem de deformação

A imagem de deformação é importante em várias afecções cardíacas. Ela permite estudar:

- as funções ventriculares esquerda e direita;
- a função dos átrios;
- a hipertrofia ventricular esquerda;
- a cardiopatia isquêmica;
- cardiomiopatias diversas;
- a miocardite;
- o dissincronismo cardíaco;
- valvopatias;
- o transplante cardíaco;
- o efeito da quimioterapia;
- cardiopatias congênitas.

Essas aplicações clínicas variadas da imagem de deformação são alvo de várias publicações e pesquisas clínicas e experimentais.

Alguns resultados discutidos neste capítulo devem ser interpretados com prudência, sujeitos a estudos complementares que os validem.

Estudo da função do ventrículo esquerdo

A técnica do *Speckle Tracking* permite avaliar a função global e, ao mesmo tempo, regional do VG. Ela se concentra, basicamente, na deformação do VG na sístole. É possível, portanto, estudar as funções longitudinal, radial e circunferencial do VG. Os índices extraídos do *Speckle Tracking* (*Strain, Strain Rate*, Rotação/Torção etc.) constituem novos marcadores da disfunção contrátil do VG, mais precoces que os parâmetros funcionais visuais. Além disso, o 2D *Strain* permite rastrear uma disfunção ventricular limitada a uma camada miocárdica – por exemplo, subendocárdica – com uma diminuição exclusiva do *strain* global longitudinal, que revela uma disfunção sistólica longitudinal do VG.

Entretanto, a relação entre a contratilidade regional e a deformação regional é complexa e depende mais ou menos das condições de carga e da geometria ventricular em função da cardiopatia subjacente. Assim, o *strain*, ao contrário do *Strain Rate*, depende, claramente, das condições de carga por influência das pressões intra-VG nas curvas da deformação miocárdica.

No que se refere à função sistólica global do VG, a técnica de *Speckle Tracking* permite uma avaliação rápida e precisa da atividade contrátil global do miocárdio. O *Strain* global do VG, usado na rotina cardiológica, reflete, perfeitamente, a função global do VG. Ele está estritamente relacionado com a fração de ejeção (FE) do VG medida na IRM, considerada como exame de referência. Da mesma forma, há uma boa correlação entre a medição clássica da FE do VG pelo método de Simpson e o estudo do *strain* do VG.

Na prática, um valor do *strain* sistólico longitudinal global do VG > -15% indica com confiabilidade uma FE do VG > 50%. Em contrapartida, um *strain* longitudinal global do VG < -12% seria equivalente a uma FE do VG < 35%.

A análise simultânea das deformações longitudinal e radial na insuficiência cardíaca demonstrou a alteração precoce da função longitudinal do VE, ao passo que a função radial ainda estava preservada. Um agravamento da insuficiência cardíaca causa alteração em graus variáveis também dos *strains* radial e circunferencial (figura 7.20). No que diz respeito à rotação apical, ela está claramente relacionada com dP/dt máx. do VG.

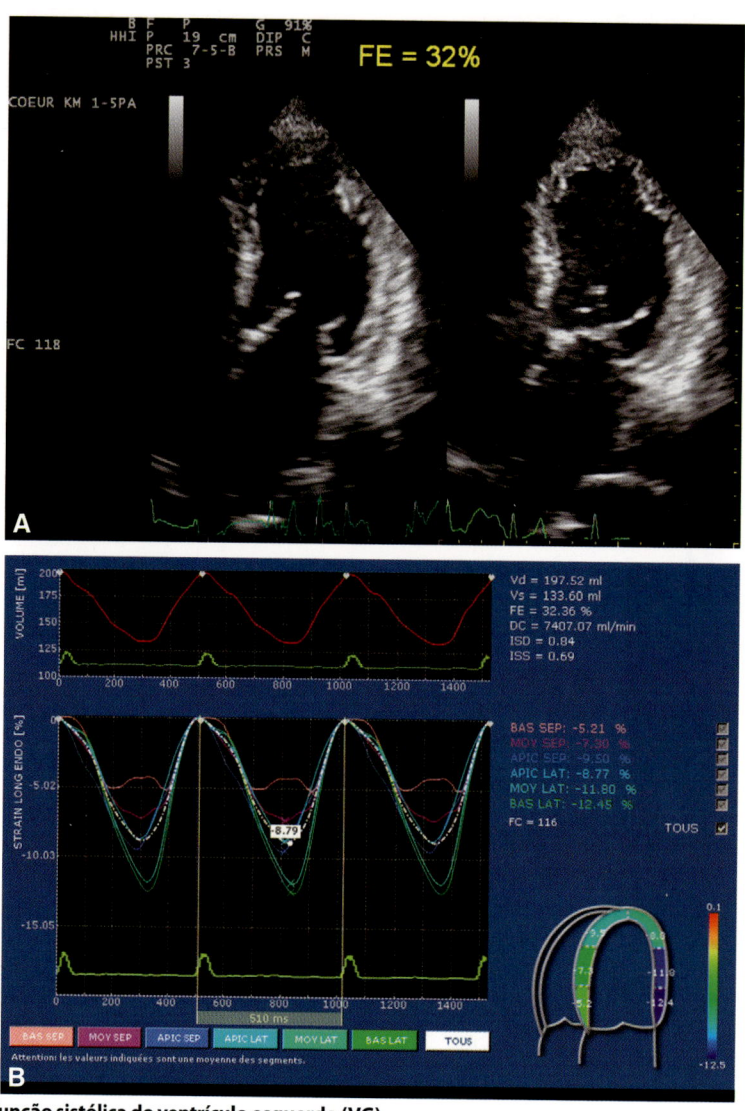

Figura 7.20. Disfunção sistólica do ventrículo esquerdo (VG).
A. Fração de ejeção (FE) do VG avaliado em 32%. **B.** Diminuição do *Strain* global: longitudinal: - 8,7%.

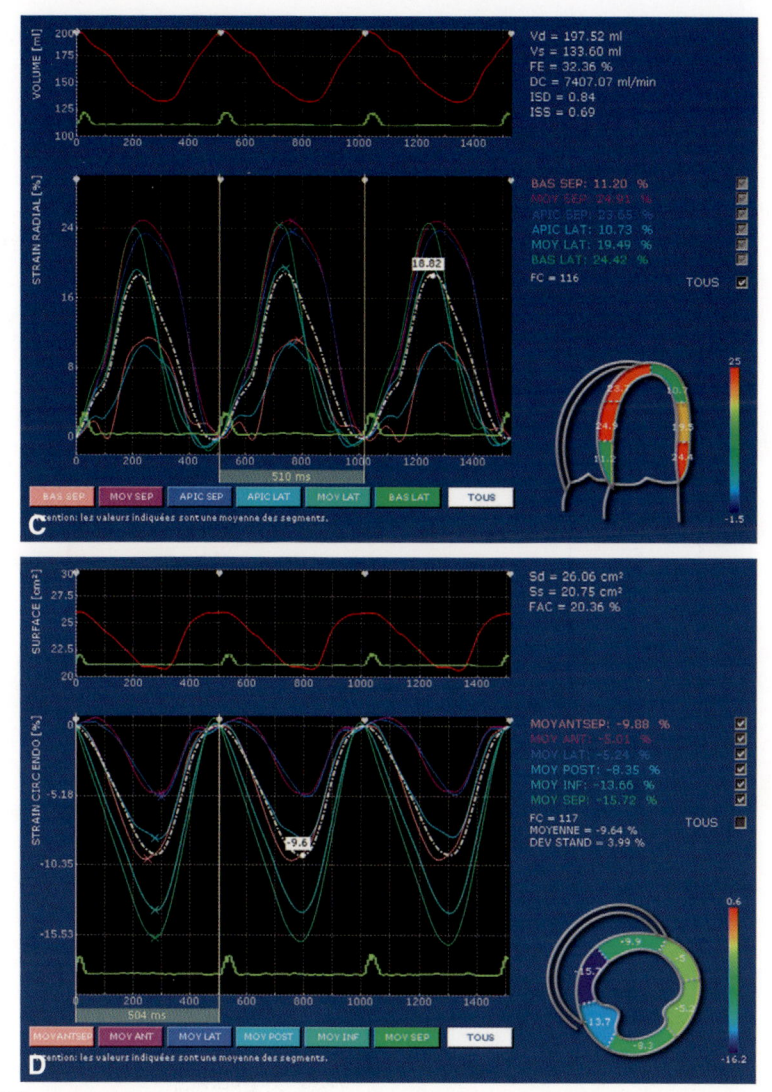

Figura 7.20. Cont.
C. radial: +18,8%. **D.** circunferencial: -9,6%.

Na prática, a imagem de deformação permite:

1. Detectar uma disfunção sistólica do ventrículo esquerdo:
   - latente: sem alteração significativa dos marcadores ecocardiográficos sistólicos clássicos;
   - inicial: nos pacientes que apresentam sintomas de insuficiência cardíaca, mas sem diminuição significativa da fração de ejeção do VG;
   - subclínica, por exemplo, entre os hipertensos ou diabéticos sem sinal de insuficiência cardíaca com FE do VG normal.

Na verdade, quando existe uma alteração da função sistólica, o primeiro componente atingido é o longitudinal. Uma compensação por um bom componente radial (*Strain* radial normal ou hipernormal) "normaliza" o valor da FE do VG, enquanto que a função sistólica já foi efetivamente atingida. Este fenômeno prova que, em caso de insuficiência cardíaca, a função sistólica não é estritamente normal, mesmo com a FE do VG conservada. Por fim, nos pacientes com insuficiência cardíaca (IC) com FE alterada, ao contrário dos pacientes com IC e FE preservada, a torção diminui significativamente (12° contra 20°

nos indivíduos do grupo de controle) e existe uma correlação entre FE e torção nesses pacientes.

2. Explorar a insuficiência cardíaca (IC) com fração de ejeção do VG preservada:
   – esta entidade clínica envolve aproximadamente 50% das descompensações cardíacas;
   – o 2D *Strain* permitiu desmascarar nessa forma particular de IC uma disfunção sistólica longitudinal isolada do VG (diminuição exclusiva da deformação longitudinal) com funções radial e circunferencial conservadas (figura 7.21). É lógico que a noção amplamente utilizada (em termos nosológicos) de IC diastólica pura com função sistólica normal deve ser abandonada, pois essa forma de IC não tem explicação no plano fisiopatológico. O 2D *Strain* confirmou esse conceito ao dar acesso a medições distintas dos três componentes da deformação miocárdica: longitudinal, radial e circunferencial, parâmetros sistólicos do VG mais sensíveis e mais confiáveis que a FE global clássica.

Na verdade, os pacientes com IC e FE preservada possuem um *Strain* longitudinal significativamente diminuído (– 12%), e o valor-limite de – 16% possibilita predizer melhor o risco de IC com relação a indivíduos do grupo de controle.

Por fim, notamos na IC com FE preservada:
- uma torção sistólica aumentada;
- o aumento da rotação apical.

Em suma, o 2D *Strain* parece mais adaptado na IC com FE preservada, em que a função longitudinal está tão alterada quando na IC sistólica, mas com funções radiais e circunferenciais conservadas.

3. Medir a fração de ejeção (FE) do ventrículo esquerdo.

A FE do VG é um dos índices da função sistólica global do VG usada com mais frequência. Este índice onipresente na prática cardiológica pode ser medido por inúmeras técnicas (angiografia, cateterismo, IRM, tomografia computadorizada, cintilografia, ventriculografia isotópica, ecocardiografia).

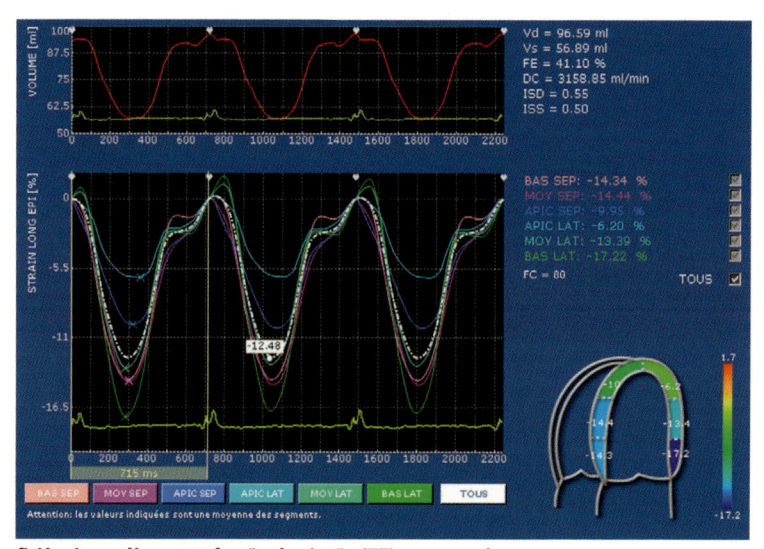

Figura 7.21. Insuficiência cardíaca com fração de ejeção (FE) preservada.
Diminuição exclusiva do *Strain* longitudinal global (- 12,4%).

Em ecocardiografia, a FE do VG pode ser medida no modo M (segundo Teicholz), em modo 2D (segundo Simpson) e em modo 3D. A nova técnica do *Specke Tracking* tornou-se uma alternativa interessante à ecocardiografia clássica. Na verdade, o 2D *Strain* permite uma medição semiautomática da FE do VG, estudando o rastreamento *(tracking)* do deslocamento parietal (figura 7.22). A medição correta da FE pelo 2D *Strain* necessita, porém, de um pontilhado muito preciso da borda endocárdica (de preferência, manual), a fim de evitar uma subestimação da FE. A qualidade da imagem 2D deve, necessariamente, ser satisfatória para permitir o *tracking* preciso do miocárdio durante o ciclo cardíaco. No entanto, o *Speckle Tracking* está disponível, na maioria das vezes, apenas em 2D. Portanto, é preciso medir, separadamente, por 2D *Strain*, a FE do VG na incidência das 4 câmaras cardíacas e, em seguida, em 2 câmaras esquerdas para poder relacionar essas duas medidas. Contudo, na prática, não se recorre à realização do *strain* com o objetivo apenas de medir a FE do VG. Novas técnicas, como a ecocardiografia de contraste e o *Speckle Tracking* 3D, poderão ser combinadas para tentar aperfeiçoar a medição da FE do VG na ecocardiografia.

Por fim, uma fórmula foi proposta para obter, a partir do *Strain* global longitudinal (Sgl), um FE do VG equivalente à FE obtida na IRM.

FE = Sgl × 2,7 + 10

Todavia, o uso corrente dessa fórmula exige estudos complementares que os valide.

4. Fazer a avaliação prognóstica da disfunção sistólica do VG.

O *Strain* global sistólico do VG aparece como um fator prognóstico eficaz, que prediz eventos cardiovasculares, superior à fração de ejeção. Na verdade, o *strain* longitudinal global se revela um bom marcador prognóstico e um elemento de acompanhamento evolutivo em caso de insuficiência cardíaca crônica. O valor prognóstico do *Strain* global também foi demonstrado na IC independentemente da FE do VG. O valor do *Strain* longitudinal global < -7% é considerado o melhor parâmetro preditivo e independente de eventos cardíacos em um acompanhamento de 12 meses.

Da mesma forma, o *strain* circunferencial global diminuído se revela um potente fator preditivo de complicações cardiovasculares superior à FE do VG, na insuficiência cardíaca aguda.

O 2D *Strain* possibilita, portanto, melhor estratificação do risco cardiovascular que a medição clássica da FE do VG.

Além da função sistólica do VG, o 2D *Strain* também pode ser empregado para avaliar a função diastólica do ventrículo esquerdo.

5. Avaliar as pressões de enchimento do ventrículo esquerdo.

O estudo da disfunção do ventrículo esquerdo é acompanhado de uma avaliação sistemática das pressões de enchimento.

O *Strain* diastólico global do VG foi recentemente relatado como novo parâmetro de avaliação

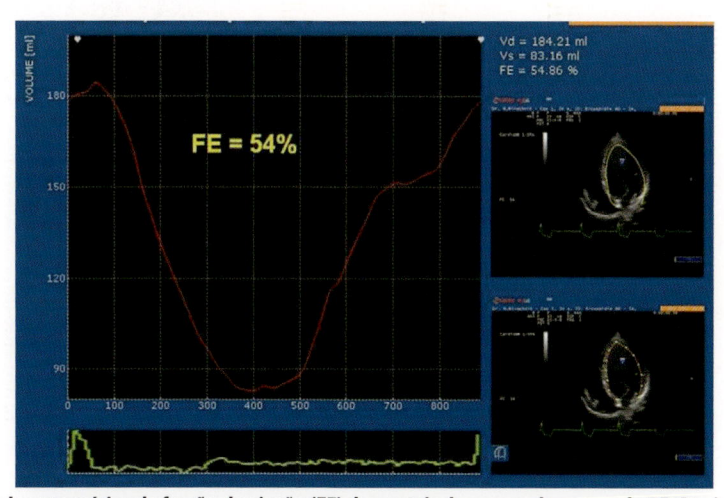

Figura 7.22. Cálculo automático da fração de ejeção (FE) do ventrículo esquerdo em modo 2D *Strain*.
Fonte: Sistema Auto FE da Kontron Medical.

das pressões de enchimento do VG. Existe uma estreita relação entre a deformação longitudinal em 2D *strain* durante o relaxamento isovolumétrico do VG e dos índices invasivos de relaxamento ventricular. Um novo índice combinado pode ser proposto na avaliação das pressões de enchimento do VG: a razão E (velocidade da onda E mitral em Doppler pulsado)/S_{riv} (*strain* diastólico do VG durante a fase de relaxamento isovolumétrico – RIV). Esta razão E_m/S_{riv} está significativamente relacionada com a pressão capilar pulmonar. Um valor superior a 8,5 corresponde a uma pressão capilar superior a 15 mmHg.

O *strain* global diastólico do VG parece, portanto, um potente parâmetro dependente do relaxamento ventricular que permite predizer as pressões de enchimento do VG tanto nos pacientes com uma FE normal, quanto naqueles que apresentam uma disfunção regional.

A combinação do 2D *Strain* com a ecocardiografia de esforço proporciona uma perspectiva particularmente interessante na avaliação das pressões de enchimento do VG, sobretudo nos pacientes que se situam na "zona cinzenta" dos índices ecocardiográficos clássicos.

Por fim, os parâmetros da rotação do VG (o ângulo e a velocidade de rotação estudando no *Speckle Tracking* parecem estar relacionados com os diferentes parâmetros ecocardiográficos da função diastólica do VG. Uma nova aplicação do *Speckle Tracking* passa a se tornar, portanto, interessante e útil na prática ecocardiográfica.

Estudo da função do ventrículo direito

A avaliação da função ventricular direita é limitada em razão da complexa morfologia do ventrículo direito (VD), difícil de modelizar usando fórmulas geométricas aplicadas, e a dependência dos índices sistólicos às condições de carga. Os parâmetros clássicos, como o índice de desempenho miocárdico (Tei), a onda S anular tricúspide, a excursão sistólica do anel tricúspide (TAPSE) permitem avaliar melhor na rotina a função do ventrículo direito.

A ecocardiografia 3D se revela uma ferramenta interessante para avaliação dos volumes e a fração de ejeção do ventrículo direito.

A técnica de 2D *Strain* traz informações complementares, pois permite uma quantificação objetiva e simultânea dos diferentes componentes das contrações global e regional do ventrículo direito.

Os valores normais dos *Strains* do VD estão resumidos na tabela 7.5. O *Strain* sistólico longitudinal do VD é um parâmetro de deformação miocárdica, usado com maior frequência. Em geral, é medido no nível da parede livre do VD em quatro câmaras cardíacas (figura 7.23). Seu valor normal varia entre – 25 e – 30% (valor médio – 24 ± 5%).

Na verdade, somente o componente longitudinal da sístole ventricular direita pode ser explorado na prática clínica. A análise do *strain* radial do VD é difícil, considerando-se, sobretudo, uma anatomia complexa do miocárdio direito.

Disfunção sistólica do ventrículo direito

A técnica do 2D *Strain* permite detectar precocemente a disfunção ventricular direita e medir a fração de ejeção do VD de maneira mais confiável com relação à ecocardiografia clássica, muitas vezes decepcionante. A diminuição do *Strain* longitudinal do VD abaixo de 20% estaria a favor de uma disfunção sistólica do VD. O *Strain* medido no nível da câmara de ejeção do VD está relacionado com o encurtamento sistólico do VD e quaisquer que forem as variações da pré-carga e da pós-carga ventricular.

Tabela 7.5. Valores normais dos *Strains* longitudinais global e regional do ventrículo direito (para os segmentos: basal, médio e apical das paredes lateral e septal do VD) e do *Strain Rate* global do ventrículo direito (valores do grupo de controle do estudo de Jategezonkor *et al.*)

Strain global (%)	– 21,6 ± 4,9		
	Basal	Médio	Apical
→ Lateral	– 28,7 ± 8,8	– 28,6 ± 7,8	– 23,6 ± 7,6
→ Septal	– 18,7 ± 3,5	– 17,9 ± 3,7	– 15,7 ± 7,7
Strain Rate global (1/s)	– 1,11 ± 0,18		

Há boas esperanças de se poder descobrir em breve novos marcadores precisos da disfunção do VD antes que anomalias se tornem perceptíveis com os indicadores tradicionais.

O 2D *Strain* permite, também, detectar anomalias de função regional no quadro de uma displasia arritmogênica do ventrículo direito (DAVD). Estudos de deformação aprofundados sobre a DAVD estão em andamento.

Para concluir, o ventrículo direito, há muito desprezado, especialmente pela dificuldade de exploração, é cada vez mais conhecido em razão do uso da imagem de deformação. O 2D *Strain* permitirá, também, especificar melhor a contribuição do septo interventricular na interdependência ventricular. Na verdade, os dois ventrículos funcionam em série, compartilham fibras miocárdicas comuns, portanto, são muito dependentes um do outro.

Estudo da função dos átrios

A ecocardiografia cardíaca, em razão da técnica do *Speckle Tracking*, constitui preciosa ferramenta para

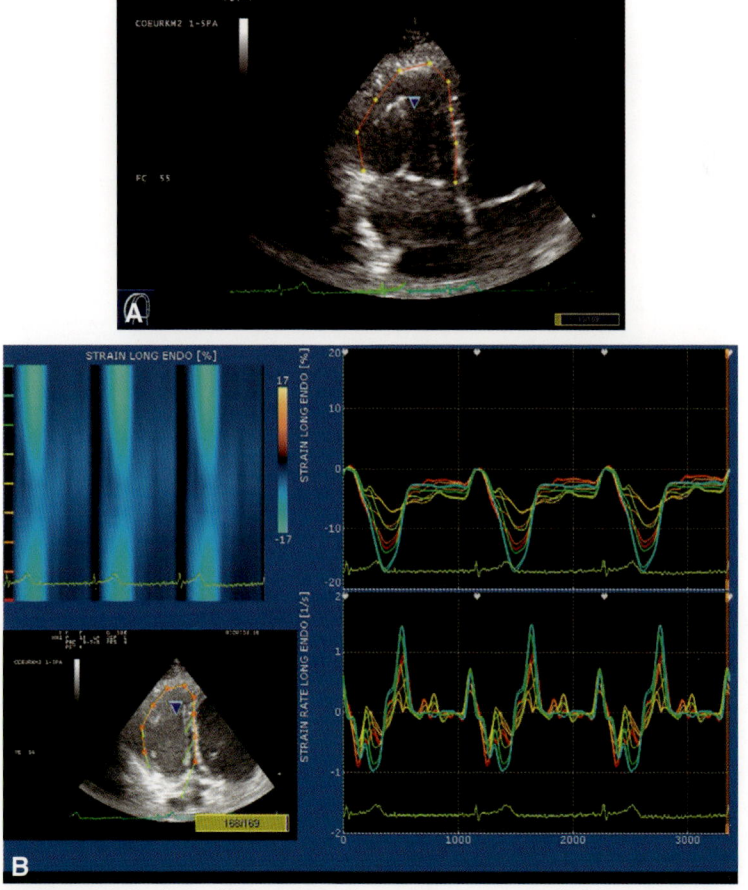

Figura 7.23. Estudo do ventrículo direito (VD) no 2D *Strain,* conforme o corte apical das quatro câmaras (técnica da Kontron Medical-Esaote).
A. Seleção dos "pontos de continuação" nas paredes do VD.
B. Gráfico do *Strain/Strain Rate.*

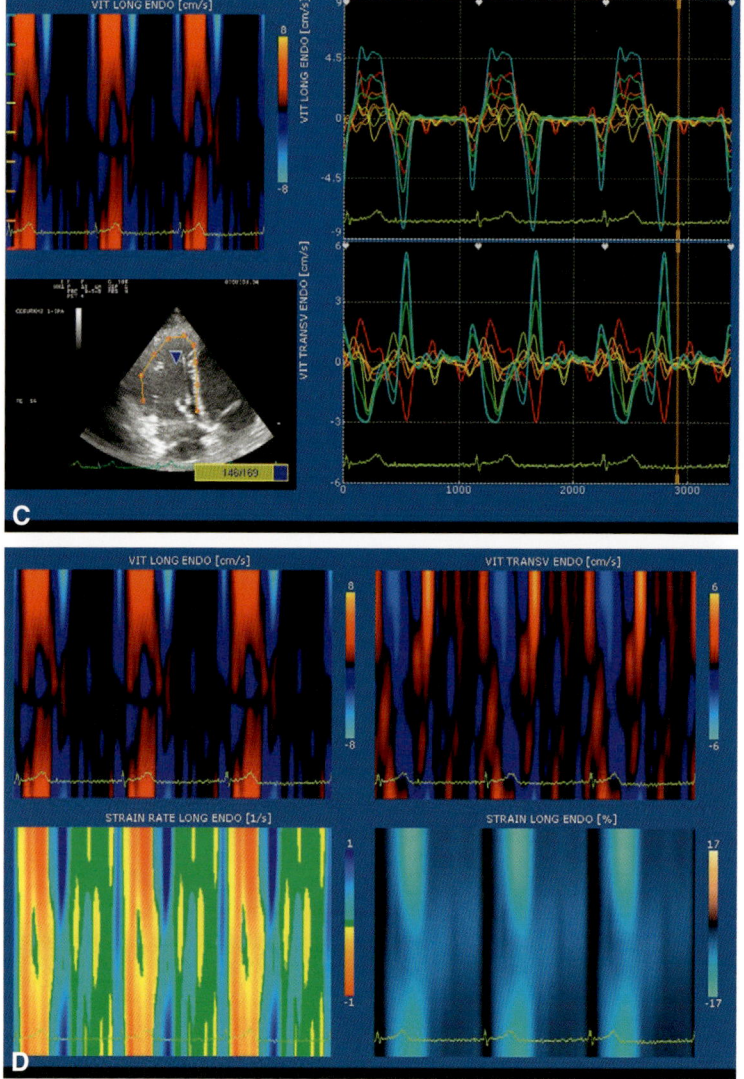

Figura 7.23. Cont.
C. Estudo das velocidades parietais do VD.
D. Exibição dos dados gráficos no tempo em Color M-Mode.

enfrentar o desafio do estudo das funções atriais esquerda e direita.

Estudo do átrio esquerdo

A ecocardiografia permite estudar o tamanho (diâmetro, superfície) e a função do átrio esquerdo. A avaliação da função do OG na rotina se baseia em vários métodos:

- o estudo dos volumes do OG no modo 2D;
- o estudo do fluxo venoso pulmonar no Doppler pulsado:
  - a onda S, que reflete a função de reservatório do OG (enchimento do OG a partir das veias pulmonares);
  - a onda D, que reflete a função condutora do OG (esvaziamento passivo do OG no VG);
  - a onda A, que reflete a função bombeadora do OG (esvaziamento ativo do OG no VG em razão da contração atrial);

- o estudo da onda Am do fluxo mitral em Doppler pulsado (função bombeadora do OG);
- o estudo da onda Aa do anel mitral no Doppler tecidual, que também reflete a função bombeadora do OG.

O estudo da função do OG pode ser completado pela técnica do *Speckle Tracking*, que permite acompanhar os contornos do OG durante o ciclo cardíaco e medir, simultaneamente:

- as velocidades atriais;
- e as deformações do OG (*Strain/Strain Rate*).

É preciso destacar que as fibras musculares atriais esquerdas têm uma disposição essencialmente longitudinal e se inserem na circunferência do anel mitral.

Velocidades atriais

A análise do OG por *Speckle Tracking* demonstrou que as velocidades sistólicas do OG são:

- mais altas no anel mitral e diminuem progressivamente em direção ao teto do OG;
- uniformes no eixo transversal do OG e diferentes (heterogêneas) em seu eixo longitudinal.

Na verdade, o *Speckle Tracking* do OG permite estudar as velocidades atriais tangenciais e radiais. Essas velocidades estão relacionadas com a FE do OG e com os volumes do ventrículo esquerdo. O componente tangencial da velocidade atrial está negativamente relacionado com o volume do OG.

Por fim, as velocidades tangenciais e radiais são significativamente reduzidas nos pacientes com insuficiência cardíaca com uma elevação das pressões de enchimento do VG em especial.

Deformações atriais

A técnica do *Speckle Tracking* permite observar a deformação do OG em dois sentidos:

- longitudinal, correspondente ao *strain* longitudinal (o mais estudado);
- radial, correspondente ao *strain* radial.

O *Strain Rate* reflete a velocidade de deformação do OG durante o ciclo cardíaco.

A curva do *strain* longitudinal normal do OG é bifásica (figura 7.24):

- positiva durante a fase de reservatório (alongamento do OG durante o enchimento atrial);
- negativa durante a fase de condução e de bombeamento (encurtamento do OG durante o esvaziamento atrial).

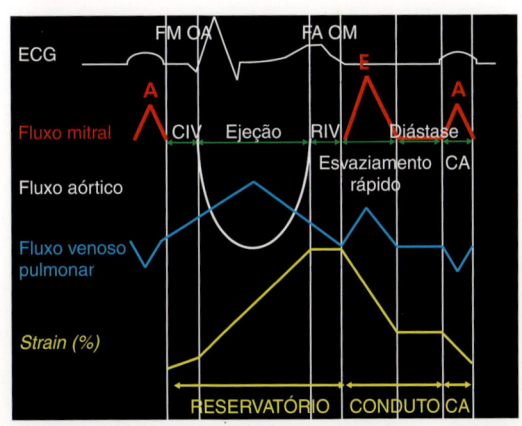

Figura 7.24. Aspecto esquemático da curva do *strain* longitudinal do átrio esquerdo durante o ciclo cardíaco.
Strain: positivo durante a fase de reservatório, negativo durante a fase de condução, nulo durante a fase de bombeamento (contração atrial, CA).
FM: fechamento mitral; OA: abertura aórtica.
FA: fechamento aórtico; OM: abertura mitral.
CIV: contração isovolumétrica; RIV: relaxamento isovolumétrico.
Fonte: B. Gallet, La Fonction de l'oreillette gauche, ÉchoCardiographie, nº 21, 2009.

A curva fica "achatada" durante a diástase mitral, que reflete a ausência de deformação do OG durante esse período.

Na prática, o *strain* do OG é medido no *Speckle Tracking* a partir do corte apical de quatro e duas câmaras cardíacas (figura 7.25). O OG é dividido em 12 segmentos no conjunto de dois cortes estudados (septais, laterais, anteriores e inferiores).

O *strain* longitudinal do OG pode ser medido em:

- telessístole (reflexo da função de reservatório);
- protodiástole (reflexo da função de condução);
- telediástole (reflexo da função de bombeamento).

O *strain* global corresponde à média de todos os segmentos atriais estudados.

O valor normal do *strain* longitudinal global sistólico (máximo) do OG é de 42 ± 6%.

A análise do *strain* do OG permitiu demonstrar:

- uma diminuição significativa do *strain* e do *strain rate* em caso de fibrilação atrial (FA);
- uma melhora da deformação nos pacientes em ritmo sinusal após 3 meses de ablação por radio-frequência da FA paroxística;
- a persistência transitória de uma disfunção atrial nos acompanhamentos de uma Cardioversão Elé-

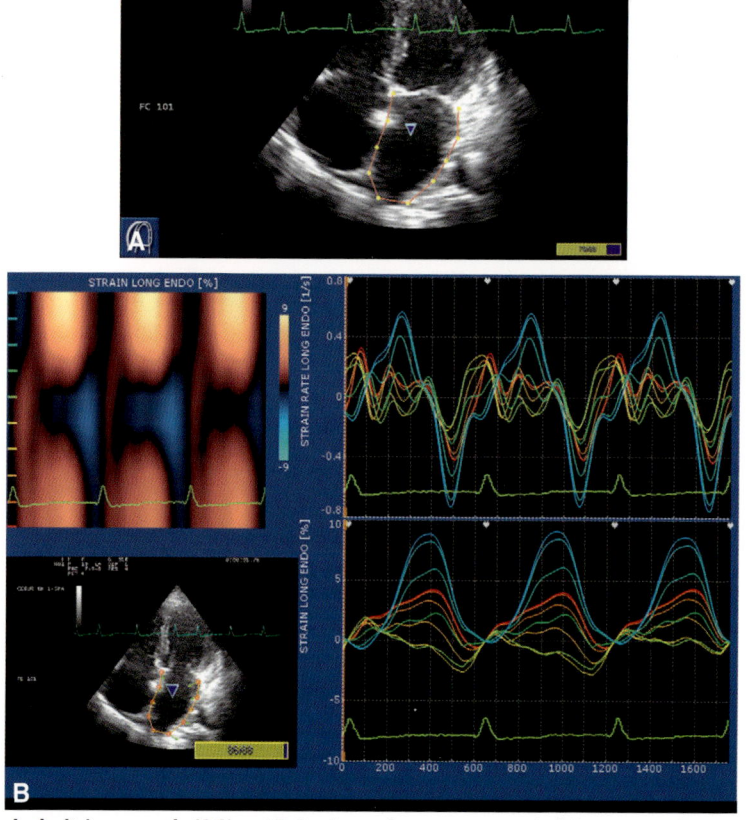

Figura 7.25. Estudo do átrio esquerdo (OG) no 2D *Strain*, conforme o corte apical das quatro câmaras (técnica da Kontron Medical-Esaote).
A. Pontilhado e traçado do contorno do OG.
B. Gráfico do *Strain/Strain Rate* longitudinal do OG.

trica Externa (CEE) para FA (recuperação dos parâmetros de deformação em 4 semanas);
- uma redução dos *strains/strains rate* do OG nos pacientes com disfunção diastólica do VG que apresenta perfis mitrais pseudonormal e restritivo.

No que se refere à FA, o valor-limite do *strain* do OG (> 19,5%) e do *Strain Rate* (> 2,25 1/s) parece ser o melhor preditor do ritmo sinusal pós-ablação por radiofrequência.

Também deve-se observar que os pacientes que apresentam uma FA paroxística têm uma diminuição significativa dos *strains* longitudinal e circunferencial e não radial do ventrículo esquerdo, revelando uma disfunção sistólica do VG, latente ou inicial. Esses resquícios de disfunção do VG melhoram progressivamente e chegam a desaparecer por completo após ablação da FA por radiofrequência.

Por fim, é possível medir, em razão do *Speckle Tracking* atrial, a fração de ejeção do OG, que parece ser melhor marcador da trombose atrial esquerda em comparação aos indicadores visuais (velocidade de esvaziamento atrial, contraste espontâneo intra-OG, dilatação atrial).

Para concluir, a imagem de deformação do OG possibilita uma avaliação quantitativa precisa da função atrial e fornece um marcador da reversibilidade da remodelagem do ventrículo esquerdo na fibrilação atrial.

Estudo do átrio direito

O *Speckle Tracking* parece promissor no estudo da função do átrio direito (OD), em razão dos parâmetros de velocidade e de deformação que podem ser medidos por essa técnica.

O 2D *Strain* demonstrou as diferenças funcionais entre o OD e o OG. Usando essa técnica, parece que o desempenho da ejeção, a interação entre a contratilidade, a carga e a complacência atrial são mais elevadas no OD, em comparação ao OG, nos indivíduos normais.

O valor diagnóstico e prognóstico do *strain* aplicado ao OG deve-se confirmar, muito provavelmente, em um futuro próximo.

Estudo da hipertrofia do ventrículo esquerdo

O *Speckle Tracking*, graças aos parâmetros miocárdicos de deformação (*strain*, velocidade, rotação), permite distinguir três tipos de hipertrofia do ventrículo esquerdo:

- a hipertrofia fisiológica;
- a hipertrofia hipertensiva;
- a hipertrofia primitiva, ligada à cardiomiopatia hipertensiva (CMH).

Hipertrofia fisiológica do ventrículo esquerdo

Comparado aos indivíduos sadios sedentários, o esportista apresenta uma remodelagem fisiológica do VG caracterizada, principalmente, por:

- uma hipertrofia moderada (espessura parietal < 13 mm com razão SIV/PP < 1,3) das paredes do VG;
- um perfil de deformação específico do VG com:
  - um componente longitudinal do *strain* significativamente diminuído, compensado por
  - um componente radial de *strain* mais elevado (com relação ao grupo-controle).

Essas diferenças de *strain* parecem mais marcadas no nível dos segmentos basais do VG. Em contrapartida, não há diferença significativa em termos de *strain* circunferencial entre os dois grupos (controle e esportistas). Por fim, os esportistas de alto nível podem apresentar uma remodelagem hipertrófica do VG que podem sugerir, às vezes, uma CMH. A imagem de *strain* parece ser uma técnica interessante para rastrear precocemente as anomalias da função sistólica do VG, particularmente nas variantes da remodelagem ventricular. Na síndrome da fadiga miocárdica aguda (p. ex., corrida em maratona), observa-se uma degradação da função do VG, tanto sistólica (diminuição do *strain*) quanto diastólica (diminuição da onda E do anel mitral).

Hipertrofia hipertensiva do ventrículo esquerdo

O uso da imagem de deformação permite diferenciar o coração do hipertenso e o coração do esportista. Em geral, o contexto clínico orienta facilmente para o diagnóstico de hipertrofia ventricular esquerda (HVG) de origem hipertensiva.

O 2D *Strain* do VG permitiu identificar:

- uma taxa global de deformação menor entre os pacientes hipertensos em comparação aos não hipertensos (-20,4 *vs.* -22,1% para o *strain* longitudinal global);
- uma diminuição moderada isolada do *strain* longitudinal nos pacientes hipertensos sem a HVG com FE do VG normal (acometimento subclínico do VG);
- uma diminuição franca e significativa do *strain* longitudinal entre os pacientes hipertensos que apresentam HVG. Esta queda do *strain* longitudinal predomina no nível dos segmentos hipertrofiados. Uma redução do *strain* radial (em grau variável) pouco significativo foi notada em caso de HVG severa (figura 7.26).

Por fim, nos hipertensos sem HVG, é possível observar certo atraso da distorção protodiastólica.

O estudo do 2D *Strain* permite também fazer a diferenciação entre a hipertrofia das cardiopatias hipertensivas e das cardiomiopatias hipertróficas primitivas (CMH):

- a razão *strain* radial septal/lateral é diminuída com relação a uma cardiopatia hipertensiva. Uma razão < 0,90 sugere hipertrofia ligada à CMH;
- a conservação do *strain* circunferencial em caso de hipertrofia hipertensiva do VE em comparação aos portadores de CMH (queda do *strain* circunferencial).

Hipertrofia do ventrículo esquerdo causada por cardiomiopatia hipertrófica (CMH)

A CMH é caracterizada por uma desorganização estrutural localizada das fibras miocárdicas que causa uma hipertrofia extensa e anomalia da função sistodiastólica do VG.

Assim, a presença dos segmentos miocárdicos incapazes de se deformar é uma característica particular da CMH. Os hipertensos ou os não hipertensos não possuem segmentos não deformáveis.

A imagem do 2D *Strain* aplicada aos pacientes que apresentam uma CMH permite revelar:

- uma diminuição significativa dos três *strains* do VG (longitudinal, radial e circunferencial) no nível dos segmentos hipertróficos patológicos (segmentos septais mais atingidos). Na CMH, o *strain* circunferencial é significativamente reduzido (- 13,4 contra -19,5) em todos os territórios. No entanto, sua alteração predomina nas zonas fibrosas e de hipertrofia da parte alta do septo que se liga ao ventrículo direito. Nos pacientes que apresentam uma CMH com fração de ejeção do VG preservada, a alteração do *strain* longitudinal (< - 15%) está associada a uma diminuição da capacidade de exercício físico (duração de esforço mais curta);
- uma franca redução da torção sistólica do VG em termos de pico de torção e de velocidades máximas de torção. Esta alteração da torção do VG está relacionada com a extensão da fibra miocárdica avaliada na IRM;
- uma alteração do *strain* diastólico do ventrículo esquerdo que reflete o acometimento da função diastólica de enchimento do VG na CMH;
- uma alteração do *strain* no átrio esquerdo, sugerindo a existência de uma remodelagem atrial estrutural, relacionada com a dilatação do OG e com a obstrução intraventricular esquerda.

Por fim, o 2D *Strain* demonstrou aumento da função miocárdica (principalmente da parede lateral do VG) após uma alcoolização septal bem-sucedida.

Para concluir, a imagem de deformação possibilita distinguir as hipertrofias fisiológicas das hipertrofias patológicas (hipertensivas e das CMH). O 2D *strain* também se revela útil nos hipertensos conhecidos sem HVG, permitindo desmascarar uma redução isolada da função sistólica longitudinal do VG (acometimento miocárdico subclínico).

Estudo da cardiopatia isquêmica

A técnica do 2D *Strain* permite um estudo aprofundado e preciso da cardiopatia isquêmica. Ela fornece

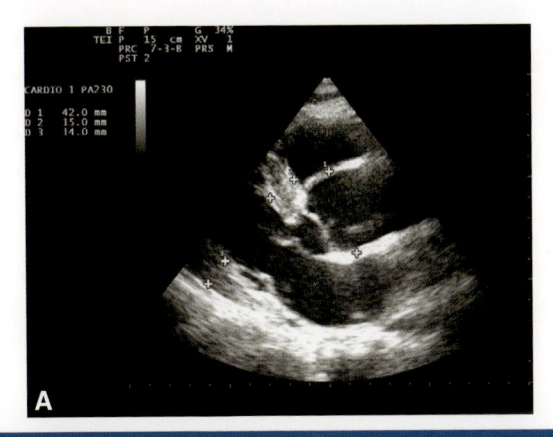

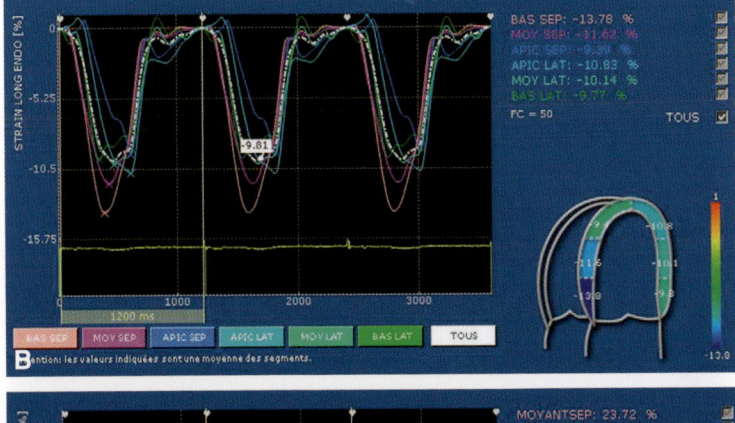

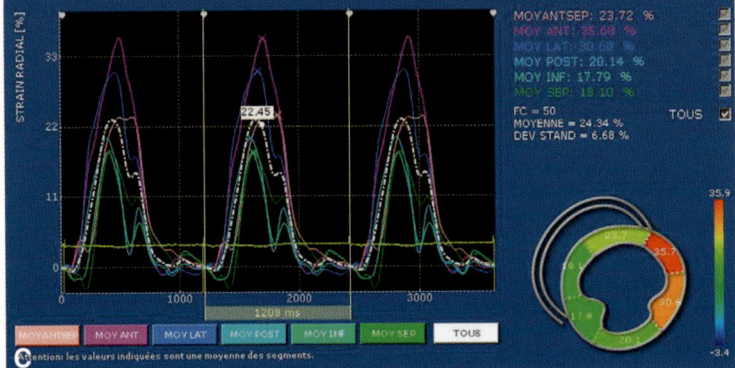

Figura 7.26. Cardiopatia hipertensiva.
A. Hipertrofia concêntrica das paredes do VG visualizada no 2D.
B. Diminuição do *Strain* global longitudinal: - 9,8%. **c.** Diminuição do *Strain* global radial: + 22,4% do VG.

acesso a uma quantificação refinada e objetiva da isquemia nas diferentes direções da deformação (longitudinal, radial e circunferencial), substituindo, assim, a observação da cinética segmentar semiqualitativa (análise visual do escore da contratilidade) e, portanto, subjetiva.

As aplicações do *Speckle Tracking* na avaliação da cardiomiopatia isquêmica são várias:

1. Detecção precoce das anomalias nos territórios isquêmicos, como:
   - uma diminuição do pico de *strain* telessistólico;
   - o aparecimento de um pico de *strain* pós-sistólico;
   - uma diminuição do pico de torção sistólica.

Na verdade, os segmentos isquêmicos, não importa o seu território (mesmo apical), apresentam, primeiramente, diminuição exclusiva do *strain* longitudinal, que revela uma isquemia limitada à camada subendocárdica do miocárdio (a mais sensível à hipóxia), mas que pode-se estender ao epicárdio quando a isquemia se torna mais severa.

Na isquemia miocárdica, o *strain* radial é diminuído em caso de hipocinesia e de forma ainda mais marcada em caso de acinesia parietal visualizada na ecocardiografia clássica (TM/2D). O valor-limite do *strain* radial global do VG que permite separar a cinética normal da hipocinesia está estimado em + 29% e o que separa a hipocinesia da acinesia é igual a + 21%. A alteração do pico telessistólico do *strain* na zona miocárdica isquêmica é, na maioria das vezes, associada ao aparecimento de um pico de *strain* pós-sistólico. O índice pós-sistólico se expressa pela razão entre o pico pós-sistólico e o pico telessistólico. Esse índice superior a 25% representa a deformação patológica pós-sistólica do VG (encurtamento do ventrículo esquerdo após o fechamento da valva aórtica). Uma discinesia parietal se manifesta por inversão dos parâmetros de deformação local.

A isquemia miocárdica acarreta, também, uma alteração mais ou menos importante da rotação do VG (figura 7.27).

Por fim, o 2D *Strain* pode ser útil para identificar pacientes com coronariopatia severa, mesmo na ausência de anomalia da cinética segmentar no repouso. Uma diminuição do pico de *strain* longitudinal foi demonstrada nos pacientes com estenose do tronco ou lesões triarteriais sem anomalia contrátil no repouso.

2. Avaliação da transmuralidade do infarto do miocárdio.

A análise dos três componentes da deformação miocárdica permite diferenciar os infartos não transmurais e os transmurais. A diminuição das deformações radial e circunferencial nos segmentos infartados reflete diretamente a extensão transmural da necrose. Assim, o *strain* radial se revela claramente alterado em caso de necrose transmural contra uma necrose subendocárdica refletida por uma clara alteração do *strain* longitudinal.

O valor-limite do *strain* radial que permite separar o infarto transmural do não transmural é igual a +16,5%.

Por fim, o *strain* global, que analisa a função longitudinal, radial e circunferencial do VG, está significativamente relacionado com a massa miocárdica necrosada.

3. Diferenciação do miocárdio viável do miocárdio necrosado pós-infarto.

A análise da deformação regional do VG por 2D *strain* permite distinguir os segmentos viáveis atordoados dos segmentos necrosados. Na verdade, o *strain* radial é significativamente diminuído no miocárdio necrosado com relação aos segmentos normais. Em contrapartida, os segmentos atordoados apresentam um grau intermediário de deformação.

O estudo da viabilidade miocárdica por 2D *Strain* pode estar associado a uma ecocardiografia de estresse (esforço ou dobutamina) para investigar uma eventual reserva contrátil. A interpretação do 2D *Strain* associada ao ecocardiógrafo de estresse é mais "objetiva" do que a análise visual da anomalia contrátil, imagem convencional em 2D em preto e branco. Na verdade, o 2D *strain* parece potencialmente promissor na quantificação do estresse isquêmico em razão da análise de três tipos de *strain*, com melhor sensibilidade da deformação circunferencial com relação aos *strains* radial e longitudinal.

4. Observação da função global do VG após infarto do miocárdio.

O *Speckle Tracking* permite observar também o desempenho sistólico global do VG no pós-infarto. Um valor-limite do *strain* longitudinal global do VG igual a -15,3% permite predizer uma fração de ejeção do VG preservada nos pacientes durante um infarto do miocárdio.

Os picos de torção sistólica e de antirrotação diastólica do VG são mais ou menos diminuídos nos pacientes com infarto do miocárdio. Este pico de torção do VG é diminuído em razão, basicamente, de uma redução da rotação apical. A torção sistólica global do VE reduzida no pós-infarto está relacionada com FE do VG.

5. Avaliação do estado funcional do miocárdio pós-reperfusão.

O 2D *Strain* permite acompanhar a eficácia da reperfusão miocárdica. Um pico de *strain* radial > + 17% prediria uma recuperação miocárdia funcional pós-revascularização (sensibilidade de 70%, especificidade de 85%).

Os parâmetros de torção e distorção diminuídos na fase aguda de isquemia que se normalizam durante uma angioplastia confirmam a rápida melhora da função do VG pós-revascularização.

6. A detecção do atraso da deformação do miocárdio isquêmico responsável por um dissincronismo cardíaco.

A imagem de deformação permite o estudo preciso da assinergia de contração dos segmentos miocárdicos isquêmicos a partir das curvas de *strain* e de velocidades.

Para concluir, a técnica do *Speckle Tracking* constitui uma alternativa interessante e útil na avaliação de uma cardiopatia isquêmica. Ela permite quantificar o

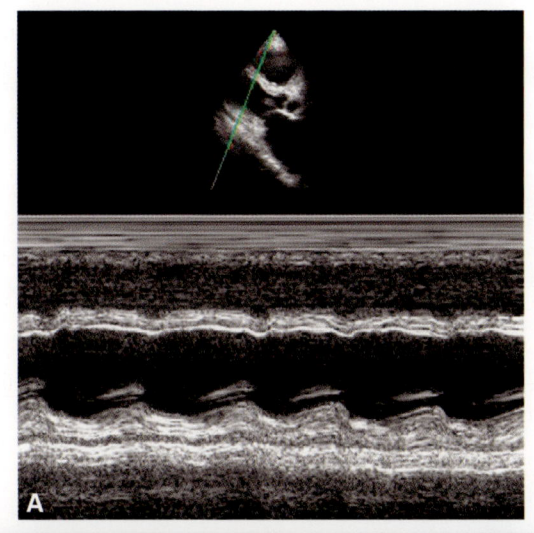

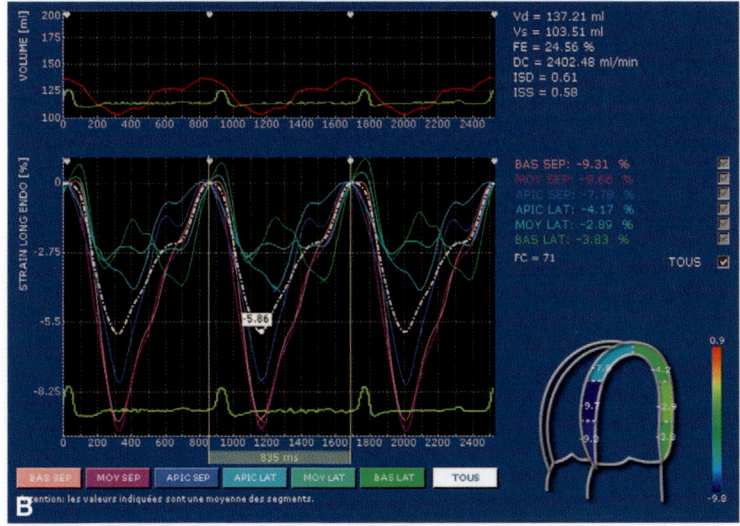

Figura 7.27. Cardiopatia isquêmica.
Alteração dos parâmetros de 2D *Strain* em razão de necrose anterorradial-septolateral (**A**). Diminuição do *strain* segmentar na região infartada e do *strain* global longitudinal: - 5,8% (**B**); + 9,1% (**C**); circunferencial: - 5,7% (**D**).

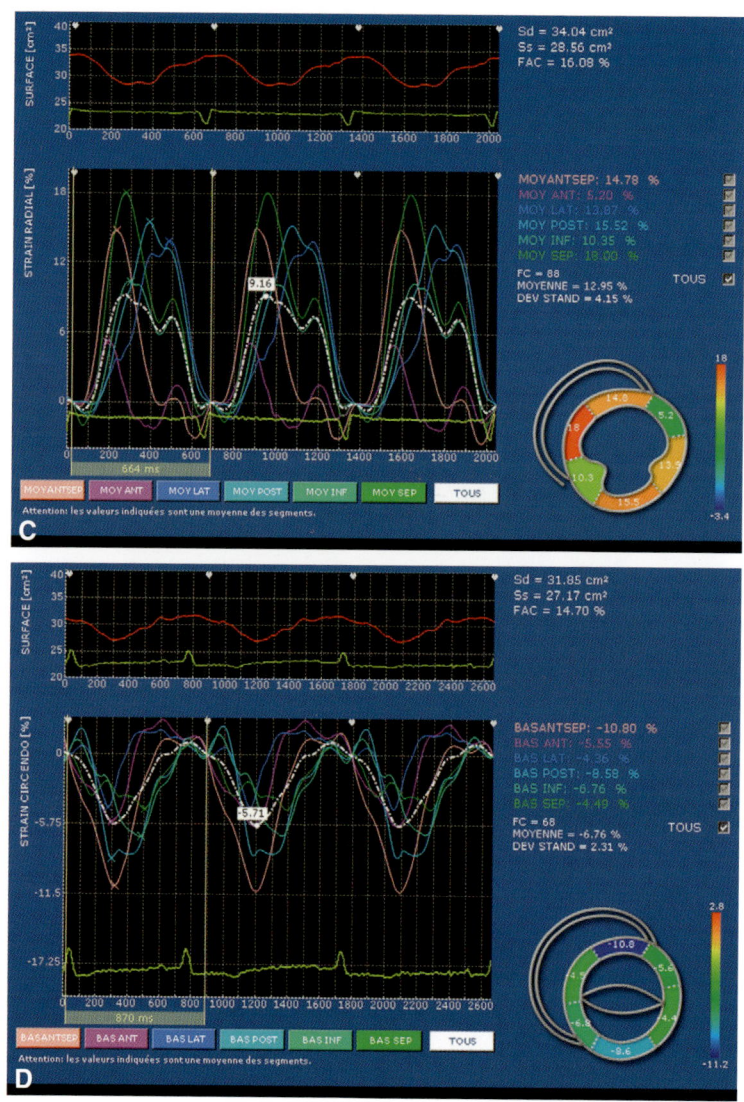

Figura 7.27. Cont.

tamanho e a gravidade da isquemia, precisar o caráter transmural ou não de uma necrose miocárdica, estudar a viabilidade miocárdica no repouso ou durante provas de estresse e observar a eficácia da reperfusão miocárdica. Ela parece promissora na avaliação do resultado funcional do transplante celular na fase aguda do IDM e, indiretamente, de injeção de células-tronco autólogas.

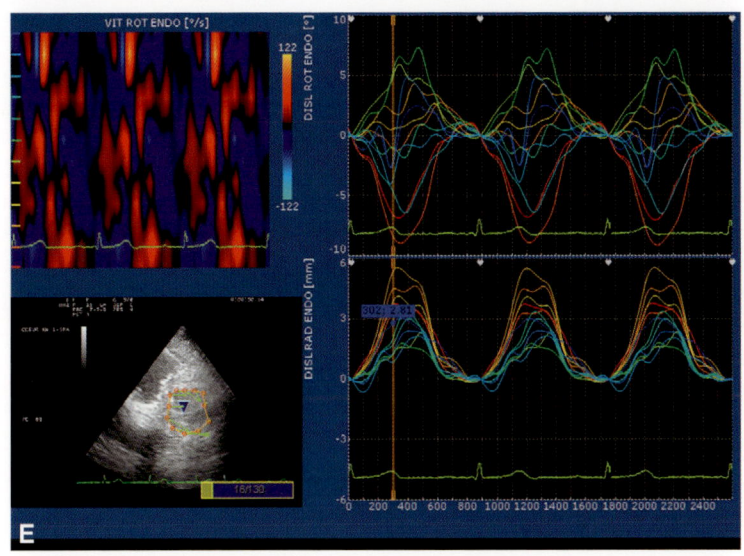

Figura 7.27. Cont.
E. (em cima) Perturbação da rotação cardíaca; (embaixo) e do deslocamento parietal.

Estudos das diversas cardiomiopatias

A imagem de *strain* possibilita o diagnóstico precoce do acometimento da função sistólica do VG nas diversas cardiomiopatias, como: cardiomiopatia dilatada, diabética, amiloide, esclerodérmica.

Cardiomiopatia dilatada (CMNO)

A hipocontratilidade e o dissincronismo parietal do VG são os elementos dominantes na CMNO.

A técnica do 2D *Strain* permite detectar nos pacientes com CMNO as seguintes modificações:

- uma diminuição dos três componentes da deformação miocárdica (longitudinal, radial e circunferencial) com grau variável.

    A queda exclusiva do *Strain* longitudinal possibilita detectar a forma subclínica da CMNO. Na evolução da CMNO, o *Strain*, tanto radial quanto longitudinal, diminui com o passar do tempo, paralelamente à degradação da fração de ejeção do VG:

- uma redução da torção base-ápice global do VG (do pico e da velocidade de torção). Esta torção alterada é interrompida prematuramente no início da sístole com relação ao coração;

- uma alteração da distorção do VG. A velocidade da disrotação no pico está relacionada com o índice do volume telessistólico do VG, à razão Em/Ea e ao dissincronismo radial nos pacientes com CMNO;

- um dissincronismo radial elevado. É preciso destacar que as anomalias do *strain* são muito heterogêneas no espaço entre os portadores de CMNO. O septo apresenta um alongamento sistólico em vez de um encurtamento;

O bloqueio do ramo esquerdo (BBG), presente em 25% dos casos de CMNO, induz um remodelamento do VG acentuando as anomalias contráteis e o dissincronismo; o *strain* circunferencial é reduzido de maneira semelhante na CMNO com ou sem BRE, mas o dissincronismo é fortemente acentuado em caso de BBG.

Cardiomiopatia diabética

O 2D *Strain* é capaz de rastrear um acometimento miocárdico subclínico nos pacientes diabéticos de tipo 2, cuja função cardíaca é, *a priori*, normal. Uma diminuição precoce dos *strains* longitudinal e radial do VG pode ser considerada um marcador pré-clínico de cardiomiopatia diabética.

Cardiomiopatia amiloide

A amiloidose cardíaca é caracterizada por uma disfunção diastólica precoce do ventrículo esquerdo. As anomalias da função sistólica do VG aparecem mais tardiamente na evolução da doença.

A técnica do 2D *Strain* permite detectar nos portadores de amiloidose cardíaca uma diminuição do *strain* longitudinal global, apesar de uma boa função sistólica aparente. Esta alteração da deformação miocárdica é particularmente acentuada no nível dos segmentos basais e médios do VG. Ela revela uma disfunção sistólica subclínica do VG que antecede uma alteração da FE do VG. Essa redução do *strain* longitudinal do VG parece estar relacionada com um aumento da espessura miocárdica.

Cardiomiopatia esclerodérmica

Nos pacientes esclerodérmicos assintomáticos com uma FE do VG conservada, nota-se uma diminuição significativa do *Strain* e do *Strain Rate* tanto do ventrículo esquerdo, quanto do ventrículo direito. Essas observações revelam a presença de uma disfunção sistólica biventricular latente na cardiomiopatia esclerodérmica.

De fato, o 2D *Strain* permite detectar mudanças precoces da função do VD na esclerodermia, mesmo antes do aparecimento da hipertensão arterial pulmonar.

Estudo da miocardite

Foi relatada, em caso de miocardite, uma diminuição significativa do *Strain* circunferencial do VG medido por *Speckle Tracking*, enquanto o *strain* radial permaneceu inalterado. Esta alteração do *strain* miocárdico nos segmentos patológicos do VG foi confirmada em IRM. Ela pode refletir um edema localizado do músculo cardíaco nas zonas atingidas pela miocardite.

Estudo do dissincronismo cardíaco

A outra aplicação importante do 2D *Strain* é o estudo do dissincronismo ventricular esquerdo e as consequências de uma ressincronização cardíaca nas funções miocárdicas regional e global.

Os parâmetros de 2D *Strain* enriquecem o conjunto dos índices de avaliação do dissincronismo cardíaco. A análise em 2D *Strain* possibilita:

- detectar o dissincronismo;
- determinar o tipo de dissincronismo (sistólico ou diastólico) em função do comprimento do QRS. De fato, em caso de ampliação do QRS, o dissincronismo começa desde o início da sístole e continua na diástole, ao passo que, em caso de QRS de duração normal, ele envolve apenas o tempo sistólico;
- predizer a resposta à ressincronização ventricular;
- otimizar os ajustes dos marca-passos biventriculares.

A maioria dos parâmetros convencionais aborda o dissincronismo das fibras longitudinais do VG. O 2D *Strain* pode ser aplicado à deformação das fibras radiais estudadas na incidência 2D no eixo curto medioventricular ou eixo longo das 4 câmaras (figura 7.28).

A diferença de mais de 130 ms do tempo de pico de deformação sistólica (intervalo entre o início do QRS e o máximo do *strain* radial) entre as paredes anterosseptal e posterior do VG parece ideal para predizer uma resposta positiva à ressincronização cardíaca. Ela possibilita predizer aumento da FE do VG de 15%, 8 meses após ressincronização com uma sensibilidade de 89% e uma especificidade de 83%.

De fato, uma diferença de dissincronismo no estado basal entre os responsivos e os não responsivos foi observada para o *strain* radial (251 ± 138 ms contra 94 ± 65 ms), enquanto nenhuma diferença significativa foi observada para os *strains* longitudinal e circunferencial.

Entretanto, esses dois últimos componentes da contração ventricular esquerda não devem ser desprezados na análise do dissincronismo cardíaco.

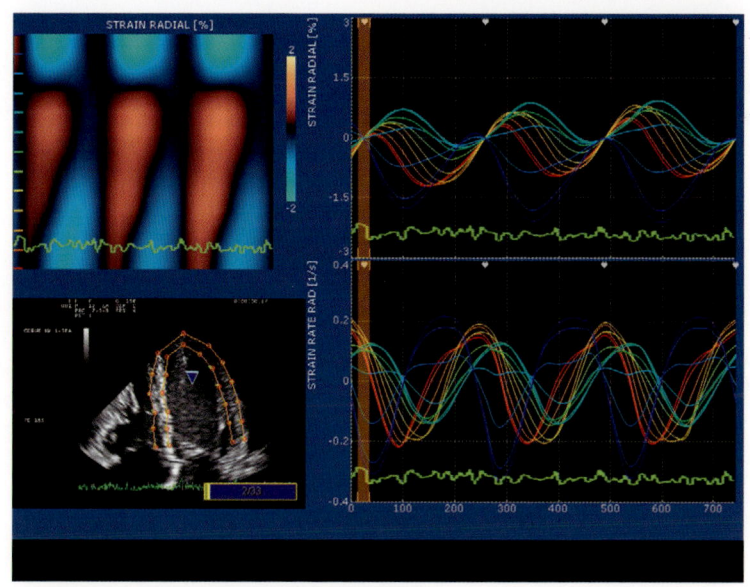

Figura 7.28. Dissincronismo radial estudado no modo 2D *Strain*.

Com a IRM, o dissincronismo circunferencial parecia ser mais pertinente a ser considerado do que a função longitudinal.

Na prática, o 2D *Strain* possibilita uma avaliação visual objetiva rápida e quantitativa do local e do grau de atraso da contração do VG. Permite, também, acompanhar os efeitos da ressincronização cardíaca. O estímulo biventricular modifica o fenômeno da rotação cardíaca apical, resultando em aumento da torção sistólica do VG. De fato, a ressincronização melhora a torção nos indivíduos responsivos.

A redução de uma insuficiência mitral pós-ressincronização é refletida por uma melhora dos índices de deformação miocárdica e uma redução da dessincronização entre os músculos papilares do VG.

Para concluir, uma abordagem multiparamétrica da avaliação do dissincronismo cardíaco é necessária, porque nenhum critério ecocardiográfico de dessincronização parece ser utilizável apenas para melhorar a seleção dos candidatos à ressincronização com particularmente uma grande variabilidade das medidas. A técnica de 2D *Strain* permite detectar o dissincronismo ventricular e acompanhar os efeitos da ressincronização e sua predizibilidade a partir da presença de um dissincronismo de deformação miocárdica do ventrículo esquerdo.

O dissincronismo radial usando o 2D *Strain* parece ser uma ferramenta complementar sensível e eficaz para identificar os respondedores potenciais à ressincronização cardíaca. Uma avaliação do dissincronismo cardíaco com esforço por 2D *Strain* parece promissora e deve permitir melhor definição os "candidatos certos" à ressincronização. A importância do 3D *Strain* continuar sem definição nesse campo.

Estudo das valvopatias

O 2D *Strain* se tornou uma ferramenta promissora no estudo das valvopatias, tanto estenosantes, quanto insuficientes. Ele possibilita:

- detectar uma disfunção sistólica preexistente do VG (antes de queda significativa da FE);
- diagnosticar uma disfunção sistólica inicial do VG (parâmetros clássicos na "zona cinzenta");

- confirmar uma presença da reserva contrátil do VG:
  - com esforço: estenose aórtica (RA) grave assintomática, IM severa assintomática;
  - com dobutamina: RA com baixo débito;
- acompanhar a função sistólica do VG durante o tratamento clínico da valvopatia;
- avaliar o prognóstico na evolução da valvopatia;
- rastrear precocemente a recuperação da função miocárdica no pós-operatório.

Análise do 2D *strain* na estenose aórtica (RA)

Nos pacientes portadores de RA, a contração ventricular esquerda:

- longitudinal depende do remodelamento do VG;
- radial depende das condições de carga;
- circunferencial depende da carga e, ao mesmo tempo, do remodelamento do VG.

Essa dependência contrátil complexa, ligada à RA, causa mudança específica dos parâmetros de deformação miocárdica do VG.

Classicamente, a estenose aórtica grave estudada em 2D *Strain* induz:

- uma franca diminuição do *strain* longitudinal entre os pacientes com uma FE do VG normal revelando uma disfunção sistólica preexistente do VG;
- uma acentuação da rotação apical do VG;
- um aumento da torção entre a base e o ápice do VG;
- um prolongamento da distorção do VG que antecede o enchimento diastólico.
- Nos pacientes portadores de uma RA grave assintomática, o 2D *Strain* demonstrou:
  - uma diminuição significativa do *strain* mais pronunciado nos segmentos basais. Um valor-limite de -18% para o *strain* global longitudinal e de -13% para o *strain* basal longitudinal permitiu determinar uma resposta anormal ao esforço. Além disso, os pacientes com um *strain* longitudinal basal < -13%, potencialmente, apresentam mais eventos cardíacos durante o acompanhamento de 6 meses;
  - um aumento do *strain* longitudinal durante a ecocardiografia de esforço que revela a presença da reserva contrátil miocárdica. Em contrapartida, uma queda do *strain* na prova de esforço está associada à menor tolerância ao esforço e um prognóstico pior.

- Na RA supostamente grave (superfície aórtica < 0,5 cm^2/m^2) com disfunção sistólica do VG (FE < 45%) e baixo gradiente transvalvar (gradiente médio < 30 mmHg), a ecocardiografia de estresse sob dobutamina permite diferenciar "a pseudoestenose aórtica" ligada a uma disfunção do VG com baixo débito, da verdadeira estenose aórtica grave associada a uma função ventricular alterada. Na verdade, ela permite identificar a existência de uma reserva contrátil miocárdica definida, classicamente, por um aumento de 20% das velocidades subaórticas no Doppler pulsado. O 2D *Strain* pode ser útil nessa conduta diagnóstica. Uma baixa variação da deformação miocárdica sob dobutamina possibilita confirmar a ausência de reserva contrátil do VG (figura 7.29).

- Na RA "com baixo débito paradoxal" (RA grave apesar de um baixo gradiente transvalvar [< 40 mmHg] e uma fração de ejeção do VE preservada [> 50%]), o 2D *Strain* permitiu modificar o conceito dessa entidade clínica particular.

Na verdade, a imagem de deformação demonstrou uma diminuição do *strain* longitudinal do VG nos portadores de RA "com baixo débito paradoxal", que revela uma alteração da função sistólica do VG, apesar de uma FE conservada.

O baixo gradiente estenótico pode ser explicado por um baixo débito ligado à disfunção sistólica subclínica do VG que, frequentemente, apresenta um forte remodelamento (hipertrofia concêntrica) e um acometimento do enchimento diastólico. Por fim, apenas a FE clássica permanece "paradoxalmente" normal em um contexto de RA "com baixo débito paradoxal".

Finalmente, a ecocardiografia de estresse poderia, teoricamente, ajudar a desmascarar uma "pseudoestenose aórtica paradoxal".

A imagem de deformação também é importante nos pacientes que passaram por substituição valvar aórtica após uma estenose aórtica severa. Na verdade, a retirada do obstáculo da rejeição é acompanhada de um aumento significativo dos picos sistólicos de *strain*,

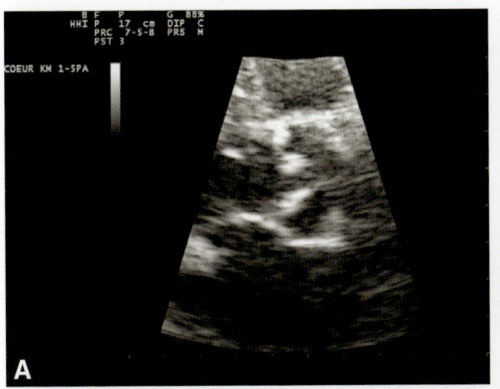

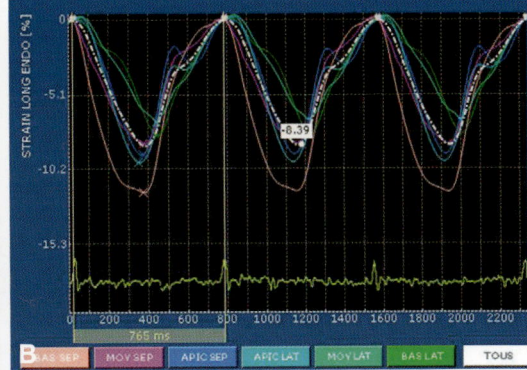

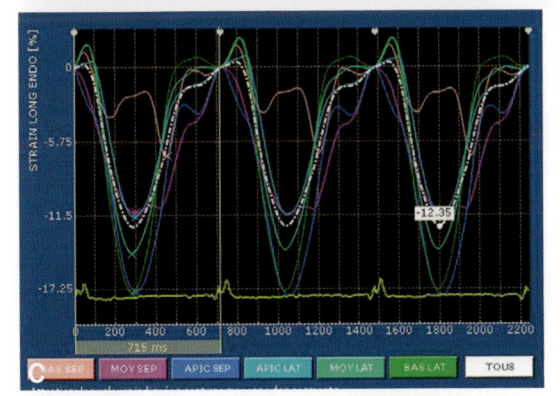

Figura 7.29.
Estenose aórtica em baixo débito (**A**).
Aumento do *Strain* longitudinal sob dobutamina (**C**): - 12,3% em relação ao estado basal (**B**): - 8,3% revelando presença da reserva contrátil do VG.

ao passo que a FE não é alterada de maneira significativa.

O *strain* radial aumenta depois da substituição valvar aórtica a partir do sétimo dia e diminui em 3 meses, compensado por uma melhora do *strain* longitudinal. Entretanto, parece que a evolução dos parâmetros de deformação no pós-operatório depende da patologia subjacente.

Análise do 2D Strain na insuficiência aórtica (IA)

A detecção de uma disfunção ventricular esquerda é fundamental no âmbito do acompanhamento das IAs em razão de suas implicações clínicas e terapêuticas.

A deformação longitudinal é, significativamente, mais alterada nos pacientes que apresentam uma indicação cirúrgica, enquanto que as velocidades ou ainda o deslocamento não o são. O estudo do *strain* longitudinal poderia ser, assim, um indicador precoce de uma disfunção latente do VG nos pacientes que apresentam uma IA *a priori* cirúrgica.

Análise de 2D *strain* na insuficiência mitral (IM)

No âmbito da IM, a imagem de deformação do VG desmascarou:

- valores normais ou supranormais de *strain* em uma primeira fase evolutiva de IM que refletia o estado de hipercinesia ventricular esquerda;

- uma queda progressiva do *strain* sob o limite fisiológico que revelava o acometimento contrátil do miocárdio durante a evolução da IM;
- uma recuperação da função miocárdica mais aleatória no pós-operatório (instabilidade de *strain*).

A imagem de deformação parece particularmente útil na avaliação da IM orgânica assintomática. De fato, o *strain* longitudinal pode predizer o momento ideal da cirurgia valvar. Entre os pacientes assintomáticos com uma IM severa, uma queda do *strain* longitudinal global durante o esforço é um fator preditivo complementar da degradação pós-operatória da função ventricular.

Por fim, a torção aumenta em caso de IM. Ela evolui em função da gravidade da regurgitação mitral.

Para concluir, a imagem de deformação tem importância clínica na avaliação das valvopatias como RA, IA, IM. Seu conceito pode ser estendido à estenose mitral e às valvopatias do coração direito.

Estudo do transplante cardíaco

A imagem de *strain* parece interessante e útil para estudar o transplante cardíaco.

Ela possibilita:

- acompanhar o estado funcional do coração transplantado;
- detectar precocemente a rejeição no transplante cardíaco.

Entretanto, é preciso salientar que a taxa global de deformação é menor no transplante cardíaco, em comparação ao coração nativo sadio. A interpretação dos parâmetros de deformação do coração transplantado requer, portanto, uma prudência especial.

Os marcadores sensíveis e confiáveis da rejeição do transplante cardíaco gerados pelo 2D *strain* ainda estão por ser definidos.

Estudo do efeito da quimioterapia

A análise do 2D *strain* também pode ser proposta para rastrear um acometimento cardíaco precoce por causa de uma toxicidade da quimioterapia antineoplásica antes que apareça a alteração da fração de ejeção do VG, parâmetro de referência usado com maior frequência.

De fato, a quimioterapia pode causar uma diminuição patológica do *strain* global longitudinal do VG sem alteração significativa dos parâmetros de contração e/ou de enchimento ventricular. O 2D *strain*, em razão dos novos parâmetros de deformação miocárdica, fornece informação capaz de revelar precocemente uma disfunção infraclínica do VG. Essas informações podem ajudar o médico responsável a acompanhar a intensidade da quimioterapia, a fim de evitar o desenvolvimento de uma disfunção do VG significativa e irreversível. Entretanto, o consenso referente à aplicação do 2D *strain* nesse campo ainda não foi estabelecido formalmente.

Estudo das cardiopatias congênitas

Com a análise de deformação miocárdica, uma nova visão das cardiopatias congênitas é delineada, apontando para novas possibilidades diagnósticas, prognósticas e terapêuticas.

Conclusões

Para concluir, o 2D *strain* é uma nova técnica de ecocardiografia validada, confiável e reprodutível que permite uma abordagem simultânea dos três componentes de deformação miocárdica. Ela permite uma detecção precoce de anomalias da contração miocárdica em diferentes afecções cardíacas.

Consequentemente, o 2D *strain* representa hoje uma ferramenta diagnóstica incontornável na prática cardiológica, cujos campos de aplicação não param de crescer. No entanto, estudos complementares são necessários para confirmar alguns resultados discutidos neste capítulo.

O 2D *strain* é também um instrumento de pesquisa para compreender a fisiopatologia cardíaca. Trata-se, igualmente, de uma técnica em plena evolução. Perspectivas já são vislumbradas com o 3D *strain*, que possibilitará uma análise ainda mais completa do músculo cardíaco e uma quantificação mais precisa das três deformações miocárdicas que são realizadas em três dimensões.

Bibliografia

Amundsen B, Helle-Valle T, Edvarsen T, et al. Non invasive myocardial strain measurement by speckle tracking echocardiography. J Am Coll Cardiol 2006;47:788–93.

Artis NJ, Oxborough DL, Williams G, et al. Two-dimensional strain imaging: a new echocardiographic advance with research and clinical applications. Int J cardiol 2008;123(3):240–8.

Bansal M, Jeffriess L, Leano R, et al. Assessement of myocardial viability at dobutamine echocardiography by deformation analysis using tissue velocity and speckle-tracking. JACC Cardiovasc Imaging 2010;3(2):121–31.

Bertini H, Sengupta PP, Nucifora G, et al. Role of left ventricular twist mechanics in the assessement of cardiac dessynchrony in heart failure. J Am Coll Cardiol Img 2009;2:1425–35.

Bjork Ingul C, Torp H, Aase S, et al. Automated analysis of strain rate and strain; feasibility and clinical implications. J Am Soc Echocardiogr 2005;18:410–41.

Bjork Ingul C, Rozis E, Slordahl SA, Marwick TH. Incremental value of Strain Rate Imaging to wall motion analysis for prediction of outcome in patients undergoing Dobutamine stress echocardiography. Circulation 2007;115:1252–9.

Bogaert J, Radenakers FE. Regional no uniformity of normal adult human left ventricle. Am J Physiol Heart Circ Physiol 2001;280:H610–20.

Bohs LN, Geiman BJ, Anderson ME, et al. Speckle Tracking for multi-dimensional flow estimation. Ultrasonics 2000;38(1–8):369–75.

Brochet E. Le speckle tracking s'impose. Cardiologie Pratique 2009;872:9.

Bussadori C, et al. A new 2D-based method for myocardial velocity strain and strain rate quantification in normal adult and paediatric population: assessement of reference values. Cardiovasc Ultrasound 2009.

Cho GY, Marwick TH, Kim HS, et al. Global 2-dimensional strain as a new prognosticator in patients with heart failure. J Am Coll Cardiol 2009;54:618–24.

Crosby J, Amundsen BH, Hergum T, et al. 3D speckle tracking for assessement of regional left ventricular function. Ultrasound Med Biol 2009;35:458–71.

Dalen H, Thorstensen A, Aase SA, et al. Segmental and global longitudinal strain and strain rate based on echocardiography of 1266 healthy individuals: The HUNT study in Norway. Eur J Echocardiogr 2010;11:176–83.

Delgado V, Tops LF, Von Bommel RJ, et al. Strain analysis in patients with severe aortic stenosis and preserved left ventricular ejection fraction undergoing surgical valve remplacement. Eur Heart J 2009;30:3037–47.

Delgado V, Ypenburg C, Van Bommel RJ, et al. Assessment of left ventricular dessynchrony by Speckle Tracking Strain Imaging. J Am Coll Cardiol 2008;51:1944–52.

Derumeaux G. L'Imagerie de déformation myocardique. Profession Cardiologue 2008 (avril) 28–30.

Desherbais L. Le 2D Strain: Principes de fonctionnement. Écho Cardiographie 2009;17:15–6.

Diebold B. Le Speckle tracking en vedette. Cardiologie Pratique 2008;847:16–8.

Dohi K, Suffoletto MS, Schwartzman D, et al. Utility of echocardiographic radial strain imaging to quantify left ventricular dyssynchrony and predict acute response to cardiac resynchronization therapy. Am J Cardiol 2005;96:112–6.

Donal E. Le Doppler tissulaire. Comment ça marche. Écho Cardiographie 2007;9:9–13.

Donal E. Insuffisance cardiaque: Quelle place pour le strain rate/speckle tracking echo? Consensus Cardio 2009 (mai).

Donal E. L'Étude des déformations myocardiques. Comment et pourquoi? L'Écho de la Filiale 2010;25:19–22.

Donal E, Thebault C, O'connor K, et al. Impact of aortic stenosis on longitudinal myocardial deformation during exercise. Eur J Echocardiogr 2011;12:235–41.

Donal E, Coquerel N, Bodi S, et al. Importance of ventricular longitudinal function in chronic heart failure. Eur J Echocardiogr 2011;12:619–27.

Dumesnil JG, Shourci RM, Laurenceau JL, et al. A mathematical model of the dynamic geometry of the intact left ventricle and its application to clinical data. Circulation 1979;59:1024–34.

Ernande L, Tournoux F. Apport des nouvelles techniques en échocardiographie. Cardiologie Pratique 2009;895:8–10.

Flu WJ, Van Kuijk JB, Bax JJ, et al. Three-dimensional speckle-tracking echocardiography: a novel approach in the assessment of left ventricular volume and function. Eur Heart J 2009;30:2304–7.

Goffine C, Chenot F, Robert P, et al. Assessment of subendocardial vs. subepicardial left ventricular rotation ant twist using two-dimensional Speckle Tracking echocardiography: comparison with tagged cardiac magnetic resonance. Eur Heart J 2009;30:608–17.

Gorcsan J, Tanabe M, Bleeker GB, et al. Combined longitudinal and radial dessynchrony predicts ventricular response after resynchronization therapy. J Am Coll Cardiol 2007;50:1476–83.

Haddour N, Meuleman G, Dufaitre S, et al. Qu'est-ce que l'échocardiographie 2D Strain? Réalités Cardiol 2011;274:41–7.

Iwasaki M, Masuda K, Asanuma T, et al. Effects of mechanical limitation of apical rotation on left ventricular relaxation and end-diastolic pressure. Heart 2011(octobre);301:4 H 1456–60.

Jategaonkor RS, Scholtz W, Butz T, et al. Two-dimensional strain and strain rate imaging of the right ventricle in adult patients before and after percutaneous closure of atrial septal defects. Eur J Echocardiogr 2009;10:499–502.

Kim WJ, Lee BH, Kim YJ, et al. Left Ventricular Untwisting Rate by Speckle Tracking Echocardiography. Circulation 2007;116:2580–6.

Kowalski M. Pomiar wielkosci i tempa regionalnego odksztalcenia myocardium. In: Echokardiografia. Via Medica; 2005.

Lafitte S, Perlant M, Réant P, et al. Impact of impaired myocardial deformations on exercise tolerance and prognosis in patients with asymptomatic aortic stenosis. Eur J Echocardiogr 2009;10:414–9.

Lancellotti P, Cosyns B, Zacharaki D, et al. Importance of left ventricular longitudinal function and functional reserve in patients with degenerative mitral regurgitation: assessment by two-dimensional speckle tracking. J Am Soc Echocardiogr 2008;21:1331–6.

Leung DY, Ng AC. Emerging clinical role of strain imaging in echocardiography. Heart Lung Circ 2010;19:161–74.

Marwick TH. Measurement of strain and strain rate by echocardiography: ready for prime time. J Am Coll Cardiol 2006;47:1313–27.

Mirochnik N. Échocardiographie de suivi des marqueurs acoustiques. Speckle Tracking Echocardiography. Sauramps Medical; 2012.

Mondillo S, Galderisi M, Mele D, *et al.* Speckle Tracking Echocardiography: a new technique for Assessing Myocardial Function. J Ultrasound Med 2011;30:71–83.

Moonen M, Lancellotti P, Zacharakis D, Pierard L. The value of 2D Strain imaging during stress testing. Echocardiography 2009;26:307–14.

Nahum J, Bensaid A, Dussault C, *et al.* Impact of longitudinal myocardial deformation on the prognosis of chronic heart failure patients. Circ Cardiovasc Imaging 2010;3:249–56.

Nesser HJ, Mor-Avi V, Gorisson W, *et al.* Quantification of left ventricular volumes using three-dimensional echocardiographic speckle tracking: comparison with MRI. Eur Heart J 2009;30:1565–73.

Nesser HJ, Winter S. Speckle Tracking in the evaluation of left ventricular dyssychrony. Echocardiography 2009;26:324–36.

Nishikage T, Nakai H, Mor-Avi V, *et al.* Quantitative assessment of left ventricular volume and ejection fraction using two-dimensional speckle tracking echocardiography. Eur J Echocardiogr 2009;10:82–8.

Pasquet A. 2D strain: quelles indications en 2009? Écho Cardiographie 2009;17:17–8.

Perk G, Kronzon I. Non-Doppler two dimensional strain imaging for evaluation of coronary artery disease. Echocardiography 2009;26:299–306.

Perk G, Tunick PA, Kronzon I. Non-Doppler two-dimensional strain imaging by echocardiography-from technical considerations to clinical applications. J Am Soc Echocardiogr 2007;20:234–43.

Réant P. Nouvelles techniques échocardiographiques. Cardiologie Pratique 2001;956:1–3.

Roudaut R, Lafitte S. Le 2D strain en pôle position. Cardiologie Pratique 2006;751:9–15.

Serri K, Lafitte S, Reant P, *et al.* Effect of cardiac resynchronization therapy on regional left ventricular function: a speckle tracking strain analysis. Eur J Echocardiogr 2010;11:278–82.

Serri K, Reant P, Lafitte M, *et al.* Global and regional myocardial function quantification by two-dimensional strain: application in hypertrophic cardiomyopathy. J Am Coll Cardiol 2006;47:1175–81.

Szyszka A, Siniawski H. Doppler tkankowy. Podstawy Medipage; 2008.

Van Dalen BM, Soliman O, Kauer F, *et al.* Alterations in left ventricular untwisting with ageing. Circulation 2010;74:101–8.

Wang J, Khoury DS, Yue Y, *et al.* Left ventricular untwisting rate by speckle tracking echocardiography. Circulation 2007;116:2580–6.

Ecocardiografia de contraste miocárdico (ECM)

CAPÍTULO 8

Introdução

A ecocardiografia de contraste miocárdico (ECM) é uma nova técnica de exploração cardíaca que permite estudar a perfusão miocárdica. Trata-se de uma técnica clinicamente validada, que permitiu o progresso na compreensão da fisiopatologia da microcirculação coronária.

No plano histórico, a ECM remonta a 1968, época em que Gramiak e Shah introduziram o conceito de melhoramento por contraste (verde de indocianina) da visualização das estruturas miocárdicas na ecocardiografia TM. Quarenta anos depois, a ECM alcançou a idade da maturidade e a notoriedade clínica. De fato, os problemas encontrados nas últimas décadas que limitavam o seu desenvolvimento, sua prática clínica e suas indicações foram, finalmente, resolvidos. A ecocardiografia de contraste acabou superando a fase experimental para entrar de maneira segura na rotina cardiológica. Inicialmente realizada apenas por injeção intracoronária de um produto de contraste, por ocasião de uma coronariografia, ela é atualmente praticada de maneira não invasiva por via intravenosa, o que ampliou claramente as aplicações clínicas. Uma melhor compreensão da física dos ultrassons levou ao desenvolvimento de novos produtos de contraste e, ao mesmo tempo, de diferentes *softwares* de imagem ecocardiográfica.

Essas inovações tecnológicas levaram a ECM aos primórdios de suas aplicações clínicas validadas posteriormente na prática cardiológica.

Metodologia

Princípios da ECM

O princípio da ecocardiografia de contraste se baseia na elevação do sinal retrodifundido por meio da criação de interfaces refletoras entre sangue e tecidos em razão de microbolhas de ar ou gás. As microbolhas são agentes puramente intravasculares de vida curta e com tamanho comparável ao das hemácias, o que permite sua passagem até a microcirculação miocárdica. A reflexão dos ultrassons nessas microbolhas *(backscatter)* aumenta a ecogenicidade do tecido miocárdico que elas atravessam, proporcionalmente a seu raio.

As microbolhas compostas por ar ou gás podem ser encapsuladas em um envoltório proteico (albumina), glucídico (galactose, sacarose) ou lipídico, que estabiliza a bolha, impedindo que se dissolva rapidamente (microbolhas estabilizadas).

Sua síntese resulta de:

- uma sonificação de ar ou gás menos difundível que o ar;
- uma mudança de fase de produção: passagem da fase líquida para a fase gasosa (a vaporização da emulsão líquida que forma microbolhas de 2 a 5 μm.

A estabilidade das bolhas é uma condição necessária para produzir um contraste prolongado o suficiente no nível dos tecidos examinados.

A forma esférica das microbolhas aumenta a reflexão dos ultrassons e, portanto, melhora o contraste obtido. Assim, antes da injeção das microbolhas, o miocárdio está pouco ecogênico. Após a passagem das microbolhas nos capilares, ele aparece hiperdenso (miocárdio contrastado).

Técnicas de ECM

A ECM se baseia em duas técnicas evolutivas: intracoronária e intravenosa.

ECM intracoronária

Esta técnica, inicialmente utilizada, é com base na injeção das microbolhas de ar nas artérias coronárias.

O caráter invasivo da ECM por via intracoronárias limita, evidentemente, seu emprego na rotina e seu desenvolvimento clínico. Por fim, essa técnica interessante, mas agressiva, permaneceu confinada a alguns laboratórios e ao estudo experimental.

ECM intravenosa

O futuro da ECM se baseia no uso de novos produtos de contraste administrados por via intravenosa e que atravessam a barreira pulmonar. De fato, as microbolhas formadas durante a injeção do contraste são suficientemente pequenas para passar a barreira pulmonar e alcançar o ventrículo esquerdo e, em seguida, o miocárdio.

O desenvolvimento de agentes de contraste intravenosos ampliou as aplicações da ECM com a análise do coração esquerdo: opacificação das cavidades com visualização das paredes em negativo, melhora do estudo dos fluxos intracardíacos e abordagem não invasiva da perfusão miocárdica.

A técnica de ECM, realizada em tempo real por via intravenosa, se impôs solidamente na prática cardiológica. Ela pode ser feita em quase todos os laboratórios de ecocardiografia e até mesmo no leito do paciente.

Agentes de contraste intravenosos

Os agentes de contraste utilizados inicialmente na ecocardiografia de contraste são o ar, como o Levovist®, agente de primeira geração (suspensão das microbolhas de ar estabilizadas por micropartículas de galactose), isto é, fluorocarbonos, produtos mais recentes, mais pesados e menos difundíveis e, portanto, mais persistentes no sangue.

O agente de contraste intravenoso ideal exige um certo número de critérios:

- as microbolhas inferiores a 8 µm a fim de atravessarem a barreira pulmonar;
- a velocidade, o tempo de trânsito das microbolhas próximo da dos glóbulos vermelhos;
- a estabilidade do contraste;
- a duração de elevação prolongada;
- a persistência tecidual ideal;
- a ausência de efeitos secundários (hemodinâmicos e gerais);
- o baixo custo do contraste.

De fato, a ampliação ecocardiográfica é obtida pela administração de uma substância com uma densidade significativamente diferente do tecido ou do sangue e/ou uma velocidade de propagação dos ultrassons diferente. Fisicamente, as bolhas são muito mais ecogênicas que o tecidos, sua passagem é, portanto, muito mais fácil de identificar pelos ultrassons.

Na prática, injeta-se o produto de contraste em *bolus* intravenoso ou em perfusão contínua de acordo com um protocolo prévio. Classicamente, existem três tipos de agentes de contraste venoso divididos em três gerações (tabela 8.1). A resposta das bolhas de contraste aos ultrassons depende do tipo do agente utilizado e da técnica ultrassonográfica aplicada (figura 8.1).

Agentes de contraste da primeira geração

Trata-se de microbolhas gasosas estabilizadas, como:

- o Albunex®, obtido por mistura de ar e albumina.

Este agente forma microbolhas de tamanho médio de 4,5 µm e tem uma meia-vida relativamente curta (menos de um minuto). Passa fracamente pela barreira pulmonar e pode ser mal tolerado em certos casos (alergia à albumina):

- o Levovist®, obtido por insonificação de ar, galactose e ácido palmítico. As microbolhas ou Levovist® possuem um diâmetro médio de 2 a 3 µm, sua passagem pulmonar é satisfatória, e sua tolerância geralmente é boa.

Os inconvenientes dos agentes de contraste intravenosos de primeira geração são:

Tabela 8.1. Característica dos principais agentes de contraste miocárdio distribuídos em três gerações (1, 2, 3)

	Agente	Estabilizante	Componente	Produção
1	Albunex®	albumina	ar	sonificação
	Levovist®	sacarose	ar	sonificação
	Echovist®	galactose	ar	sonificação
2	Echogen®	ausente	DDFP	mudança de fase
	Optison®	albumina	Ar + PFP	sonificação
	Imagent®	surfactante	Ar + PFP	sonificação
3	Nycomed®	proteína	PFC	sonificação
	Sonogen®	carga elétrica	DDFP	sonificação
	Sonovist®	partículas de cianoacrilato	Base polímero	sonificação
	SonoVue®	surfactante	Gás + SF_6	sonificação

DDFP: dodecafluoropentano.
PFP: perfluoropentano.
PFC: perfluorocarbono.
SF_6: hexafluoreto de enxofre.

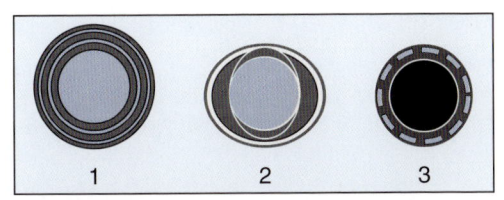

Figura 8.1. Três tipos de resposta das bolhas de contraste aos ultrassons.
1. Efeito de retrodifusão (baixa energia ultrassonográfica).
2. Resposta não linear (energia intermediária).
3. Destruição das bolhas com emissão estimulada (alta energia ultrassonográfica).
Fonte: Bracco Imaging.

- a curta meia-vida;
- a destruição rápida pelos ultrassons.

Esses limites são responsáveis por uma opacificação ventricular esquerda muitas vezes insuficientes, breve e heterogênea, bem como pela ausência quase total de perfusão miocárdica detectável em ecocardiografia.

Agentes de contraste da segunda geração

A segunda geração integra os agentes formados por verdadeiras microbolhas com um envoltório contendo um gás pouco solúvel. Trata-se de microbolhas "gasosas", como:

- o Echogen®, que é uma emulsão líquida de dodecafluoropentano (DDFP). Este agente produz as microbolhas por mudança de fase de produção (líquida contra gasosa). Seu tamanho varia de 2 a 5 μm, e a persistência dessas bolhas é longa (vários minutos). A tolerância clínica desse produto é, contudo, baixíssima;
- os agentes encapsulados "estabilizados" (Optison®, Imagent® etc.).

Esses agentes produzidos por sonificação formam microbolhas gasosas (ar, hexafluoreto de enxofre, perfluorobutano) estabilizadas por um envoltório ("capa", "cápsula") que reduz a fragilidade das bolhas na dissolução. Eles se caracterizam por um alto grau de sofisticação, uma persistência prolongada e uma boa tolerância.

Agentes de contraste da terceira geração

Os agentes de terceira geração (SonoVue®, Nycomed®, Sonogen®, Sonovist®, Luminity® etc.) são ainda mais estáveis, de peso molecular mais alto e de reflexidade maior. São caracterizados por um grau mais importante de rigidez obtido por encapsulação. Cada produto tem suas características farmacológicas próprias em termos de ressonância, persistência, distribuição no miocárdio, efeito secundário e custo.

A otimização da detecção das microbolhas se baseia em sua capacidade de vibrar e, eventualmente, se destruir sob o impulso ultrassonográfico.

Vários agentes de contraste atualmente estão no mercado ou em desenvolvimento.

O SonoVue® é um potente produto de contraste miocárdico colocado à disposição dos médicos pela Bracco Imaging France. Ele contém microbolhas de hexafluoreto de enxofre (figura 8.2). A suspensão de SonoVue® injetada em *bolus* por via intravenosa cria um contraste acústico entre o sangue e os tecidos adjacentes (figura 8.3).

A concentração de micropartículas na suspensão regula a quantidade de bolhas e determina a intensidade do contraste.

O SonoVue® atravessa o leito capilar pulmonar e permite uma opacificação das cavidades cardíacas. O efeito de contraste possibilita uma definição perfeita do relevo endocárdico do ventrículo esquerdo no repouso e durante uma prova de contraste. A utilização clínica prática do SonoVue® exige o rigoroso respeito às indicações, contraindicações, posologia e modo de administração do produto, bem como um acompanhamento especial durante o exame (precaução de emprego, efeitos indesejáveis etc.).

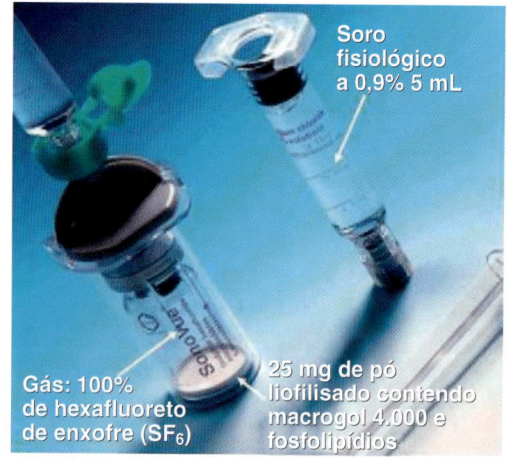

Figura 8.3. Forma farmacêutica de SonoVue®.
Kit contendo um frasco de 25 mg de pó liofilisado, uma seringa preenchida com solvente (5 mL de solução de cloreto de sódio) e um sistema de transferência Mini-spike.
Após reconstrução, de acordo com as rígidas instruções, a solução de SonoVue® é administrada por injeção em uma veia periférica nas doses recomendadas.

Técnicas de imagem de contraste

Na ecocardiografia padrão, a opacificação do miocárdio pelas microbolhas injetadas por via intravenosa é insuficiente para permitir uma análise da perfusão miocárdica. Para objetivar e otimizar a detecção do contraste dentro do miocárdio e a quantificação das imagens obtidas, dispomos de alguns avanços tecnológicos aplicados durante a ECM (técnicas de ampliação), como:

- a imagem harmônica (Power Harmonic), com base na ressonância das microbolhas pelo feixe ultrassonográfico. De fato, ela possibilita extrair, seletivamente, o sinal ultrassonográfico proveniente das microbolhas e, portanto, melhor detecção do contraste dentro do miocárdio (figura 8.4).

Este modo revolucionou a ECM, permitindo as primeiras observações de perfusão miocárdica após injeção intravenosa:

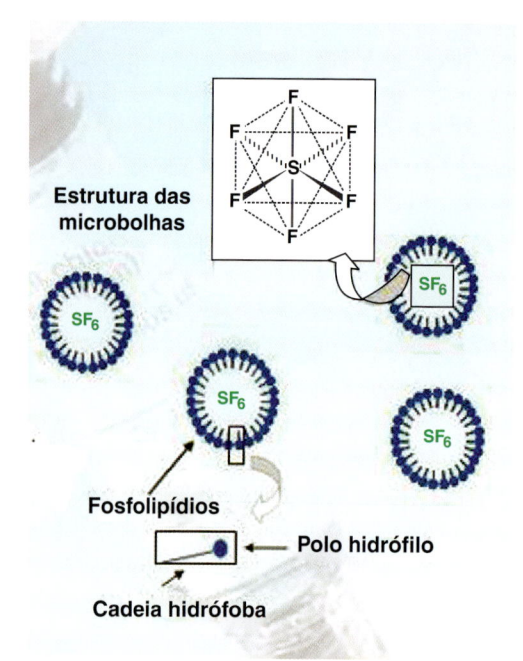

Figura 8.2. Estrutura das mircobolhas de SonoVue® associando um envoltório de fosfolipídios e um gás inócuo, o hexafluoreto de enxofre (SF_6).
Sob a pressão acústica da onda ultrassonográfica, as microbolhas sofrem mudanças de sua estrutura em tipo de compressões e expansões cíclicas e lineares. Essas variações sinusoidais do diâmetro da bolha se ampliam de maneira notável em certas condições de comprimento de onda, que definem o fenômeno de ressonância, verdadeiro amplificador do sinal refletido.

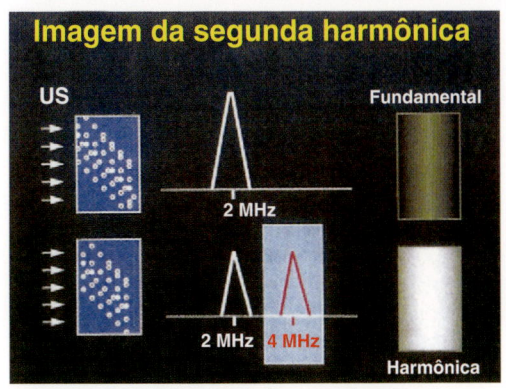

Figura 8.4. Princípio físico da imagem da segunda harmônica na ecocardiografia de contraste.
Em cima: emissão e recepção dos ultrassons na frequência fundamental (2 MHz). O sinal refletido pelas microbolhas é mascarado pelo sinal proveniente dos tecidos.
Embaixo: emissão ultrassonográfica na frequência fundamental (2 MHz) e recepção centrada na frequência harmônica (4 MHz) que permite a visualização do contraste miocárdico.
Fonte: E. Brochet, Échographie de contraste myocardique, Cardiologie Pratique, nº 456, 1998.

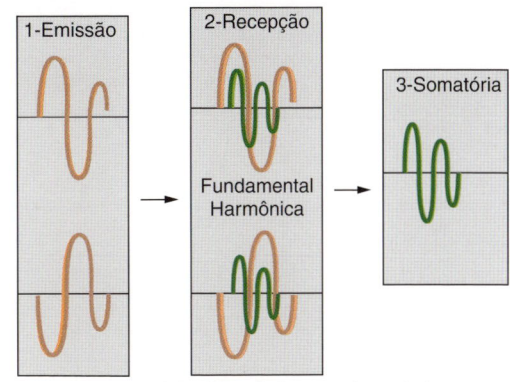

Figura 8.5. Princípio físico da imagem harmônica com *pulse inversion*.
1. Emissão sucessiva de dois sinais invertidos.
2. Recepção do sinal fundamental e de suas harmônicas.
3. Somatória que anula os sinais fundamentais e reforça os componentes harmônicos.

- a imagem intermitente (Pulsing Interval), com base no espaçamento dos impulsos acústicos que preservam períodos de não insonificação do miocárdio *(triggering)*.

Esta técnica, que utiliza uma emissão ultrassonográfica intermitente sincronizada com o ECG, permite reduzir a exposição das microbolhas à destruição pelos ultrassons. Assim, as microbolhas de contraste são menos destruídas, sua quantidade aumenta, e sua visualização é otimizada. Consequentemente, obtém-se uma opacificação miocárdica mais intensa e mais longa:

- a imagem em inversão pulsada (Power Pulse Inversion), usando baixas potências acústicas, não destruidoras de microbolhas. Esta técnica consiste em subtrair os sinais de frequência fundamental por oposição de fase. Ela permite extrair os ecos provenientes das microbolhas e anular aqueles refletidos pelos tecidos vizinhos (figura 8.5). Infelizmente, ela é sensível aos movimentos cardíacos, criando interferências na imagem de perfusão;
- a imagem por Doppler de amplitude ou Doppler energia (*Power* Doppler ou *Energy* Doppler). Esta técnica utiliza de altas potências acústicas que provocam a destruição de microbolhas e coleta instantaneamente o sinal produzido pela explosão das bolhas. As diferenças dos ecos retrodifundidos, originados da interação ultrassom-bolhas até a sua destruição, são registradas e representadas em um código de cor;
- a imagem de contraste em tempo real (Real Time Contrast). Esta técnica sofisticada permite uma detecção contínua das microbolhas em razão da forte redução da intensidade dos ultrassons emitidos em valores do índice mecânico da ordem de 0,1 a 0,2 (emissão de baixa energia). Esta diminuição do índice mecânico (pressão acústica aplicada à microbolha pelo feixe ultrassonográfico) abre as portas da imagem contínua em tempo real sem a destruição dos agentes de contraste.

Essas diferentes técnicas de imagem disponíveis durante a ecocardiografia de contraste possuem um ponto comum: visualizar em tempo real a ampliação do "contraste" entre uma região vascular e a região vizinha. Elas permitem melhora espetacular do contraste intracavitário e intramiocárdico. O desempenho dessas técnicas ecocardiográficas que permitem melhorar o sinal proveniente das microbolhas depende, em grande parte, de propriedades dos agentes de contraste ultrassonográficos utilizados.

Importância clínica da ECM

As principais aplicações clínicas da ecocardiografia de contraste são:

- o estudo das cavidades esquerdas;
- o estudo dos fluxos intracardíacos;
- o estudo da perfusão miocárdica.

As aplicações validadas e potenciais da ECM são resumidas na tabela 8.2.

As principais contraindicações à ECM são:

- síndrome coronária aguda < 7 dias;
- instabilidade hemodinâmica ou elétrica;
- insuficiência respiratória com ventilação mecânica ou não e alteração significativa da saturação em oxigênio (< 90%) em ar ambiente;
- antecedentes de alergia ao produto de contraste;
- idade < 18 anos;
- gravidez.

Tabela 8.2. Aplicações clínicas validadas e potenciais da ecocardiografia de contraste

APLICAÇÕES VALIDADAS
Estudo do ventrículo esquerdo
• cinética ventricular (global e regional)
• função ventricular (volume, fração de ejeção)
• deformações ventriculares locais (aneurismas, fissuras etc.)
• massas intraventriculares (trombo etc.)
• hipertrofia apical (MCH)
Estudo da perfusão miocárdica
• infarto do miocárdio: agudo (antes e após desobstrução, *no-reflow*), crônico
• estenoses das artérias coronárias
• viabilidade miocárdica
• isquemia miocárdica
• insuficiência coronária crônica
APLICAÇÕES POTENCIAIS
Detecção dos shunts intracardíacos
Auxílio ao procedimento de alcoolização
Pesquisa farmacológica
Uso terapêutico

Estudo das cavidades esquerdas

A ECM permite a opacificação das cavidades cardíacas esquerdas a fim de delimitar melhor os contornos cavitários: atriais e ventriculares.

Estudo do átrio esquerdo (OG)

A opacificação do átrio esquerdo permite melhorar o estudo de seu tamanho e função. Associada à ETO, ela reforça claramente o diagnóstico de trombose do átrio esquerdo ou da aurícula.

Estudo do ventrículo esquerdo (VG)

A opacificação de contraste da cavidade ventricular esquerda aumenta significativamente a análise dos contornos endocárdicos considerada abaixo do ideal na ecocardiografia convencional, tanto no estado basal quanto durante o estresse. De fato, a ecocardiografia de contraste nessa indicação permite:

- melhorar a observação da função sistólica global e segmentar do VG. A análise refinada da cinética regional e global depende da visualização dos contornos endocárdicos (figura 8.6).

A imagem harmônica associada ao contraste melhora, significativamente, a qualidade da imagem de modo que o número de exames ditos não exploráveis se encontra reduzido.

Na prática, a ecocardiografia de contraste aplicada ao VG é particularmente útil nos seguintes pacientes:

– com a ecogenicidade considerada difícil, cujo exame ecocardiográfico permanece não interpretável (5 a 10% dos casos);
– que apresentam uma taquicardia ou distúrbios do ritmo;
– com a "janela acústica" deslocada ou atípica;
– com uma perturbação respiratória espontânea sentida (ventilação rápida);
– submetidos a uma ventilação artificial como meio de reanimação;
- a melhora da medida dos volumes ventriculares e da fração de ejeção (FE) do ventrículo esquerdo.

De fato, a reprodutibilidade da avaliação dos volumes e da FE do VG é imperfeita na ecocardiogra-

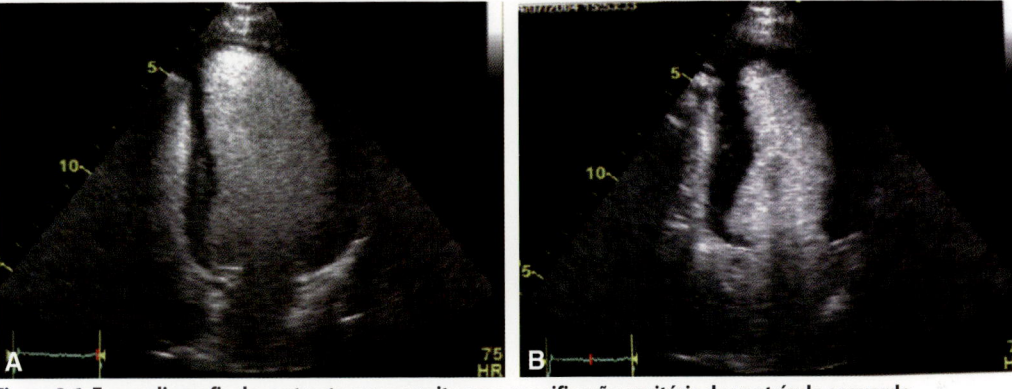

Figura 8.6. Ecocardiografia de contraste que permite uma opacificação cavitária do ventrículo esquerdo.
A. Vista apical das quatro câmaras na diástole. **B.** Na sístole.
Fonte: E. Cohen, Cardiologie Pratique, 2004.

fia convencional. Ela depende dos modelos geométricos usados e, ao mesmo tempo, da qualidade da visualização do endocárdio ventricular.

Ainda que a imagem harmônica tenha representado um progresso considerável na qualidade das imagens ecocardiográficas, essa melhora nem sempre é suficiente para efetuar medições quantitativas precisas nos pacientes pouco ecogênicos, obesos ou com insuficiência respiratória.

A opacificação da cavidade do VG durante a ecocardiografia de contraste associada à imagem harmônica oferece dupla vantagem:

- melhor visualização dos contornos endocárdicos por meio de uma melhor diferenciação da interface cavidade-tecido ("modelagem" da cavidade ventricular);
- identificação mais precisa da ponta do VG, reduzindo, assim, o risco de amputação do ápice, causa frequente de subestimação dos volumes.

Como resultado, a ecocardiografia de contraste que realiza uma opacificação integral do VG permite uma avaliação mais confiável dos volumes telessistólico e telediastólico, bem como a fração de ejeção ventricular esquerda (figura 8.7). Essas medições estão mais relacionadas com a IRM que aquelas obtidas na imagem harmônica sem contraste.

Essa utilização do contraste também é interessante nos pacientes em reanimação, não mobilizáveis ou sob ventilação artificial que necessitam de um acompanhamento preciso e confiável dos volumes e da FE do VG:

- melhor visualização das deformações ventriculares localizadas (os sacos aneurismáticos, fissuras de pseudoaneurismas, recessos da não compactação ventricular esquerda);
- uma detecção mais confiável dos trombos, sobretudo ventriculares ou de outras massas intracardíacas suspeitas, cuja delimitação pode ser difícil na ecocardiografia clássica (figura 8.8).

O diagnóstico dos trombos também é melhorado em caso de contraste espontâneo que atrapalha a visualização das estruturas cardíacas. A ECM permite até dispensar a ecocardiografia transesofágica em alguns casos:

- o diagnóstico da cardiomiopatia hipertrófica apical, identificando exatamente o endocárdio apical (figura 8.9).

Por fim, a ecocardiografia de contraste associada à ecocardiografia de esforço ou estresse farmacológico facilita a análise de eventuais anomalias de contração de todos os segmentos ventriculares. Ao aumentar, significativamente, a qualidade das imagens, ela tem,

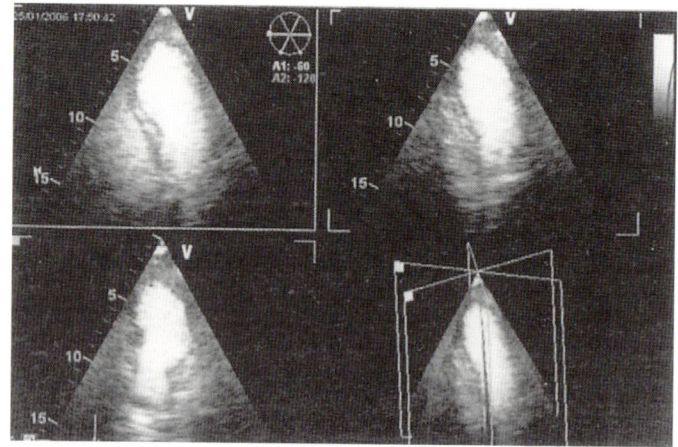

Figura 8.7. Estudo da fração de ejeção do ventrículo esquerdo na ecocardiografia de contraste usando o modo triplanar 2D/3D.
Fonte: E. Donal, Cardiologie Pratique, 2010.

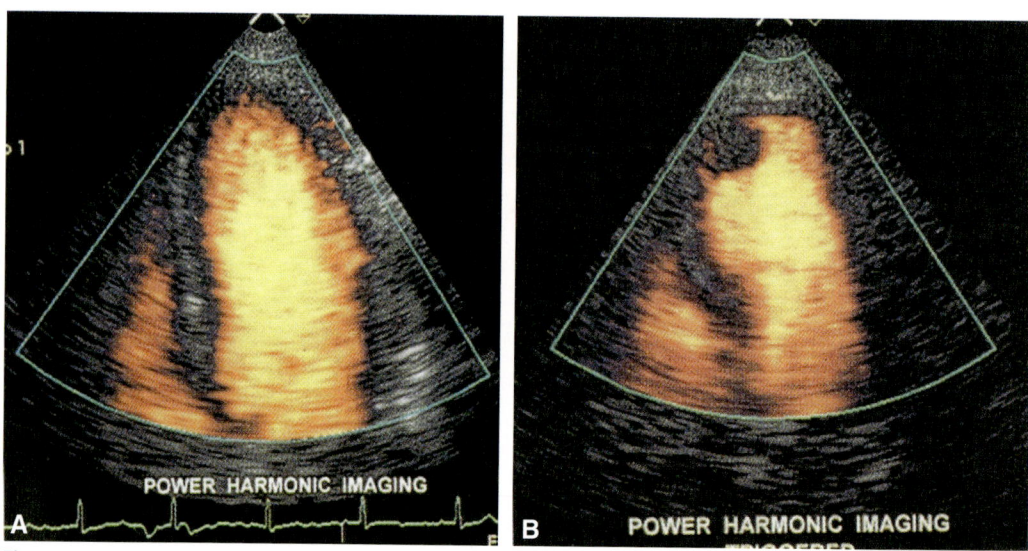

Figura 8.8. Detecção de um trombo apical pela injeção de contraste que enche a cavidade ventricular esquerda (corte apical de quatro câmaras). Imagem "em negativo" do trombo.
Fonte: E. Cohen, Cardiologie Pratique, 1998.

como consequência principal a melhora sensível da reprodutibilidade interobservador. Ela é particularmente adaptada à detecção do endocárdio no repouso e durante a prova de estresse nos pacientes difíceis (com uma janela acústica abaixo do ideal) ou pouco ecogênicos. Além disso, a ecocardiografia de estresse com contraste possibilita melhor garantia na interpretação das imagens, *a fortiori*, entre os operadores menos experientes.

No plano prático, um único frasco de produto de contraste, como o SonoVue®, preparado de acordo com o rigoroso procedimento e injetado em uma

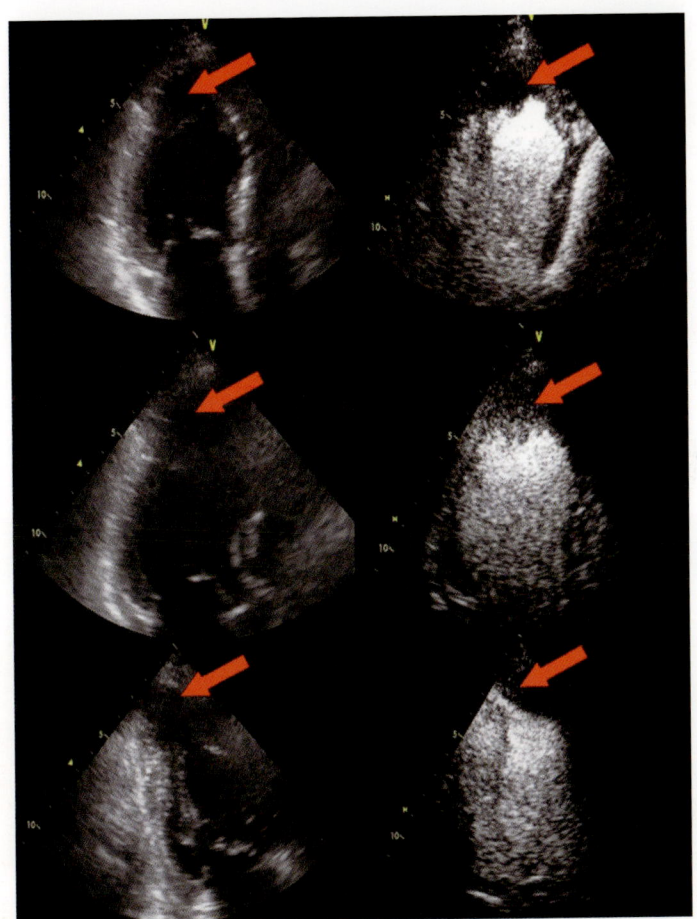

Figura 8.9. Cardiomiopatia hipertrófica apical na ecocardiografia de contraste: o ápice hipertrofiado permanece não opacificado.
Fonte: D. Messika-Zeitoun, La Lettre du Cardiologue, 2011.

veia periférica, é suficiente para permitir a opacificação completa do VG e o registro de vários ciclos cardíacos nas diferentes incidências ecocardiográficas.

Por fim, será preciso consultar as contraindicações dos agentes de contraste usados que, como todos os produtos de contraste injetados, podem produzir reações alérgicas mais ou menos severas.

Estudo dos fluxos intracardíacos

O uso de agentes de contraste facilita a detecção dos fluxos intracardíacos no Doppler. Essa abordagem pode se revelar útil para a análise dos fluxos dificilmente registrados por via transtorácica, como o fluxo venoso pulmonar ou, ainda, o fluxo de insuficiência mitral.

As indicações dessa aplicação estão diminuindo, à medida que progridem as qualidades do Doppler colorido, proporcionadas pelos aparelhos ecocardiográficos recentes.

Estudo da perfusão miocárdica

Na realidade, a aplicação clínica mais importante da ecocardiografia de contraste em cardiologia é, indiscutivelmente, o estudo da perfusão do miocárdio. A ECM possibilita o acesso a um exame de imagem não invasivo do leito vascular miocárdico ("imagem dos capilares").

De fato, em decorrência da destruição das bolhas constatada na imagem harmônica ou em modo Doppler de amplitude, as técnicas recentes (imagem intermitente em intervalos variáveis, imagem em inversão pulsada etc.) permitem obter uma opacificação miocárdica mais potente mais longa e, portanto, uma análise mais precisa da perfusão miocárdica pelos agentes de contrates ultrassonográficos (figura 8.10).

A intensidade do contraste no equilíbrio reflete o volume capilar.

As diferentes pesquisas demonstraram a importância da ECM no estudo:

- do infarto do miocárdio;
- das estenoses das artérias coronárias;
- da viabilidade miocárdica;
- da isquemia miocárdica;
- de uma insuficiência coronária crônica.

Outras aplicações da ECM são possíveis.

Estudo do infarto do miocárdio (IDM)

A ECM possibilita a análise da perfusão miocárdica em fases aguda e crônica do infarto do miocárdio.

A ECM na fase aguda do IDM

A ECM utilizada em tempo real por via venosa pode ser realizada e repetida, se necessário, no leito do paci-

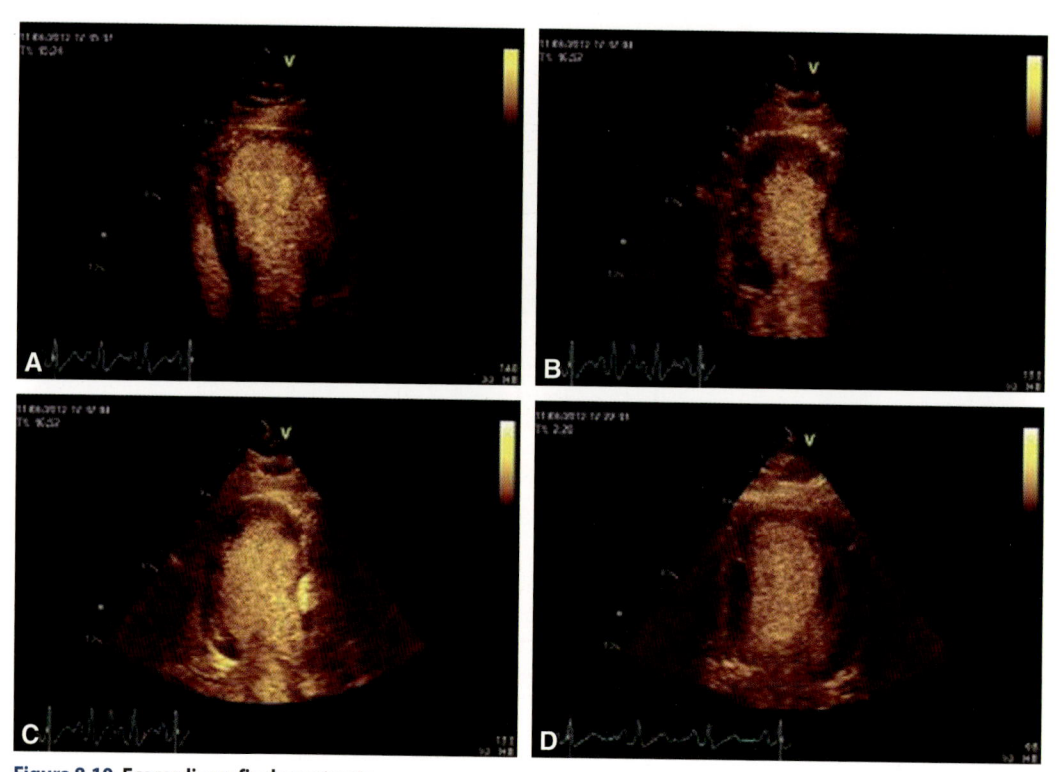

Figura 8.10. Ecocardiografia de contraste.
Opacificação do ventrículo esquerdo após injeção intravenosa de SonoVue® seguida por uma opacificação progressiva do miocárdio. Vista apical das quatro câmaras.
Fonte: Bracco France.

ente portador de um infarto agudo, seja no meio de reanimação ou na sala de cateterismo. Ela permite:

- fazer o diagnóstico do IDM em fase aguda (antes de desobstrução coronária);
- detectar a existência de um *no-reflow*;
- determinar o sucesso de uma reperfusão miocárdica (após desobstrução coronária).

De fato, a ECM possibilita um estudo qualitativo e topográfico da perfusão miocárdica em fase aguda de infarto.

Importância da ECM antes de desobstrução coronária

Antes de desobstrução coronária, a ECM permite a avaliação do tamanho da zona de risco durante a oclusão coronária, parâmetro determinante da gravidade de um infarto. Na verdade, a identificação da zona de risco, território ameaçado pela necrose durante a oclusão coronária, é um fator prognóstico essencial. Sua extensão condiciona o tamanho definitivo do infarto.

A descoberta de uma falha de perfusão miocárdica na zona de risco pode orientar na direção de um manejo mais precoce e mais "agressivo" do paciente. A ECM pode ser útil também no manejo de síndromes dolorosas torácicas vistas em urgência. Trata-se de casos que apresentam:

- uma dúvida diagnóstica (modificações no ECG pouco importantes ou pouco específicas, bloqueio do ramo esquerdo etc.);
- a síndrome coronária aguda sem elevação do segmento ST no ECG.

A detecção de uma falha de perfusão miocárdica segmentar nesses casos particulares traz uma precisão na conduta do tratamento.

Importância da ECM na detecção de no-reflow

A análise detalhada da reperfusão miocárdica demonstrou um aspecto heterogêneo da reperfusão do músculo cardíaco após a recanalização da artéria do infarto com as zonas do miocárdio necrosadas, viáveis, e as zonas de não reperfusão *(no-reflow)*. A falha de perfusão miocárdica causada pelo fenômeno de *no-reflow* é observada na ECM em cerca de 30% dos casos, apesar de uma artéria coronária perfeitamente permeável.

O fenômeno de *no-reflow* corresponde a lesões microvasculares miocárdicas, das quais algumas são secundárias à própria reperfusão.

Ele significa um fracasso da reperfusão miocárdica, apesar da recanalização completa ("ilusão de reperfusão").

A ECM permite detectar a existência e a extensão das regiões miocárdicas de *no-reflow* que condicionam a recuperação funcional das anomalias da microcirculação miocárdica (figura 8.11). Um *no-reflow* ecocardiográfico está, de fato, associado à pior recuperação miocárdica funcional. Em contrapartida, a detecção de uma reperfusão miocárdica completa na ECM está associada a uma recuperação funcional rápida. A identificação precoce do fenômeno de *no-reflow* também é importante para o prognóstico.

De fato, o *no-reflow* é um fator de prognóstico ruim, associado à maior incidência de complicações (distúrbios do ritmo, tamponamento etc.), de remodelamento ventricular esquerdo e de insuficiência cardíaca.

Por fim, o diagnóstico de *no-reflow* tem implicações terapêuticas, pois uma parte das anomalias microvasculares pode ser revertida espontaneamente ou sob influência de algumas drogas.

A ECM poderia ser potencialmente útil na avaliação de novas terapêuticas, visando a melhorar a perfusão miocárdica e a diminuir a incidência do fenômeno de *no-reflow*.

Importância da ECM após desobstrução coronária

A ECM intravenosa permite a avaliação não invasiva da eficácia da reperfusão miocárdica na fase aguda do infarto logo após uma trombólise. Ela possibilita detectar fracassos da trombólise no leito do paciente, para praticar uma coronariografia de urgência e propor uma angioplastia de resgate, ou prescrever um tratamento farmacológico adjuvante.

Na prática, a ECM é particularmente útil para selecionar os pacientes que justificam uma coronariografia de urgência. Essa conduta dita "racional" permite, sobretudo, evitar a coronariografia de urgência "desnecessária" geralmente realizada com base em critérios com limites objetivos que conhecemos (dor torácica, ECG, perfil enzimático).

Por fim, a ECM permite avaliar o benefício da recanalização angiográfica da artéria do infarto por angioplastia.

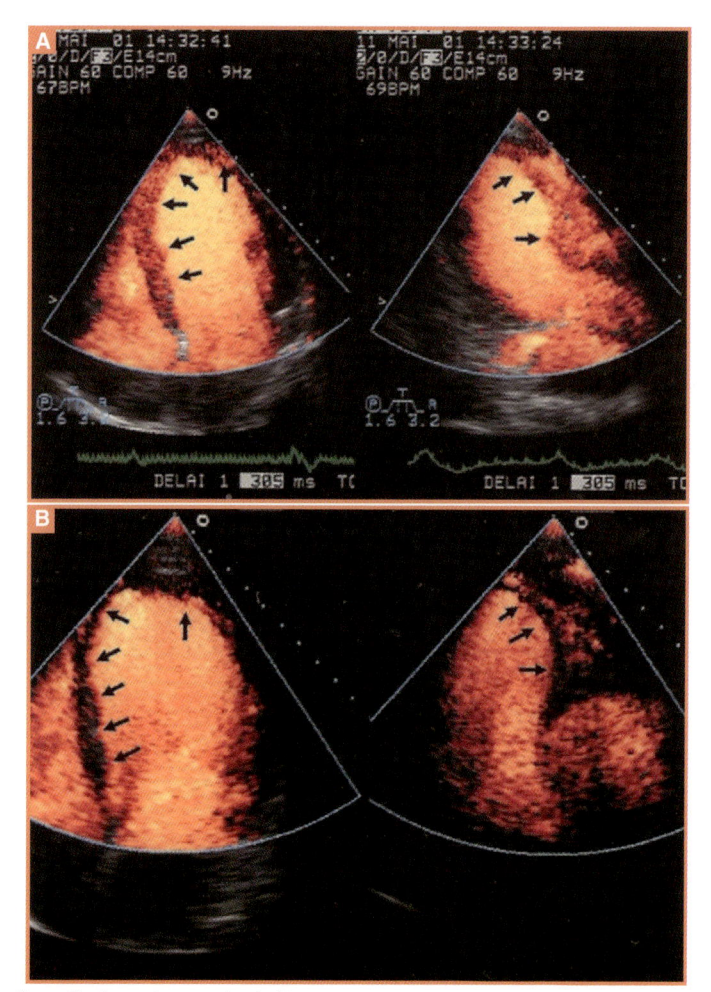

Figura 8.11. Ecocardiografia de contraste miocárdico.
A. Opacificação miocárdica homogênea após trombólise.
B. Persistência de uma falha de perfusão septoapical após angioplastia primária *(no-reflow)*.
Fonte: E. Brochet, Réalités Cardiologiques, 2005.

A ECM na fase crônica do IDM

Na fase crônica do infarto, a ECM permite avaliar a integridade efetiva da microcirculação coronária e identificar a recuperação funcional após um procedimento de revascularização.

Estudos das estenoses das artérias coronárias

A ECM intravenosa possibilita a detecção não invasiva de estenoses coronárias.

Em razão da técnica de ECM de alta energia (imagem Doppler de amplitude) que permite a destruição das microbolhas à medida que chegado aos vasos intramiocárdicos maiores, é possível calcular o volume sanguíneo arteriolar. Essa técnica permitiu a detecção de estenoses coronárias > 75% no repouso (sem esforço nem injeção de vasodilatadores) com uma sensibilidade > 80% e uma especificidade > 70%.

O uso dos testes farmacológicos ou sob esforço é indicado para induzir uma redução da perfusão miocárdica na presença de uma estenose coronária.

O desempenho diagnóstico da ecocardiografia de contraste sob dipiridamol para a detecção de uma estenose de artéria interventricular anterior é melhor que aquela para artéria coronária direita ou circunflexa.

A análise quantitativa da imagem de perfusão facilitada por *softwares* de tratamento de ECM proporciona, em uma mesma imagem, as informações quantitativas regionais (velocidade das microbolhas, volume e débito sanguíneo miocárdico) de uma sequência de perfusão miocárdica em uma determinada incidência. O produto do volume sanguíneo regional e da velocidade de trânsito dá uma observação precisa do fluxo miocárdico regional.

Essas imagens de ECM ditas "paramétricas" facilitam a interpretação dos resultados além da análise simultânea da cinética regional durante o estresse.

Estudo da viabilidade miocárdica

A ECM também pode ser utilizada para detectar a viabilidade miocárdica residual após o infarto e do miocárdio hibernante.

Uma importância especial da ECM é sua capacidade de mostrar a persistência do miocárdio viável a jusante de uma artéria obstruída.

A reperfusão precoce do infarto do miocárdio permite preservar a microcirculação coronária. Esta também pode ser parcialmente mantida por colateralidade em caso de uma artéria permanecer obstruída. A ECM permite, em todas essas situações, especificar a manutenção de uma integridade microvascular representada por uma opacificação miocárdica homogênea posterior a um infarto. A opacificação obtida por colateralidade é preditiva de uma recuperação funcional pós-angioplastia. De fato, a viabilidade de um tecido só é possível a um débito miocárdico residual estimado em 0,25 mL/mn/g, abaixo do qual as células não podem sobreviver por muito tempo (massa miocárdica limite para obter uma recuperação da contração). A presença de um contraste na região de um infarto define bem os níveis de fluxo capazes de manter uma viabilidade miocelular. Em contrapartida, a ausência de contraste miocárdico é muito preditiva de necrose definitiva que revela a ausência de perfusão residual no território acinético associada a uma ausência de viabilidade.

A ECM tem excelente valor prognóstico referente à viabilidade miocárdica após um infarto, comparável à da IRM. Além disso, o valor preditivo da perfusão é melhor do que a da cinética parietal. O futuro diagnóstico reside na associação mais frequente da ECM à ecocardiografia de estresse com dobutamina na pesquisa da viabilidade pós-infarto. A quantificação da perfusão miocárdica na ECM permite melhorar a detecção dos segmentos viáveis com a dobutamina.

Com a identificação do miocárdio hibernante, a ECM permite selecionar os pacientes que podem ter melhora de sua função ventricular esquerda.

Estudo da isquemia miocárdica

A ECM intravenosa possibilita o diagnóstico não invasivo da isquemia miocárdica. De fato, é possível analisar simultaneamente a perfusão e a função miocárdica associando a injeção de contraste e a ecocardiografia de estresse aos vasodilatadores. Da mesma forma, a ECM permite medir a reserva coronária, principalmente nas camadas subendocárdicas.

A importância da ECM no rastreamento da isquemia miocárdica e sua contribuição com relação a outras técnicas ecocardiográficas (ecocardiografia sob dobutamina) ou cintilografias ainda necessitam ser precisadas na estratégia terapêutica (figura 8.12).

Estudo de uma insuficiência coronária crônica

A detecção de anomalia da perfusão coronária no repouso ou no esforço determina os pontos de identificação da doença coronária. Sua extensão e sua gravidade estão estritamente relacionadas com o prognóstico a curto e médio prazos.

Na comparação entre a ECM e a cintilografia miocárdica, o local das anomalias de perfusão e seu caráter reversível ou irreversível diagnosticado pela ECM eram análogos àquele dado pela cintilografia com escores de concordância a 92% para os dois métodos.

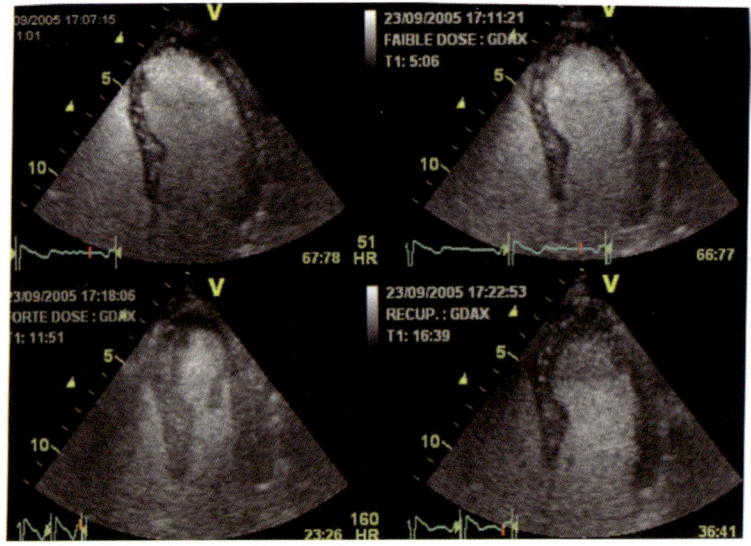

Figura 8.12. Ecocardiografia de estresse com injeção do contraste.
Descoberta de uma hipocinesia apical (embaixo à esquerda) com falha de perfusão em relação à zona hipocinética.
Fonte: V. Pradeau e P. Réant, Cardiologie Pratique, nº 798, 2007.

Outras aplicações potenciais da ECM

A ecocardiografia de contraste pode ser aplicada também:

- na detecção dos *shunts* intracardíacos direito-esquerdo e das embolias paradoxais, em particular em um paciente portador de forame oval permeável usando os produtos de contraste que não passam a barreira pulmonar;
- no procedimento de alcoolização septal das cardiopatias hipertróficas obstrutivas. A injeção intracoronária seletiva de um agente de contraste em uma artéria coronária septal permite garantir que a zona opacificada corresponde ao território-alvo da alcoolização;
- na investigação clínica em farmacologia para a avaliação de novas terapêuticas visando a melhorar a perfusão miocárdica. O efeito dos tratamentos adjuvantes na doença coronária pode ser igualmente observada por meio da ECM intravenosa;
- na utilização terapêutica das bolhas. Trabalhos de pesquisa experimental demonstraram que as microbolhas que transitam no miocárdio no mesmo ritmo que os glóbulos vermelhos tendiam a aderir à superfície das células endoteliais danificadas por um mecanismo ainda pouco conhecido.

As microbolhas podem ser, assim, usadas como vetores terapêuticos, introduzindo substâncias ativas dentro destas e fazendo-as explodir em um ponto preciso.

A possibilidade de destruir as microbolhas em locais específicos, como os trombos, as zonas de inflamação, as placas de aterosclerose etc., em razão do emprego dos ultrassons, torna ponderável a utilização das microbolhas na vetorização de drogas destinadas a serem liberadas no local. Este procedimento também parece atraente para obter uma ação local da terapia gênica, destinada, por exemplo, a introduzir fatores de crescimento vascular para estimular uma neoangiogênese, ou células musculares indiferenciadas para melhorar a cinética de um território miocárdico necrosado.

Outros estudos mostraram a importância das bolhas para destruir trombos (efeito fibrinolítico local). Essa ação mecânica das bolhas recorre à implosão dessas bolhas pelos ultrassons emitidos com alta energia.

Limitações da ECM

A ECM não resolve todos os problemas diagnósticos que envolvem a cardiopatia isquêmica. As principais limitações da ECM são:

- a baixa ecogenicidade dos pacientes.

O surgimento de novos agentes de contraste intravenoso e os progressos tecnológicos importantes, como a imagem da segunda harmônica, intermitente etc., permitiram reduzir, consideravelmente, o número dos pacientes não exploráveis.

As facilidades tecnológicas permitiram melhorar o contraste miocárdico nos indivíduos pouco ecogênicos:

- a experiência insuficiente do operador.

A ECM continua sendo uma técnica muito dependente do operador. De fato, a observação da perfusão miocárdica é subjetiva, depende da experiência do operador, mas também das condições de administração do produto de contraste. Um período de aprendizagem para a prática clínica da ECM é amplamente justificado para obter resultados precisos e confiáveis:

- as interferências ditas de atenuação.

Essas interferências, presentes principalmente na região lateral do ventrículo esquerdo, estão ligadas à interposição pulmonar e às costelas. São provocadas pela respiração e podem criar falsas anomalias de perfusão. Da mesma forma, o fenômeno de atenuação pela sombra de um músculo papilar cardíaco pode fazer acreditar que há uma hipofixação do contraste miocárdico. Por fim, uma concentração elevada demais do contraste secundária a um *bolus* ou a uma administração rápida demais de contraste pode ser fonte de atenuação em zonas posteriores *(shadowing)*.

Para eliminar essas interferências de atenuação, a melhor técnica de análise ultrassonográfica em ECM para cada agente de contraste deverá ser definida:

- a disponibilidade "administrativa" restrita dos agentes de contraste em função do país, o que teoricamente limita seu alcance de uso;
- a nocividade potencial da técnica de ECM, em particular quando recorre a alta potência acústica emitida e aos novos produtos de contraste que apresentam eventuais efeitos colaterais;
- o custo do produto de contraste, às vezes proibitivo, e seu reembolso não consensual.

Os atuais limites da ECM são potencialmente manejáveis. A técnica evolui rapidamente, e várias pesquisas são conduzidas para otimizar os tratamentos de imagens e as modalidades de detecção do contraste miocárdico.

Perspectivas da ECM

Considerando os progressos tecnológicos e metodológicos rápidos da ECM, as perspectivas de aplicações dessa técnica aparecem. Elas envolvem:

- o auxílio ao diagnóstico de infarto do miocárdio nos casos difíceis (em caso de ECG não contributivo, por exemplo);
- a análise precisa da extensão da zona de risco de infarto e da estratificação prognóstica em função de sua extensão;
- a avaliação da qualidade da reperfusão pós-trombólise, com identificação dos pacientes que justificam uma angioplastia de resgate em caso de fracasso de reperfusão;
- o estudo precoce da viabilidade miocárdica em caso de artéria obstruída;
- a avaliação prognóstica precoce pela descoberta do fenômeno de *no-reflow*;
- a estimativa de novos tratamentos visando a reduzir o *no-reflow*;
- o uso durante os procedimentos cirúrgicos de revascularização.

A ECM poderia, por exemplo, ser útil para avaliar homogeneidade de distribuição das soluções de cardioplegia ou para verificar a permeabilidade e a eficácia das anastomoses:

- o uso terapêutico potencial resultante da interação entre o contraste e os ultrassons (administração local de drogas, terapia gênica etc.);
- a detecção da disfunção endotelial.

Aparentemente, a disfunção endotelial desacelera o tempo de trânsito dos produtos de contraste na microcirculação. A ECM poderia, portanto, servir ao rastreamento não invasivo da disfunção endotelial inicial (sinal precoce de arteriosclerose).

Por fim, a associação da ecocardiografia de contraste a outras técnicas ecocardiográficas (ecocardiografia de estresse, reconstrução 3D, imagem de deformação) parece muito promissora na avaliação mais precisa da perfusão miocárdica.

Conclusões

A ecocardiografia de contraste miocárdico (ECM) é uma nova técnica que permite estudar a cinética e, ao mesmo tempo, a perfusão miocárdica.

Inicialmente realizada por via intracoronária, ela se desenvolve, atualmente, por via venosa periférica por causa da introdução de novos agentes de contraste e novas tecnologias ecocardiográficas.

A ECM é particularmente útil na exploração não invasiva das cardiopatias isquêmicas. Suas indicações foram, para muitos, clinicamente validadas no homem. Seu baixo custo atual, sua inocuidade e sua facilidade de uso repetido no leito do paciente levam a ecocardiografia de contraste ao primeiro plano para a avaliação da perfusão miocárdica na insuficiência coronária. Seus limites, pouco numerosos e felizmente superáveis, não impedem o crescente desenvolvimento dessa técnica na rotina cardiológica.

Utilizada no repouso ou associada a um exame de estresse (farmacológico ou de esforço), a ECM aparece como complemento da imagem convencional, em que a informação sobre a perfusão miocárdica é simultânea.

De fato, a ECM poderia se posicionar como alternativa interessante às técnicas cintilográficas. Os avanços na área dos agentes de contraste e das técnicas ultrassonográficas permitem esperar uma verdadeira revolução no estudo não invasivo da perfusão miocárdica, especialmente na fase aguda do infarto do miocárdio (diagnóstico precoce, confirmação da reperfusão, estudo da viabilidade etc.).

Por fim, a ECM poderia ser utilizada no futuro para fins terapêuticos (neoangiogênese, administração de medicamentos etc.).

Bibliografia

Balcells E, Powers ER, Leper W, et al. Detection of myocardial viability by contrast echocardiography in acute infarction predicts recovery of resting function and contractile reserve. J Am Coll Cardiol 2003;41:827–33.

Becher H, Burns PN. Handbook of Contrast Echocardiography. Springer Verlag; 2000.

Bokor D. Diagnostic efficacy of Sono Vue. Am J Cardiol 2000;86 (Suppl):19G–24G.

Brochet E, Karila-Cohen D, Czitrom D, et al. Échographie de contraste myocardique. Cardiologie Pratique 1998;456:5–6.

Brochet E, Czitrom D, Karila-Cohen D, et al. Early changes in myocardial perfusion patterns after myocardial infarction: relation with contractile reserve and functional recovery. J Am Coll Cardiol 1998;22:2011–7.

Brochet E. Évaluation non-invasive de la reperfusion au cours de l'infarctus aigu du myocarde: échographie de contraste. Réalités Cardiol 2005;207:5–12.

Brochet E. Échographie de contraste: quelle utilisation en pratique clinique? Cardiologie Pratique 2006;777:1–3.

Caidahl K, Kazzam E, Lidberg J, et al. New concept in echocardiography: harmonic imaging of tissue without use of contrast agent. Lancet 1998;352:1264–70.

Cohen A. Échocardiographie. Cardiologie Pratique novembre 2004;30–9.

Colonna P, Cadeddu Ch, Chen L, et al. Clinical application of contrast echocardiography. Am Heart J 2001;141:S36–44.

Czitrom D, Karila-Cohen D, Brochet E, et al. Acute assessment of microvascular perfusion patterns by myocardial contrast echocardiography during myocardial infarction: relation to timing and extent of functional recovery. Heart 1999;81:12–6.

Diebold B. L'Échographie de contraste myocardique. Cardioscopies 2001;82:32–6.

Diebold B. Apports de l'échocardiographie de contraste dans les cardiopathies ischémiques. Réalités Cardiologiques 2002;176:31–6.

Diebold B, Delouche A. Contraste intracavitaire et perfusion myocardique. In: Échocardiographie clinique de l'adulte, vol. 1. Ed. Estem; 2003. p. 97–112.

Donal E. Fonction systolique ventriculaire gauche. Cardiologie Pratique 2010;943:9–10.

Grayburn P, Mulvagh S, Crouse L. Left ventricular opacification at rest and during stress. Am J Cardiol 2002;90:21J–7J.

Gras E, Tison E, Sandor R. L'Échographie de contraste au seuil de son application clinique. Angéiologie 1998;50(1):63–70.

Jayaerweera AR, Skyba DM, Kaul S. Technical factors that influence the determination of microbubble transit rate during contrast echocardiography. J Am Soc Echocardiogr 1995;8:198–206.

Jung P. Improvement of diagnostic value of dobutamine stress echocardiograms using contrast en-hancement and specific models of interpretation. ESC 2004, Eur Heart J 2004;25 abst.

Karila-Cohen D, Brochet E, Czitrom D. Échographie de contraste myocardique. Cardinale; 1988 tome X; 5. p. 6–11.

Karila-Cohen D. Échographie de contraste myocardique et pathologie coronaire. Cardiologie Pratique 2006;753:6–7.

Kaul S. Myocardial contrast echocardiography in coronary artery disease: potential applications using venous injections of contrast. Am J Cardiol 1995;75:61D–8D.

Lardoux H, Ledos J.-Ph, Fauveau E, et al. Left ventricular opacification with contrast agent SonoVue®: a routinary clinical tool in cardiology? Highlights in Contrast Ultrasound 2006;3:3.

Moir S, Haluska B, Leung D, et al. Quantitative myocardial contrast echocardiography for prediction of thrombolysis in myocardial Infarction flowin acute myocardial infarction. Am J Cardiol 2004;93:1212–7.

Nanda N, Wistran D, Karlsberg R, et al. Multicenter evaluation of SonoVue for improved endocardial border delineation. Echocardiography 2002;19(1):27–36.

Nahar T, Croft L, Shapiro R, et al. Accurate quantitative echocardiography requires harmonic contrast imaging. J Am Coll Cardiol 2000;35(Suppl. A)477:189–95.

Olszewska M, Tracz W. Echocardiografia Kontrastowa. In: Echokardiografia praktyczna. Medycyna Praktyczna – Astra Zeneca; 2004, tome I (14). p. 179–88.

Peltier M. L'Échocardiographie de contraste. Cardiomax 2004;11:13–7.

Pierard L, Roelandt J. L'Échocardiographie de contraste. Méthodes, applications et perspectives. Ann Cardiol Angéiol 1984;33(5):325–37.

Porter T, Cwajg L. Myocardial contrast echocardiography: a new gold standard for perfusion imaging. Echocardiography 2001;18:79–87.

Roudaut R, Lafitte S. Les Agents de contraste échocardiographiques intraveineux. Nouvelles techniques en imagerie échocardiographiques. Medicorama 1998;310:35–41.

Schneider M. Characteristics of SonoVue®. Echocardiography 1999;16(2):743–6.

Schneider M. Design of an ultrasound contrast agent for myocardial perfusion. Echocardiography 2000;2:S11–6.

Schwarz KQ, Chen X, Bezante GP, et al. Doppler Kinetics of microbubble echo contrast. Ultrasound Med Biol 1996;22:453–62.

Senior R. Role of contrast echocardiography for the assessement of left ventricular function. Echocardiography 1999;16:747–52.

Senior R. Role of myocardial contrast echocardiography in the clinical evaluation of acute myocardial infarction. Heart 2003;89:I398–400.

Shung KK, Flenniken RP. Time-domain ultrasonic contrast blood flowmetry. Ultrasound Med Biol 1995;21:71–8.

Steg G, Brochet E, Czitrom D, Karila-Cohen D. Échographie de contraste myocardique. Imagerie Médicale-Cœur, Zeneca Pharma; 1997.

Steg G, Assayag P, Brochet E, et al. L'Échographie de contraste en phase aiguë d'infarctus. Nouvelles techniques en imagerie echocardiographique. Medicorama 1998;310:42–9.

Taniyel AY, Pasquet A, Vanderschelde JL. L'Échographie de contraste. Cardioscopie 2001;86:117–23.

Ten Cate V. Usefulness of ultrasound contrast for image enhancement during stress echocardiography. Echocardiography 2002;19:621–5.

Vargas F, Hilbert G, Gruson D, et al. Amélioration de la détection de l'endocarde du ventricule gauche par un agent de contraste de première génération. Arch Mal Cœur Vaiss 2000;93:41–7.

Villanueva FS, Kaul S. Assessment of myocardial perfusion in coronary artery disease using myocardial contrast echocardiography. Coronary Artery Dis 1995;6:18–28.

Villanueva FS. Myocardial contrast echocardiography in acute myocardial infarction. Am J Cardiol 2002;90 (10A):38J–47J.

Von Bibra H, Voigt JU, FrÖman M, et al. Interaction of microbubbles with ultrasound. Echocardiography 1999; 7:733–41.

Wei K, Skyba D, Firschke C, et al. Why are bubbles destroyed by ultrasound? Circulation 1996;94–8(Suppl. I):141.

Zamarano JL, Garcia Fernandez A. Contrast Echocardiography in Clinical Practice. Springer; 2003.

Imagem cinética colorida

CAPÍTULO **9**

Introdução

A análise da cinética parietal do ventrículo esquerdo na rotina se baseia em uma interpretação visual da excursão do endocárdio e do espessamento miocárdico na ecocardiografia bidimensional (2D). Essa abordagem altamente subjetiva depende, sobretudo, da qualidade da definição, já que o endocárdio é uma estrutura fina e pouco ecogênica, e da experiência do operador. Ela é submetida a uma grande variabilidade interobservador.

A fim de compensar as limitações da ecocardiografia 2D clássica, uma nova técnica de Color Kinetic Imaging foi desenvolvida recentemente pela empresa Aloka (Hitachi Medical Systems). Atualmente, dois produtos estão disponíveis: o Color Kinesis (técnica inicialmente introduzida na ecocardiografia pela Hewlett Packard) e o KI-ASMA (Kinetic Imaging-Automated Segmental Motion Analysis); técnica análoga da Aloka, mas aperfeiçoada, em especial, em razão dos progressos na informática. Essas técnicas que aplicam uma codificação colorida ao deslocamento do endocárdio fornecem as informações sobre a amplitude e o ritmo do deslocamento sistólico-diastólico do endocárdio em tempo real. Elas são fundamentadas no procedimento tecnológico específico de "quantificação acústica" que permite a detecção automática dos contornos endocárdicos em tempo real durante o ciclo cardíaco.

A grande importância do Color Kinetic Imaging é facilitar o estudo das cinéticas global e segmentar do ventrículo esquerdo no repouso e no estresse (de esforço ou farmacológico).

Entretanto, o Color Kinetic Imaging necessita, como toda técnica ecocardiográfica, de uma metodologia rigorosa e de uma curva de aprendizagem adequada.

Metodologia

O Color Kinesis/Color Kinetic Imaging é uma extensão do reconhecimento automático dos contornos endocárdicos por meio da quantificação acústica.

Quantificação acústica

O princípio da quantificação acústica é o da reconstrução das interfaces sangue-endocárdio, por meio de análise paralela do sinal bruto de radiofrequência digitalizada (Automatic Border Detection ou ABD). Essa análise em radiofrequência do sinal ultrassonográfico retrodifundido antes de qualquer deformação eletrônica é obtida em razão de um cálculo de coeficiente de retrodifusão (Integrated Backscatter). Esse procedimento sofisticado permite identificar a transição entre o músculo cardíaco e o sangue e detectar o endocárdio.

O processo da quantificação acústica resulta na detecção automática dos contornos do endocárdio em tempo real, tanto durante a sístole, como durante a diástole (figura 9.1).

Em razão dos avanços tecnológicos e de informática, a técnica de quantificação acústica fornece um contorno do endocárdio em contínuo e permite obter uma curva de variações de superfície e de volumes ventriculares no decorrer do ciclo cardíaco.

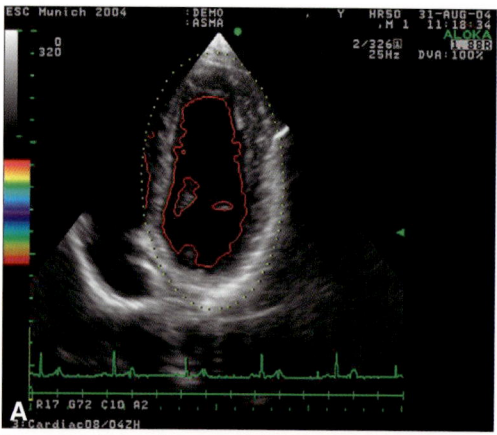

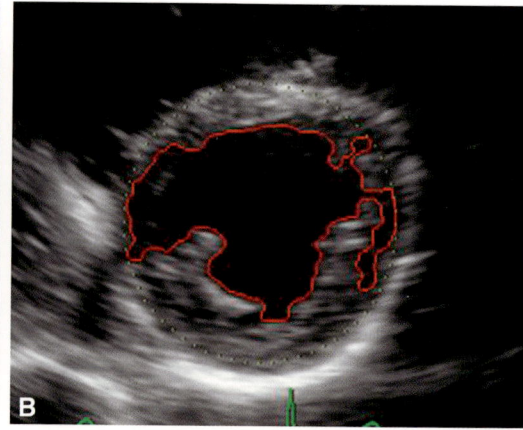

Figura 9.1. Detecção automática do contorno do endocárdio do ventrículo esquerdo por quantificação acústica de acordo com o corte 2D: eixo longo (A) e eixo curto (B).

A otimização das escalas de ganhos (axial e lateral) é uma etapa essencial da técnica ABD e determina a confiabilidade do reconhecimento do endocárdio. De fato, a definição do endocárdio tem relação direta com a qualidade da imagem, o tipo do senso de ultrassom utilizado e, certamente, a ecogenicidade do paciente.

O uso da imagem de harmônica melhora a ABD, aumentando o sinal endocárdico e "escurecendo" o interior da cavidade cardíaca por meio de uma nítida melhora da razão sinal/ruído. De fato, os contornos endocárdicos são mais bem definidos, pois as curvas superfície/volume se tornam mais confiáveis e repetitivas.

A possibilidade de um *switcher* entre as imagens 2D e ABD permite garantir o reconhecimento efetivo e nítido do endocárdio, principalmente em regiões apicais e laterais consideradas "difíceis" de explorar. Por fim, para acabar com a ambiguidade do reconhecimento automático do endocárdio, é necessário otimizar a imagem 2D, refinando a configuração dos parâmetros ecocardiográficos (em especial, os ganhos) e eliminar os ecos intracavitários (falsos tendões, cordoalhas, rede de Chiari etc.).

Color Kinetic Imaging (CKI)

A imagem de Color Kinesis/Kinetic é uma modalidade de quantificação da cinética parietal diretamente originada da ABD. Ela analisa os deslocamentos sucessivos do endocárdio ventricular esquerdo por codificação colorida das variações da posição do contorno endocárdico, imagem por imagem, ao longo da sístole e da diástole (figura 9.2).

Na prática, a ABD "empilha" a cada 40 ms por camadas sucessivas de cores diferentes a amplitude e o tempo de excursão do endocárdio da telediástole à telessístole. De fato, as cores representam os movimentos do endocárdio na escala de tempo: de 0 a 300 ms, com desencadeamento com base na onda R do ECG.

A escala de cor é usada com uma progressão inversa na sístole e na diástole. Para o coração normal, o acúmulo das faixas coloridas é homogêneo durante a sístole. Cada pixel que passa do estado de sangue ao de tecido é colorido com os tons diferentes para cada imagem. Na diástole, o Color Kinetic Imaging utiliza uma progressão de tons oposta à da sístole.

A codificação colorida é sobreposta em tempo real na imagem bidimensional e renovada a cada batimento cardíaco.

De fato, o número de camadas coloridas contidas em cada imagem telessistólica ou telediastólica da cavidade cardíaca estudada fornece informações temporais sobre o ritmo do deslocamento do endocárdio. A espessura total da faixa colorida reflete a amplitude da cinética do endocárdio em cada território e em cada incidência.

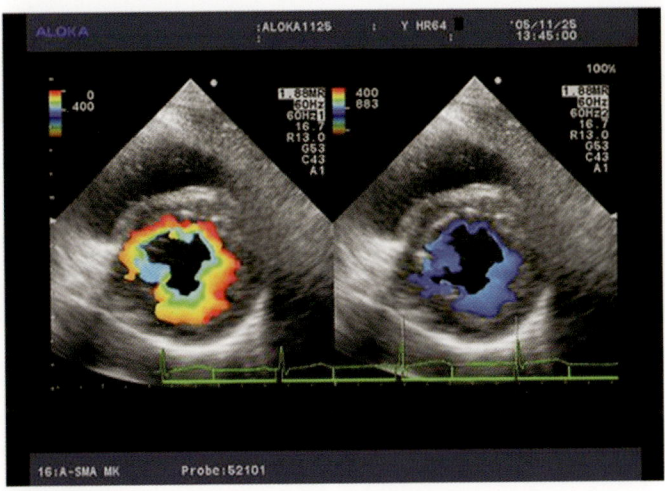

Figura 9.2. Color Kinetic Imaging.
Representação do deslocamento endocárdico do VG em codificação colorida. **A.** Em sístole. **B.** Em diástole (corte eixo curto).

Os limites da técnica de Color Kinetic Imaging (CKI) são:

- a dependência do CKI da qualidade da imagem bidimensional;
- a não quantificação da contração real da parede miocárdica no CKI, que permite a análise exclusiva do deslocamento do endocárdio;
- a submissão do deslocamento endocárdico estudado no CKI aos movimentos de translação e de torção do coração;
- a não aplicação do CKI em caso de bloqueio do ramo esquerdo e de septo paradoxal, situações que não refletem a contração miocárdica pura.

Novas técnicas ecocardiográficas, como a imagem 3D ou de *Speckle Tracking*, podem contornar certas limitações do *Color Kinetic Imaging*.

Importância clínica

A técnica de detecção automática dos contornos endocárdicos em tempo real (ABD) por quantificação acústica completada por uma codificação colorida em *Color Kinesis/Color Kinetic Imaging* proporciona a possibilidade de uma análise:

- das funções ventriculares esquerda regional e global;
- da função atrial esquerda;
- das funções regional e global do ventrículo direito;
- da viabilidade miocárdica;
- do dissincronismo cardíaco.

Os principais parâmetros sistólico-diastólicos fornecidos pelo *Color Kinesis/Color Kinetic Imaging* são:

- o deslocamento absoluto do endocárdio;
- a porcentagem de redução da superfície durante a sístole em um segmento determinado;
- a velocidade do pico de ejeção ou de relaxamento;
- o *time to peak* sistólico e diastólico;
- o tempo médio de contração ou de enchimento.

Esses parâmetros correspondem a informações regionais espaciais e temporais.

A técnica do A-SMA (Automated Segmental Motion Analysis) constitui nova ferramenta de avaliação quantitativa em tempo real da função miocárdica (figura 9.3).

O *software* de quantificação do *Color Kinetic Imaging* permite obter histogramas de cores empilhadas, com curvas temporais regionais (figura 9.4).

Outras ferramentas associadas possibilitam medir em tempo real, a partir dos dados fornecidos pela quantificação acústica (figura 9.5):

- a evolução do volume intraventricular esquerdo (Cardiac Quantification), em razão da detecção do endocárdio. O sistema também pode

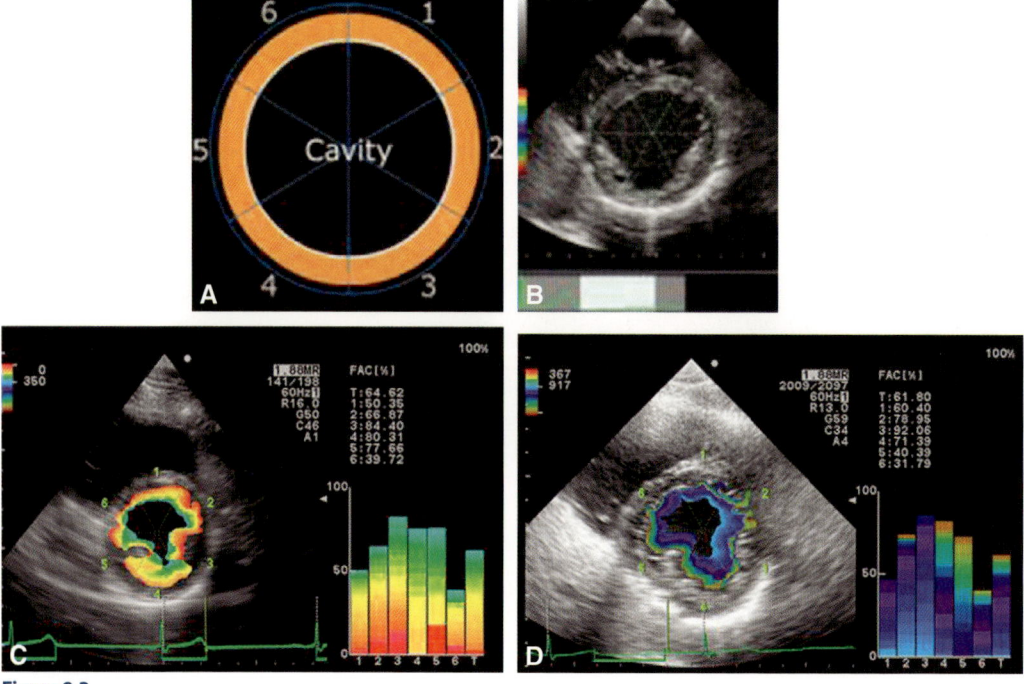

Figura 9.3.
Método de análise quantitativa chamada A-SMA, Automated Segmental Motion Analysis. Técnica de análise **A, B;** imagens 2D de eixo curto: **C.** telessistólica. **D.** Telediastólica em Color Kinetic Imaging com os histogramas correspondentes.
(Sistema Aloka-Hitachi)

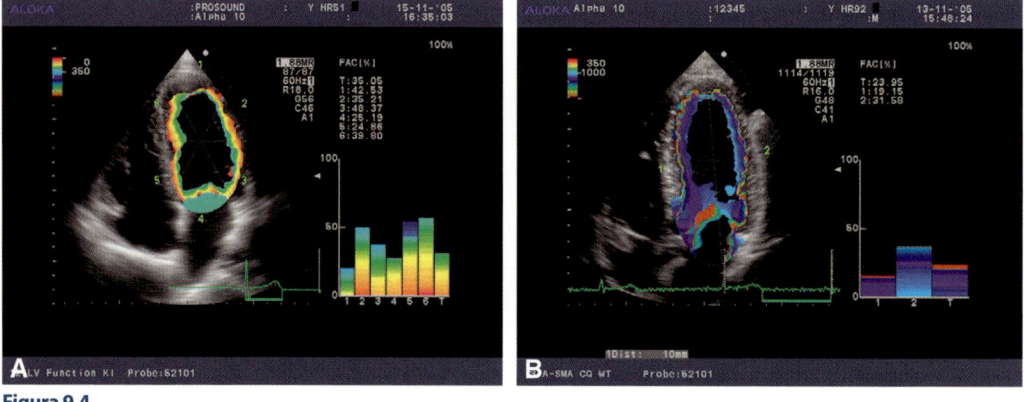

Figura 9.4.
Histogramas que refletem o perfil dos deslocamentos sistólico (**A**) e diastólico (**B**) do endocárdio ventricular esquerdo em Color Kinetic Imaging (corte apical de quatro câmaras).

determinar a fração de ejeção de acordo com o método de Simpson, a FAC (Fractional Area Change), o dV/dt ou também o nVol/dt;

FAC = (EDA – Si)/EDA + 100% (sístole)
FAC = (Si – ESA)/EDA + 100% (diástole)

(EDA: End Diastolic Area; ESA: End Systolic Area; Si: Area of each frame).

- as mudanças de espessamento do músculo cardíaco em determinada região (Wall Thickness).

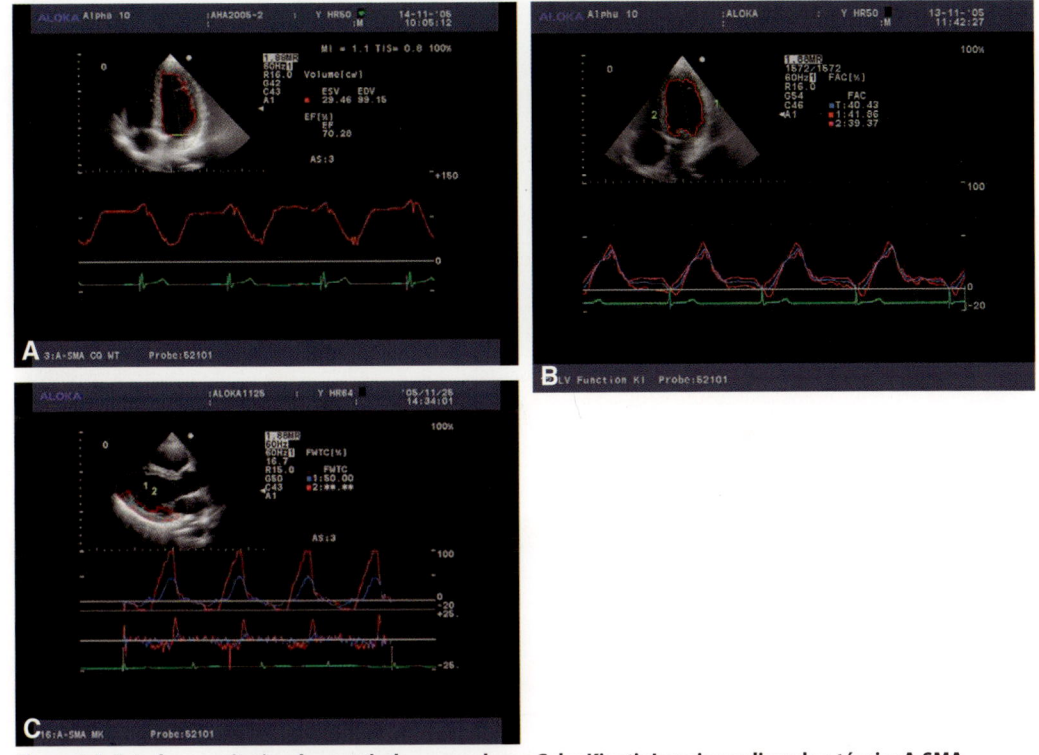

Figura 9.5. Estudo quantitativo do ventrículo esquerdo em Color Kinetic Imaging aplicando a técnica A-SMA.
A. Cálculo da fração de ejeção do VG.
B. Medição da FAC (mudança de área fracional) do VG.
C. Análise do movimento parietal do VG de acordo com o método Wall Thickness.
(Sistema Aloka-Hitachi)

As principais aplicações clínicas do ABD/Color Kinesis/Color Kinetic Imaging são desenvolvidas nos parágrafos seguintes.

Estudo da função sistólica regional do ventrículo esquerdo

O Color Kinetic Imaging permite a avaliação mais objetiva das anomalias de cinética segmentar do VG por meio da análise automatizada do deslocamento do endocárdio a partir do sinal de radiofrequência. Entretanto, ele não permite a análise do espessamento parietal sistólico que reflete a contração miocárdica.

Utilizado conjuntamente com a ecocardiografia bidimensional, o Color Kinetic Imaging auxilia na detecção das anomalias segmentares de cinética que se manifestam pelo afinamento ou descontinuidade localizada das faixas de cor obtidas com o CKI. As imagens fornecidas pelo Color Kinetic Imaging refletem, respectivamente, uma amplitude de deslocamento endocárdico reduzido (hipocinesia) ou ausente (acinesia) (figura 9.6). A discinesia segmentar é responsável por um deslocamento endocárdico paradoxal na sístole que causa uma inversão de cores no CKI. O uso de um *software* específico possibilita uma real quantificação da cinética parietal sob a forma de histogramas. Portanto, agora é possível determinar o tipo de anomalia de cinética, sua gravidade e sua extensão (figura 9.7).

O Color Kinetic Imaging também pode ser usado na ecocardiografia de estresse, o que permite maior objetividade no diagnóstico e na determinação da extensão das anomalias regionais.

Por fim, a avaliação das anomalias de cinética sob tratamento médico ou após um gesto de revascularização pode ser também apreendida por CKI.

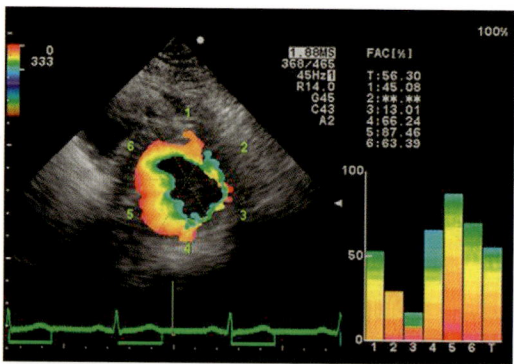

Figura 9.6. Imagem do infarto anterolateral do VG em Color Kinetic identificado por faixas coloridas finas na região infartada acinética (vista em eixo curto).

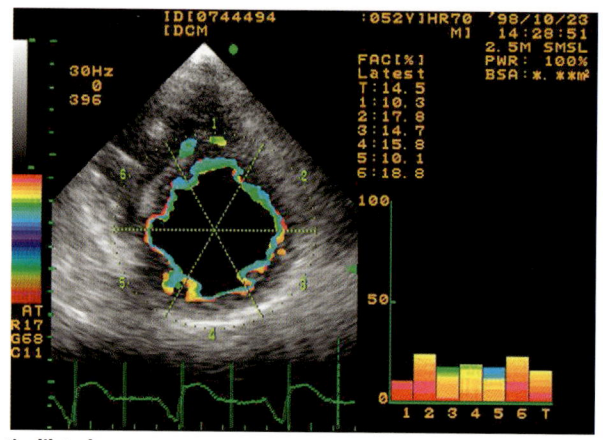

Figura 9.7. Cardiomiopatia dilatada.
Nota-se uma nítida diminuição de FAC em todos os segmentos do VG explorados em incidência de eixo curto (hipocinesia difusa).

Estudo da função sistólica global do ventrículo esquerdo

A técnica de reconhecimento automático dos contornos do ventrículo esquerdo (ABD) associada à imagem harmônica permite o cálculo dos volumes e da fração de ejeção (FE) do ventrículo esquerdo, analisando curvas de superfície/tempo (figura 9.8).

Essas curvas, com base nas derivadas em função do tempo das curvas de superfície ventricular fornecem, em tempo real, variações de volumes e a fração de ejeção no decorrer do ciclo cardíaco.

A técnica ABD tem a vantagem de ultrapassar o traçado manual dos contornos do endocárdio em imagens bidimensionais habituais congeladas na sístole e na diástole.

A imagem harmônica torna a utilização do ABD não apenas mais confiável, mas mais fácil, em razão da melhor detecção do endocárdio. Ela diminui as variabilidades interobservadores e intraobservadores e melhora a reprodutibilidade na quantificação da fração de ejeção.

Além disso, o ABD permite, por causa da análise de vários ciclos reprodutíveis, calcular uma média dos valores de volume e de fração de ejeção. A associação do ABD e da ecocardiografia de estresse permite uma avaliação da fração de ejeção do ventrículo esquerdo no estresse.

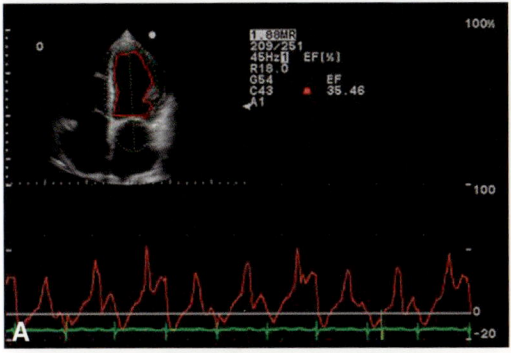

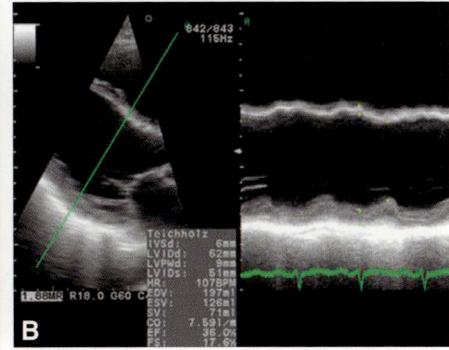

Figura 9.8. Cálculo da fração de ejeção do VG (30%).
A. Segundo a técnica de Color Kinetic. **B.** Medição compatível com o cálculo realizado em TM.

O comportamento da fração de ejeção no decorrer do estresse é um índice prognóstico importante que revela a gravidade das lesões.

Por fim, o ABD pode ser aplicado à ecocardiografia tridimensional e de contraste. A reconstrução 3D dos volumes ventriculares em ABD dá acesso a um cálculo da fração de ejeção do VG, levando em conta as deformações da cavidade ventricular.

Da mesma forma, o ABD, associado à ecocardiografia de contraste intravenoso, melhorando a interface miocárdio-contraste, possibilita uma quantificação mais precisa dos volumes ventriculares e da fração de ejeção.

Estudo da função diastólica do ventrículo esquerdo

A análise segmentar das imagens telediastólicas no Color Kinetic Imaging permite a observação em tempo real da qualidade do enchimento ventricular esquerdo. O relaxamento regional do VG é refletido pelo deslocamento diastólico do endocárdio. O tratamento das camadas superfície/tempo dos enchimentos regionais permite detectar o dissincronismo do relaxamento regional do VG, que é um determinante essencial na origem de anomalia do enchimento transmitral.

De fato, o CKI permite identificar as disfunções diastólicas do VG nos pacientes com uma normalização dos índices Doppler habitualmente utilizados, independente da origem (isquêmica, hipertrófica etc.). Além disso, a influência das intervenções terapêuticas na função diastólica do VG parece mais bem objetivada com o auxílio do CKI do que com os parâmetros Doppler habituais.

Estudo da viabilidade miocárdica

O Color Kinetic Imaging também pode ser aplicado à avaliação da viabilidade miocárdica na ecocardiografia de estresse sob dobutamina.

Essa técnica permite particularmente:

- quantificar zonas viáveis;
- afirmar objetivamente a melhora regional das zonas hibernantes.

A presença de viabilidade sob dobutamina é um excelente fator prognóstico durante uma decisão de revascularização, especialmente em caso de alteração da função global do ventrículo esquerdo.

Por fim, o uso dos agentes de contraste permite reforçar a precisão diagnóstica do Color Kinetic Imaging no estudo da viabilidade miocárdica.

Estudo do dissincronismo cardíaco

A técnica do Color Kinetic Imaging pode ajudar a detectar a presença de um dissincronismo intraventricular após integração das informações sob forma de histogramas de empilhamento. A sobreposição das curvas de deslocamentos sistólico e diastólico do endocárdio permite evidenciar um atraso de contração e/ou de relaxamento segmentar de uma parede com relação a outra (territórios assincrônicos) (figura 9.9). O perfil de deslocamento do endocárdio é, no entan-

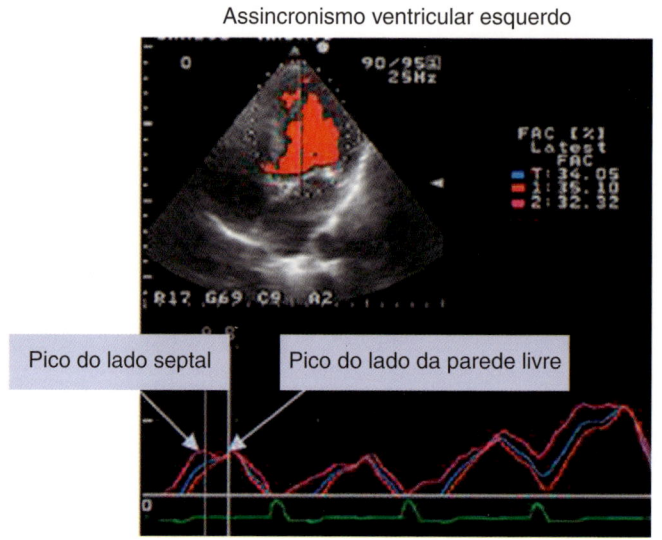

Figura 9.9. Dissincronismo intraventricular esquerdo (septolateral) identificado em Color Kinetic Imaging (intervalo entre os picos de FAC).

to, diferente, conforme a cardiopatia subjacente responsável pelo dissincronismo. No plano clínico prático, o modo de CKI possui impacto interessante na indicação de estimuladores cardíacos multissítios. Também pode ser uma ferramenta para julgar a eficácia de uma ressincronização cardíaca.

Conclusões

A imagem de Color Kinetic se baseia no procedimento de "quantificação acústica", que permite a detecção automática dos contornos do endocárdio. Ela dá acesso ao estudo da amplitude e do ritmo dos deslocamentos do endocárdio ventricular durante a sístole e a diástole. Esse deslocamento endocárdico é observado, automaticamente, em tempo real e codificado em cores.

De fato, a técnica de Color Kinetic permite avaliar segmento por segmento a qualidade do deslocamento sistólico-diastólico do endocárdio ventricular. A importância dessa técnica reside, principalmente, na avaliação das cinéticas parietal, global e regional e no estudo da função diastólica do ventrículo esquerdo. O sistema de detecção automática dos contornos endocárdicos é, sobretudo, utilizado para a avaliação quantitativa da função sistólica do ventrículo esquerdo: cálculo dos volumes ventriculares e da fração de ejeção.

Enfim, o Color Kinetic Imaging pode ser associado a outras técnicas: ecocardiografia de estresse, de contraste ou Doppler tecidual. Essa "associação" de técnicas ecocardiográficas pode ajudar no estudo da função ventricular esquerda regional, destacando certas anomalias da cinética segmentar.

Bibliografia

Fujino T, Ono S, Murata K, et al. New method of on-line quantification of regional wall motion with automated segmental motion analysis. J Am Soc Echocardiogr 2001;14(9):892–901.

Koch R, Lang RM, Garcia MJ, et al. Objective evaluation of regional left ventricular wall motion during dobutamine stress echocardiographic studies using segmental analysis of color kinesis images. J Am Coll Cardiol 1999;34:409–19.

Lang R, Vignon P, Weinert L, et al. Echocardiographic quantification of regional left ventricular wall motion using Color Kinesis. Circulation 1996;93:1877–85.

Liu J, Murata K, Fujino T, et al. Effect of dobutamine on regional diastolic left ventricular asynchrony in patients with left ventricular hypertrophy. Circ J 2003;67(2):119–24.

Malergue M-C. Une nouvelle approche de l'analyse de cinétique pariétale: le Color Kinesis. Cardiologie Pratique 1996;355:4–6.

Malergue M-C, Slama M, Temkine J, Dibie A. Estimation en temps réel des volumes ventriculaires gauches et de la fraction d'éjection par la quantification acoustique: corrélations avec l'angiographie. Arch Mal Coeur Vaiss 1997;90:886.

Malergue M-C. La détection automatique des contours: à quoi cela sert-il? Réalités Cardiologiques 1998;130:30–3.

Mallergue M-C. Intérêt de la détection automatique des contours et de Color Kinesis dans l'étude de la fonction globale et régionale. Cardiologie Pratique 2000;525:3–5.

Malergue M-C. L'Apport de Color Kinesis en échocardiographie. La Lettre du Cardiologue 2001;348:31–6.

Mor-Avi V, Vignon P, Koch R, et al. Segmental analysis of Color Kinesis images. Circulation 1997;95:2082–97.

Mor-Avi V, Spencer K, Lang R. Acoustic quantification today and its future horizons. Echocardiography 1999;16:85–93.

Moreno R, Zamorano J, Alvarez L, et al. Value of automated segmental motion analysis in the assessment of aortic stenosis severity. J Heart Valve Dis 2002;11(6):785–92.

Vanoverschelde JL, Hnet C, Wijns W, Detry JM. On line quantification of left ventricular volumes and ejection fraction by automated backscatter imaging-assisted boundary detection: comparison with contrast cineventriculography. Am J Cardiol 1994;74:633–5.

Vignon Ph, Mor-Avi V, Spencer K, Lang R. Évaluation de la fonction systolique segmentaire du ventricule gauche avec Color Kinesis. In: Diagnostic Actualités, Hewlett Packard; 1996. p. 2.

Vignon Ph. Détection automatique des contours et Color Kinesis. Medicorama 1998;310:238.

Vignon Ph, Mor-Avi V, Weinert L, et al. Quantitative evaluation of global and regional left ventricular diastolic function with Color Kinesis. Circulation 1998;97:1053–61.

www.aloka.com/news-detail.asp. Aloka News & Events News Another innovative technique is Aloka's unique A-SMA™ technology.

www.hitachi-medical-systems.com KI/A-ASMA (Kinetic Imaging/Automated Segmental Motion Analysis).

Ecocardiografia transtorácica tridimensional em tempo real (ETT 3D em tempo real)

Capítulo **10**

Introdução

A ecocardiografia tridimensional (3D) existe há vários anos, mas ficou limitada por muito tempo ao campo da pesquisa clínica em razão de:

- dificuldades de aquisição e de tratamento das imagens (técnicas de reconstrução difíceis, metodologia pesada);
- uma resolução de imagem insuficiente;
- identificações espaciais imperfeitas;
- longo tempo de realização do exame;
- uma curva de aprendizagem longa e trabalhosa.

A abordagem tridimensional do coração na ecocardiografia se apoia nas duas modalidades evolutivas que refletem uma mutação tecnológica importante: a ecocardiografia 3D de reconstrução e a ecocardiografia 3D em tempo real (figura 10.1).

Metodologia

Ecocardiografia 3D de reconstrução

Classicamente, a reconstrução cardíaca 3D foi, há muito tempo, feita de modo retrospectivo a partir das imagens 2D habituais. Esse modo 2D dito "reconstruído" foi com base nas aquisições automatizada e serial de vários planos de corte 2D, usando uma sonda transtorácica, chamada *free hand* ou a via transesofágica. Essas aquisições multiplanares podiam ser de tipo angular, linear ou rotacional. A relação espacial e temporal de cada plano de corte era, então, garantida por um registro "acionado" nos ciclos cardíaco e respiratório, antes de ser tratado durante várias dezenas de minutos por ferramentas computadorizadas de reconstrução complexas (integração do posicionamento de cada plano de corte 2D no espaço analisado). Finalmente, um volume cardíaco 3D é construído em um sistema informatizado potente que se move ao longo de um único ciclo cardíaco.

O operador, julgado primeiramente a qualidade ideal de sua aquisição em 3D, realiza, em seguida, um "novo corte" do volume 3D para analisar a estrutura cardíaca desejada. Este procedimento de reconstrução 3D, que era extremamente longo e complexo, não obteve êxito para se impor na rotina clínica. Permaneceu por muito tempo uma ferramenta essencialmente experimental.

Ecocardiografia 3D em tempo real

Os recentes progressos em tecnologia e informática possibilitaram o desenvolvimento de uma imagem tridimensional transtorácica em "tempo real" que revolucionou a ecocardiografia 3D atual. De fato, em razão do desenvolvimento de novas sondas de grande desempenho, chamadas de "matriciais 3D", a aquisição e o tratamento dos dados podem ser feitos fácil e

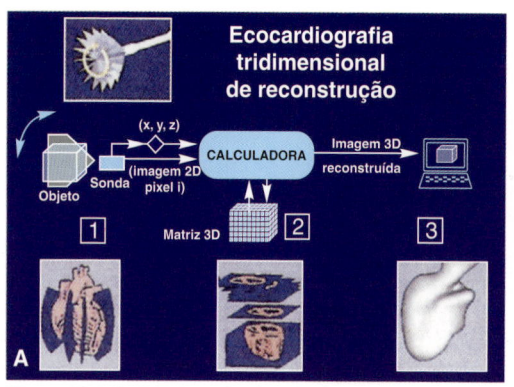

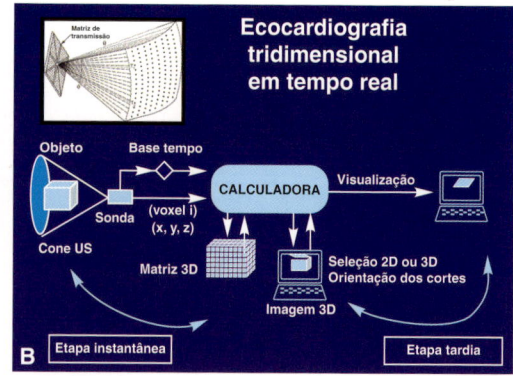

Figura 10.1. Representação do princípio tecnológico da ecocardiografia 3D:
A. De reconstrução. **B.** Em tempo real.
Fonte: S. Lafitte, R. Roudaut, Échocardiographie tridimensionnelle: bases techniques et applications cliniques, La lettre du cardiologue, 382, 2005.

confiavelmente em alguns minutos durante o exame ecocardiográfico padrão em tempo real. A exploração do coração em sua terceira dimensão por via transtorácica se tornou, enfim, acessível na rotina. Ela reflete a mecânica cardíaca real.

A miniaturização das sondas "matriciais" permitiu, posteriormente, o desenvolvimento da ecocardiografia transesofágica tridimensional em tempo real (ETO 3D em tempo real), que passou a predominar perfeitamente na prática cardiológica.

Sonda matricial 3D

A sonda 2D *phase array* convencional é constituída por elementos posicionados de lado a lado. Na cardiologia, seu número é, em geral, 64, até 128. Cada elemento emite e depois recebe sinais ultrassonográficos. Os intervalos de ativação e leitura desses sinais orientam o feixe ultrassonográfico. A criação da imagem ecocardiográfica 2D é feita por meio da construção de linhas colocadas umas ao lado das outras, como um leque, de modo a obter um setor bidimensional. A sonda matricial 3D, cuja frequência de emissões varia de 1 a 3 MHz no adulto (2 a 7 MHz na pediatria) comporta até 4.000 elementos piezoelétricos contra 300 da sonda convencional. Atualmente, estão disponíveis as sondas matriciais que contam com cerca de 7.000 elementos acústicos. De fato, o sensor é uma matriz digital, caracterizada por uma verdadeira superfície ativa. Ao passo que o 2D permitia obter com uma única emissão um leque elementar de quatro linhas, o 3D dá uma minipirâmide elementar composta por 16 linhas (4 × 4) (figura 10.2). A justaposição de várias pirâmides elementares nas emissões ultrassonográficas sucessivas permite a aquisição direta de um volume piramidal de 30 × 60° em tempo real (3D Live) (figura 10.3) (figura 10.4). Em decorrência desse procedimento chamado de "volume parcial", é possível estudar estruturas cardíacas objetivamente (p. ex., a valva mitral), mas não explorar o ventrículo esquerdo em sua totalidade.

A sincronização da aquisição de vários "subvolumes" no ECG permite reconstruir um volume cardíaco mais importante *(full volume)*. A reconstrução de um grande volume dito total (uma pirâmide de 90 × 90°) é realizada durante uma apneia em alguns segundos apenas a partir de quatro ciclos cardíacos consecutivos em geral. Durante cada ciclo, o ecocardiógrafo constrói uma série de pirâmides estreitas que completam, progressivamente, os volumes.

Portanto, fala-se em ecocardiografia 4D (sendo o tempo a quarta dimensão), que possibilita a aquisição de um volume dinâmico total em tempo real sem atraso algum.

Entretanto, a ecocardiografia 3D em tempo real ainda possui limites. A baixa ecogenicidade transtorácica pode ser um obstáculo considerável para a imagem 3D em tempo real. O procedimento da "segunda harmônica" otimiza a imagem biplanar, mas ainda é insuficiente para a imagem volumétrica 3D transtorácica. A introdução da matriz na sonda transesofágica constitui grande avanço na definição da imagem 3D em tempo real.

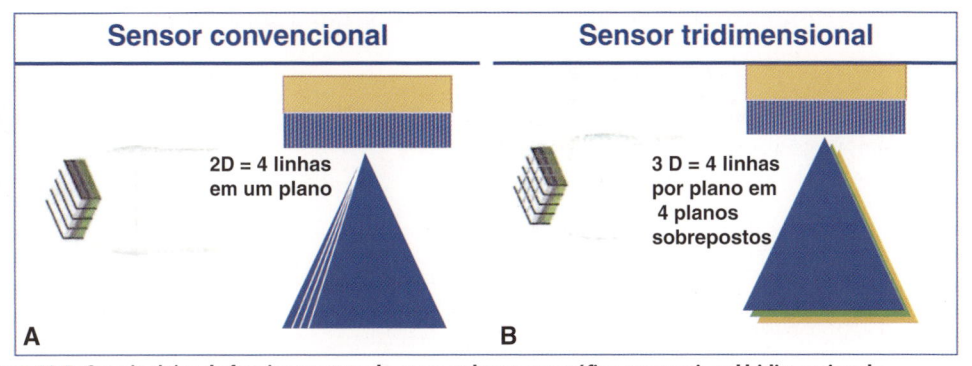

Figura 10.2. Os princípios de funcionamento do sensor ultrassonográfico convencional bidimensional e tridimensional.
Fonte: B. Diebold, Príncipe de l'échographie tridimensionnelle, Consensus Cardio, janvier 2008.

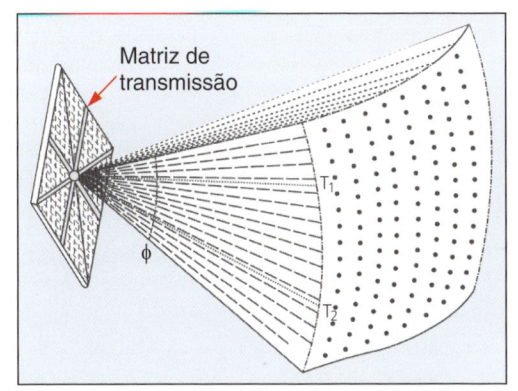

Figura 10.3. Representação do volume piramidal obtido por sonda matricial na ecocardiografia 3D.

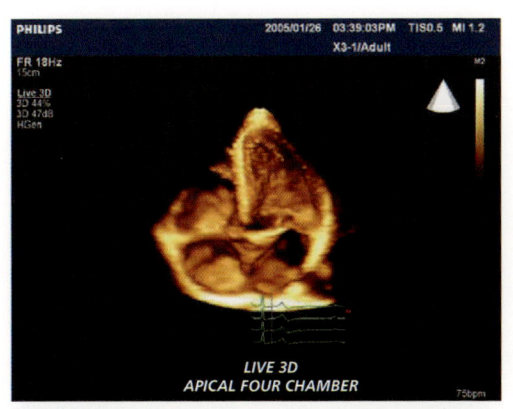

Figura 10.4. Vista apical das quatro câmaras cardíacas em ETT 3D.

Técnica de exame

A ecocardiografia transtorácica tridimensional em tempo real (ETT 3D em tempo real) permite uma visualização em 3D, na tela do ecocardiógrafo, do volume cardíaco adquirido, sob a forma de uma pirâmide.

Em razão dos progressos tecnológicos e informáticos importantes, o operador que realiza um exame ecocardiográfico em 3D pode:

- escolher o formato de aquisição do volume cardíaco (modo de visualização);
- navegar no volume 3D adquirido (pós-tratamento da imagem);
- analisar a imagem 3D (estudos morfológico e quantitativo).

Formato de aquisição

Durante um exame 2D transtorácico convencional, a passagem para o modo 3D em tempo real é feita selecionando-se uma função apropriada (tecla 3D). Essa manipulação permite visualizar um volume 3D mais ou menos grande em função do modo de aquisição escolhido.

As estruturas cardíacas são visualizadas imediatamente em renderização volumétrica 3D que contém todas as informações que podem ser exploradas em seguida ou posteriormente.

As manipulações a seguir são possíveis durante o exame 3D:

- a otimização do volume gerado em imagem por meio de redução ou aumento progressivo do tom de cinza.

A configuração de ganhos é essencial na imagem 3D em tempo real. Para os ganhos demasiadamente elevados, os tecidos brilhantes demais impedem a visualização do interior da cavidade cardíaca. Em contrapartida, para os ganhos demasiadamente baixo, as valvas ou os septos são falsamente perfurados;

- a modificação do formato de aquisição.
Vários formatos estão disponíveis.

Um registro em tempo real contínuo do volume cardíaco pode ser feito em formato modulável, o mais bem adaptado às necessidades do operador. Para o volume parcial, uma pirâmide de aproximadamente 60° por 20° ou 80° por 15° pode ser escolhida.

Uma pirâmide de 90 × 90° permite a aquisição da totalidade do volume cardíaco em quatro a oito ciclos cardíacos em função da resolução escolhida, com uma cadência de imagem de 20 a 25 Hz.

No entanto, para melhorar a cadência de imagem em 3D, é recomendável diminuir o tamanho da pirâmide ou utilizar um modo *zoom*.

Modo *zoom*

O modo *zoom* permite ampliar o volume de visualização, portanto, aumentar os campos de exploração do coração em 3D. A amplitude da janela do *zoom* é igualmente regulável durante o exame. A função "*zoom* 3D" apresenta uma resolução espacial satisfatória, conservando o estudo em tempo real. Ela permite melhorar também a renderização volumétrica.

O *zoom* em 3D é particularmente útil para o estudo da valva mitral ou da valva aórtica (figura 10.5).

Os formatos volumétricos parciais são pouco sensíveis à respiração ou aos problemas do ritmo.

Modo *full volume*

O modo de aquisição do *full volume* permite obter um volume cardíaco por meio da aquisição de quatro subvolumes justapostos, a partir de vários ciclos cardíacos. Não se trata mais de um modo em tempo real estrito. Contudo, esse modo de aquisição particular permite obter um volume cardíaco maior e associar, além disso, o Doppler colorido à imagem 3D (figura 10.6). Entretanto, o modo *full volume* é obtido de maneira satisfatória e confiável somente no paciente examinado em apneia e excluindo qualquer aquisição que comporte extrassístoles. Idealmente, esse modo de análise em 3D necessita de um ritmo sinusal. A fibrilação atrial é uma fonte de limitação na aquisição do *full volume*.

Por fim, o posicionamento correto da sonda 3D e o ajuste das configurações são necessários para otimizar o volume "completo".

Orientação das vistas cardíacas

Durante o exame em tempo real (ou em modo *zoom*), o volume 3D pode ser deslocado a qualquer momento em todas as direções a fim de obter diferentes ângulos de visualização "rentáveis" para o operador.

Apresentação visual colorida do volume cardíaco 3D

Recorre a escalas de cores mais ou menos sofisticadas propostas pelos fabricantes dos ecocardiógrafos. A co-

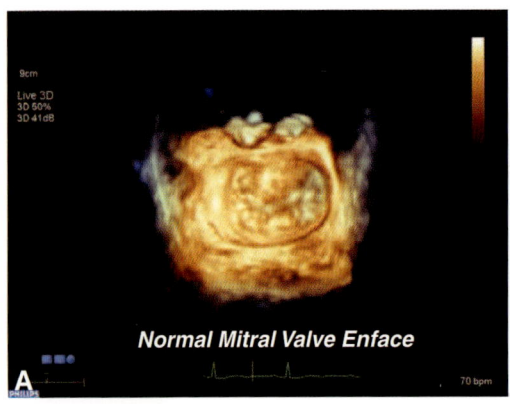

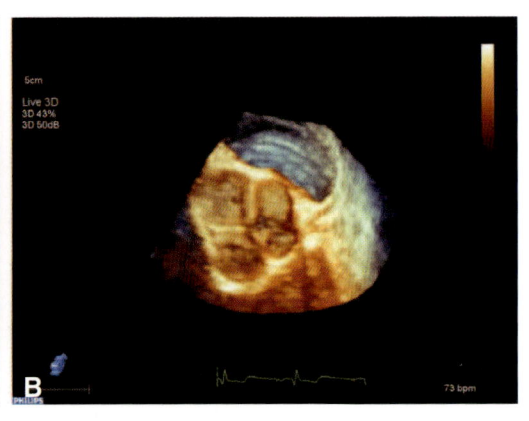

Figura 10.5. Valvas.
A. Valva mitral. **B.** Valvas aórticas normais visualizadas em modo *zoom* 3D em posição fechada.

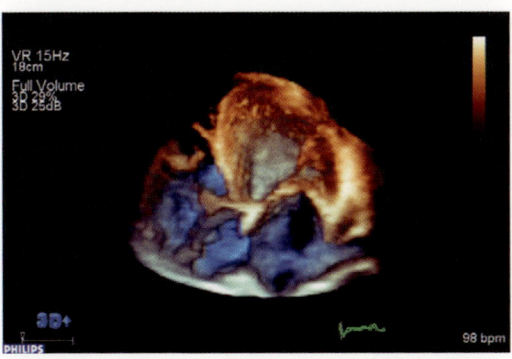

Figura 10.6. Imagem 3D apical das quatro câmaras cardíacas em modo *full volume*.

lorização "sépia" da imagem 3D serve para ajudar a fazer uma melhor renderização volumétrica.

Novos dispositivos estão disponíveis para utilizar as soluções do cinema 3D ou de jogos 3D com óculos coloridos ou polarizados. O objetivo dessas ferramentas opcionais "cinematográficas" é destacar melhor a terceira dimensão do coração na ecocardiografia 3D.

Navegação no volume

Uma vez armazenado o volume cardíaco, é possível tratá-lo novamente (pós-tratamento), isto é, explorar as informações contidas no volume visualizado. Essa navegação no volume 3D permite:

- o "recorte" informatizado ilimitado do volume em tempo real para apagar certas estruturas cardíacas "desnecessárias".

Esse recorte do volume 3 pode ser feito nos diferentes planos do espaço (em qualquer direção), independentemente dos planos usados para a aquisição.

Contudo, esses cortes "virtuais" possuem uma qualidade de imagem um pouco inferior à dos cortes 2D clássicos equivalentes. Na prática, este procedimento do "retratamento em 3D" permite explorar seletivamente as estruturas cardíacas, por exemplo, suprimir o átrio esquerdo para visualizar a face atrial da valva mitral ou, ao contrário, estudar sua face ventricular, cortando o ventrículo esquerdo (figura 10.7). Será escolhida, por exemplo, uma visão "intraventricular" para estudar melhor a abertura comissural de uma valva mitral. Em contrapartida, uma visão "intra-atrial" é preferível para visualizar melhor um prolapso mitral.

Este tipo de manobra pode ser repetido infinitamente em todas as direções por causa das ferramentas de navegação embutidas no ecocardiógrafo.

A aquisição multiplanar

A sonda matricial 3D fornece acesso ao modo multiplanar em pós-tratamento (X plano), permitindo obter os formatos biplanar e triplanar do coração a partir de uma única janela acústica (figura 10.8).

De fato, uma pirâmide "em tempo real" é a combinação dos planos posicionados em leque. Uma navegação nessa pirâmide volumétrica permite obter planos ortogonais, até mesmo angulados (mais ou menos inclinados uns com relação aos outros) de maneira regulável. Essa navegação é com base no deslocamento eletrônico da rede matricial, que autoriza um movimento no eixo de rotação e nos eixos lateral e vertical do feixe ultrassonográfico.

Na prática, o modo multiplanar permite, por exemplo, olhar simultaneamente os cortes apicais de duas e quatro câmaras ou cortes de eixos longo e curto.

No modo biplanar "preto e branco", os dois planos podem ser orientados de maneira separada, de modo a selecionar os planos de corte desejados para as análises simultânea e comparativa. Esses cortes multiplanares, construídos a partir da aquisição, dão uma qualidade de imagem próxima das imagens ecocardiográficas em 2D clássicas.

Em caso de baixa ecogenicidade, o uso da imagem harmônica possibilita reforçar o sinal ultrassonográfico em modo multiplanar. Por fim, o modo multiplanar pode ser associado ao Doppler colorido de fluxo (estudo das lesões valvares) ou ao Doppler

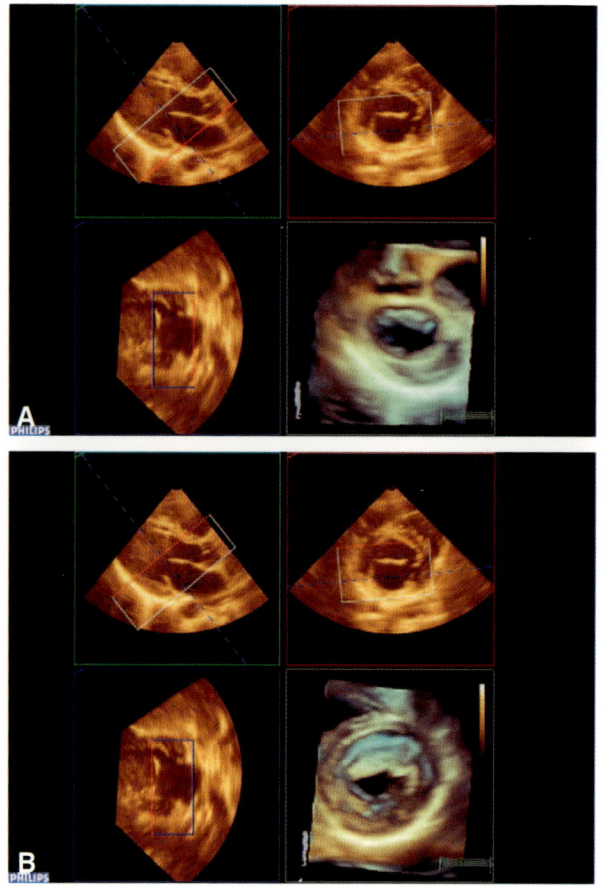

Figura 10.7. Valva mitral normal visualizada em modo 3D *full screen* do átrio esquerdo.
A. Vistas atrial e do ventrículo esquerdo. **B.** Vista intraventricular segundo a técnica de "recorte" do volume 3D.

tecidual (análise das velocidades miocárdicas) (cf. figura 10.8B).

Também permite realizar medições de distância e superfície, como ocorre na ecocardiografia 2D convencional.

Modo Doppler colorido 3D

O Doppler colorido 3D é utilizado na aquisição do volume total, em que os dados acústicos são coletados pelos subvolumes sincronizados no ECG. O volume 3D colorido pode ser recortado da mesma forma que o volume total na imagem. O nível dos ganhos e de compressão são moduláveis. Os fluxos de Doppler colorido podem ser visualizados em 2D colorido com ou sem imagem 3D das estruturas cardíacas (valvas, septos etc.) (figura 10.9).

A função "giro 3D" frequentemente melhora a visualização da estrutura 3D.

Nenhum cálculo de velocidade pode ser realizado a partir do volume 3D colorido. De fato, as velocidades 3D correspondem a projeções médias e não são, necessariamente, indicadores das velocidades mostradas na imagem colorida 2D.

Por fim, a imagem por Doppler colorido também pode ser aplicada no modo biplanar e *full volume*.

Análise da imagem 3D

A aquisição de um volume cardíaco 3D em tempo real permite uma análise morfológica e quantitativa das estruturas cardíacas.

Análise morfológica

Esta análise das estruturas anatômicas do coração é feita em movimento em três dimensões em todos os planos do espaço, sem a necessidade de reconstrução. Ela permite avaliar:

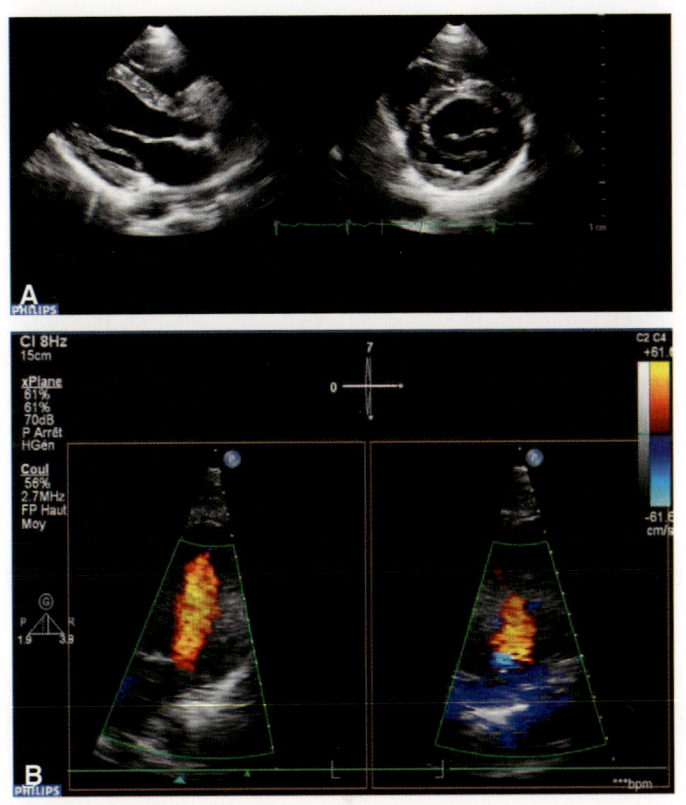

Capítulo 10. Ecocardiografia transtorácica tridimensional em tempo real 201

Figura 10.8. Modo *X plane*.
A. Visualização simultânea da valva mitral segundo o corte 2D de eixos longos e curtos em modo biplanar.
B. Registro simultâneo do fluxo sanguíneo em Doppler colorido e modo biplanar.

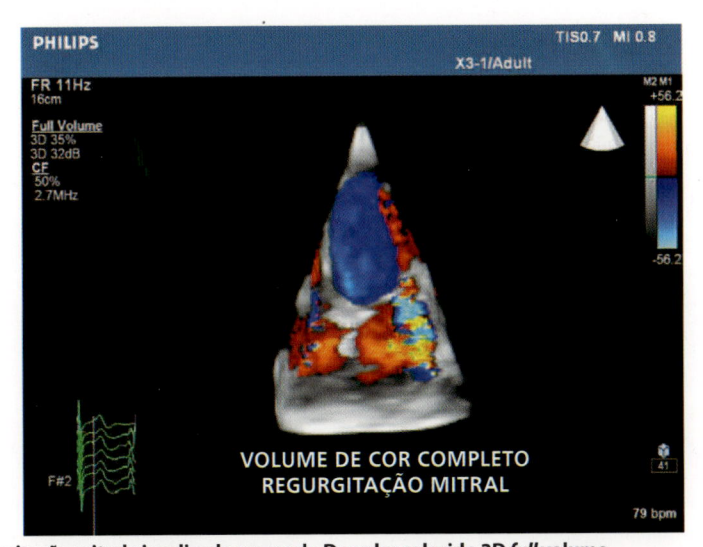

Figura 10.9. Regurgitação mitral visualizada em modo Doppler colorido 3D *full* volume.

- o estado morfológico das paredes e das valvas em particular;
- as funções de rotação e de deslocamento cardíaco;
- a visualização precisa de estruturas anatômicas em razão do modo de "recorte" em tempo real.

Para otimizar a renderização volumétrica das estruturas cardíacas, é preciso explorar a janela que fornece as melhores imagens e configurar bem os parâmetros técnicos (em especial, os ganhos).

Análise quantitativa

As imagens obtidas na ecocardiografia 3D em tempo real podem ser relidas em um programa especializado, integrado ao ecocardiógrafo ou instalado em um computador (p. ex., o programa de quantificação QLAB, da Philips). A partir das imagens 3D apresentadas em modo de reconstrução multicorte, medições quantitativas das distâncias, superfícies, massas e volumes podem ser realizadas. O programa específico de análise dedicado à valva mitral permite uma quantificação das lesões valvares.

Importâncias clínicas da ETT 3D

A ecocardiografia transtorácica 3D em tempo real predomina nos laboratórios de ecocardiografia como uma ferramenta realmente clínica e não puramente experimental.

Essas principais aplicações validadas envolvem:

- as valvas cardíacas;
- o ventrículo esquerdo;
- as massas intracardíacas;
- as próteses valvares;
- certas cardiopatias congênitas.

A alta qualidade das imagens 3D obtida na ecocardiografia transesofágica (ETO 3D em tempo real) abre o caminho a várias possibilidades de aplicação clínica.

Estudo 3D ETT das valvas cardíacas

A ecocardiografia bidimensional transtorácica utilizada na rotina desempenha um papel importante e frequentemente importante no manejo das valvopatias. A ecocardiografia transtorácica 3D em tempo real traz informações complementares sobre a estrutura anatômica tridimensional das valvas cardíacas e sua cinética complexa. Portanto, ela é muito útil no estudo do mecanismo e na quantificação dos acometimentos valvares.

Valvopatias mitrais

O estudo da valva mitral beneficia-se consideravelmente da abordagem 3D. Os primeiros estudos realizados em ecocardiografia 3D de reconstrução permitiram descrever o aspecto morfológico particular "não plano" do anel mitral (aspecto em "sela de cavalo") e de suas relações com as valvas mitrais.

A ecocardiografia 3D em tempo real, introduzida posteriormente, possibilita a visualização direta do aparelho mitral em transtorácico sob diferentes ângulos: 3D ventricular ou atrial, 2D perfil ou face etc. Este estudo multiângulo permite observar, precisamente, as lesões mitrais em termos de localização (p. ex., prolapso mitral) ou de gravidade (planimetria do orifício mitral estenosado, por exemplo). O procedimento de pós-tratamento da imagem 3D permite "recortar" a ponta do ventrículo esquerdo e observar o movimento da valva mitral a partir do VG.

O "recorte" simétrico oposto permite observar a valva mitral a partir do átrio esquerdo com uma visão "cirúrgica".

Estenose mitral em ETT 3D

A ecocardiografia 3D demonstrou sua superioridade sobre a ecocardiografia 2D na análise da morfologia da valva mitral estreitada (figura 10.10). Da mesma forma, a avaliação da gravidade de uma estenose mitral muitas vezes é difícil na ecocardiografia clássica 2D em razão da presença de calcificações e de uma orientação excêntrica com relação ao orifício mitral. A ecocardiografia 3D permite a obtenção rápida de um alinhamento perfeito no orifício anatômico mitral e uma planimetria fácil e confiável da superfície do orifício. Ela permite superar os limites da ecocardiografia 2D transtorácica utilizada em rotina na escolha do local da planimetria mitral.

Metodologicamente, o plano de corte ecocardiográfico deve ser rigorosamente perpendicular à extremidade das valvas mitrais estudadas. Em razão do modo 3D multiplanar, o 3D permite selecionar o plano de corte adequado, evitando o corte "oblíquo" do orifício mitral que superestima a verdadeira superfície mitral (figura 10.11). Por fim, a ecocardiografia

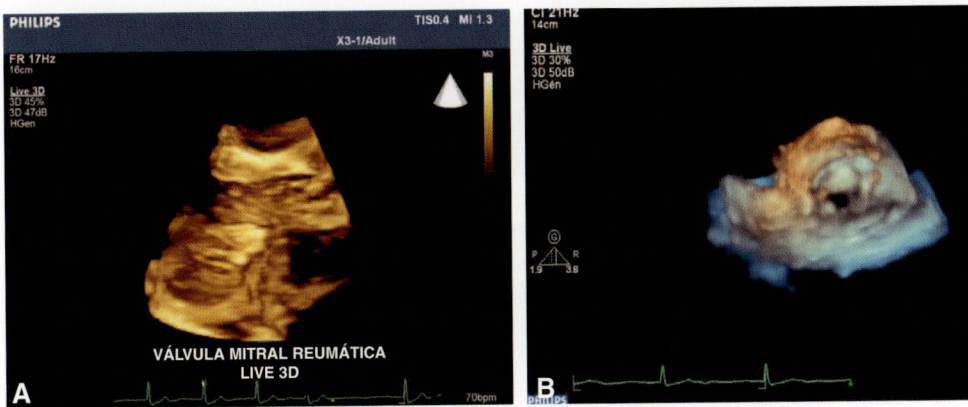

Figura 10.10. Estreitamento da valva mitral visualizada em ETT 3D.
A. Eixo longo. B. Eixo curto.

3D é útil após uma comissurotomia mitral. Ela permite avaliar de maneira confiável a abertura comissural induzida, graças a uma visão intraventricular da valva mitral, a medição da superfície mitral pós-dilatação e a avaliação da insuficiência mitral.

Insuficiência mitral em ETT 3D

O estudo do mecanismo de uma regurgitação mitral pode também ser facilitado pela ecocardiografia 3D. Em razão do 3D, é possível obter uma visão "de frente" da valva mitral, comparável à do cirurgião. Essa visão "cirúrgica" da valva mitral é possível a partir de um volume 3D adquirido em corte apical de quatro câmaras cardíacas, "recortando" os átrios e girando o volume para visualizar a valva mitral pela sua face atrial. Por convenção, faz-se girar a imagem 3D a fim de posicionar a valva aórtica no alto da imagem e a valva mitral embaixo. Assim, visualiza-se o orifício mitral "sorrindo" com, da esquerda à direita, a comissura anterolateral, os segmentos mitrais A1 e P1, A2 e P2, A3 e P3 e a comissura posteromediana (figuras 10.12 e 10.13). Esta manipulação 3D no pós-tratamento permite determinar a localização exata dos segmentos valvares envolvidos em uma fuga mitral por prolapso e estudar exatamente as regiões comissurais (figura 10.14). A fim de apreender melhor as diferentes estruturas valvares, é recomendado:

- trabalhar com imagens congeladas na sístole para o estudo do prolapso mitral;
- configurar corretamente o ganho global e a compressão 3D para visualizar melhor uma estrutura cardíaca situada no interior do volume de "recorte". Quando a imagem 3D apresenta demasiado ganho, a estrutura estudada parece "plana", idêntica a um corte 2D clássico. Em contrapartida, ao diminuir o ganho global de forma progressiva, a imagem "se esvazia", e obtém-se a renderização volumétrica ideal que permite uma análise confiável;
- configurar melhor a suavização e a luminosidade em 3D para afinar a renderização da imagem.

A ecocardiografia 3D em tempo real também abre perspectivas na quantificação de uma fuga mitral:

- pelo estudo da zona de convergência (o tamanho da PISA) em razão da aquisição de um volume contendo a informação do Doppler colorido;
- pela planimetria da superfície do orifício regurgitante obtido por meio de um "recorte" no volume 3D Doppler colorido;
- pela medida da superfície sob a tenda mitral ou *tenting area* (superfície compreendida entre as valvas e o plano do anel mitral) na insuficiência mitral isquêmica. Esta medição parece, no entanto, mais confiável na ETO 3D.

De fato, o modo multiplanar do 3D permite pesquisar com mais facilidade a incidência que dá a melhor visualização da PISA, do orifício mitral regurgitante e da tenda mitral.

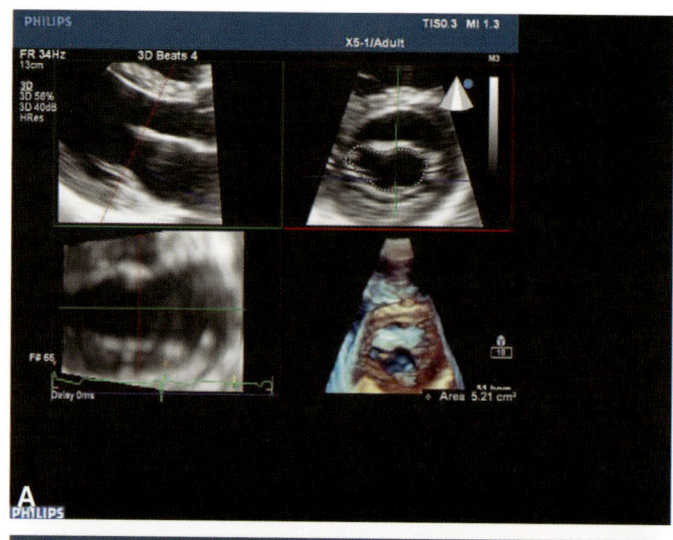

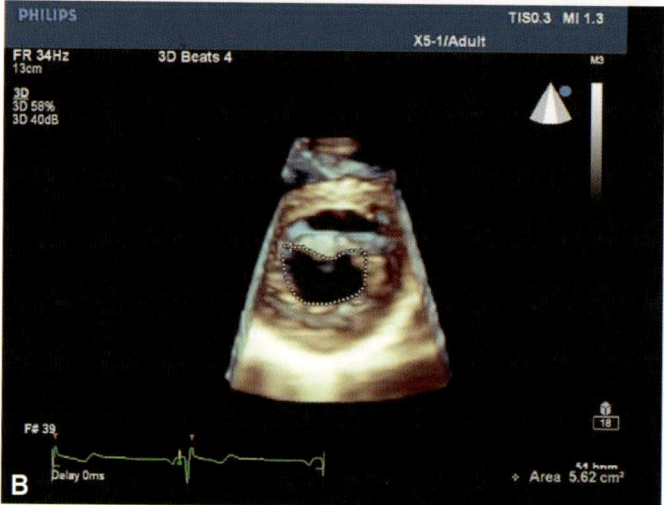

Figura 10.11. Planimetria do orifício mitral realizada em ETT 3D (B) segundo o modo multiplanar (A).

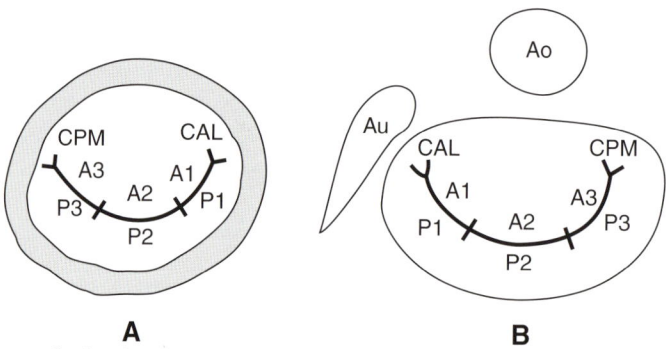

Figura 10.12. Representação da valva mitral em modo bidimensional (ETT): vista transmitral clássica (A) e em modo tridimensional (ETT/ETO): vista da face "cirúrgica" pela porção atrial (B).
Segmentação valvar: três segmentos da grande valva mitral (A1, A2, A3); três segmentos da pequena valva mitral (P1, P2, P3). Comissuras valvares: anterolateral (CAL) e posteromediana (CPM).
Au: aurícula esquerda; Ao: aorta.

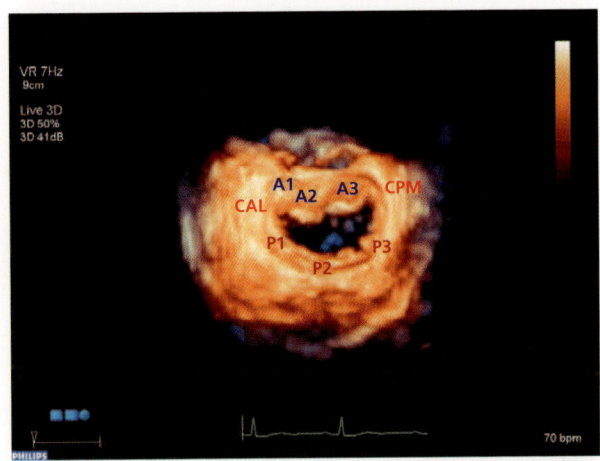

Figura 10.13. Segmentação anatômica da valva mitral vista de frente pela sua porção atrial (vista cirúrgica) na ecocardiografia 3D.

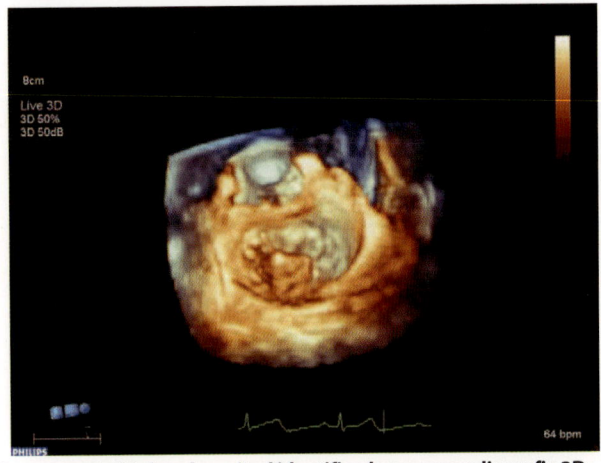

Figura 10.14. Prolapso do segmento P2 da valva mitral identificado na ecocardiografia 3D.

A abordagem quantitativa das regurgitações mitrais por debimetria 3D colorida é particularmente útil na conduta diagnóstica do acometimento mitral.

Por fim, um programa de "modelização" (QLab-MVQ da Philips) pode ser usado para a análise precisa da valva mitral. Permite, além disso, definir a deformação do anel, quantificar o prolapso e reconstituir o volume valvar (figuras 10.15 e 10.16).

Valvopatias aórticas

O modo 3D em tempo real permite apreender a valva aórtica na ETT sob diferentes ângulos. A exploração 3D transtorácica traz informações preciosas envolvendo:

- a forma do orifício aórtico (bicúspide aórtica, estenose orificial, acometimento comissural, massas valvares: vegetações, calcificações etc.) (figura 10.17);
- a superfície "anatômica" do orifício mitral estenosado (planimetria) ou regurgitante (PISA).

A ecografia 3D em tempo real permite uma visualização ideal e exata do orifício aórtico por meio de sua porção ventricular ou aórtica.

A rotação e "o recorte" da imagem 3D podem ser utilizados para localizar o orifício da estenose aórtica e melhorar a planimetria. Da mesma forma, o modo multiplanar em Doppler colorido 3D deve ser privilegiado para pesquisar a incidência ideal que permite a medição mais fidedigna do tamanho da PISA de uma regurgitação aórtica.

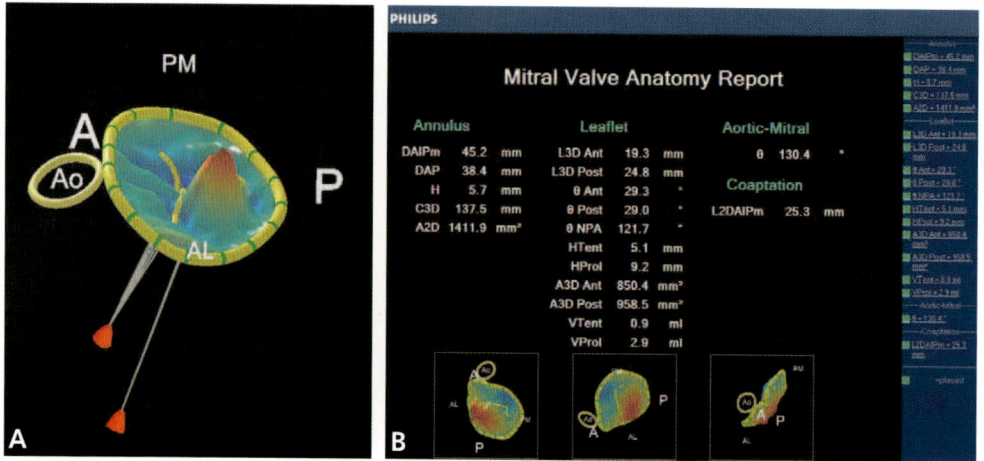

Figura 10.15.
A. Modelo geométrico MVQ do segmento P2 da valva mitral. **B.** Relação das medições efetuadas em MVQ.
(Sistema Philips)

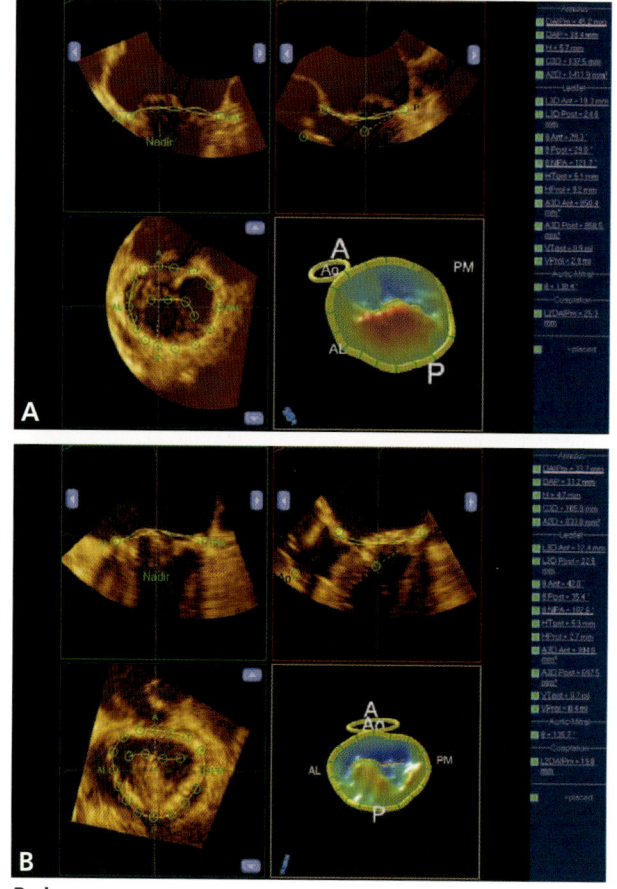

Figura 10.16. Doença de Barlow.
A. Representação da valva mitral prolapsada no pré-operatório. **B.** E em pós-reparação operatória.
Fonte: Sistema QLab MVQ da Philips.

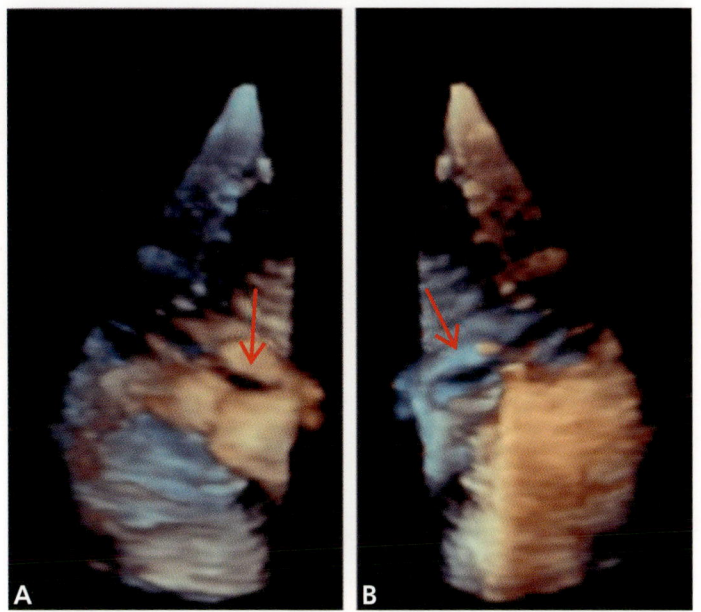

Figura 10.17. Estreitamento aórtico estudado em ETT 3D sob diferentes ângulos (A, B).

De fato, o benefício da ecocardiografia 3D se tornou real nos paciente portadores de um acometimento valvar aórtico.

Estudo 3D ETT do ventrículo esquerdo (VG)

Pela via torácica, as aplicações clínicas validadas da ecocardiografia 3D em tempo real envolvem:

- a avaliação da função ventricular esquerda;
- o cálculo da massa miocárdica;
- a detecção da isquemia miocárdica;
- o diagnóstico do dissincronismo intraventricular esquerdo.

Avaliação da função ventricular esquerda

A importância clínica da avaliação precisa do volume e da fração de ejeção do VG é tripla:

- diagnóstica: para detectar e quantificar a disfunção sistólica do VG;
- prognóstica: na insuficiência cardíaca e nas cardiopatias isquêmicas em especial;
- terapêutica: no acompanhamento de uma cardiopatia valvar ou miocárdica, durante a ressincronização etc.

A ecocardiografia convencional 2D transtorácica recorre ao método de Simpson biplanar, método de escolha na medição dos volumes telediastólico e telessistólico do VG e da fração de ejeção (FE).

Os principais limites do método de Simpson são:

- a estimativa dos volumes 3D a partir de planos de corte 2D;
- a definição frequentemente imperfeita dos contornos do VG com base no traçado endocárdico manual;
- o cálculo dos volumes do VG com base nas hipóteses geométricas;
- a frequente subestimação dos volumes no 2D;
- a amputação desprezada da região apical do VG durante a planimetria.

A ecocardiografia 3D em tempo real melhora, significativamente, a medição dos volumes e da fração de ejeção do VG. Ela permite as aquisições simples e precisa do conjunto do volume ventricular, aplicando uma detecção semiautomática ou automática da superfície endocárdica (figura 10.18).

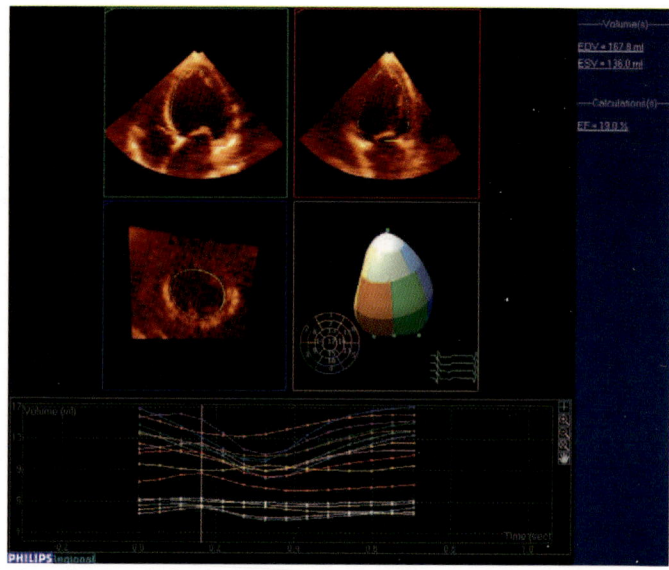

Figura 10.18. Cálculo dos volumes e da fração de ejeção do ventrículo esquerdo em ETT 3D com a ajuda do programa QLab.

As principais vantagens da ecocardiografia 3D em tempo real com relação à ecocardiografia 2D convencional são:

- o cálculo de volumes ventriculares 3D sem hipótese geométrica;
- evitar a amputação da região apical do VG;
- reduzir a subestimação dos volumes do VG.

Em comparação à IRM, considerada o método de referência, a medição da FE do VG na ecocardiografia 3D é mais confiável do que na ecocardiografia 2D, tanto para os ventrículos de morfologia normal, quanto após infarto do miocárdio.

Esta quantificação se caracteriza por uma melhor reprodutibilidade das medições que a ecocardiografia 2D e uma variabilidade interobservador e intraobservador da ordem de 10%.

Entretanto, as condições de realização das medições (volume, FE) em 3D necessitam de:

- ritmo sinusal estável;
- janela ecocardiográfica apical de quatro câmaras de boa qualidade, destacando o ápice do VG;
- correção da detecção automática dos contornos endocárdicos necessária em certos casos;
- configuração ideal da imagem 2D obtida com a sonda matricial.

Por fim, a quantificação da FE em 3D necessita de uma resolução espacial suficiente que permita a inclusão do conjunto do volume do VG.

A reconstrução do volume total (piramidal) do VG requer uma aquisição de quatro subvolumes em quatro ciclos consecutivos, no final da expiração, durante uma breve apneia.

A avaliação dos volumes e da FE do VG pode ser realizada com a ajuda do programa de quantificação QLAB. A metodologia é com base no VG apresentado em modo multiplanar. Ela requer a realização do exame etapa por etapa nas imagens adquiridas em telediástole, seguida de telessístole.

Os avanços tecnológicos na imagem 3D que puderam tornar a medição da função sistólica do VG (volumes, FE, débito cardíaco) ainda mais rápida e mais precisa são:

- o desempenho melhorado dos sensores matriciais 3D;
- o volume de aquisição em 3D maior;
- a associação da ecocardiografia 3D ao contraste cavitário;
- a imagem 3D associada ao 3D *strain* (modalidade do futuro).

Cálculo da massa miocárdica

A hipertrofia do ventrículo esquerdo (HVG) é representada, anatomicamente, por um crescimento da medida miocárdica.

A massa ventricular esquerda (MVG) é calculada, classicamente, na ecocardiografia TM usando duas fórmulas matemáticas com base na medição telediastólica das espessuras parietais e do diâmetro do VG (fórmula da ASE: da *American Society of Echocardiography*, fórmula de PENN: Pennsylvania).

No entanto, essas fórmulas são validadas apenas para o ventrículo esquerdo de forma elíptica e morfologicamente homogênea. Os principais limites da ecocardiografia TM no cálculo da MVG são:

- as fórmulas de cálculo com base nas hipóteses geométricas;
- um erro de cálculo elevado em várias situações: medição imprecisa das espessuras parietais (indivíduos pouco ecogênicos), hipertrofia parietal assimétrica, dilatação ventricular esquerda, cinética septal paradoxal etc.
- a reprodutibilidade ínfima do cálculo da MVG;
- a variabilidade de medição intraobservador e interobservador importante;
- a variabilidade dos valores-limite definidos para o diagnóstico de HVG.

A MVG também pode ser calculadas na ecocardiografia 2D, que permite superar, parcialmente, o caráter heterogêneo do VG, mas com um ganho de reprodutibilidade baixa de mais para justificar a sua complexidade.

A quantificação da MVG na ecocardiografia 3D prova sua nítida superioridade sobre a medição clássica TM ou 2D. Ela é especialmente interessante para:

- o ventrículo esquerdo de configuração irregular "deformada" (aneurisma, discinesia etc.);
- a hipertrofia não homogênea (hipertrofia septal, cardiomiopatia hipertrófica etc.).

A ecocardiografia 3D em tempo real supera os limites da ecocardiografia TM/2D e melhora a reprodutibilidade da medição da MVG. Essa melhora é particularmente útil e "rentável" nos pacientes cuja geometria e cinética parietal do VG estão perturbadas. O cálculo da MVG é realizado em 3D por meio de uma rotação das imagens, conforme um eixo perpendicular ao eixo longo do ventrículo esquerdo (figura 10.19).

Detecção da isquemia miocárdica

Para o diagnóstico de isquemia miocárdica, a ecocardiografia convencional transtorácica 2D apresenta vários limites:

- a má qualidade da imagem 2D nos pacientes pouco ecogênicos;

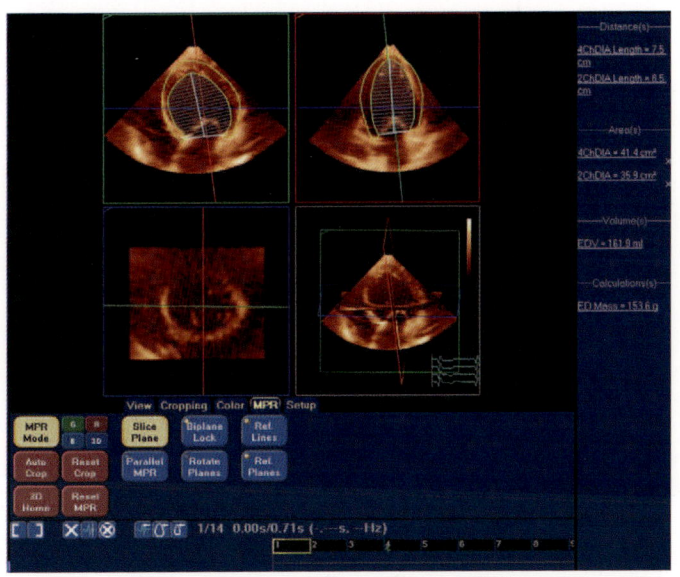

Figura 10.19. Cálculo da massa ventricular esquerda em ETT 3D com a ajuda do programa QLab.

- a subjetividade na avaliação da cinética parietal do VG;
- a necessidade da multiplicação das incidências ecocardiográficas 2D;
- a necessidade de uma perfeita integração por parte do operador da segmentação do VG e da "reconstrução 3D mental" a partir dos diferentes cortes 2D realizados (paraesternais e apicais);
- a interpretação imprecisa, ou mesmo errônea, do estado da cinética parietal em aquisições 2D múltiplas, especialmente durante a ecocardiografia de estresse.

A exploração volumétrica do VG pelo 3D em tempo real apresenta todos os elementos teóricos para melhorar a qualidade do exame e sua confiabilidade diagnóstica.

Os principais limites atuais são a qualidade da imagem, que pode ser contornada por meio da injeção de agente de contraste e a cadência de imagem relativamente baixa para um registro de frequência cardíaca elevada.

Avanços técnicos no campo da ecocardiografia 3D em tempo real permitiram melhorar a resolução espacial da imagem e usar uma abordagem não unicamente volumétrica, mas triplanar em tempo real, caracterizada por uma rapidez maior na obtenção dos cortes ecocardiográficos. Esses progressos permitem apreender a cinética segmentar do VG de maneira mais confiável e mais reprodutível em comparação ao modo convencional (figuras 10.20 e 10.21).

Diagnóstico do dissincronismo cardíaco

A ecocardiografia 3D em tempo real oferece superioridade na resolução espacial de estruturas e da função do ventrículo esquerdo (VG). Ela permite diagnosticar, com mais facilidade, o dissincronismo intraventricular esquerdo. Este combina a visualização espacial e temporal da contração do VG (figura 10.22).

Visualização espacial do VG

Ela pode ser representada sob a forma de uma imagem paramétrica do tipo *bull eye* (mapa polar), fácil de ler, com o ápice no centro, seguido da região média e no entorno da região basal do VG. As paredes do VG são divididas em 16 segmentos classicamente estudados na ecocardiografia de estresse. As zonas de contração precoce ou tardia são representadas por cores diferentes.

Uma outra forma de abordar o dissincronismo na ecocardiografia 3D se baseia na análise das curvas de volumes regionais obtidas a partir da aquisição de um volume completo do VG. A análise visual ou quantificada da defasagem das curvas volumétricas permite abordar de maneira mais concreta o dissincronismo miocárdico por meio de sua resultante nos volumes ventriculares regionais.

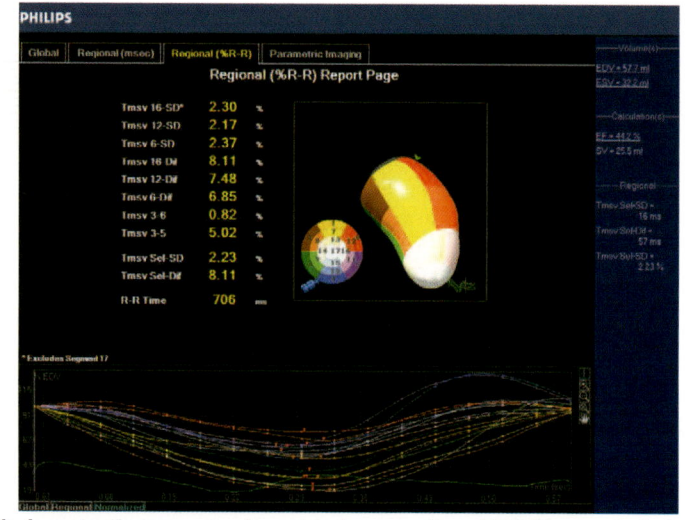

Figura 10.20. Estudo da contração segmentar do ventrículo esquerdo em ETT 3D com a ajuda do programa QLab.

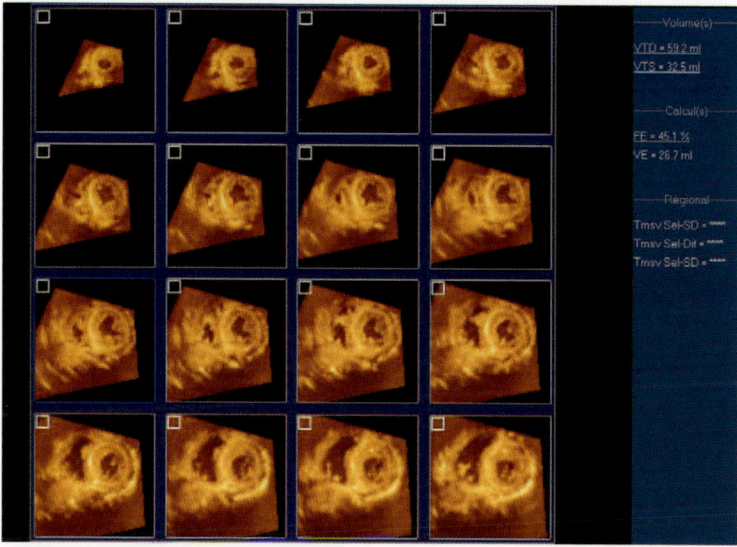

Figura 10.21. Estudo da contração segmentar do ventrículo esquerdo por meio do "recorte" do volume 3D em 12 cortes paralelos (formato multi-imagens em visão *iSlice*).

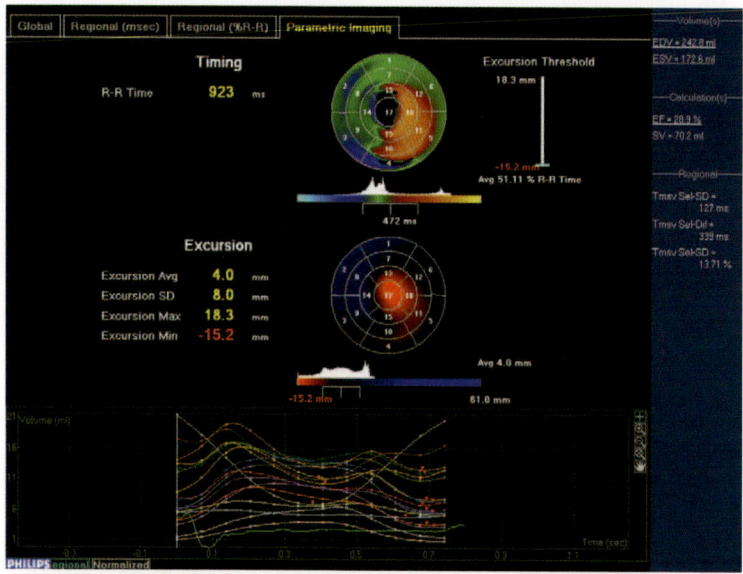

Figura 10.22. Estudo "automatizado" do dissincronismo intraventricular esquerdo na imagem 3D, explorando as curvas volumétricas regionais.

Visualização temporal do VG

Para a representação temporal, o miocárdio aparece colorido quando alcança o pico de contração, que é detectado para cada segmento 40 vezes por segundo.

A ecocardiografia 3D em tempo real permite detectar:

- uma contração homogênea do VG (sincronismo do VG);
- um atraso de contração miocárdica (assincronismo do VG) expresso por discrepâncias de contração entre as diferentes paredes em um único ciclo cardíaco. A análise segmento por segmento de deslocamentos endocárdicos permite observar as zonas de contração assincrônicas.

Nos pacientes que apresentam um bloqueio do ramo esquerdo (BBG), o dissincronismo parietal do VG pode ser identificado no mapa polar na forma de U com o intervalo máximo de contração situando-se na região posterolateral. Entretanto, essa ativação retardada do VG pode ser variável em caso de BRE (posterosseptal, anteroapical etc.).

Os principais limites da abordagem 3D na problemática do dissincronismo intraventricular esquerdo são:

- baixa qualidade da imagem para a detecção confiável do endocárdio nos pacientes pouco ecogênicos;
- volume ventricular cortado por uma pirâmide de angulação insuficiente (em função da tecnologia disponível);
- alvo do dissincronismo ligado ao endocárdio e não sistematicamente associado a um dissincronismo de contração.

Os progressos eletrônicos na ecocardiografia 3D permitiram melhorar a resolução espacial, aumentar cadências de imagens, bem como o ângulo da pirâmide ultrassonográfica para uma aquisição de um volume cardíaco mais importante abordável em todos os ângulos e cortes, para uma abordagem quantitativa confiável e reprodutível.

Em suma, a ecocardiografia 3D em tempo real permite a visualização não invasiva das distribuições espacial e temporal do dissincronismo intraventricular esquerdo. Ela traz uma nova luz para a seleção dos pacientes que buscam um tratamento por ressincronização. Um índice de dissincronismo integrado em alguns programas do ecocardiógrafo 3D permite predizer o nível de resposta pós-tratamento.

Estudo 3D ETT das massas intracardíacas

A ecocardiografia 3D em tempo real ETT/ETO permite visualizações direta e total das massas intracardíacas e de suas relações com as estruturas vizinhas.

A detecção dos mixomas ou trombos beneficia-se, indiscutivelmente, da técnica 3D em tempo real, com uma confiabilidade idêntica à da IRM em termos de medição dos volumes (figura 10.23).

Da mesma forma, a ecocardiografia 3D possibilita a detecção, em uma única visão, das vegetações pequenas e de localização atípica em particular, endocardites e lesões infecciosas associadas (ruptura de cordoalhas, perfurações valvares, abscessos anulares etc.). Contudo, essa detecção é melhor por via transesofágica (ETO 3D) do que por via transtorácica (ETT 3D).

Estudo 3D ETT das cardiopatias congênitas

A ecocardiografia 3D em tempo real é particularmente adaptada à análise das cardiopatias congênitas, cujo estudo é facilitado na criança pela disponibilização dos ecocardiografistas, de uma sonda 3D pediátrica específica, funcionando a uma frequência de emissão superior à sonda adulta. O estudo de várias patologias, como a comunicação interventricular, interatrial e seu fechamento, o canal atrioventricular, a fenda mitral, a válvula aórtica bicúspide, pode-se beneficiar do aporte da imagem 3D em renderização volumétrica (figura 10.24).

A visualização do volume cardíaco em sua integridade se torna uma ajuda incontestável na compreensão das malformações complexas. A possibilidade de "recorte" ilimitado do volume permite uma exploração específica das interconexões entre as diferentes estruturas e uma análise morfológica, indispensável

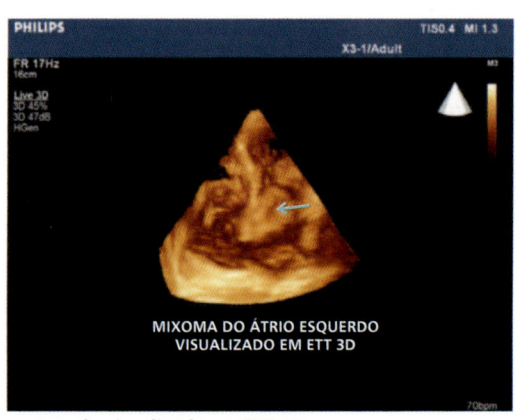

Figura 10.23. Mixoma do átrio esquerdo visualizado em ETT 3D.

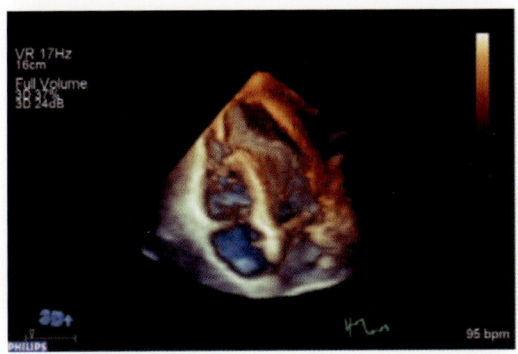

Figura 10.24. Comunicação interventricular trabeculada e identificada no septo inferior na ETT 3D.

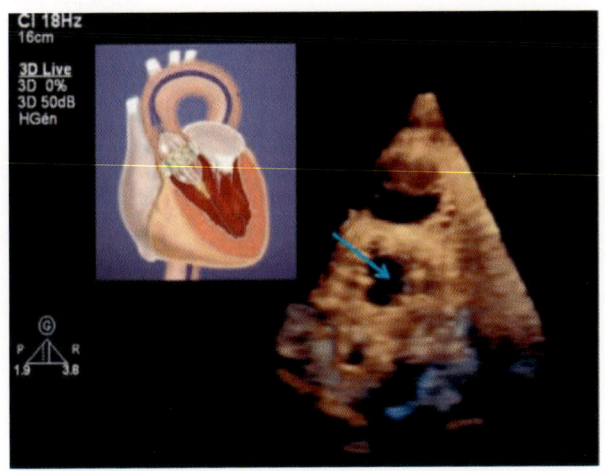

Figura 10.25. Bioprótese aórtica implantada por via percutânea vista em ETT 3D.

para guiar a conduta terapêutica. A utilidade do modo Doppler colorido 3D também é provada no diagnóstico das anomalias congênitas.

Outros interesses da ecocardiografia 3D ETT

A ETT 3D em tempo real também é importante no estudo:

- do ventrículo direito (cálculo dos volumes ventriculares e da fração de ejeção do VD, análise da valva tricúspide em particular). A medição 3D dos volumes do VD é a que melhor se relaciona com a IRM em comparação à ecocardiografia 2D clássica;

- dos átrios esquerdo e direito (volume, função).

A imagem 3D é mais sensível que a imagem 2D para a detecção dos trombos do átrio esquerdo, sobretudo pequenos e de localização particular:

- do arco aórtico;

O arco da aorta torácica também pode ser visualizado em 3D, posicionando-se a sonda matricial na fossa supraesternal. O modo biplanar por rotação permite obter a incidência ortogonal da raiz aórtica, útil para seu estudo detalhado:

- próteses valvares (figura 10.25).

A exploração das próteses valvares poderia ser facilitada também pela ecocardiografia 3D em tempo real. Essa técnica possibilita visualizar no "espaço" as estruturas protéticas de acordo com as incidências não convencionais, mas mais familiares aos cirurgiões.

Por fim, a imagem 3D pode ser aplicada à "cardiologia fetal" para detectar precocemente as cardiopatias com malformações.

Conclusões

A ecocardiografia 3D em tempo real, verdadeiro desafio tecnológico ligado às limitações do coração em movimento, entrou em uma nova era com o surgimento da sonda matricial, tecnicamente revolucionária. Ela permite a visualização direta em três dimensões do coração que bate. As aplicações clínicas da ecocardiografia 3D são múltiplas, tanto para cardiopatias adquiridas, quanto congênitas.

Por fim, as sondas matriciais 3D devem, a médio prazo, integrar o modo TM e o Doppler pulsado e contínuo, para permitir a realização de um exame ecocardiográfico completo. A ecocardiografia 3D pode-se tornar um novo padrão ouro perfeitamente confiável no estudo qualitativo e quantitativo do coração humano comparável ao exame de imagem por ressonância magnética (IRM) e à visão direta da anatomia na cirurgia.

Ecocardiografia tridimensional transesofágica em tempo real (ETO 3D em tempo real)

CAPÍTULO 11

Introdução

A ecocardiografia se enriqueceu nos últimos anos por sondas esofágicas matriciais tridimensionais, miniaturizadas, cuja frequência de emissão varia de 2 a 7 MHz. A sonda transesofágica 3D comporta, aproximadamente, 3.000 elementos piezoelétricos em comparação aos 64 elementos usados de maneira padrão na ETO 2D. Ela tem o mesmo tamanho da sonda ETO 2D e permite a aquisição direta de um volume cardíaco em tempo real (3D live) sem a necessidade de sincronização com o ECG. Os problemas de interferências de aquisição ligados à respiração ou às arritmias cardíacas foram eliminados.

De fato, com a sonda ETO 3D em tempo real, diferentes modos de visualização são possíveis:

- bidimensional multiplanar (rotação em 180°);
- tridimensional em tempo real (incluindo *full volume* e "*zoom* 3D");
- multiplanar por "recorte" ilimitado dos planos no bloqueio volumétrico 3D;
- modo Doppler colorido 3D.

Como a ETO 3D em tempo real permite um estudo completo das estruturas cardíacas e dos fluxos sanguíneos intracardíacos, aumentam-se as capacidades diagnósticas qualitativas e quantitativas da ecocardiografia.

Importâncias clínicas da ETO 3D

As principais indicações "específicas" da ETO 3D em tempo real são:

- as valvopatias: sobretudo mitrais;
- as comunicações interatriais;
- os procedimentos de cardiologias intervencionista e cirúrgica;
- as patologias aórticas.

As outras aplicações da ETO 3D também são válidas e clinicamente "rentáveis": lesões por endocardite, massas intracardíacas, próteses valvares, malformações congênitas etc.

Estudo das valvopatias mitrais na ETO 3D

A ETO 3D em tempo real abre novas perspectivas na exploração da valva mitral. Ela permite:

- analisar todos os segmentos da valva mitral, as regiões comissurais e paracomissurais;
- estudar o anel mitral (morfologia, diâmetro, superfície, geometria);
- explorar os prolapsos valvares complexos;
- quantificar as regurgitações mitrais;
- avaliar o grau de estenose mitral.

Análise ETO 3D da valva mitral

Por sua estrutura tridimensional complexa, a valva mitral é perfeitamente adaptada ao estudo 3D em ETO, agora em "tempo real". A excelente resolução ecocardiográfica espacial proporcionada pela via transesofágica possibilita uma abordagem tridimensional precisa e confiável da valva mitral.

O principal objetivo da ETO 3D é apresentar a valva mitral com vista "cirúrgica" (figura 11.1), permitindo aos ecocardiografistas e cirurgiões compartilhar uma visão comum. O modo *zoom* 3D é particularmente adaptado ao estudo da valva mitral.

Aquisição da valva mitral em modo *zoom* 3D

Necessita da realização do exame etapa por etapa segundo a técnica da Philips:

Primeira etapa: definição da "zona de interesse".

Primeiramente, é necessário definir os limites da "zona de interesse" que constitui um volume cardíaco desejado e não um plano simples. Essa zona de interesse volumétrico é delimitada a partir de dois planos ortogonais simultâneos a fim de criar seis faces da pirâmide 3D adquirida.

Como resultado:

- o limite superior da zona de interesse definirá a face superior do volume criado. Esse procedimento permite obter uma visão intra-atrial esquerda: visão "cirúrgica" da base do coração (as valvas atrioventriculares são vistas a partir dos átrios, e a valva aórtica, a partir da aorta).

Esta visão "cirúrgica" é muito útil para estudar a insuficiência mitral. Uma redução de ganho 3D é necessária para visualizar com nitidez a face atrial da valva mitral;

- o limite inferior da zona de interesse definirá a face inferior do volume criado. Essa manipulação permite obter uma visão intraventricular esquerda particularmente útil para visualizar o estreitamento mitral.

Segunda etapa: aquisição do volume dinâmico.

Uma vez definida a zona de interesse nos dois planos, a pressão do botão de *zoom* 3D do ecocardiógrafo possibilita a visualização do volume cardíaco em tempo real. A rotação (botão "girar Z") e a regulação do volume (com o *trackball*) permitem orientar a valva mitral para a visão "cirúrgica". O volume cardíaco adquirido pode ser mobilizado em diferentes direções para se obter acesso a uma análise da valva mitral sob diferentes ângulos de visão.

Terceira etapa: navegação no volume cardíaco.

O volume cardíaco obtido em ETO 3D pode ser "recortado" no computador. Esse recorte pode ser feito nos diferentes planos do espaço ("recorte multiplanar") que possibilita a obtenção dos cortes bidimensionais desejados. Assim, são possíveis cortes 2D que passam exatamente pelos segmentos mitrais de escolha (A1 P1; A2 P2; A3 P3) ou comissuras (cf. figura 10.12).

Em suma, a ETO 3D em tempo real permite uma análise anatômica e dinâmica completa da valva mitral e melhora a discussão entre cirurgião e ecocar-

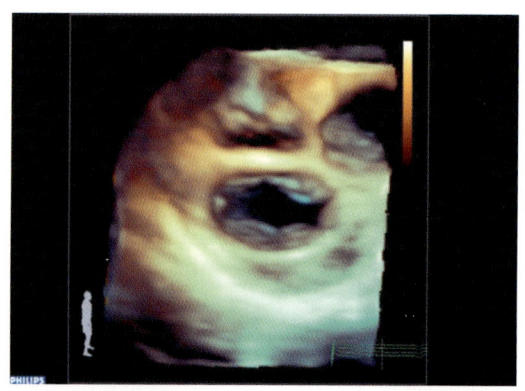

Figura 11.1. Visão 3D da face intra-atrial "cirúrgica" da valva mitral em modo *full screen*.

diografista, que se torna indispensável para um decisão terapêutica adequada.

Estudo do prolapso da valva mitral

Classicamente, na ETO 3D, o diagnóstico do prolapso da valva mitral (PVM) é feito na ecocardiografia transtorácica (ETT) a partir do corte 2D de "referência" paraesternal longitudinal de acordo com um critério bem definido (recuo de mais de 2 mm do corpo ou da extremidade de um segmento valvar com relação ao plano do anel mitral).

O objetivo da ecocardiografia 3D em tempo real na ETT e, especialmente, na ETO é duplo:

- a confirmação e o refinamento do diagnóstico lesional do PVM;
- a avaliação precisa da reparabilidade das lesões mitrais.

A ETO 3D em tempo real permite uma análise completa do PVM, especificando:

- a localização segmentar do prolapso, utilizando a visão 3D "cirúrgica", o modo *zoom* 3D e o modo multiplanar (figura 11.2). A "exploração" do orifício mitral a partir da região central em direção às regiões comissurais externa e interna permite determinar o prolapso em todo ou em parte de um ou dois folhetos mitrais (segmentos prolapsados), bem como os prolapsos justacomissurais, pouco acessíveis na ETT;
- a presença de uma ou mais rupturas de cordoalhas com sua localização valvar de origem;
- o grau de espessamento "mixoide" dos folhetos mitrais (figura 11.3);
- o grau da dilatação e da deformação do anel mitral;
- a existência de calcificações anulares e sua eventual extensão ventricular esquerda;
- a presença e a gravidade da regurgitação mitral.

O modo Doppler colorido transesofágico permite identificar o número de regurgitações mitrais, sua origem e sua importância. Todos esses elementos diagnósticos ecocardiográficos 2D/3D possibilitam distinguir quatro formas de gravidade crescente de PVM:

- prolapso menor com regurgitação mitral mínima desprezível;
- prolapso acometendo um único segmento de um único folheto mitral sem ruptura de cordoalhas com regurgitação valvar mais do que mínima;
- prolapsos com ruptura de cordoalhas localizada em um único segmento de um único folheto mitral com regurgitação mitral, no mínimo, moderada;
- prolapso "completo" acometendo vários segmentos, até mesmo os três segmentos dos dois folhetos e produzindo, frequentemente, vários pontos de regurgitação.

Esta classificação de PVM é "prática" e útil para discutir a estratégia terapêutica. Evidentemente, entre essas quatro formas "clássicas", todos os intermediários de PVM são possíveis.

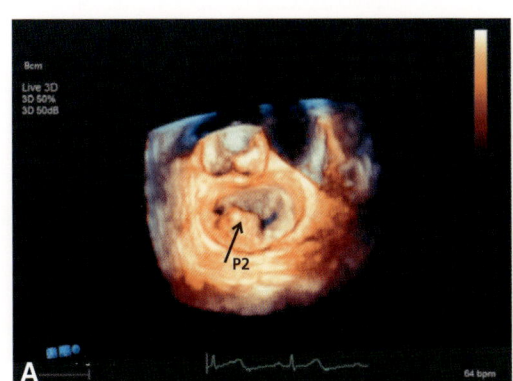

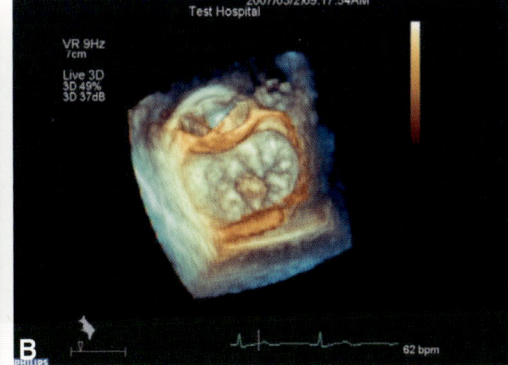

Figura 11.2. Exemplos de prolapso do segmento P2 da pequena valva mitral visualizada em ETO 3D (A e B).

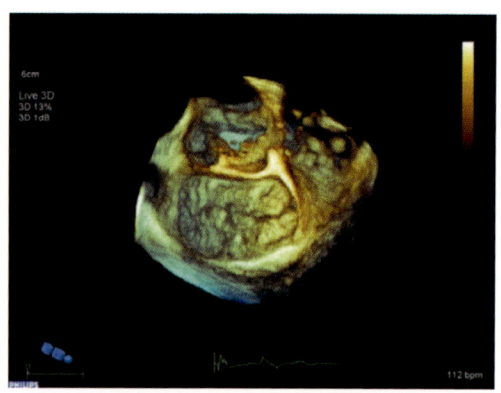

Figura 11.3. Doença de Barlow. Imagem 3D do espessamento "mixoide" da valva mitral.

Na prática, a reparabilidade (percutânea ou cirúrgica) das lesões mitrais decorrentes do prolapso dependem principalmente:

- do número de segmentos valvares prolapsados;
- do número e da posição segmentar "de origem" das cordoalhas rompidas;
- da importância do remanejamento valvar mixoide;
- da gravidade da regurgitação mitral que acompanha o prolapso;
- da repercussão hemodinâmica da regurgitação mitral (ventricular, atrial e pulmonar).

A combinação desses diferentes parâmetros ecocardiográficos é necessária para adotar melhor solução terapêutica (cirurgia conservadora, substituição valvar). É preciso salientar que os prolapsos "complexos" dificilmente podem ser tratados de forma conservadora. Da mesma forma, as calcificações anulares também complicam a reparação mitral, sobretudo, em caso de extensão ventricular esquerda.

Quantificação das regurgitações mitrais na ETO 3D

A complexidade dos aparelhos valvar e subvalvar mitral, bem como os múltiplos mecanismos da IM justificam plenamente a importância da ecocardiografia 3D nesta indicação. Em renderização volumétrica, o 3D melhora a compreensão do mecanismo da IM e permite uma quantificação mais precisa das regurgitações mitrais com relação à ecocardiografia convencional. O Doppler colorido (em *full volume* ou em modo biplanar) é muito útil para analisar melhor os três componentes da regurgitação mitral:

- a zona de convergência;
- a *vena contracta*;
- a extensão espacial do jato regurgitante no átrio esquerdo.

Estudo 3D da zona de convergência

O método de PISA (Proximal Isovelocity Surface Area), amplamente utilizado no Doppler colorido 2D transtorácico, pressupõe que a zona de convergência (figura 11.4A), situada logo a montante do orifício mitral regurgitante, é hemisférica (hipótese de cálculo de PISA).

Essa suposição é válida na grande maioria dos casos de insuficiência mitral (IM), contanto que a forma do orifício regurgitante seja circular e localizada em um plano. Na realidade, a zona de convergência (PISA) não é um hemisfério perfeito: ela pode estar deformada em certas situações, por exemplo, em caso de prolapso isolado da pequena valva mitral ou de prolapso comissural (hemisfério truncado ou hemielipse). Essa deformação geométrica da zona de convergência leva a uma superestimação da regurgitação mitral. Da mesma forma, na IM funcional, a PISA pode estar próxima de dois ou até três hemisférios justapostos ao longo do orifício mitral em fenda e levar a uma subestimação da IM.

O Doppler colorido 3D e os "recortes" de PISA 3D permitem "desmascarar" as deformações de PISA e controlar a coerência entre os resultados obtidos em 2D (PISA 2D) e 3D (PISA 3D).

Estudo da *vena contracta*

Da mesma forma, a medição da largura do jato regurgitante mitral na origem pressupõe que o orifício regurgitante seja circular. Isto está longe de ser sempre verdade, pois existe grande variedade de formas de orifícios, que são medidos em apenas uma dimensão no colorido 2D convencional. O Doppler colorido 3D aplicável à regurgitação mitral permite reconstruir a *vena contracta* em três dimensões e corrigir eventuais erros de medições do Doppler colorido clássico 2D (figura 11.4B).

Estudo 3D de extensão espacial do jato regurgitante

A extensão do jato regurgitante mitral no átrio esquerdo utilizado na observação quantitativa de uma regurgitação mitral é criticada em razão de vários fatores que determinam a sua propagação e seu tamanho (figura 11.4C).

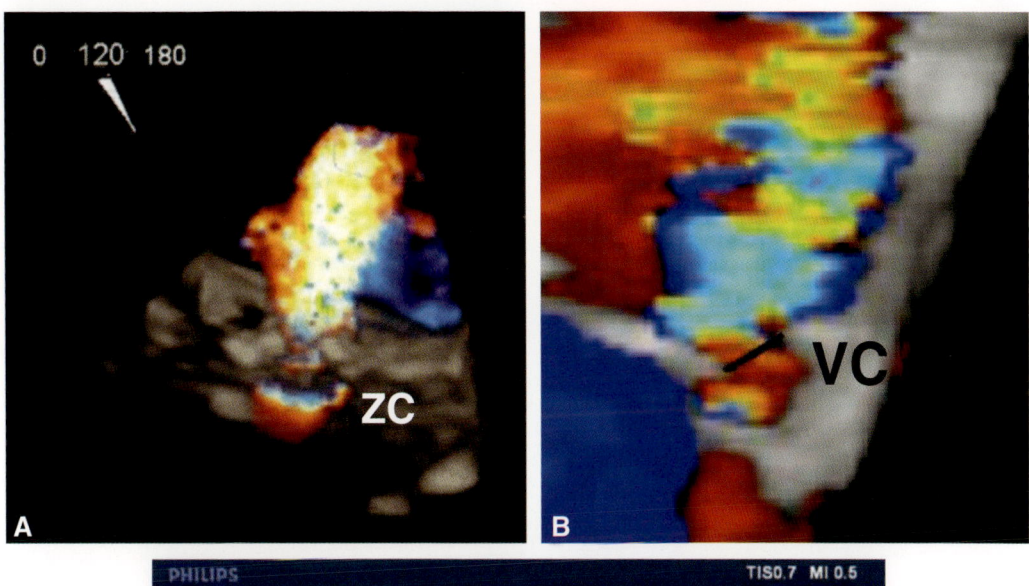

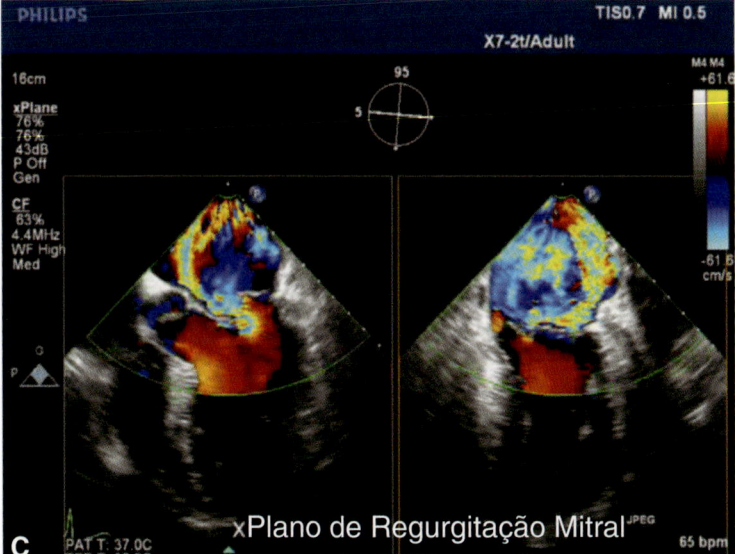

Figura 11.4. Quantificação da insuficiência mitral (IM) em ETO 3D.
A. Estudo da zona de convergência (ZC) da IM em modo *full volume* colorido.
B. Estudo da *vena contracta* (VC) da IM.
C. Estudo da extensão da IM em modo *X-Plane* (biplanar).

O Doppler colorido 3D permite estudar em tempo real a extensão "espacial" da regurgitação mitral. É, sobretudo, útil para detectar os jatos de IM "atípicos": excêntricos, lateralizados, aderentes às estruturas vizinhas, comissurais, múltiplos (em caso de prolapsos mitrais complexos).

Os outros métodos de quantificação da IM aplicáveis na ecocardiografia 3D ETT/ETO são:

- o estudo do *tenting mitral*;
- a medição da superfície do orifício mitral regurgitante;
- o cálculo do volume da regurgitação mitral.

Estudo do *tenting* mitral

A deformação do aparelho mitral na IM isquêmica é caracterizada por um aumento da superfície sob a "tenda" mitral, formada pelos dois folhetos mitrais *(tenting area)*. Essa superfície medida classicamente na ETT de acordo com o corte 2D longitudinal está relacionada com a importância da regurgitação mitral. A ecocardiografia 3D ETT/ETO permite melhorar o estudo do *tenting mitral*, precisando sua geometria e seu volume. A aplicação do programa de computador específico MVQ (Mitral Valve Quantification) na ETO 3D facilita a medição do *tenting mitral* (figura 11.5).

Medição da superfície do orifício mitral regurgitante (SOR)

Este método de quantificação da IM já é amplamente utilizado na ETT a partir da PISA 2D. A ecocardiografia 3D pode melhorar a medição da SOR. Esta abordagem 3D se baseia em três técnicas:

- planimetria direta do orifício de regurgitação mitral em "recorte" 3D ETO;
- planimetria do "recorte" da raiz do jato regurgitante em 3D ETO colorido;
- cálculo da SOR a partir da PISA 3D de acordo com as fórmulas a definir.

Cálculo do volume de regurgitação mitral

A quantificação da IM se beneficia, igualmente, da imagem 3D em razão da confiabilidade das medições volumétricas do ventrículo esquerdo, que permite calcular diretamente o volume regurgitado mitral, subtraindo-se o volume de ejeção aórtico do volume de ejeção ventricular esquerdo. A ecocardiografia 3D permite a medição confiável dos volumes ventriculares e a medição precisa dos anéis valvares, assimilados de maneira aproximada a círculos nos métodos habituais de cálculo de débitos.

O método de volumes ventriculares deduzidos do 3D pode completar o arsenal das ferramentas quantitativas da regurgitação mitral.

Em resumo, em mais de uma melhoria das medições quantitativas antigas, a ecocardiografia 3D propõe novos métodos de avaliação da severidade da insuficiência mitral. Ela também pode ser utilizada para corroborar os resultados obtidos com os métodos clássicos ou como alternativo nos casos difíceis.

Estudo da estenose mitral na ETO 3D

A estenose mitral se beneficia diretamente do aporte da imagem 3D em renderização volumétrica, que permite medir a superfície do orifício estreitado e avaliar a possibilidade de realização de uma comissurotomia (figura 11.6). A ETO 3D em tempo real é particularmente útil nos pacientes pouco ecogênicos por via transtorácica ou que apresentam importantes calcificações valvares que produzem zonas ocultas na ETT. Ela possibilita uma planimetria do orifício mitral, recortando uma amostra 3D em um plano perpendicular ao orifício, passando precisamente no topo do funil mitral. Graças a um nível de corte perfeitamente identificado no espaço, o verdadeiro orifício

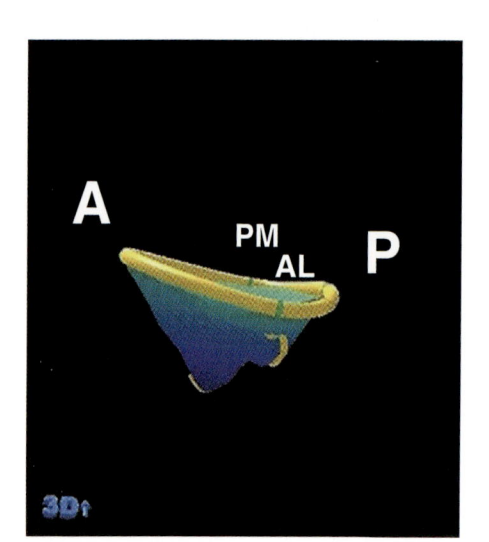

Figura 11.5. Estudo do *tenting* mitral conforme o modelo geométrico MVQ.
(Sistema Philips)

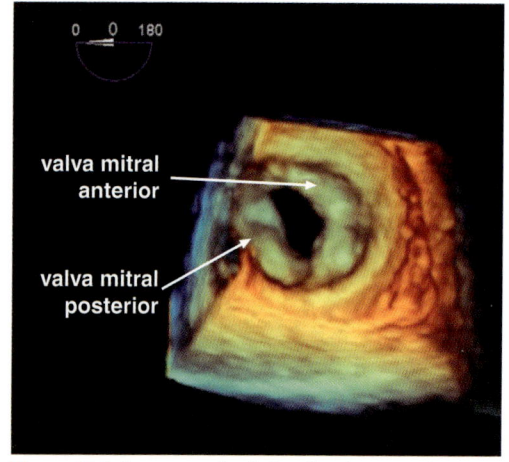

Figura 11.6. Estenose mitral visualizada no modo *zoom* da ETO 3D.
Fonte: E. Brochet, Consensus cardio, 2008.

mitral "anatômico" pode ser medido de maneira rápida e confiável em 3D. A medição da superfície mitral por meio de planimetria pode ser realizada em modo *zoom* ou *full volume*, usando o programa de recorte multiplanar (QLAB). O reposicionamento dos eixos de recorte nos diferentes planos permite refinar essa medição.

Por fim, a ETO 3D é útil para explorar melhor as comissuras mitrais:

- o grau de sínfise comissural;
- a presença dos nódulos fibrocalcificados comissurais;
- o grau de reabertura das comissuras após comissurotomia.

Estudo das valvopatias aórticas na ETO 3D

A ETO 3D em tempo real é útil para ver melhor certos aspectos das valvopatias aórticas difíceis de interpretar no 2D clássico ou na ETT 3D. Ela pode ajudar a especificar o mecanismo de uma regurgitação aórtica. Em caso de uma válvula aórtica bicúspide regurgitante a ETO 3D permite distinguir um orifício central, um orifício comissural ou um orifício em fenda. Essa descrição "anatômica" precisa é útil se considerarmos um tratamento cirúrgico que conserve os folhetos aórticos. No estreitamento aórtico degenerativo, a ETO 3D permite:

- um exame detalhado da morfologia da valva aórtica, visualizando, por exemplo, a presença das calcificações localizadas no fundo dos folhetos aórticos ou localizadas unicamente nas bordas livres da valva;
- a medição precisa do anel aórtico, da câmara de ejeção do ventrículo esquerdo, que não é realmente circular, mas, na realidade, ovalado;
- a planimetria do orifício aórtico estenosado (superfície "anatômica") realizada nos recortes do volume 3D. A vantagem da imagem 3D com relação ao 2D clássico reside na aquisição simultânea de dois cortes perpendiculares ao corte em eixo curto para a planimetria do orifício aórtico, e o corte em eixo longo para o posicionamento preciso da imagem de eixo curto na borda livre dos folhetos aórticos.

Estudo das valvopatias tricúspides na ETO 3D

A ecocardiografia 3D na ETT e, principalmente, na ETO é o único método ecocardiográfico que permite obter uma visão "intracardíaca" simultânea dos três folhetos tricúspides. Ela é particularmente útil para:

- especificar melhor a topografia valvar das lesões "localizadas" em caso de prolapsos tricúspides ou de vegetações, por exemplo. As visões 3D ventriculares da valva tricúspide permitem descrever o mecanismo da coaptação valvar e da regurgitação tricúspide;
- quantificar melhor a regurgitação tricúspide, usando o Doppler colorido 3D em especial;
- avaliar melhor a repercussão hemodinâmica de uma valvopatia tricúspide no nível ventricular direito (volume, fração de ejeção) e atrial (volume, função).

Por fim, o resultado da plastia cirúrgica da valva tricúspide pode ser observado nas imagens 3D.

Estudo das comunicações interatriais na ETO 3D

O septo interatrial (SIA) é uma estrutura complexa constituída por dois folhetos:

- o *septum primum* de natureza endocárdica na face atrial esquerda;
- o *septum secundum* de natureza miocárdica na face atrial direita.

Fisiologicamente, existe no feto um *shunt* direito-esquerdo na fossa oval do SIA através de um forame oval permeável (FOP). No nascimento, a elevação das pressões esquerdas induz, classicamente, ao fechamento do FOP, mas sua persistência é possível.

A comunicação interatrial (CIA) constitui uma falha anatômica congênita da parte média do SIA correspondente a uma CIA do tipo *ostium secundum* (forma mais frequente).

Estudo ecocardiográfico do SIA

O SIA pode ser explorado na ETT, ETO 2D e ETO 3D:

- na ETT, o SIA pode ser examinado de acordo com diferentes cortes 2D. Entretanto, deve-se desconfiar de falsas imagens de CIA em corte apical transtorácico das quatro câmaras correspondente à fossa oval de ecogenicidade confiável;
- na ETO 2D multiplanar, o SIA pode ser visualizado em diferentes incidências. O corte de 110° **bicaval** é particularmente útil para abordar a fossa oval;
- na ETO 3D em tempo real, o SIA pode ser analisado de maneiras integral e precisa. A visão única "de frente" do SIA (do átrio esquerdo) permite uma visualização perfeita do *septum primum* e a pesquisa de eventuais falhas septais (FOP, CIA).

Estudo do FOP

A ETT em imagem harmônica, completada pela prova de contraste, permite um rastreamento do forame oval permeável. A ETO é útil para precisar a localização septal exata da passagem do contraste por microbolhas e para medir o tamanho do FOP (o diâmetro e o comprimento do túnel). Ela permite, também, detectar uma eventual CIA associada.

Estudo da CIA

A ETO 3D em tempo real possui várias vantagens com relação à ETO 2D. Ela permite uma análise precisa da anatomia e da morfologia da CIA. Contrariamente à ETE 2D, que necessita de uma análise em múltiplas incidências, a ETO 3D permite uma visualização "de frente" da CIA, especificando:

- a variante anatômica da CIA (tipo *ostium secundum*, *ostium primum*, seio venoso, seio coronário);
- a forma do defeito septal (circular ou oval);
- o tamanho exato da CIA (por planimetria ou usando um programa de reconstrução multiplanar QLAB);
- o caráter único ou múltiplo da CIA;
- a qualidade das bordas da CIA;
- a presença de eventuais anomalias associadas à CIA (prolapso mitral, estreitamento pulmonar, retorno venoso pulmonar anormal etc.).

O Doppler colorido 3D permite a visualização do *shunt* interatrial (direção, extensão espacial) e sua quantificação. Todas essas informações complementares são particularmente úteis com vistas a um eventual fechamento da CIA (seja percutâneo ou cirúrgico).

Aporte da ETO 3D nas cardiologias intervencionista e cirúrgica

A ETO 3D em tempo real tem um aporte particularmente interessante para a cirurgia cardíaca e durante cateterismos intervencionais dos procedimentos percutâneos. Ela permite:

- orientar melhor as intervenções percutâneas:
  - a comissurotomia mitral percutânea;
  - o fechamento da comunicação interatrial ou de FOP;
  - o implante percutâneo das próteses valvares aórticas;
  - a plastia mitral percutânea;
  - a oclusão da aurícula esquerda;
  - o fechamento do orifício de regurgitação mitral paraprotético;
  - a correção percutânea da coarctação aórtica;
  - as intervenções arritmológicas percutâneas.
- controlar melhor as intervenções cirúrgicas:
  - a comissurotomia mitral cirúrgica;
  - a plastia mitral cirúrgica;
  - as substituições valvares;
  - as intervenções miocárdicas e pericárdicas;
  - a cirurgia aórtica;
  - a correção das malformações congênitas.
- acompanhar melhor a função ventricular nas cardiologias intervencionista e cirúrgica.

Ajuda da ETO 3D nos procedimentos percutâneos

A ETO 3D em tempo real é um complemento importante da ETO 2D durante as intervenções cardíacas percutâneas, em razão de:

- uma excelente renderização volumétrica 3D em tempo real;
- uma análise "de frente" das estruturas cardíacas (septo interatrial, valva mitral etc.);
- visões "intracardíacas" totalmente novas: visões anatômicas, cirúrgica (semelhantes àquelas obtidas pelo cirurgião).

De fato, a ETO 3D em tempo real permite:
- uma análise instantânea precisa das lesões cardíacas a serem identificadas;
- uma melhor identificação das zonas-alvo da intervenção;
- uma orientação em tempo real e no espaço dos cateteres e dos dispositivos intracardíacos, especificando sua posição com relação às estruturas vizinhas durante a intervenção.

Comissurotomia mitral percutânea (CMP)

A seleção dos pacientes "candidatos" na CMP deve considerar os dados clínicos e anatômicos trazidos pela ETT e ETO. A ETO 3D em tempo real é particularmente útil durante uma CMP nos portadores de estenose mitral. Ela permite:

- antes do procedimento: precisar a geometria exata do orifício mitral, o grau e a simetria da fusão das comissuras, que são determinantes importantes à predição do sucesso da CMP. A ETO também possibilita afastar a presença de um trombo localizado no OG e, sobretudo, na aurícula esquerda;
- durante o procedimento: guiar o cateterismo transeptal, visualizando um aspecto característico do septo interatrial em "tenda" durante a punção septal, seguir o trajeto do balão de dilatação no átrio esquerdo, sua orientação para o orifício mitral e, por fim, seu posicionamento transmitral correto durante o enchimento do balão (figura 11.7);
- depois do procedimento: verificar a eficácia do procedimento de dilatação (aumento da área valvar, o grau de reabertura das comissuras, a ausência de regurgitação mitral "traumática").

Fechamento percutâneo da CIA

A ETO 3D em tempo real é um importante avanço na análise e no acompanhamento ecocardiográfico do fechamento percutâneo da CIA, complementando a ETO 2D (figura 11.8). Ela traz as informações suplementares a cada etapa do procedimento:

- antes do procedimento: a análise morfológica espacial da CIA (a localização, a forma anatômica, a superfície, o número de falhas septais, as variações de tamanho sistólico-diastólico, a qualidade das bordas, o diâmetro "estirado" da CIA que condiciona o tamanho da prótese septal).

Todas essas informações são indispensáveis para escolher o material protético mais adequado para um fechamento vedado da CIA. Por fim, uma borda deficiente é uma contraindicação para o fechamento percutâneo e deve levar a um fechamento cirúrgico da CIA;

- durante o procedimento: acompanhar em tempo real a progressão do guia durante a passagem da falha septal, o posicionamento da prótese de Amplatzer (mais usada) "ancorada" sobre o septo e a implantação das porções esquerda e direita da prótese, verificando a "captura" correta das bordas entre os dois discos protéticos.
- após o procedimento: a verificação do posicionamento septal ideal da prótese, a análise da morfologia da prótese (sua endotelização) e suas relações com as estruturas adjacentes (figura 11.9).

Implantação percutânea das próteses valvares aórticas

A substituição percutânea da valva aórtica (RVA) chegou a uma maturidade técnica e representa uma alternativa à substituição cirúrgica clássica. É, sobretudo, indicada nos pacientes de alto risco operatório ou com contraindicação à RVA clássica.

A ETO 3D em tempo real é particularmente adaptada ao procedimento de implantação percutânea das próteses aórticas (por via arterial transfemoral ou, como de costume, por via transapical). Também neste caso as qualidades da visualização da valva aórtica e de localização espacial da ETO 3D são um atributo importante durante a intervenção.

De fato, a ETO 3D em tempo real auxilia:

- no posicionamento preciso da prótese valvar no nível do orifício aórtico (figura 11.10);

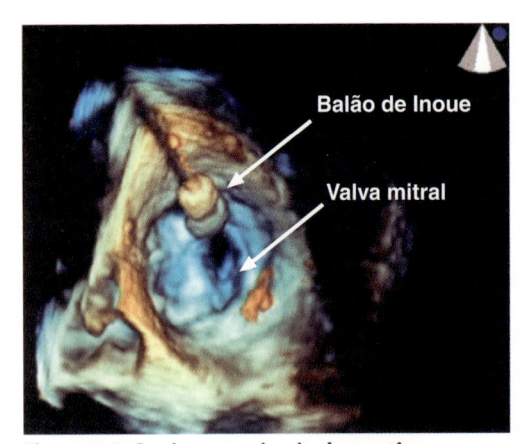

Figura 11.7. Comissurotomia mitral percutânea. Posicionamento do balão de dilatação no átrio esquerdo acima da valva mitral estenosada.
Fonte: M.-C. Malergue, E. Brochet, ÉchoCardiographie, nº 19, 2009.

- a visualização separada da prótese e do balão em que é implantada;
- a inserção do anel aórtico vedada da prótese (a prótese, comprimida em um balão, é instalada pelo enchimento do balão);
- a localização de uma eventual regurgitação aórtica: periprotética ou intraprotética (mau posicionamento ou disfunção valvar primária).

Plastia mitral percutânea

A plastia mitral percutânea é uma nova técnica em desenvolvimento que permite uma reparação das regurgitações mitrais funcionais e degenerativas, causadas por prolapsos valvares localizados e medianos em especial. Ela é indicada principalmente aos pacientes com elevado risco operatório. O princípio dessa técnica é transformar o orifício mitral em dois hemiorifícios.

A técnica de sutura borda a borda, que reproduz a intervenção cirúrgica de Alfieri, é a mais usada. A reparação percutânea por colocação de uma plicatura

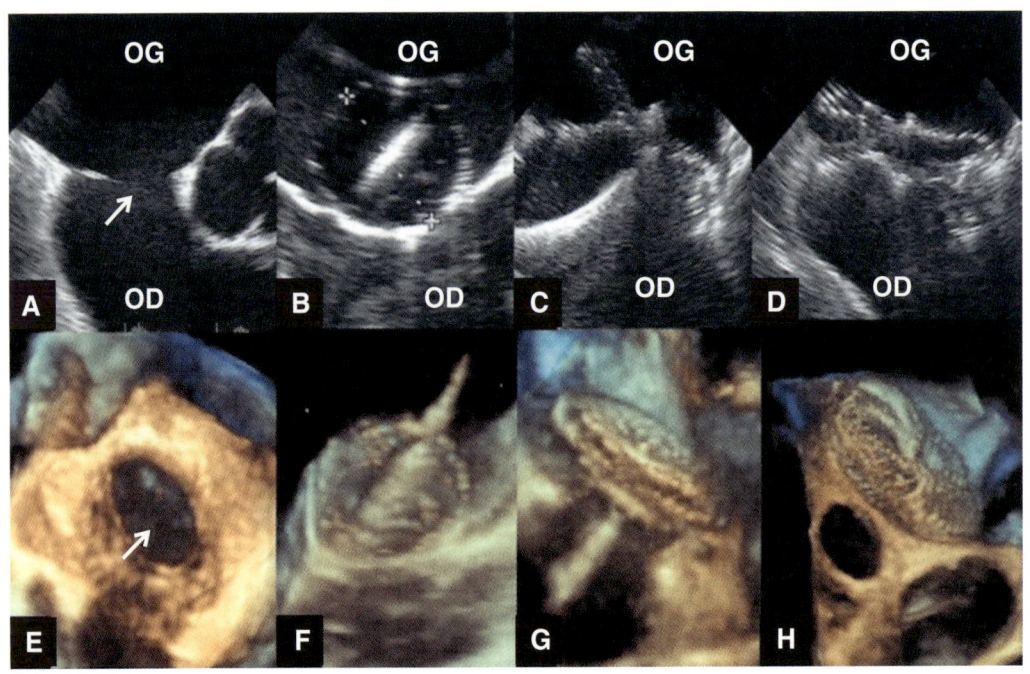

Figura 11.8. Fechamento percutâneo da comunicação interatrial (CIA).
Em cima: análise morfológica da CIA em ETO 2D.
Embaixo: visualização da CIA, implantação da prótese de Amplatzer na falha septal sob controle da ETO 3D.
Fonte: E. Brochet, L'Écho de la Filiale, 2010.

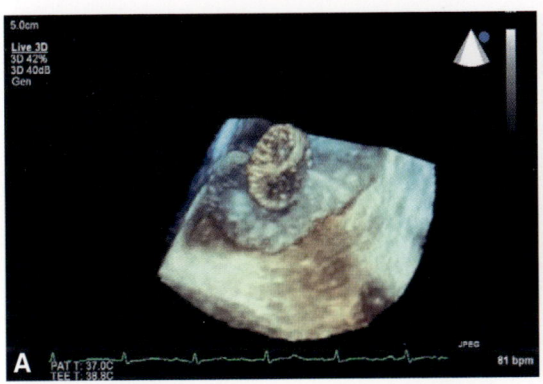

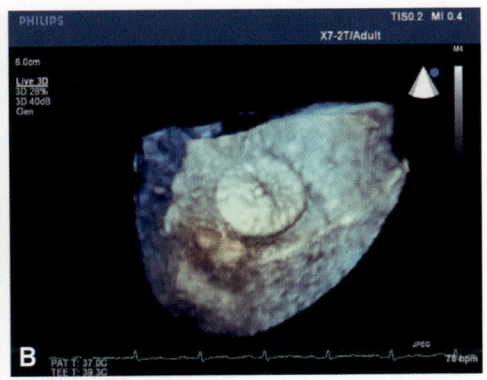

Figura 11.9. Visão da prótese de Amplatzer antes (A) e depois (B) do fechamento da CIA.
Imagens em ETO 3D.

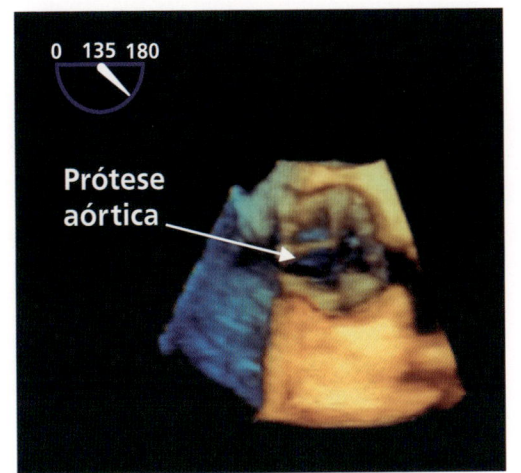

Figura 11.10. Visão em ETO 3D da prótese aórtica implantada por via percutânea.
Fonte: A. Vahanian, Consensus Cardio, 2008.

– que, literalmente, prende os dois folhetos mitrais, corrigindo, assim, sua falta de coaptação – é uma alternativa interessante à plastia mitral cirúrgica. A implantação da plicatura mitral necessita de um acesso transeptal por via venosa femoral.

A ETO 3D em tempo real provou sua credibilidade na plastia mitral percutânea em todas as suas etapas:

- antes do procedimento: ela especifica melhor a importância e a localização das zonas valvares prolapsadas (alvos da intervenção);
- durante o procedimento: ela permite primeiramente orientar o cateterismo transeptal e, em seguida, a "captura" das bordas valvares a serem reparadas;
- após o procedimento: ela verifica o resultado anatômico da reparação mitral e a selagem da valva.

Contribuição da ETO 3D nas intervenções cirúrgicas

A ETO 3D em tempo real permite orientar e acompanhar várias intervenções cirúrgicas cardíacas (substituições ou reparações valvares, cirurgia aórtica, correção de malformações congênitas em especial). O monitoramento peroperatório sob ETO 3D em tempo real é particularmente útil em caso de intervenções cirúrgicas complexas. Ele permite uma comunicação direta e contributiva com o cirurgião, que pode adotar imediatamente a estratégia operatória adequada.

O papel da ETO 3D em tempo real é primordial na cirurgia conservadora da valva mitral. A ecocardiografia 3D permite avaliar a reparabilidade das lesões valvares em caso de prolapso mitral. Ela também permite orientar e controlar a plastia mitral cirúrgica reconstrutora, bem como verificar os resultados da plastia (selagem das valvas, regurgitação mitral residual etc.) (figura 11.11).

Contribuição da ETO 3D no acompanhamento perintervencionista da função ventricular

A ETO 3D em tempo real não é apenas uma ferramenta de quantificação. Ela também possibilita acompanhar a função dos ventrículos esquerdo e direito

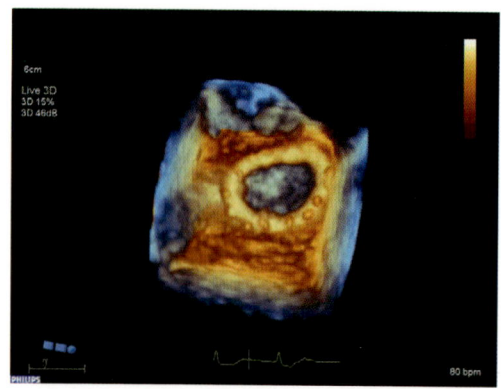

Figura 11.11. Visão em ETO 3D do anel protético mitral posicionado durante a plastia mitral.

durante procedimentos percutâneos ou cirúrgicos. Vários parâmetros podem ser medidos, como: volumes cardíacos (ventriculares, atriais), fração de ejeção, débito cardíaco.

Programas automatizados permitem analisar de maneira confiável e rápida as funções global e regional do músculo cardíaco. Todas essas informações poderão, sem dúvida, contribuir para melhor "segurança" e melhor eficácia do procedimento intervencionista cardíaco.

Estudo ETO 3D do arco aórtico

A ecocardiografia 2D sofreu por muito tempo com a impossibilidade da visualização completa do arco aórtico.

A ETO 3D em tempo real superou esse obstáculo. Ela permite uma nova abordagem "anatômica" do arco aórtico, reduzindo a "zona cega" da aorta ascendente, em razão da interposição da traqueia, comparativamente a uma ETO 2D clássica.

O modo biplanar por rotação eletrônica da rede matricial possibilita obter a incidência ortogonal da raiz aórtica e, assim, a medição precisa dos diâmetros aórticos. A ecocardiografia 3D é um método simples e eficaz de diagnóstico e de acompanhamento de aneurismas e dissecções aórticas, bem como da síndrome de Marfan. Somente a ecocardiografia 3D permite oferecer visões endoluminais da coarctação aórtica, muito próximas das descrições anatomopatológicas.

A medição dinâmica da superfície da zona coarctada no decorrer de um ciclo cardíaco pode ajudar em um eventual cateterismo intervencionista (escolha do tamanho do balão e/ou do *stent*).

Por fim, o ateroma aórtico também pode ser explorado em 3D com imagens em "relevo" impressionantes.

Estudo da ETO 3D das próteses valvares

A análise das próteses valvares em ETO 3D em tempo real possui impactos diagnóstico e clínico incontestáveis. Esta técnica fornece acesso a uma visão única e imediata da prótese valvar em renderização volumétrica real (figura 11.12). Ela permite especificar:

- os aspectos anatômico e morfológico da prótese;
- o funcionamento do elemento protético móvel (a cinética das extremidades das próteses mecânicas, a mobilidade das cúspides das bioproteses etc.);
- a morfologia da coroa protética (o anel com os fios de sutura);
- os jatos de regurgitações fisiológicas e patológicas (intraprotéticos ou paraprotéticos);
- as anomalias protéticas (disfunção mecânica, desinserção protética, vegetações, trombos, abscessos paraprotéticos etc.).

A identificação de todos esses elementos protéticos fisiológicos e patológicos é facilitada pelo procedimento de rotação volumétrica, que permite girar em tempo real em torno da prótese. Entretanto, a ecocardiografia 3D em tempo real possui as mesmas limitações que a ecocardiografia 2D clássica no que se refere às interferências acústicas (as "zonas ocultas" da próte-

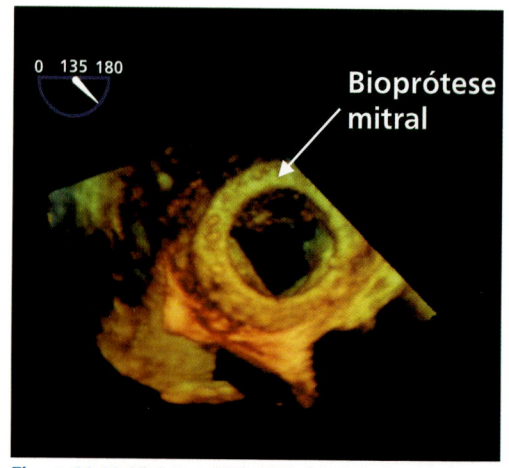

Figura 11.12. Visão em ETO 3D da bioprótese mitral.
Fonte: E. Brochet, Consensus Cardio, 2008.

se), o que impede a visualização nítida de certas porções da prótese.

As fugas decorrentes das próteses valvares se beneficiam do exame 3D em modo *full volume* associado ao Doppler colorido.

Conclusões

O desenvolvimento da ecocardiografia tridimensional foi, por muito tempo, limitado pela necessidade de reconstruir as imagens de maneira tardia. Uma nova etapa da evolução do 3D foi superada com a ecocardiografia tridimensional em tempo real, que existe em versão clínica, desde 2004, data em que surgiu a primeira sonda matricial que permitia uma aquisição transtorácica volumétrica instantânea. A partir dessa data, a ecocardiografia 3D fez progressos espetaculares ligados ao desenvolvimento de programas que permitem um "recorte" ilimitado das imagens e uma quantificação *offline*.

A aquisição do *full volume* foi simplificada, e os programas de cálculo passaram a ser facilmente instalados no ecocardiógrafo ou em um computador, com tratamento posterior das imagens adquiridas e possibilidade de quantificação.

Os limites da ecocardiografia 3D transtorácica estão diminuindo em razão dos progressos tecnológicos, dentre os quais: o aprimoramento dos cristais, a miniaturização da matriz, a qualidade e a velocidade de tratamento dos dados, a introdução do Doppler colorido 3D etc.

De fato, após décadas de "imagens em cortes", a ecocardiografia 3D está redescobrindo imagens mais próximas da realidade de um exame peroperatório ou anatômico.

Os recentes avanços possibilitaram a ampliação do campo de investigação em 3D com o lançamento de sondas destinadas à pediatria e sondas transesofágicas 3D em tempo real.

A ecocardiografia 3D em tempo real se difunde aos poucos em todas as áreas da cardiologia, desde a ecocardiografia pediátrica até a orientação dos procedimentos invasivos (cardiologia intervencionista, cirurgia cardíaca valvar etc.), passando pelas valvopatias e cardiomiopatias. Esta técnica também oferece importantes perspectivas para uma melhor análise da massa, dos volumes e da fração de ejeção do ventrículo esquerdo. A atual facilidade de uso permitirá estender as aplicações da ecocardiografia 3D para a rotina cardiológica.

Bibliografia

Acar P, Piéchaud JF, Bonhoeffer P, *et al.* Évaluation anatomique des communications inter-auriculaires de type ostium secundum par échographie tridimensionnelle. Arch Mal Coeur 1998;91:543–50.

Acar P, Saliba Z, Bonhoeffer P, *et al.* Assessment of the geometric profile of the Amplatzer and Cardioseal septal occluders by three-dimensional echocardiography. Heart 2001;85:451–3.

Acar Ph. L'Échocardiographie 3D temps réel – une revolution pour le clinicien. Cardiologie Pratique 2004;693/694:4–8.

Acar Ph. Échocardiographie 3D des cardiopathies congénitales. L'Écho de la Filiale 2010;24:52.

Agler D, Shiota T, Tsujino H, *et al.* Real-time 3D echo Doppler improves spatial localization of mitral prolapse or flail: operative validation. J Am Soc Echocardiogr 2000;13:(abstract):430.

Anayiotos AS, Smith BK, Kolda M, *et al.* Morphological evaluation of a regurgitant orifice by 3D echocardiography: application in the quantification of valvular regurgitation. Ultrasound Med Biol 1999;25:209–23.

Balestrini L, Fleishman C, Lanzoni L, *et al.* Real-time three-dimensional echocardiography evaluation of congenital heart disease. J Am Soc Echocardiogr 2000;13:171–6.

Bauer F, Shiota T, Quin JX, *et al.* Measurement of left atrial and ventricular volumes in real-time 3D echocardiography. Arch Mal Coeur Vaiss 2001;94:31–8.

Bauer F. L'Échocardiographie 3D. Cardiomax 2004;11:9–12.

Belohlavek M, Foley DA, Gerber TC, *et al.* Three and four dimensional cardiovascular ultrasound imaging: a new era for echocardiography. Mayo Clin Proc 1993;68:221–40.

Belohlavek M, Foley DA, Gerber TC, *et al.* Three-dimensional reconstruction of color doppler jets in the human heart. J Am Soc Echocardiogr 1994;7:553–60.

Berrebi A. Place de l'échocardiographie peropératoire en chirurgie valvulaire. In: Échocardiographie clinique de l'adulte. Ed. Estem; 2003.

Bicudo LS. Value of real time three-dimensional echocardiography in patients with hypertrophic cardiomyopathy: comparison with two-dimensional echocardiography and magnetic resonance imaging. Echocardiography 2008.

Binder TM, Rosenhek R, Porenta G, *et al.* Improved assessment of mitral valve stenosis by volumetric realtime three-dimensional echocardiography. J Am Coll Cardiol 2000;36:1355–61.

Brochet E, Messika-Zeitoun D, Lepage L, *et al.* Échocardiographie tridimensionnelle 3D en temps réel: modalités pratiques, applications cliniques potentionelles. Consensus Cardio janvier 2008;7–10.

Brochet E. Échocardiographie 3D temps réel. Apport au cours des procédures interventionnelles percutanées. L'Écho de la Filiale 2010;24:53–7.

Brochet E, Lepage L, Messika-Zeitoun D, *et al.* 3D real time transoesophageal echocardiography in interventional cardiology. Archives of Cardiovascular Diseases 2011;3(Suppl):147–53.

Chauvel C, Bogino E, Clerc P, *et al.* Usefulness of threedimensional echocardiography for the evaluation of mitral valve prolapse:an intraoperative study. J Heart Value Dis 2000;9:341–9.

Cohen A, Meuleman C, Haddour N. 3D une technique très séduisante. Cardiologie Pratique 2010;925/926:1–2.

Corsi, et al. Volumetric quantification of global and regional left ventricular function from real-time three-dimensional echocardiographic images. Circulation 2005;112(8):1161–70.

De Castro S, Salandin V, Cartoni D, et al. Qualitative and quantitative evaluation of mitral valve morphology by intraoperative volume-rendered three-dimensional echocardiography. J Heart Value Dis 2002;11:173–80.

Dehant P, Bogino E, Chauvel C. L'Échocardiographie tridimensionnelle en l'an 2000. Cardioscopie 2001;82:37–41.

Diebold B. Principes de l'échocardiographie tridimensionnelle. Consensus Cardio Janvier 2008;3–6.

Diebold B. L'Échocardiogramme tridimensionnel transthoracique: une rupture technologique riche de promesses cliniques. Cardioscopie 2006;110:25–9.

Donal E. L'Écho 3D – une dimension qui va croissante. Cardiologie Pratique 2006;766.

Donal E. Que peut-on attendre de l'échocardiographie 3D? Cardiologie Pratique 2010;918:4–5.

Gopal AS, Keller AM, Shen Z, et al. Three dimensional echocardiography: in vitro and in vivo validation of left ventricular mass and comparison with conventional echocardiographic methods. J Am Coll Cardiol 1994;24:504–13.

Gopal AS, Schnellbaecher MJ, Shen Z, et al. Freehand three-dimensional echocardiography for measurement of left ventricular mass: in vivo anatomic validation using explanted human hearts. J Am Coll Cardiol 1997;30:802–10.

Hagège A, Mirochnik N, Messas E, et al. L'Échocardiographie tridimensionnelle: utopie ou outil d'avenir? Sang Thrombose Vaisseaux 1997;9(2):99–106.

Hagege A. Échographie tridimensionnelle. Imagerie Médicale Cœur 1998.

Hagege A, Mirochnik N, Guerot C. Reconstructions tridimensionnelles des structures cardiaques par échocardiographie. Cardinale; 1998, tome X, 9. P. 10–3.

Hagege A. Approches tridimensionnelles en échocardiographie. Cardiologie Pratique 2000;526:10.

Hagege A. Échocardiographie tridimensionnelle. Avancées techniques. Cardiologie Pratique 2001;578:2–3.

Hagege A, Mirochnik N. Échocardiographie tridimensionnelle. In: Échocardiographie clinique de l'adulte. Ed. Estem; 2003. p. 125–35.

Hagege A. Échocardiographie 3D temps réel. La Lettre du Cardiologue 2004;373:27–30.

Handke M, Schafer DN, Heinrichs G, et al. Quantitative assessment of aortic stenosis by three-dimensional anyplane and three-dimensional volume-rendered echocardiograhy. Echocardiography 2002;19:45–53.

Juliard JM, Aubry A, Brochet E. Échocardiographie transœsophagienne et fermeture des défects de la cloison interauriculaire. Consensus Cardio Janvier 2008;13.

Kahlert P, Plicht B, Schenk IM, et al. Direct assessment of size and shape of noncircular vena contracta area in functional versus organic mitral regurgitation using real-time three-dimensional echocardiography. J Am Soc Echocardiogr 2008;21:912–21.

Kaplan SR, Basheim G, Sheehan FH, et al. Three-dimensional echocardiographic assessment of annular shape changes in the normal and regurgitant mitral valve. Am Heart J 2000;139:378–87.

Kasprzak JD, Nosir YFM, Roelandt JRTC. Trojwymiarowa rekonstrukcja obrazow echokardiograficznych: potencjal kliniczny i doswiadczenia wstepne. Kardiol Pol 1997;46:515.

Kasprzak JD, Lipiec P, Drozdz J. Echokardiografia trojwymiarowa. In: Echokardiografia. Ed. Via. Medica; 2005. p. 76–81.

Lafitte S, Roudaut R. Échocardiographie tridimensionnelle: bases techniques et applications cliniques. La Lettre du Cardiologue 2005;382:25–9.

Lee D, Fuisz AR, Fan PH, et al. Real-time three-dimensional echocardiographic evaluation of left ventricular volume: correlation with magnetic resonance imaging. A validation study. J Am Soc Echocardiogr 2001;14:1001–9.

Levine RA, Handschumacher MD, Sanfilippo AJ, et al. Three-dimensional echocardiografic reconstruction of the mitral valve with implications for the diagnosis of mitral valve prolapse. Circulation 1989;80:589–98.

Levy F, Lafitte S, Brochet E. Mémento d'échographie tridimensionnelle. Cardiologie Pratique Takeda, Philips, 2007.

Levy F. Comment explorer la valve mitrale en échocardiographie transœsophagienne tridimensionnelle temps réel? L'Écho de la Filiale 2010;24:11–7.

Liodakis E, Al Sharef O, Dawson D, Nihoyannopoulos P. The use of real-time three-dimensional echocardiography for assessing mechanical synchronicity. Heart 2009;95:1865–71.

Lipiec P, Drozdz J, Kasprzak JD. Echokardiografia trojwymiarowa. In: Echokardiografia praktyczna. Ed. Medycyna Praktyczna-Astra Zeneca, tome I; 15; 2004. p. 189–97.

Malerque MC, Brochet E. L'ETO 3D temps réel. Écho Cardiographie 2009;19:5–7.

Maribas Ph. Qu'attendre réellement de l'échocardiographie tridimensionnelle? Consensus Cardio 2011;69.

Marsan NA, Westenberg JJM, Ypenburg C, et al. Quantification of functional mitral regurgitation by real-time 3D echocardiography. Comparison with 3D velocity-encoded cardiac magnetic resonance. J Am Coll Cardiol 2009;2:1245–52.

Messika-Zeitoun D, et al. Three-dimensional evaluation of the mitral valve area and commissural opening before and after percutaneous mitral commissurotomy in patients with mitral stenosis. Eur Heart J 2007;28:72–9.

Mirochnik N, Hagege A. Échocardiographie tridimensionnelle: principes possibilités, applications cliniques. Arch Mal Cœur pratique 1998;73:19–20.

Mor-Avi V, et al. Fast measurement of left ventricular mass with real-time three-dimensional echocardiography: comparison with magnetic resonance imaging. Circulation 2004;110(13):1814–8.

Mor-Avi V, Sugeng L, Lang R. Real-time three-dimensional echocardiography. An integral component of the routine echocardiographic examination in adults patients? Circulation 2009;119:314–29.

Nanda N, Hsiung MC, Miller AP, Hage FG. Live/real 3D Echocardiography. Wiley-Blackwell; 2010.

Osama II, Soliman M. Quantification of left ventricular systolic dessychrony by real-time three-dimensional echocardiography. J Am Soc Echocardiogr 2009;22:232–9.

Ota T, Kisslo J, Von Ramm OT, et al. Real-time volumetric echocardiography: usefulness of volumetric scanning for the assessment of cardioc volume and function. Am J Cardiol 2001;37:93–101.

Pandian NG, Roelandt J, Nanda NC, et al. Dynamic three-dimensional echocardiography: methods and clinical potential. Écho Cardiographie 1994;11:237–59.

Quin JX, Jones M, Shiota T, et al. New digital measurement methods for left ventricular volume using real-time three-dimensional chocardiography: comparison with electromagnetic flow method and magnetic resonance imaging. Eur J Echocardiogr 2000;1:96–104.

Reant P, Lafitte S, Roudaut R. L'ETO 3D frappe à la porte. Cardiologie Pratique 2008;832:12–4.

Roelandt JRTC, Ten-Cate FJ, Vletter WB, et al. Ultrasonic dynamic three-dimensional visualisation of the heart with a multiplane transoesophageal imaging transducer. J Am Soc Echocardiogr 1994;7:217–29.

Roeland JRCT. Three-dimensional echocardiography:new views from old windows. Br Heart J 1995;74:4–6.

Roelandt JRTC, Yao J, Kasprzak JD. Three-dimensional echocardiography. Curr Opin Cardiol 1998;13:386.

Salustri A, Roelandt JRCT. Three-dimensional reconstruction of the heart with rotational acquisition: methods and clinical applications. Br Heart J 1995;473 (Suppl. 2):10–5.

Salustri A, Becker AE, Van Herwerden L, et al. Three-dimensional echocardiography of normal and pathologic mitral valve: a comparison with two-dimensional transoesophageal echocardiography. J Am Coll Cardiol 1996;27:1502–10.

Scheuble C. L'Échocardiographie tridimensionnelle temps réel. Cardiologie Pratique 2006;753:2–4.

Schmidt MA, Ohazama CJ, Agyeman KO, et al. Real-time three-dimensional echocardiography for measurement of left ventricular volumes. Am J Cardiol 1999;84:1434–9.

Sitges M, Jones M, Shiota T, et al. Real-time three-dimensional color Doppler evaluation of the flow convergence zone for quantification of mitral regurgitation: Validation experimental animal study and initial clinical experience. J Am Soc Echocardiogr 2003;16:38–45.

Sportouch C. Analyse du SIA et recherche d'un FOP. L'Écho de la Filiale 2010;24:7–10.

Sugeng L, et al. Real-time three-dimensional transoesophageal echocardiography in valve disease: comparison with surgical findings and evaluation of prosthetic valves. J Am Soc Echocardiogr 2008;21:1347–54.

Sun JP, Merlino J, Felner J. Pratical Handbook of Echocardiography. Wiley-Blackwel; 2010.

Thébault Ch, Bernard A, Leclercq C, et al. Échocardiographie 3D temps réel: une nouvelle technique dans l'évaluation de l'asynchronisme mécanique ventriculaire gauche. L'Écho de la Filiale 2010;24:48.

Touche T. L'Échocardiographie tridimensionnelle temps réel des valvulopathies. L'Écho de la Filiale 2010;24:58–60.

Vahanian A, Himbert D, Brochet E. Utilisation de l'ETO en 3D et interventions valvulaires percutanées. Consensus Cardio Janvier 2008;11–2.

Wang X, Deng Y, Nanda N, et al. Live 3D echocardiography: imaging principles and clinical application. Echocardiography 2003;20(7):593–7.

Xie T, Abreo M, Ahmad M. Real-time 3D dobutamine stress echocardiography in quantitative assessment of ischaemia. Eur Heart J 1999;(abstact):1600.

Yao J, Kasprzak JD, Nosir YE, et al. Appropriate three-dimensional echocardiography data acquisition interval for left ventricular volume quantification: implications for clinical application. J Am Soc Echocardiogr 1999;12:1053–7.

Zamorano J, et al. Real-time three-dimensionnal echocardiography for rheumatic mitral valve stenosis evaluation. An accurate and novel approach. J Am Coll Cardiol 2004;43:2091–6.

Ziani AB, et al. Assessment of proximal isovelocity surface area (PISA) shape using three-dimensional echocardiography in a paediatric population with mitral regurgitation or ventricular shunt. Arch Cardiovasc Dis 2009;102:185–91.

Ecocardiografia e Doppler intracoronários

CAPÍTULO 12

Introdução

Atualmente estão disponíveis, na cardiologia, várias técnicas que possibilitam a visualização das artérias coronárias:

- coronariografia, exame-chave no manejo da síndrome coronária aguda;
- *scanner* coronário;
- ressonância magnética;
- tomografia de coerência óptica (OCT);
- ângio-TC de coronárias;
- ecografia endocoronária.

Cada uma dessas técnicas apresenta vantagens e desvantagens.

Os limites evidentes da coronariografia e do **scanner coronário** contribuíram para o desenvolvimento das técnicas paralelas, como a ecografia endocoronária (exame morfológico) e o Doppler intracoronário (exame funcional).

Estas técnicas ultrassonográficas invasivas, por necessitarem de um cateterismo coronário, são usadas na prática clínica e na pesquisa.

Têm por objetivo:

- visualizar os estreitamentos arteriais coronários e as placas de ateroma;
- caracterizar a severidade das estenoses coronárias;
- quantificar os territórios de perfusão das artérias coronárias;
- medir a reserva do fluxo sanguíneo coronário.

Por fim, várias pesquisas promissoras estão sendo feitas, visando às aplicações terapêuticas dessas técnicas ultrassonográficas intracoronárias.

Metodologia

Praticamente, a ecografia e o Doppler endocoronarianos podem ser realizados durante o cateterismo arterial coronário. O desenvolvimento das técnicas acústicas e informatizadas permitiu a criação das sondas ecográficas miniaturizadas, que podem analisar, *in vivo*, a luz vascular e a parede arterial coronária (ecografia endocoronária), bem como o fluxo coronariano (Doppler intracoronário).

Ecografia endocoronária

A ecografia endocoronária ou IVUS (Intravascular Ultrasound) é realizada durante uma coronariografia com o auxílio de uma sonda de ecografia miniaturizada, cujo diâmetro varia entre 0,87 e 1,17 mm.

Existem dois sistemas de cateter de ecografia (figura 12.1):

- um sistema mecânico, que permite a rotação de um transdutor distal ou de um espelho acústico, a fim de obter um plano de corte vascular em tempo real. O cateter de ecografia é posicionado na artéria coronária com a ajuda de um sistema de guia arterial;

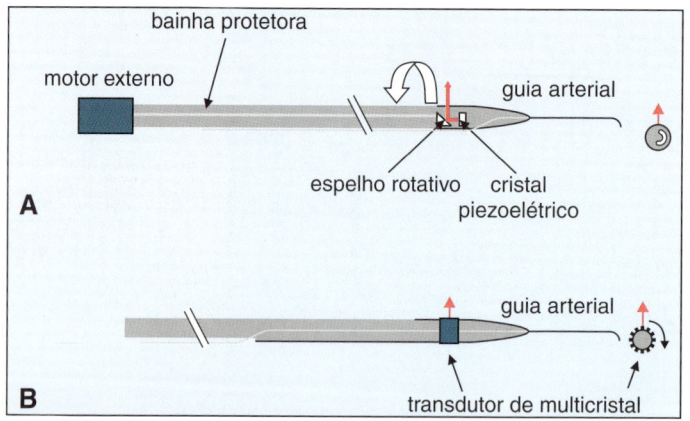

Figura 12.1. Dois sistemas de sondas de ecografia endocoronária.
A. Sistema mecânico: um cristal piezoelétrico fixo é colocado na extremidade distal da sonda introduzida dentro de um revestimento de proteção e posicionado na artéria coronária com a ajuda de um guia arterial. O pulso emitido pelo cristal é dirigido para um espelho acústico rotativo (movido por um motor externo) que reflete ultrassons e cria uma imagem plana da artéria.
B. Sistema eletrônico: um transdutor multicristais dispostos por todos os lados da extremidade distal da sonda introduzida na artéria coronária com a ajuda de um guia coaxial. A exploração eletrônica dos diferentes cristais possibilita a aquisição de uma imagem circular da artéria em tempo real.
Fonte: A. Gackowski, Echokardiografia Praktyczna, Medycyna Praktyczna, tome I, 21, 2004.

- um sistema elétrico que utiliza um transdutor composto de 64 cristais poliméricos dispostos na circunferência da extremidade distal de um cateter. A luz central do cateter permite a passagem coaxial de um guia de angioplastia. A frequência de emissão utilizada vai de 20 a 40 MHz. Esse procedimento eletrônico permite obter em tempo real imagens arteriais circulares (cortes de uma secção de vaso) em 360°, sem rotação do transdutor.

Na prática:

- a utilização das sondas eletrônicas predomina na prática clínica;
- as sondas de uso único estão disponíveis no mercado;
- a duração do exame é breve, não passa de alguns minutos;
- a retirada da sonda pode ser feita de forma manual ou automática (retirada motorizada que permite realizar uma série de imagens);
- as imagens geradas podem ser analisadas em tempo real e podem ser armazenadas em um suporte computadorizado, visando a uma análise posterior;
- múltiplas medições são possíveis: superfícies (do vaso, da luz interna etc.), volume do ateroma, comprimento (da lesão ou do *stent*), superfície intras*tent* etc.
- as complicações da ecografia endocoronária são raras (2,9%), incluindo espasmo coronário (a mais frequente), dissecção, trombose e oclusão aguda.

Atualmente, os sistemas compactos de IVUS rotativo de alta frequência ou com defasagem, conectados aos consoles de IVUS que funcionam como um aparelho de ecografia, são disponibilizados pelos fabricantes (Boston Scientific ou Volcano) (figura 12.2).

Doppler intracoronário

O Doppler intracoronário é uma técnica relativamente nova que está se desenvolvendo aos poucos em razão dos progressos tecnológicos incessantes do material de cateterismo arterial e de ultrassonografia.

Inicialmente, o exame do fluxo por Doppler por via intracoronária foi realizado pelo uso de um cateter arterial clássico munido de uma sonda Doppler que consiste em um cristal piezoelétrico de 20 MHz e ligado a um aparelho externo de velocimetria Doppler. Desde então, mudanças tecnológicas permitiram a miniaturização do material e a obtenção de um guia de Doppler específico muito fino que facilita o

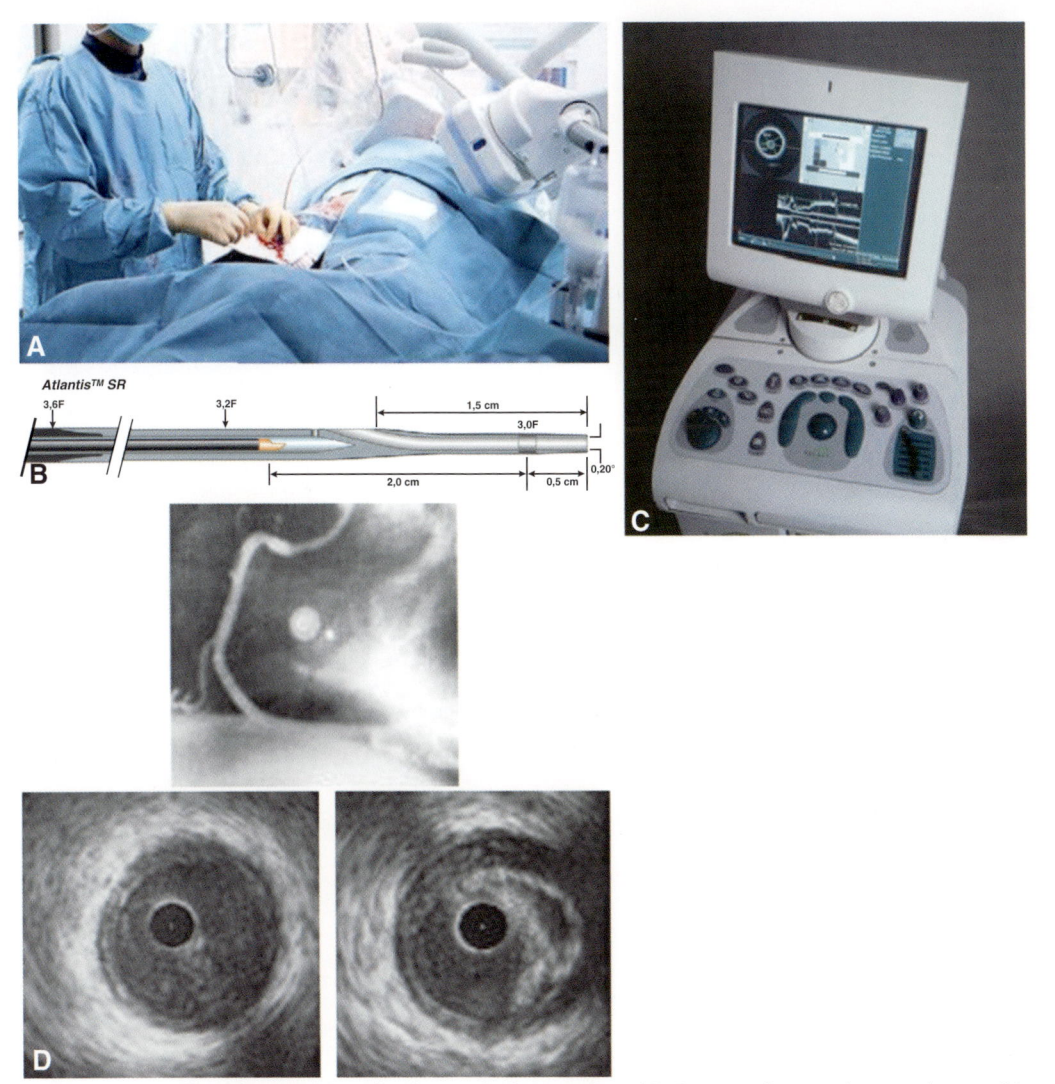

Figura 12.2. Ecografia endocoronária realizada em sala de cateterismo (A). Esquema de uma microssonda coronária (B), console de ecografia IVUS da Boston Scientific (C). Exemplo de um exame coronariográfico e ecográfico de uma artéria coronária normal (D).
Fonte: N. Dagher et coll, Apport de l'échographie endocoronaire en salle de cathétérisme, Euro-Pharmat, Centre Hospitalier du Pays d'Aix 2010.

cateterismo seletivo das artérias coronárias e a passagem das estenoses. Por fim, a sonda Doppler pode ser incorporada ao cateter de angioplastia que possibilita uma velocimetria durante procedimento de revascularização.

O transdutor ultrassonográfico montado na extremidade do cateter Doppler permite a aquisição do sinal Doppler intracoronário em forma de:

- sinal sonoro;
- sinal fásico de morfologia diferente que segue a artéria coronária explorada (figura 12.3).

De fato, a razão normal do sinal sistólico sobre o sinal diastólico é de $0,17 \pm 0,05$ para a artéria interventricular anterior, ao passo que é de $0,67 \pm 0,11$ para a artéria coronária direita. A velocidade protossistólica é nula.

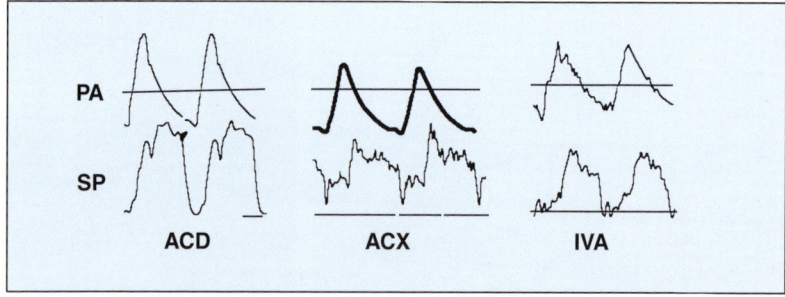

Figura 12.3. Morfologia do sinal fásico (SP) registrado em Doppler intracoronário na artéria coronária direita (ACD), artéria circunflexa (ACX) e artéria interventricular anterior (IVA). Curvas de pressão aórtica (PA) simultâneas.
Fonte: R. Koning et coll., La Lettre du Cardiologue, nº 103, 1988.

Importância clínica

As informações fornecidas por ecografia e Doppler endocoronários são inúmeras e clinicamente úteis.

Aplicações da ecografia endocoronária

A ecografia endocoronária fornece informações sobre os aspectos morfológico e dinâmico das artérias coronária normal (sadia) e patológica (aterosclerosa).

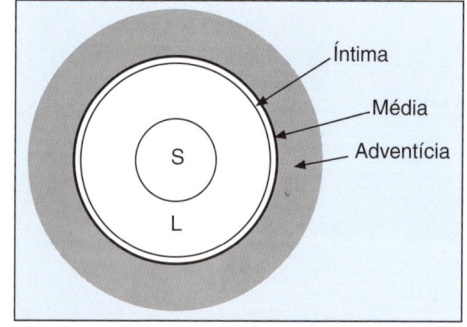

Figura 12.4. Representação esquemática da secção da artéria coronária normal em ecografia intracoronária.
Sonda ultrassonográfica (S) vista na luz (L) da artéria coronária. Podem ser identificadas três camadas da parede arterial: a íntima, a média e a adventícia.

Artéria coronária normal

Na ecografia, a artéria coronária normal apresenta um aspecto circular e liso. A parede arterial sadia é composta, do centro para a periferia, de três camadas de aspecto ecográfico diferente (figuras 12.4 e 12.5):

- a íntima: zona interna, fina (0,2-0,3 mm) e ecogênica;
- a média: zona subjacente, não ecogênica e fina (0,2 mm) que dá uma imagem ecográfica de "faixa preta";
- a adventícia: zona externa, muito ecogênica, espessa e brilhante, mal diferenciada dos tecidos periadventícios.

A distensibilidade de uma artéria coronária normal é > 10% (diâmetro diastólico-diâmetro sistólico/diâmetro diastólico).

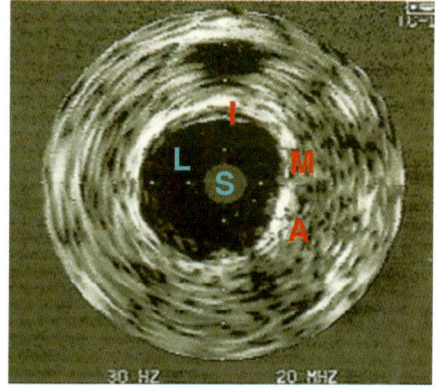

Figura 12.5. Ecografia endocoronária.
Corte de uma secção da artéria coronária normal (S: sonda; L: luz arterial; I: íntima; M: média; A: adventícia).
Fonte: S. Makowski, Échographie endocoronaire: actualités et perspectives. Réalités Cardiologiques, 23:8-14, 1992.

Artéria coronária patológica

A luz de uma artéria patológica (ateromatosa) é irregular. A íntima é mais ecogênica e fica, progressivamente, espessa. A média, de aspecto anecogênico, também se torna anormalmente espessa.

De fato, a artéria lesionada se torna menos distensível, menos complacente.

Esquematicamente, podem-se definir três tipos de ateroma de aspecto ecográfico diferente:

- o ateroma "mole", que se apresenta em forma de ecos estratificados ou intensos, mais ou menos homogêneos. Zonas não ecogênicas dentro da placa de ateroma sugerem a presença de depósitos lipídicos ou zonas necróticas sem "zona oculta" posterior;
- o ateroma "duro", que adquire o aspecto de ecos densos e uniformes. A presença de ilhotas cálcicas dentro da placa se manifesta por ecos muito densos e brilhantes (aspecto hiperecogênico) responsáveis pelo fenômeno da "zona oculta";
- o ateroma misto, que corresponde a uma combinação dessas duas formas em proporção mais ou menos equivalente.

As diferentes formas morfológicas das lesões coronárias ateromatosas são ilustradas na figura 12.6.

Na prática, a importância clínica da ecografia endocoronária é:

- a visualização e a quantificação da placa de ateroma (figura 12.7).

Ao produzir imagens circunferenciais da parede arterial, em tempo real, a ecografia endocoronária permite:

– medir o diâmetro da luz arterial;
– medir a espessura e o comprimento (ou volume) da placa de ateroma (figura 12.8);
– determinar o caráter concêntrico ou excêntrico da placa (remodelagem arterial);
– observar qualitativamente os diferentes componentes da placa (lipídio, fibrose, calcário);
– diagnosticar placas de ateroma complexas "vulneráveis" ou instáveis;
– rastrear um trombo ligado à placa ou à parede arterial (trombo intraluminal);

- detectar a dissecção da parede arterial;
- especificar as relações da estenose coronária ateromatosa com os ramos associados.

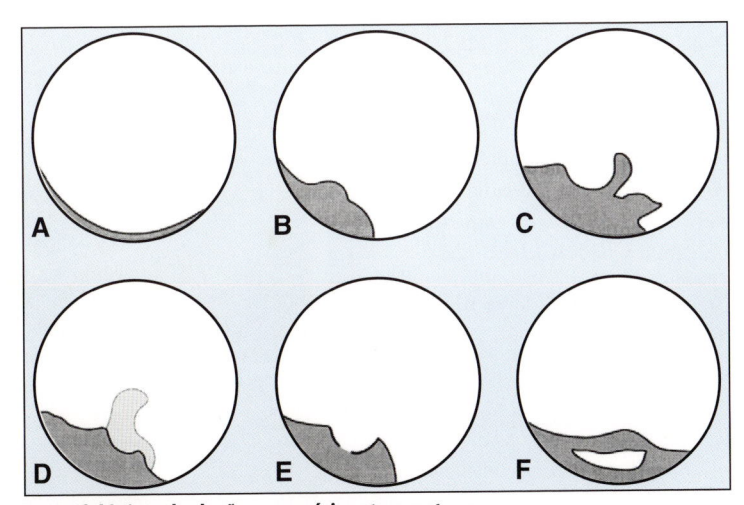

Figura 12.6. Formas morfológicas das lesões coronárias ateromatosas.
A. Espessamento isolado regular da íntima.
B. Placa ateromatosa simples, homogênea e lisa.
C. Placa anfractuosa, heterogênea, pediculada, com depósitos lipídicos.
D. Placa complicada por um trombo sobreposto.
E. Placa ulcerada, complicada por ruptura da íntima.
F. Hematoma formado na placa.

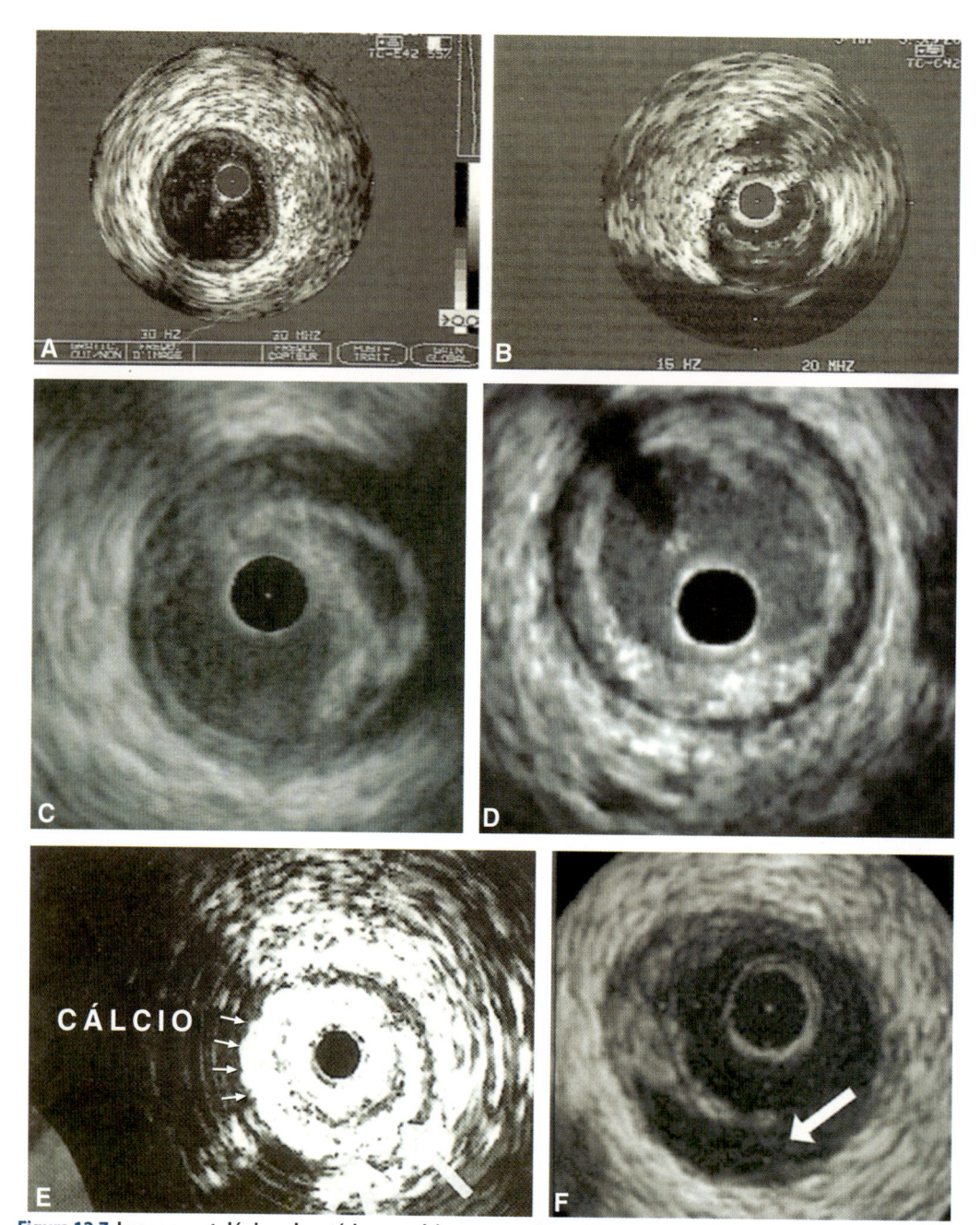

Figura 12.7. Imagens patológicas da artéria coronária na ecografia endocoronária.
A. Hipertrofia da íntima, moderada e concêntrica.
B. Placa lipídica hipoecogênica em crescente, reduzindo a luz arterial.
C. Importante placa fibrolipídica encapsulada.
D. Placa lipídica excêntrica rompida no nível da cápsula fibrosa.
E. Placa calcificada concêntrica hiperecogênica, causando uma estenose coronária grave.
F. Ruptura intracoronária da placa ateromatosa.

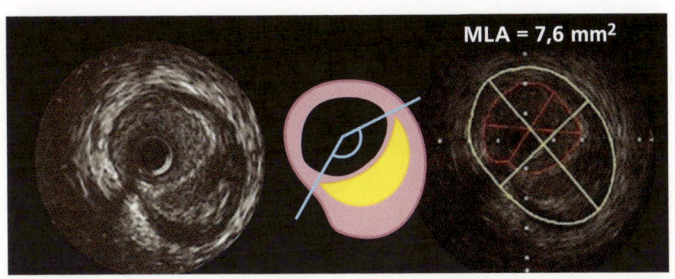

Figura 12.8. Análise quantitativa da placa ateromatosa em IVUS: capa fibrosa fina, forte componente lipídico, remodelamento positivo, superfície da placa/superfície total da artéria > 40%, extensão da placa < 2 quadrantes, superfície luminal = 7,6 mm².
Fonte: P. Motreff. Consensus Cardio, 2011.

Assim, a ecografia endocoronária traz informações sobre a composição, a importância e a mobilidade da placa ateromatosa arterial. A coronariografia dá apenas uma imagem de contorno da parede arterial. Além disso, a importância da placa de ateroma é subestimada pela coronariografia, em especial na fase precoce da doença ateromatosa. O desenvolvimento da placa ocorre primeiramente de forma excêntrica, sem diminuir a luz vascular. O segmento arterial parece normal, tanto que a placa ocupa menos de 40% da circunferência da limitante elástica interna.

A angioscopia coronária por fibras ópticas possibilita explorar o conteúdo da luz arterial e obter imagens de superfície da parede, sem informação sobre os seus componentes.

A ecografia endocoronária permite a avaliação direta da lesão ateromatosa. Entretanto, é difícil diferenciar, na ecografia, o trombo do ateroma mole. O brilho é equivalente, mas o aspecto do trombo é mais granulado, pendente como uma "sineta" móvel na parede arterial (figura 12.9). A dissecção arterial é responsável por um vazio ecográfico entre a placa e a íntima ou a média:

- a detecção da placa de ateroma em um estágio mais precoce antes do aparecimento de sintomas;
- a avaliação funcional das lesões aterotrombóticas coronarianas estáveis;

Assim, a ecografia endocoronária, em complemento a outros exames (prova de esforço, ESE, cintilografia, ressonância magnética etc.), possibilita legitimar uma revascularização nos pacientes estáveis com baixo risco ou assintomáticos (casos contestáveis).

- o diagnóstico das estenoses coronárias angiograficamente intermediárias quando existe uma isquemia documentada. Da mesma forma, a ecografia endocoronária pode ser útil no caso de uma lesão angiograficamente ambígua ou incomum;
- a escolha da estratégia terapêutica, se houver uma dúvida angiográfica a respeito da severidade e da natureza de uma lesão residual (dissecção localizada, trombo, fratura de placa etc.);
- a confirmação da integralidade endovascular em uma síndrome coronária aguda, sobretudo em caso de dúvida angiográfica;
- a avaliação prognóstica do futuro da estenose coronária;
- a ajuda nos procedimentos coronários intervencionais.

A ecografia endocoronária é útil em procedimentos de cardiologia intervencionista (angioplastia por balão, próteses endovasculares).

Ela permite:

- otimizar e adaptar melhor os resultados da revascularização a cada técnica (balão, *stent* etc.).

A ecografia endocoronária pode orientar a escolha do balão e do tamanho mais adequado do *stent*:

- predizer a evolução imediata (dissecção, oclusão) e a longo prazo (reestenose) do procedimento de revascularização escolhida em função da morfologia e da composição da placa de ateroma;

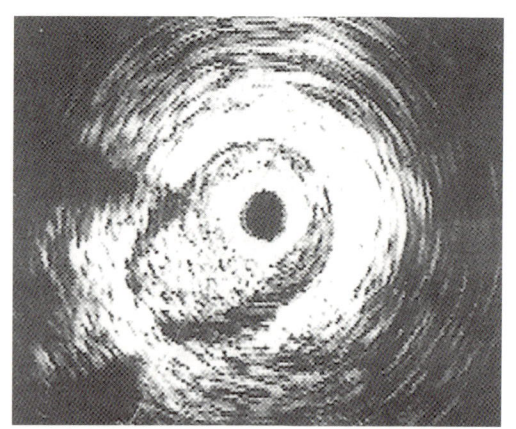

Figura 12.9. Trombo intracoronário pendente como "sineta" na parede arterial visualizada na ecografia endocoronária.

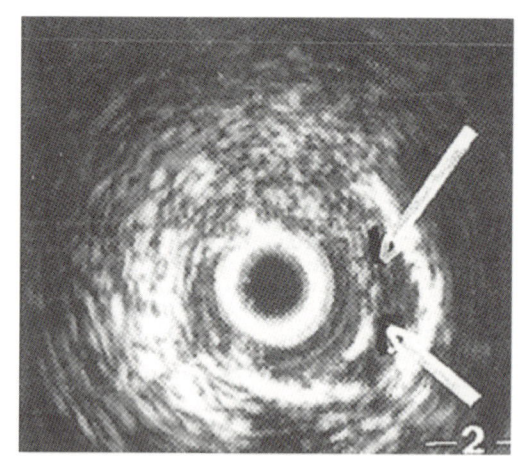

Figura 12.11. Dissecção da placa coronária calcificada após procedimento de dilatação identificada na ecografia endocoronária (setas).

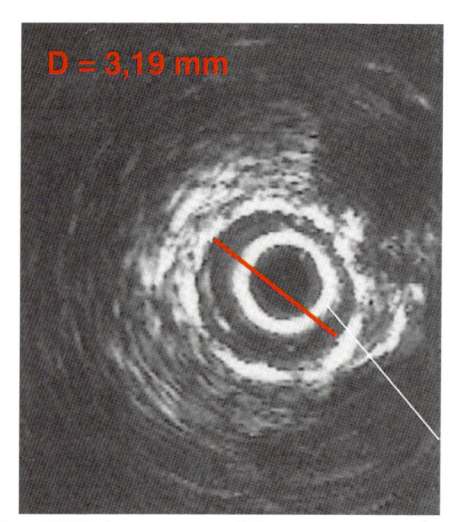

Figura 12.10. Imagem normal do *stent* em ecografia endocoronária. Diâmetro do *stent* = 3,19 mm.

- guiar os procedimentos de angioplastias complexas, em particular para as estenoses do tronco coronário ou de certas bifurcações;
- medir precisamente o diâmetro arterial e o comprimento do segmento alcançado no pré-*stenting*;
- verificar a expansão correta (abertura concêntrica e homogênea da endoprótese implantada em todo o seu comprimento (figura 12.10);
- diagnosticar eventuais complicações do procedimento de revascularização (dissecção arterial, trombose, mau posicionamento do *stent* etc.) (figuras 12.11 e 12.12);

De fato, o mau posicionamento do *stent* é um poderoso fator de trombose e de reestenose intra-*stent*.

- detectar o mecanismo da reestenose pós-intervencionista (retorno elástico da prótese, mau posicionamento do *stent*, descontinuidade do *stent*, traumatismo nas bordas do *stent*, constrição do vaso, hiperplasia endoluminal etc.) (figura 12.13).

Um controle sistemático por ecografia endocoronária de implantação de um *stent* ativo pode ser considerado. Este acompanhamento permitirá diminuir a taxa de trombose intra-*stent* e adotar um tratamento adequado em caso de diagnóstico positivo.

Aplicações potenciais

Outras aplicações da ecografia endovascular são possíveis:

- o estudo da vasomotricidade coronária durante estudos farmacológicos ou de testes de provocação em caso de angina em coronárias sadias;
- o uso "terapêutico" da ecografia endocoronária:
  - visualização de uma estabilização ou de uma regressão da placa de ateroma sob tratamento medicamentoso (estatinas etc.);

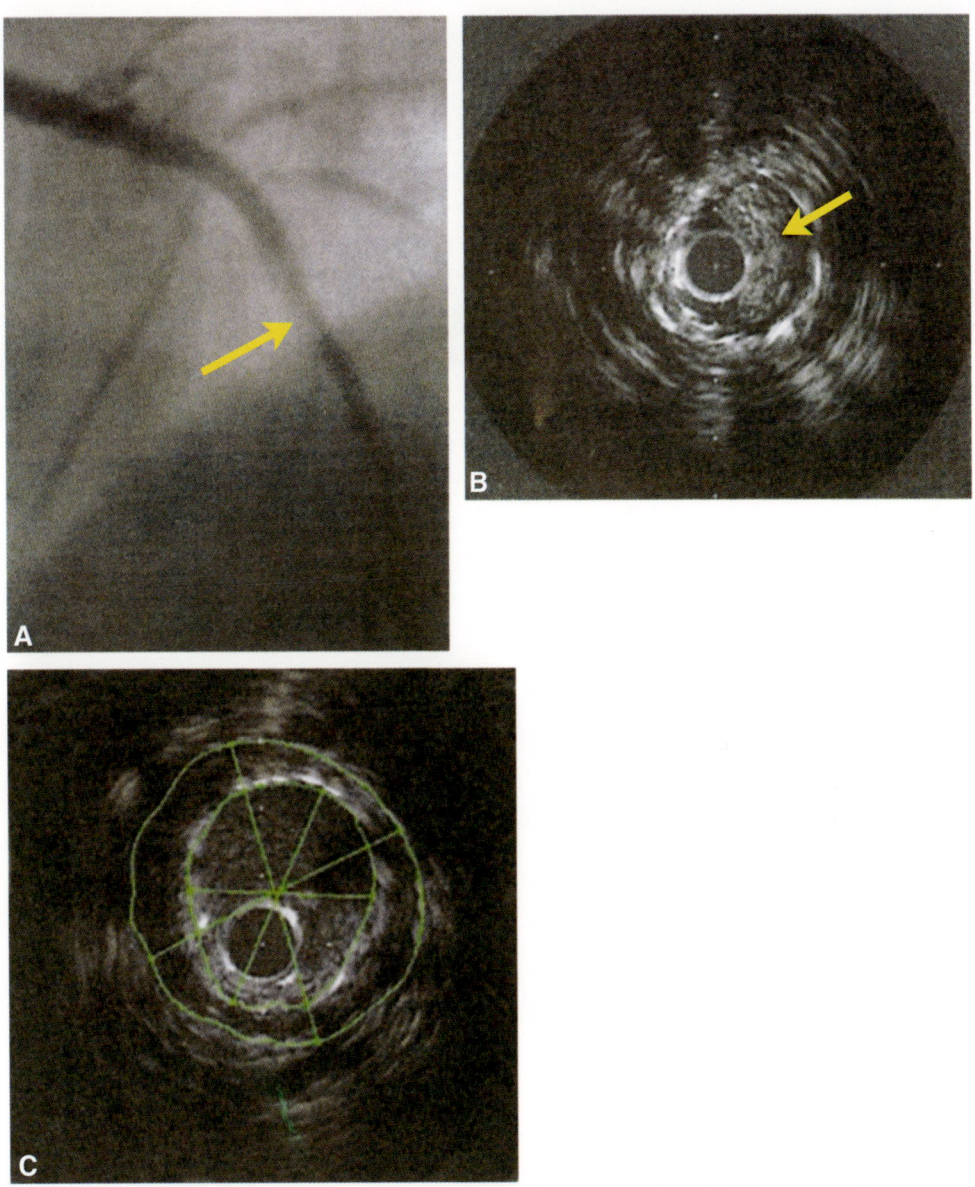

Figura 12.12. Trombose subaguda do *stent* coronário objetivado em coronariografia (A) e na ecografia endocoronária (B). Nota-se uma nítida subexpansão do *stent* sem mau posicionamento. O controle ecográfico depois da pós-dilatação do *stent* indica uma expansão satisfatória do *stent* (C).
Fonte: Q.S. Champin et coll., Coronaires, nº 20, 2009.

- acompanhamento da evolução das placas complicadas ou dos trombos após tratamento antitrombótico:
- a detecção da rejeição crônica após um transplante cardíaco.

Essa rejeição se deve à proliferação e ao desenvolvimento de aterosclerose no nível do transplante. A ecografia endocoronária possibilita visualizar a hiperplasia intimal e a lesão ateromatosa em um estágio precoce da rejeição cardíaca:

- o estudo da anastomose das pontes de safena.

O controle ecográfico peroperatório permite avaliar a qualidade e a congruência entre o calibre do transplante e o tamanho da anastomose:

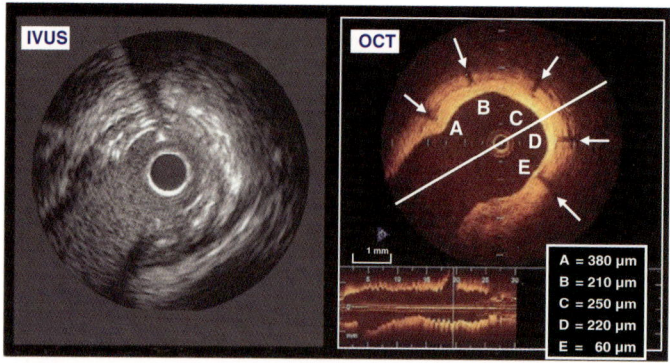

Figura 12.13.
Imagens comparativas da artéria coronária em pós-*stenting*: ecografia (IVUS) e tomografia (OCT). A neoproliferação circular intimal é quantificada ponto a ponto na OCT.
Fonte: P. Motreff, Coronaires, 2008.

- a exploração dos vasos pulmonares (artéria pulmonar com seus ramos).

A ecografia endovascular pode ajudar na detecção de uma embolia pulmonar e na avaliação de sua extensão.

Ela também é capaz de trazer informações anatômicas e dinâmicas nas hipertensões arteriais pulmonares primitivas (hipertrofia da parede vascular, diminuição da pulsatilidade arterial).

Aplicações do Doppler intracoronário

O Doppler intracoronário representa uma nova abordagem eficaz na avaliação do fluxo coronariano a jusante das estenoses e medir vários parâmetros, como a velocidade sanguínea, o débito sanguíneo ou a reserva coronariana. A reserva coronariana é certamente o parâmetro mais interessante na prática clínica. Ela representa a potencialidade da microcirculação cardíaca a montante da estenose a se dilatar. A reserva coronariana de uma artéria coronária normal está entre 2,5 e 5,0 (figura 12.14).

Na prática, as principais aplicações clínicas do Doppler intracoronário são:

- o estudo seletivo do fluxo coronariano regional (normal ou perturbado).

De fato, a principal vantagem do Doppler intracoronário está na capacidade de detectar as alterações instantâneas do fluxo coronariano.

Na presença de uma estenose coronária grave, as velocidades registradas na parte pós-estenótica são baixas, até mesmo nulas. Isto está ligado à diminuição do fluxo através da estenose. A morfologia do sinal de um segmento pós-estenótico se caracteriza por um componente sistólico predominante:

- um estudo da reserva coronariana que reflete a repercussão funcional de uma estenose coronária.

A isquemia miocárdica provocada pela estenose acarreta clara diminuição da reserva coronariana (< 2,5).

Entretanto, o fluxo intracoronário de repouso só diminui a partir de um diâmetro estenosado que passa dos 83%. Em contrapartida, a hiperemia reacional máxima começa a diminuir o fluxo coronariano a partir de 30% de diâmetro estenosado.

A determinação da reserva coronariana implica, portanto, a indução de uma hiperemia reacional máxima. Esta pode ser induzida por:

- injeção de contraste, produzindo uma hiperemia breve (3 a 5 segundos);
- oclusão transitória do vaso ou injeção de substância farmacológica.

Nesse caso, a isquemia causa uma vasodilatação importante do leito coronariano. A reperfusão é marcada por uma hiperemia duradoura que regride em um minuto. Isto é observado durante uma angioplastia:

- um estudo dos procedimentos intervencionais.

No quadro de uma angioplastia coronária, a medição da reserva coronariana permite:

- guiar o procedimento;
- racionalizar a decisão de implantação de uma endoprótese;

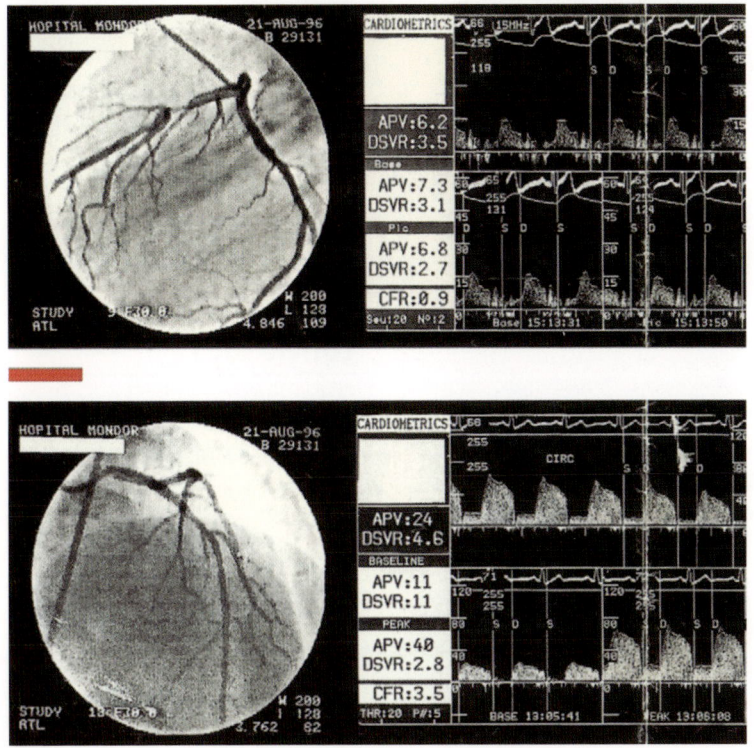

Figura 12.14. Estudo da reserva coronariana (RC) no Doppler intracoronário.
Em cima: antes da angioplastia: RC = 0,9.
Embaixo: depois da angioplastia: RC = 3,5.
Fonte: P. Dupouy, BMS 1996.

- avaliar o sucesso funcional da angioplastia;
- medir a reserva coronariana no pós-infarto, permitindo avaliar a viabilidade miocárdica;
- avaliar a repercussão funcional de uma estenose coronária intermediária;
- ajudar na decisão terapêutica nos portadores de uma estenose coronária angiograficamente ambígua;
- observar a eficácia do procedimento terapêutico de revascularização coronária.

Em suma, o Doppler intracoronário permite:

- melhor compreensão da hemodinâmica coronária normal e patológica;
- avaliação da repercussão funcional de uma estenose coronária;
- observação dos efeitos de terapêutica medicamentosa ou de revascularização.

Perspectivas

Os desenvolvimentos futuros da ecografia endocoronária são:

- a miniaturização do cateter de ecografia, permitindo ampliar as indicações a artérias menores;
- a implantação de um cateter de angioplastia contendo o transdutor (cateter combinado), que permitirá obter imagens da lesão coronariana antes, durante e depois da dilatação (colocação do *stent*).

Assim, a ecografia endocoronária poderia fazer parte do procedimento de angioplastia:

- a evolução da sonda de ecografia endocoronária clássica para uma reconstrução tridimensional (3D) das imagens endocoronárias.

Essa reconstrução endovascular 3D visa, especialmente, resolver o problema da representação espacial das lesões ateromatosas. Ela pode descrever e quantificar melhor as estenoses coronárias:

- a aplicação de uma técnica inovadora chamada de histologia virtual (Virtual Histology, VH), visando, especificamente, detectar o conteúdo tecidual da placa a partir da ecografia endovascular.

Na realidade, a ecografia endocoronária permite uma análise morfológica de placas, mas com alguns limites. De fato, com relação à histologia, ela perde em especificidade (88%) para as placas calcificadas, em sensibilidade para as placas fibrosas (66%) e ricas em lipídios (70%). A técnica de histologia virtual pretende realizar, assim, uma verdadeira análise histológica in vivo, distinguindo quatro componentes da placa: as calcificações, a fibrose densa, o tecido fibroso-lipídico e o tecido necrótico. Ela se baseia em uma análise particular do sinal ecorrefletido a partir da placa de ateroma: análise por pequenas ondas do sinal de radiofrequência (RF) (figura 12.15).

As imagens paramétricas (coloridas) refletem a caracterização e a composição de uma placa ateromatosa. Assim, os componentes da placa de ateroma codificados de acordo com cores permitem identificar as zonas:

- lipídicas (em vermelho);
- fibrosas (em verde);
- calcificadas (em branco).

A técnica de histologia virtual pode aumentar a precisão diagnóstica da placa ateromatosa.

Conclusões

O uso intracoronário dos ultrassons constitui uma ferramenta diagnóstica inovadora e eficaz na prática clínica e um campo de pesquisa interessante.

A ecografia endocoronária aparece como um complemento direto e benéfico da avaliação angiográfica do sistema coronariano. Apesar disso, ela continua sendo um procedimento intervencionista.

Realizada com o auxílio de um sensor miniaturizado, ela permite:

- a realização de cortes tomográficos da parede arterial em tempo real;
- a análise da estrutura, dos componentes e da importância da lesão ateromatosa no espaço;

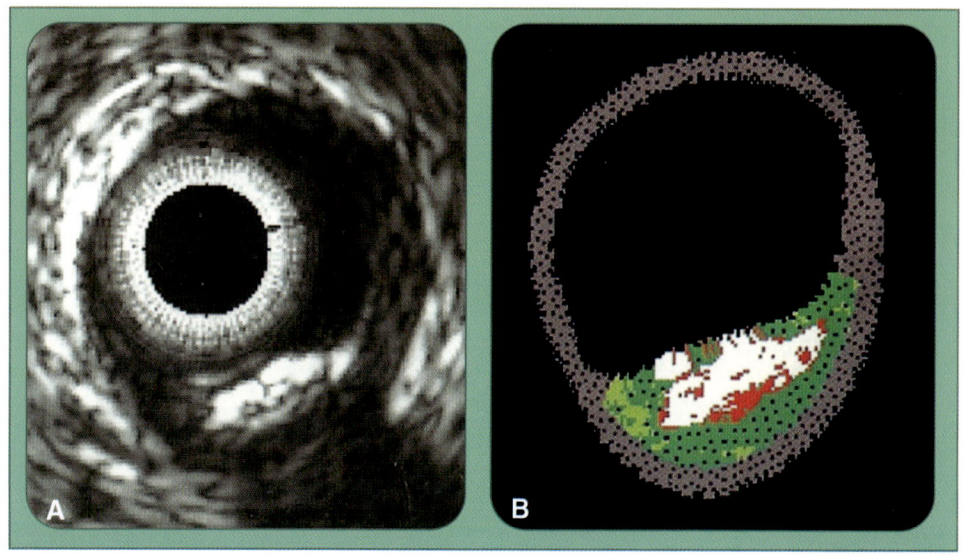

Figura 12.15. Análise de radiofrequência em "histologia virtual" dos componentes da placa ateromatosa visualizada na ecografia endovascular.
Fonte: F. Schiele, Coronaires 2008.

- a orientação sobre as indicações pontuais da revascularização coronária;
- o direcionamento dos procedimentos intervencionais intracoronários (angioplastia, *stent*);
- o acompanhamento dos resultados das terapêuticas intervencionais;
- a observação do impacto terapêutico de certas drogas na evolução da placa ateromatosa.

Seus principais inconvenientes são seu custo relativamente elevado, seu caráter invasivo e sua baixa difusão, mas em constante progressão.

No que se refere ao Doppler intracoronário, esta técnica igualmente invasiva permite completar as informações morfológicas sobre a placa de ateroma pelo estudo hemodinâmico do fluxo coronariano.

Em resumo, a ecografia e o Doppler intracoronário desempenham um papel importante na compreensão da fisiopatologia da aterosclerose coronária. A importância das aplicações clínicas (diagnósticas e terapêuticas) dessas técnicas endocoronárias justifica plenamente a continuação dos esforços visando a seu uso confiável e sem riscos na rotina cardiológica.

Bibliografia

Abizard A, Pichard AD, Mintz GS, *et al.* Acute and longterme results of an intravascular ultrasound-guided percutaneous transluminal coronary angioplasty/provisional stent implantation strategy. Am J Cardiol 1999;84(11):1298–303.

Alibelli-Chemarin NJ, Puel J. Échographie intracoronarienne. Médicorama, Synthélabo France; 1993. p. 297.

Briguori C, Anzuini A, Airoldi F, *et al.* Intravascular ultrasound criteria for the assessement of the functional significance of intermediate coronary artery stenoses and comparison with fractional flow reserve. Am J Cardiol 2001;87:136–41.

Caussin C, Pesenti-Rossi D, Habib Y, Ghostine S. La Sténose significative vue par l'échographie endocoronaire (IVUS). Réalités Cardiologiques 2007;236(1):21–4.

Champagne S, Boughalem K, Teiger E, Dubois-Rande J-L. Échographie endocoronaire: intérêts et pertinence clinique. Wolters Kluwer Health France; 2008.

Champin S, Besnard C, Lantelme P. Thrombose de stent: un cas prévisible. Coronaires 2009;20:6–7.

Chandraratna PAN, Choudhary S, Jones J, Yitiger E. Differentiation between fatty plaque and thrombus by quantitative ultrasonic methods. Circulation 1991;84(Suppl. II):4702.

Chokshi SK, Hogan J, Desai V, *et al.* Intravascular ultrasound assessment of implanted endovascular stents. J Am Coll Cardiol 1990;15:29A.

Colombo A, Hall P, Nakamura S, *et al.* Intracoronary stenting without anticoagulation accomplished with ultrasound guidance. Circulation 1995;91:1676–88.

Dagher N, Dupeyron J, Rahal Y, *et al.* Apport de l'échographie endocoronaire en salle de cathétérisme. Euro-Pharma 2011, Centre Hospitalier du Pays d'Aix.

Drobinski G. Les Progrès de l'échographie endocoronaire. La Lettre du Cardiologue 2005;384:3–4.

Dudek D, Legutko J, Kaluia GL, *et al.* Intravascular ultrasonic evaluation of the magnitude of stent expansion and the mechanisms of lumen enlargement after direct stenting and after conventional stenting with balloon predilatation. Am J Cardiol 2002;90(6):639–41.

Dupouy P, Dubois-Rande JL, El Ghalid A, Geschwind H. Écho endo-coronaire. Une nouvelle référence dans l'étude des artères coronaires? Cardiologie Pratique 1994;291:1–5.

Gackowski A, Gajos G, Matysek J, Zmudka K. Podstawy klinicznego zastosowania ultrasonografii wewnatrzwiencowej. *Echokardiografia Kliniczna*. Medycyna Praktyczna, Astra-Zeneca; 2004.

Gerber ThC, Erbel R, Gorge G, *et al.* Extend of atherosclerosis and remodeling of the left main coronary artery determined by intravascular ultrasound. Am J cardiol 1984;73:666–71.

Hodgson JM, Graham SP, Savakus AD, *et al.* Clinical percutaneous imaging of coronary anatomy using an over-the-wire ultrasound catheter system. Int J Card Imaging 1989;4:1987–93.

Jasti V, Ivan E, Yalamanchili V, *et al.* Correlations between fractional flow reserve and intravascular ultrasound in patients with an ambiguous left main coronary artery stenosis. Circulation 2004;110:2831–6.

Keren G, Paredes A, Fremerman A, *et al.* Intravascular ultrasound after acute myocardial infarction: differentiation between "soft" and "hard" atheroma. Circulation 1991;84:11.

Koning R, Juilliere Y, Serruys PW. La Vélocimétrie Doppler intracoronaire. La Lettre du cardiologue 1998;103:3–9.

Lewis B, Kattan D, Laughrun D. Use and limitations of immediate post procedural intracoronary Doppler blood flow measurements for predicting late result after coronary balloon angioplasty. Cardiology 1997;88:433–40.

Makowski S, Diebold B, Guermonprez J-L. Échographie endocoronaire: actualités et perspectives. Réalités Cardiologiques 1992;23:8–14.

Mintz GS, Painter JA, Pichard AD, *et al.* Atherosclerosis in angiographically "normal" coronary artery reference segments: an intravascular ultrasound study with clinical correlations. J Am Coll Cardiol 1995;25:1479–85.

Mintz GS, Nissen SE, Anderson WD, *et al.* American College of Cardiology clinical expert consensus document on standards for acquisition, measurement and reporting of intravascular ultrasound studies (IVUS). J Am Coll Cardiol 2001;37:1478–92.

Nissen SE, Yock P. Intravascular ultrasound: novel patho-physiological insights and current clinical applications. Circulation 2001;103:604–16.

Okabe T, Mintz GS, Buch AN, *et al.* Intravascular ultrasound parameters associated with stent thrombosis after drugeluting stent deployment. Am J Cardiol 2007;100(4):615–2015.

Pandian NG, Kreis A, Odonnell T. Intravascular ultrasound estimation of arterial stenosis. J Am Soc Echocardiogr 1989;2:390–7.

Pandian NG, Kreis A, Brockway B. Intravascular ultrasound and intracardiac echocardiography: concepts for the future. Am J Cardiol 1992;69:6H–17H.

Puel J, Alibelli-Chemarin MJ, Elbaz M, *et al.* Explorations endocoronaires par ultrasons. Cardioscopie 1993;12:69–77.

Puel J. Sténoses du tronc commun de la coronaire gauche. Place de l'échographie endocoronaire. Réalités Cardiologiques 1996;101:4–7.

Rement in coronary artery:in vivo intravascular ultrasound study. Heart 2006;92:985–6.

Roeland JR, Bom N, Serruys PN, *et al.* Intravascular high-resolution real-time cross-sectional echocardiography. Echocardiography 1989;6:9–16.

Roy P, Steinberg DH, Sushinsky SJ, *et al.* The potential clinical utility of intravascular ultrasound guidance in patients undergoing percutaneous coronary intervention with drug-elutingstents. Eur Heart J 2008;29:185–7.

Schiele F. L'Histologie virtuelle: principes et reproductibilité. Coronaires 2008;17:5–6.

Tobis JM, Mahon D, Lehman K, *et al.* Intravascular ultrasound imaging: a new method for guiding interventional vascular procedures. Echo 1990;7(4):415–42.

Waller BF, Pinkerton CA, Slack YD. Intravascular ultrasound: a histological study of vessels during life. The new "gold standard" for vascular imaging. Circulation 1992;85:2305–11.

Wolf J-E. Écho endocoronaire 3D. Le Journal Faxe du Cardiologue mars 1998.

Yock PG, Linker DT, Angelsen BA. Two-dimensional intra-vascular ultrasound and initial clinical experience. J Am Soc Echocardiogr 1989;2:296–304.

Yock PG, Fitzgerald PJ, Linker DT, *et al.* Intravascular ultrasound guidance for catheter-based coronary interventions. J Am Coll Cardiol 1991;17:39B–45B.

www.euro-pharmat.com/documents/44pdf.

Ecografia intracardíaca (EIC)

CAPÍTULO **13**

Introdução

Vários métodos de exame de imagem cardíaco podem ser utilizados para a visualização das cavidades cardíacas:

- ressonância magnética (IRM);
- *scanner* cardíaco;
- ecocardiografia transesofágica (ETO);
- endoscopia cardíaca;
- ecocardiografia intracardíaca (EIC).

A ecografia intracardíaca (ou endocardíaca) representa uma alternativa interessante à ETO. Ela utiliza sondas-cateteres específicas munidas com sensores ultrassonográficos que permitem obter imagens ecográficas de estruturas cardíacas por meio das cavidades cardíacas.

As aplicações clínicas da EIC são múltiplas e particularmente úteis na cardiologia intervencionista.

Metodologia

A ecografia intracardíaca foi desenvolvida com a implantação de cateteres intracardíacos munidos de sensores ultrassonográficos, dentre os quais dois tipos estão atualmente disponíveis:

- um sensor mecânico rotativo de frequência de emissão de 9 MHz colocado em cima de um cateter.

Este sistema permite obter a imagem ecográfica radial circular de 360° por retirada progressiva do cateter (cortes tomográficos perpendiculares ao eixo longo do cateter);

- um sensor eletrônico, chamado de *phased array*, tradicionalmente composto por 64 elementos piezoelétricos de frequência 5,5 a 10 MHz colocados sobre uma sonda-cateter. Esse sensor ecográfico pode ser mobilizado por rotação sobre o eixo da sonda ou com a ajuda de botões giratórios situados no cabo da sonda, como ocorre na ETO.

A técnica eletrônica predomina na prática cardiológica. Ela permite obter cortes setoriais bidimensionais (90°) idênticos às da ETO, com as funções Doppler espectral e colorido, inclusive o modo tecidual.

A sonda de EIC AcuNav™, da Acuson-Siemens, atualmente, é a mais utilizada (figura 13.1).

Essa sonda de calibre 8 ou 10F (4 ou 3,3 mm) e de 90 cm de comprimento é equipada com um sensor ultrassonográfico *phase array*. Sua extremidade pode ser movida em todas as direção em razão de dois botões giratórios situados no cabo da sonda.

Técnica do exame

Na prática, o cateter eletrônico de uso único é introduzido por via venosa femoral com um introdutor específico, na veia cava inferior até o átrio direito, controlado por escopia. Este cateter é conectado em um ecocardiógrafo convencional por um adaptador especial.

O procedimento de introdução do cateter se dá sob anestesia local.

O cateter de EIC também pode ser usado por via femoral retrógrada (aplicações arteriais de EIC).

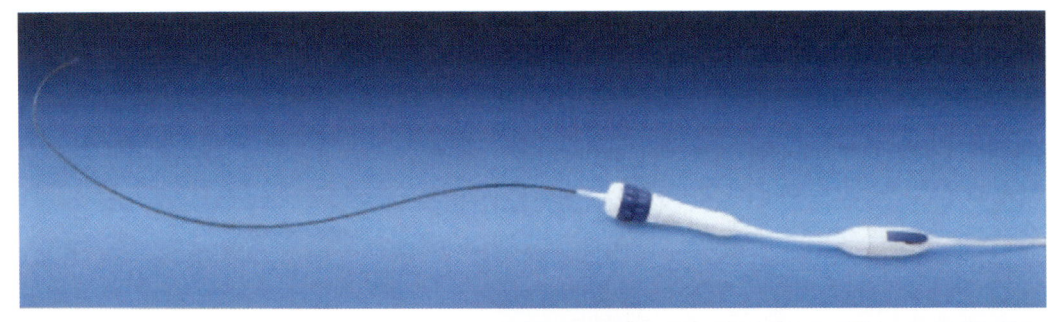

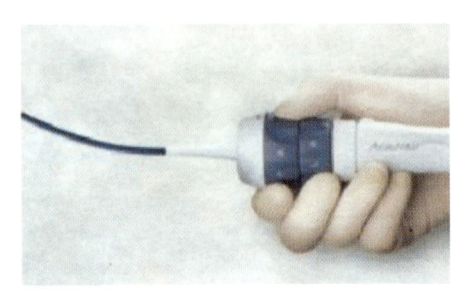

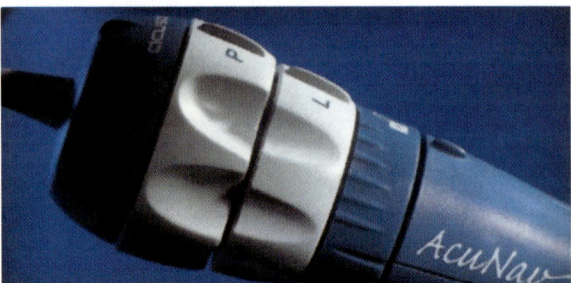

Figura 13.1. Sonda-cateter de ecografia intracardíaca AcuNav, da Acuson/Siemens.
Cateter ultrassonográfico conectado a um dispositivo-cabo com os comandos de orientação.

Imagem ecográfica

As imagens da EIC são obtidas por meio da mobilização do cateter no átrio direito, associando movimentos:

- de rotação em sentido horário ou anti-horário no eixo da sonda;
- de flexão anterior ou posterior do sensor;
- de inclinação lateral do cateter.

Essas manipulações da sonda de EIC são realizadas sob controle por escopia em função de referências anatômicas ecográficas. Assim, a orientação do sensor ultrassonográfico em diferentes direções do espaço possibilita a visualização do conjunto das estruturas cardíacas.

Os cortes dimensionais clássicos do coração obtidos na EIC são (figura 13.2):

- o corte da via de entrada e de saída do ventrículo direito com as valvas: tricúspide e pulmonar (posição chamada de "neutra" para os botões da sonda de EIC);
- o corte da raiz aórtica com a valva aórtica (rotação em sentido horário da sonda);
- o corte do septo interatrial, conforme seu eixo longo com a fossa oval (retroflexão da sonda) e da veia cava superior (por avanço da sonda para o teto do átrio direito);
- o corte do septo interatrial, conforme seu eixo curto (rotação em sentido horário de 90° da sonda);
- os cortes das estruturas esquerdas: átrio esquerdo, aurícula esquerda, veias pulmonares esquerdas, valva mitral (flexão anterior da sonda).

Cortes cardíacos complementares podem ser obtidos posicionando-se a sonda de EIC através de um forame oval permeável ou uma comunicação interatrial.

Vantagens e limites da EIC

As vantagens da ecografia intracardíaca são inúmeras:

- o caráter semi-invasivo da técnica;
- a flexibilidade de realização do exame na sala de cateterismo, sob anestesia local;
- a facilidade e a rapidez de aquisição das imagens;
- a excelente visão das estruturas endocárdicas em tempo real (alta resolução da imagem);

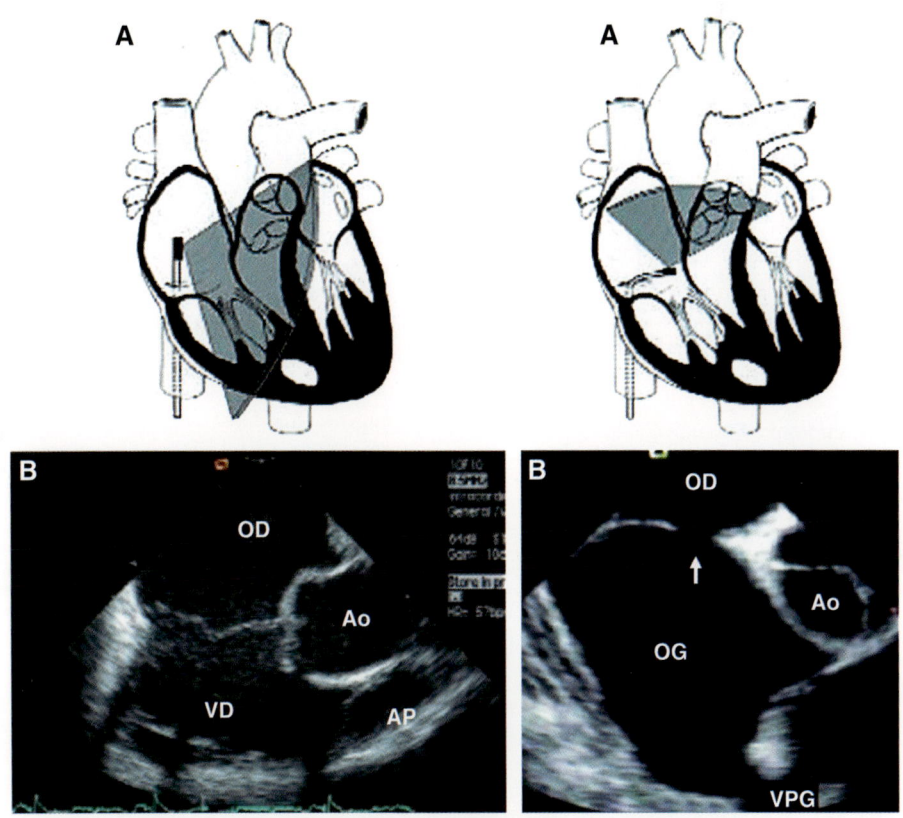

Figura 13.2. Exemplos dos cortes 2D obtidos na ecografia intracardíaca.
A. Corte 2D centrado nas cavidades direitas, a aorta e a artéria pulmonar (AP).
B. Corte 2D centrado nos átrios separados pelo septo interatrial apresentando pequena comunicação interatrial (seta).
Fonte: A. Girod. Revue Médicale Suisse.

- a estabilidade da imagem durante movimentos cardíacos e respiratórios;
- a integração com os diferentes sistemas que podem ser utilizados;
- a aplicação opcional das funções Doppler (pulsado, colorido, tecidual).

Os principais limites da EIC são:

- o custo relativamente alto dos cateteres;
- o uso único e não reesterilizável dos cateteres;
- a necessidade de uma abordagem da veia femoral suplementar na sala de cateterismo;
- a necessidade de uma aprendizagem adequada da técnica (introdução do cateter, manipulação da sonda, familiarização com a imagem endocárdica);
- a necessidade de uma boa colaboração entre ecografistas e hemodinamicistas.

Por fim, as complicações da EIC são poucas e limitadas, basicamente, aos distúrbios do ritmo atrial.

Importância clínica

As aplicações clínicas da ecografia intracardíaca envolvem:

- os procedimentos intervencionistas percutâneos;
- a eletrofisiologia;
- as cardiopatias congênitas complexas.

Procedimentos intervencionistas percutâneos

A ecografia intracardíaca tem uma importância especial na sala de cateterismo cardíaco no que tange aos procedimentos percutâneos.

As aplicações clínicas da EIC são análogas às da ETO e incluem:

- o fechamento do forame oval permeável (FOP) e das comunicações interatriais (CIA) (figura 13.3);
- o cateterismo transeptal (para guiar a punção transeptal);
- a oclusão da aurícula esquerda;
- a comissurotomia mitral percutânea (para auxiliar o cateterismo transeptal e a dilatação mitral) (figura 13.4);
- a implantação percutânea das valvas protéticas (sobretudo próteses aórticas);
- a correção percutânea de regurgitação mitral;
- a alcoolização septal nas cardiomiopatias obstrutivas.

Nessas indicações, as imagens ecográficas obtidas na EIC são próximas daquelas realizadas na ETO.

As vantagens da EIC são:

- a possibilidade de realizar o exame sem anestesia geral (para eliminar o risco anestésico e diminuir o tempo de hospitalização);
- a aplicação potencial do exame em situação de urgência (cateterismo septal difícil ou de urgência, anestesia geral não programada ou impossível etc.);

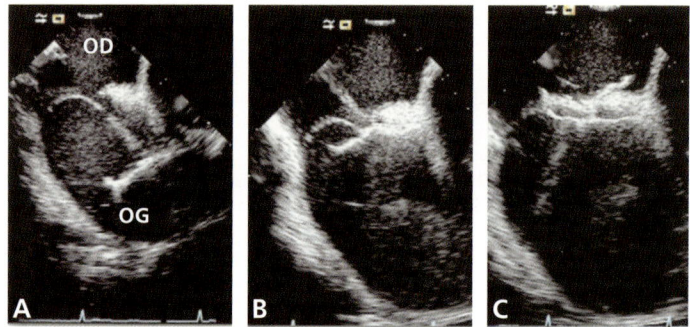

Figura 13.3. Fechamento do forame oval permeável sob controle da ecografia intracardíaca.
Fonte: E. Brochet, ÉchoCardiographie, 2009.

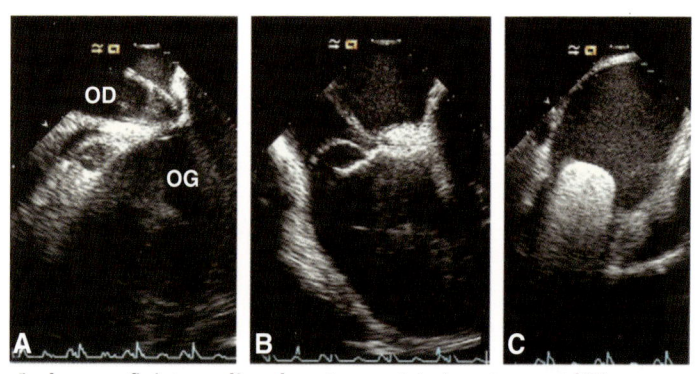

Figura 13.4. Utilização da ecografia intracardíaca durante um cateterismo transeptal (A) e uma comissurotomia mitral percutânea (B, C).
Fonte: E. Brochet, ÉchoCardiographie, 2009.

- a factibilidade do exame no caso em que a ETO é impossível ou mesmo contraindicada;
- uma exploração perfeita da totalidade do septo interatrial e, particularmente, da zona da fossa oval por via intracardíaca.

No que se refere ao fechamento percutâneo de FOP e de CIA, a ecografia intracardíaca é especialmente útil para:

- a análise completa e detalhada da falha septal (localização, tamanho, morfologia, anomalia associada etc.);
- a orientação precisa do procedimento de fechamento de FOP e de CIA;
- o controle e o acompanhamento do procedimento intervencionista.

Na verdade, a EIC traz as mesmas informações que a ETO, mas sem a necessidade de intubação esofágica nem anestesia geral.

Eletrofisiologia

A ecografia intracardíaca também é útil para guiar o cateter de ablação por radiofrequência. Ela permite:
- a localização espacial precisa das estruturas cardíacas;
- o acompanhamento da progressão intracardíaca do cateter;
- a verificação do posicionamento ideal do cateter no local da ablação;
- a detecção dos trombos que podem, eventualmente, se formar no cateter de ablação.

Cardiopatias congênitas

Nesse campo, a ecografia intracardíaca tem uma importância especial no diagnóstico das malformações congênitas complexas e nos controles dos procedimentos cirúrgicos. Ela permite obter verdadeiras visões cirúrgicas das estruturas cardíacas de alta resolução.

Conclusões

A ecografia intracardíaca (EIC) constitui nova abordagem ecográfica particularmente útil e rentável na cardiologia intervencionista. Ela oferece visões ecográficas de alta qualidade das estruturas cardíacas.

As informações trazidas pela EIC são muito interessantes e precisas nos planos diagnóstico e terapêutico.

As perspectivas da EIC estão na miniaturização dos cateteres e na reconstrução intracardíaca tridimensional (visão 3D em tempo real).

Por fim, o preço dos sistemas de EIC e sua facilidade de uso estão evoluindo de modo favorável, motivando a aplicação mais ampla desta técnica na prática clínica.

Bibliografia

Armstrong WF, Ryan T. Feigenbaum's Echocardiography. Lippincott Williams and Wilkins; 2009.

Bartel T, Konorza T, Arjumand J, et al. Intracardiac echocardiography in superior to conventional monitoring for guiding device closure of interatrial communications. Circulation 2003;107:795–7.

Bartel T, Konorza T, Arjumand J, et al. Intracardiac echocardiography in superior to conventional monitoring Circulation 2003;107:795–7.

Brochet E, Aubry P, Juliard JM, Vahanian A. L'Échographie intracardiaque: une nouvelle approche échographique en cardiologie interventionnelle. Cardiologie Pratique 2005;736:1–3.

Brochet A. L'Échographie intracardiaque. Échocardiographie 2009;18:5–8.

Calo L, Lambert F, Loricchio ML, et al. Intracardiac echocardiography: from electroanatomic correlation to clinical application in interventional electrophysiology. Ital Heart J 2002;3:387–98.

Citro R, Ducceschi V, Salustri A. Intracardiac echocardiography to guide transeptal catheterization for radiofrequency catheter ablation of left-sided accessory pathways: two case reports. Cardiovasc Ultrasound 2004;2:20.

Daoud EG, Kalbfleisch SJ, Hummel JD. Intracardiac echocardiography to guide transeptal left heart catheterization for radiofrequency catheter ablation. J Cardiovasc Electrophysiol 1999;10:358–63.

Girod A, Delabays C, Roguelov F, et al. Échographie intracardiaque: un nouvel outil en cardiologie interventionnelle. Revue Médicale Suisse; 3118 (revue.medhyg.ch).

Green NE, Hansgen AR, Carroll JD. Initial clinical experience with ICE in guiding balloon mitral valvuloplasty: technique, safety, utility and limitations. Catheter Cardiovasc Interv 2004;63:385–94.

Kalman JM, Olgin JE, Karch MR, et al. Use of intracardiac echocardiography in interventional electrophysiology. Pacing Clin Electrophysiol 1997;20:2248–62.

Koenig PR, Abdulla RI, Cao QL, et al. Use of intracardiac echocardiography to guide catheter closure of atrial communications. Echocardiography 2003;20:781–7.

Mangrum JM, Mounsey JP, Kok LC, et al. Intracardiac echocardiography-guided, anatomically based radiofrequency ablation of focal atrial fibrillation originating from pulmonary veins. J Am Coll Cardiol 2002;39:1964–72.

Mullen MJ, Dias BF, Walker F, et al. Intracardiac echocardiography guided device closure of atrial septal defects. J Am Coll Cardiol 2003;41(2):285–92.

Ren JF, Marchlinski FE, Callans DJ, Schwartsman D. Pratical Intracardiac Echocardiography in Electrophysiology. Wiley-Blackwell; 2005.

Silvestry FE, Wiegers SE. Intracardiac Echocardiography. Informa Healtcare; 2005.

Szili-Torok T, Kimman G, Theuns D, et al. Transseptal left heart catheterization guided by intracardiac echocardiography. Heart 2001;86:E11.

Szili-Torok T, Kimman G, Scholten MF, et al. Interatrial septum pacing guided by three-dimensional intracardiac echocardiography. J Am Coll Cardiol 2002;40:2139–43.

Wissner E. Utility of intracardiac echocardiography during transseptal puncture. Sudwestdeutscher Verlag für Hochschûlschrifter. 2010.

http://www.biosensewebster.com/products/diagnostic/acunaw.aspx.

https://www.medical siemens.com.

Stryker® Sustainability solutions (MKT0056D-AcuNawBrochure-2011.pdf).

Ecocardiografia peroperatória

CAPÍTULO **14**

Introdução

A ecocardiografia peroperatória tornou-se um auxílio indispensável ao anestesista e ao cirurgião cardíaco. Este exame, especializado e pouco invasivo, possibilita a exploração do coração com a ajuda de uma sonda transesofágica ou de uma sonda específica peroperatória externa (sonda epicárdica).

A ecocardiografia transesofágica (ETO) constitui uma via privilegiada para explorar o coração no peroperatório. Ela oferece imagens ecocardiográficas de alta resolução, sem atrapalhar o cirurgião durante sua intervenção. Os dados da ETO ajudam na otimização do ato cirúrgico, principalmente durante a cirurgia valvar, e no monitoramento peroperatório da função cardíaca em especial.

Metodologia

A ecocardiografia peroperatória necessita de um material ecocardiográfico adaptado e o respeito a certas condições de exame realizado no bloco cirúrgico.

Técnica do exame

Tecnicamente, a ecocardiografia peroperatória pode ser realizada, usando-se dois meios de abordagem:

- a via transesofágica;
- a via externa com a ajuda de uma sonda peroperatória colocada na pele do paciente ou diretamente em contato, com o órgão a ser examinado. A sonda "epicárdica" permite a exploração da aorta e de estruturas cardíacas sem interface no "campo operatório".

A ecocardiografia transesofágica é uma técnica de escolha rápida e confiável para a avaliação cardíaca peroperatória. Ela pode ser realizada em modo 2D ou 3D em tempo real, de acordo com a disponibilidade do material e em função das competências do operador.

A técnica de exame e as modalidades de ETO são discutidas no Capítulo 3.

A ETO 3D em tempo real é um avanço tecnológico muito útil e eficaz no campo da cirurgia cardíaca (Capítulo 10).

A ecocardiografia epiaórtica é um método particular de ecocardiografia externa aplicado à exploração direta do arco aórtico no peroperatório. Utiliza-se uma sonda peroperatória específica linear *phased array* com 128 elementos piezoelétricos e frequência de emissão de 7,5 a 15 MHz (sistema Philips) (figura 14.1). Essa sonda possibilita a imagem 2D trapezoidal e panorâmica e o modo Doppler (pulsado e colorido). No caso da ecocardiografia epiaórtica, a sonda ultrassonográfica é recoberta por um revestimento de proteção adaptado e estéril.

Condições de exame

A ecocardiografia peroperatória necessita de:

- uma estreita colaboração multidisciplinar entre o ecocardiografista, o cirurgião e o anestesista para otimizar a técnica cirúrgica e as táticas anestésicas;

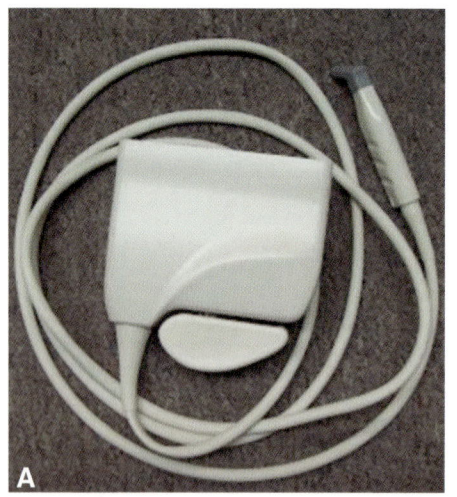

Figura 14.1. Sonda peroperatória *phased array* da Philips com seu conector para o ecocardiógrafo (A). A ponta da sonda de alta frequência (B).

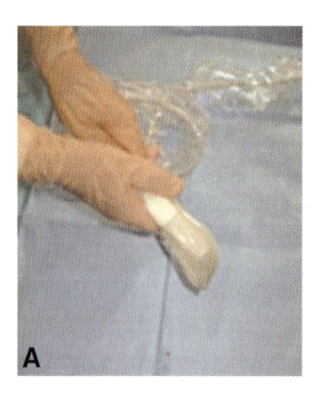

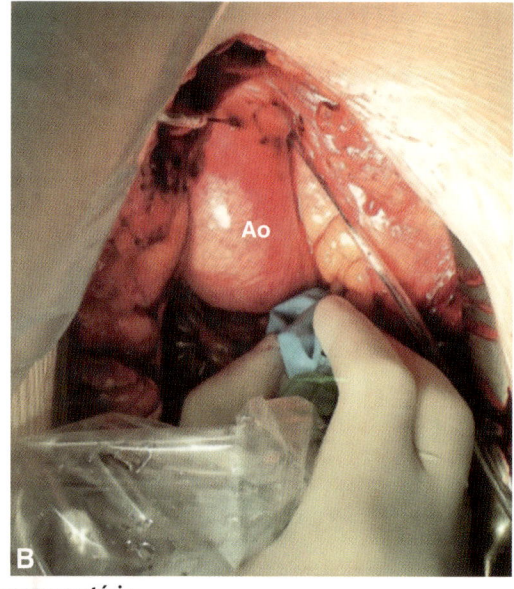

Figura 14.2. Técnica do exame ecocardiográfico peroperatório.
A. A sonda introduzida no revestimento protetor estéril é colocada no campo estéril de frente ao órgão a ser explorado.
B. A sonda pode estar diretamente em contato com o órgão-aorta ascendente (ecocardiografia epiaórtica).
Fontes: Fig. A: apud A. Maudière, D. Chatel, J. Frederic et al., Apport de l'échocardiographie épiaortique per-opératoire. L'Écho de la Filiale, 2010. *Fig. B:* apud J. Andres, P. Podolec, A. Gackowski, Echokardiografia srodoperacyjna. In: Echokardiografia praktyczna. Medycyna Praktyczna – Astra Zeneca 2004.

- uma sólida formação teórica e prática em ecocardiografias transtorácica e transesofágica;
- um bom conhecimento do ambiente cirúrgico cardíaco (técnicas cirúrgicas, fatores hemodinâmicos, procedimentos anestésicos etc).

Para garantir a segurança do paciente monitorado por meio de ecocardiografia durante uma intervenção cirúrgica, é necessário respeitar as seguintes condições (figura 14.2):

- verificar atentamente a sonda ecocardiográfica antes de cada utilização;
- usar um equipamento de proteção obrigatório que inclui um revestimento protetor estéril aprovado, envolvendo a sonda, bem como um gel de

transmissão ecográfica estéril durante o exame peroperatório direto;
- assegurar uma ligação adequada entre a superfície do paciente e a superfície do revestimento a fim de obter bom contato acústico;
- sempre retirar a sonda do paciente antes de uma desfibrilação elétrica;
- respeitar, cuidadosamente, o protocolo de desinfecção da sonda peroperatória.

Para evitar uma contaminação do ecocardiógrafo na presença de doença infecciosa, é necessário tomar precauções regulamentadas e cobrir o ecocardiógrafo com um campo operatório de uso único.

Por fim, um médico que realiza a ecocardiografia peroperatória deve possuir as competências:

- no funcionamento e na manutenção do material ecocardiográfico;
- na proteção do paciente durante a intervenção em conformidade com as práticas médicas apropriadas;
- no reconhecimento e na interpretação da imagem ecocardiográfica peroperatória.

Importância clínica

Uma sonda ecocardiográfica peroperatória é usada durante uma intervenção cirúrgica cardíaca para auxiliar o cirurgião a:

- visualizar, localizar e avaliar as estruturas cardíacas anatômicas;
- identificar e quantificar os fluxos sanguíneos intracardíacos;
- efetuar as medições cardíacas precisas (diâmetros, superfícies, velocidades etc.) durante a intervenção;
- orientar e otimizar o procedimento cirúrgico.

Aplicações clínicas

As aplicações clínicas da ecocardiografia peroperatória em cirurgia cardíaca são:

Controle da cirurgia valvar reparadora

A ETO peroperatória é um exame-chave no manejo dos pacientes operados por insuficiência mitral (plastia mitral). Ela permite definir melhor as anomalias anatômicas e funcionais da valva mitral, explicando os mecanismos da regurgitação valvar (figura 14.3).

Esses dados ecocardiográficos peroperatórios são um complemento muito útil para o cirurgião, que pode controlar e otimizar ao máximo o ato cirúrgico. Em caso de anomalia importante, um procedimento complementar de plastia ou a substituição valvar podem ser justificados.

Por fim, após a reparação valvar, a ecocardiografia permite verificar o resultado funcional da plastia mitral. Entretanto, esse controle deve estar atento à presença de distúrbios do ritmo (principalmente fibrilação atrial) e de variações das condições de carga do VG que podem complicar a análise de uma regur-

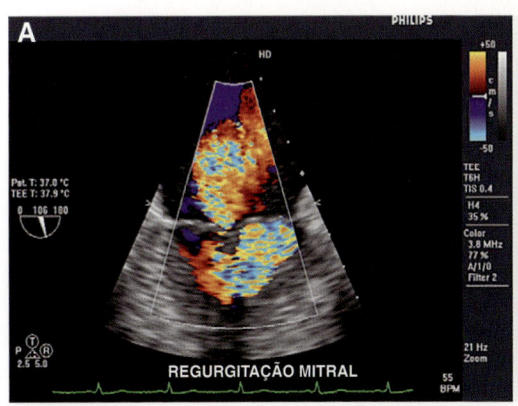

Figura 14.3. Análise da valva mitral na ETO peroperatória.
A. Jato de regurgitação mitral visualizado em ETO 2D multiplanar.
B. Morfologia da valva mitral estudada em ETO 3D em tempo real.

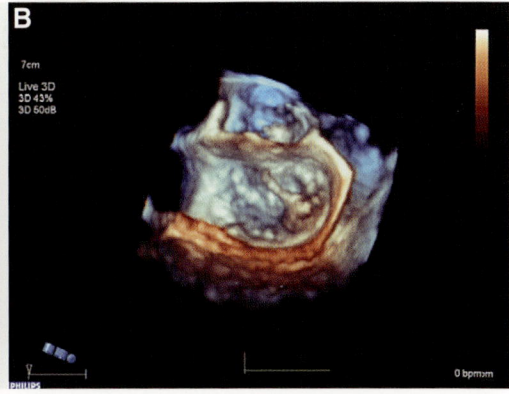

gitação mitral residual (risco de minimizar ou aumentar a regurgitação valvar):

- a avaliação hemodinâmica em tempo real da função cardíaca, independentemente do tipo de cirurgia.

De fato, a ecocardiografia peroperatória permite avaliar confiavelmente as cinéticas global e segmentar do ventrículo esquerdo (VG).

O desempenho global do VG pode ser observado na ETO peroperatória por meio da fração de redução de superfícies (FRS): telediastólica (STD) e telessistólica (STS) do VG, calculadas a partir do corte de eixo curto transgástrico (FRS = STD – STS/ STD) (figura 14.4).

A pré- e a pós-carga do VG são fatores determinantes, respectivamente, da STD e da STS ventricular esquerda.

Assim, a ETO permite orientar o anestesista sobre a otimização de uma reposição volêmica. Para evitar a sobrecarga volêmica do VG, às vezes é possível observar as pressões de enchimento do VG por meio da análise do fluxo mitral, do fluxo venoso pulmonar e das velocidades do anel mitral no Doppler transesofágico.

A avaliação de baixo débito peroperatório pesquisará uma hipovolemia e/ou uma alteração da função sistólica do VG. A hipovolemia é sugerida no aspecto "vazio" do VG, muitas vezes hipercinético, cuja STD se torna muito baixa (< 5cm^2/m^2).

A detecção das anomalias da cinética segmentar do VG necessita de uma análise segmento a segmento das paredes do ventrículo esquerdo na ETO peroperatória.

Esta análise é, às vezes, difícil e incompleta na ETO peroperatória, mesmo em modo multiplanar. Além disso, o aparecimento de distúrbios segmentares no período peroperatório nem sempre significa a presença de uma isquemia miocárdica, pois esse sinal pode ser encontrado em outras circunstâncias: hipovolemia, anomalia de condução, efeitos dos agentes anestésicos, interrupção da circulação extracorpórea (CEC) etc. Da mesma forma, após uma cirurgia de ponte de safena, a interpretação dos distúrbios de

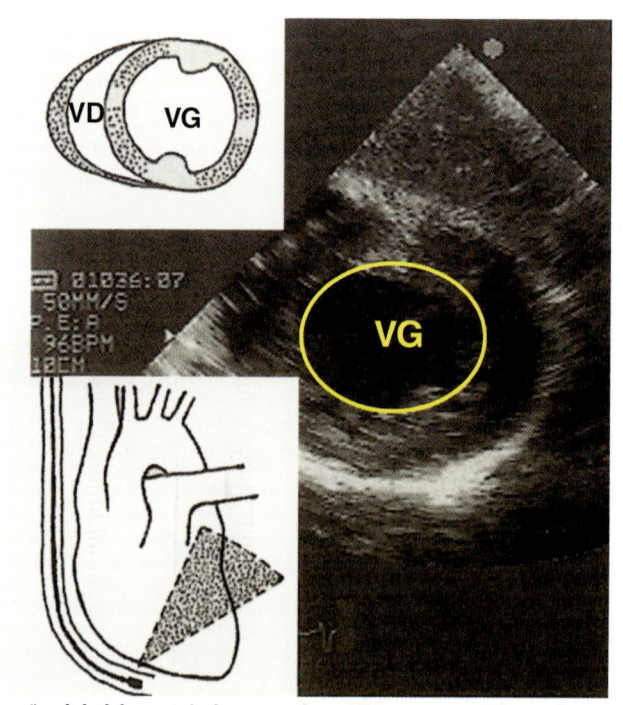

Figura 14.4. Estudo da função global do ventrículo esquerdo na ETO peroperatória, conforme o corte transgástrico de eixo curto.
(Medida das superfícies telediastólica e telessistólica do VG).

cinética segmentar do VG permanece frequentemente delicada. Ela necessita do conhecimento da cinética do VG no pré-operatório. Ademais, a discinesia do septo interventricular é quase constante após CEC.

A análise peroperatória da função do ventrículo direito (VD) é complexa e muitas vezes negligenciada. O aumento brutal da pós-carga do VD pode ser identificado em caso de embolia (cirurgia de prótese de quadril) ou embolia gasosa maciça (neurocirurgia). Ela se expressa por uma dilatação do VD pouco complacente que atrapalha o enchimento do VG e causa uma queda do débito cardíaco (risco de choque peroperatório).

Por fim, a ecocardiografia peroperatória permite estudar as interações entre a hemodinâmica e a ventilação artificial, bem como a interdependência ventricular:

- o diagnóstico de um *shunt* intracardíaco responsável por uma hipoxemia peroperatória.

Um *shunt* direito-esquerdo por abertura do forame oval pode ser detectado pela ETO peroperatória. Entretanto, a hipoxemia peroperatória também pode ser atribuída a uma obstrução arterial pulmonar comprovada pela presença de um trombo em uma artéria pulmonar na ETO:

- o diagnóstico de um obstáculo subvalvar aórtico.

Essa obstrução subaórtica é observada na ETO peroperatória por meio de um estudo morfológico e dinâmico do VG.

A correção da volemia e do enchimento ventricular esquerdo pode reduzir essa obstrução dinâmica em certos casos:

- o controle da implantação das próteses valvares mecânicas e biológicas.

A ETO peroperatória permite o diagnóstico rápido e preciso de uma disfunção protética, de uma regurgitação paraprotética ou de uma trombose que exija uma reoperação rápida:

- o controle das intervenções cirúrgicas cardíacas complexas (coronárias, valvares, cirurgia do mixoma, transplante cardíaco etc.);
- o controle das intervenções na cirurgia cardíaca pediátrica.

Ao utilizar a sonda de pequeno calibre, pediátrica, a ETO peroperatória possibilita o acompanhamento e a correção cirúrgica ideal das anomalias congênitas:

- o controle da posição do balão de contrapulsação intra-aórtica;
- o rastreamento da aterosclerose aórtica.

No que se refere ao arco aórtico, a ETO peroperatória é limitada à exploração da parte alta da aorta ascendente (zona chamada de "cega"). O uso de uma sonda peroperatória "epiaórtica" de alta frequência é capaz de resolver essa abordagem da ETO peroperatória. A importância clínica da ecocardiografia epiaórtica peroperatória está na pesquisa do ateroma da aorta ascendente (inclusive da zona "cega") (figura 14.5). Essa abordagem diagnóstica permite adaptar a estratégia operatória ideal (pinçamento aórtico evitado, canulação aórtica ou femoral, substituição da aorta ascendente, intervenção sem CEC etc.) para diminuir o risco de acidentes vasculares encefálicos (AVE)

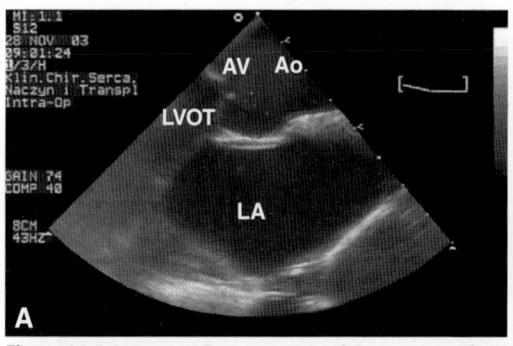

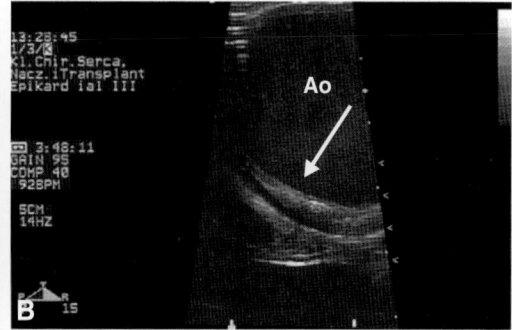

Figura 14.5. Imagem 2D no peroperatório com a sonda "epicárdica".
A. Corte visualizando a aorta (Ao), a valva aórtica (AV), a câmara de ejeção do VG (LVOT) e a aurícula esquerda (LA).
B. Corte longitudinal da aorta ascendente identificando o ateroma aórtico (ecocardiografia epiaórtica).
Fonte: J. Andres, Echocardiografia Kliniczna, 2004.

ligados à manipulação da aorta ascendente no peroperatório.

Por fim, as aplicações da ETO peroperatória estão se difundindo na cirurgia não cardíaca (ortopédica, neurológica, hepática, pulmonar etc.).

Em transplantes de pulmão, além de seu papel no manejo hemodinâmico, a ETO peroperatória permite precisar as indicações de assistência e visualizar as anastomoses vasculares.

Complicações potenciais

A taxa de complicações induzidas pela ETO peroperatória é relativamente baixa. Essas complicações vão de uma simples disfagia a rupturas excepcionais do esôfago, até mesmo da traqueia, basicamente em um contexto pré-operatório negativo (esofagopatias, patologia traqueal).

Conclusões

A ecocardiografia peroperatória fundamentada, essencialmente, na técnica transesofágica (ETO) é um exame-chave no manejo dos pacientes submetidos à cirurgia cardíaca. Ela se impôs como um meio diagnóstico eficaz e como uma ferramenta de monitoramento peroperatório preciso do ato cirúrgico e da função cardíaca. As informações fornecidas por eco-Doppler pela ETO podem ser exploradas antes, durante e depois de uma intervenção cirúrgica.

A estreita colaboração entre ecocardiografista e cirurgião cardíaco é indispensável para se obter resultados ideais nessa cirurgia.

As indicações da ecocardiografia peroperatória são várias, sobretudo em função da complexidade da patologia a ser operada. A análise da aorta ascendente na ecocardiografia epicárdica permite alterar a estratégia operatória. Surgida recentemente, a ecocardiografia transesofágica tridimensional em tempo real (ETO 3D) demonstrou sua grande importância no bloco operatório. Ela possibilita obter verdadeiras "visões cirúrgicas" das estruturas cardíacas e reconstruir em cores os fluxos sanguíneos.

Por fim, o uso da ecocardiografia peroperatória se estendeu também para a cirurgia não cardíaca.

Bibliografia

Andres J, Podolec P, Gackowski A. Echokardiogarfia srodoperacyjna. In: Echokardiografia praktyczna, vol. 6. Medycyna Praktyczna – Asrea Zeneca; 2004. p. 8597.

Berrebi A, Michel-Cherqui M. Échocardiographie au bloc opératoire. Arch Mal Cœur Vaiss 2001;94(3):109–20.

Berrebi A. Place de l'échocardiographie peropératoire en chirurgie valvulaire. In: Échocardiographie clinique de l'adulte. Estem; 2003.

Bogino E, Chauvel Ch, Dehant P, Simon M. Échocardiographie et chirurgie cardiaque. Ed. Merck; 2003.

Chassot PG, Bettex D. Échocardiographie transoesopha gienne en anesthésie-réanimation. Williams Wilkins; 1997.

Chauvel C. Intérêt de l'échocardiographie peropératoire dans la prise en charge des insuffisances mitrales. Ann Cardiol Angéiol 2003;52(2):108–16.

Couture P, Denault AY, Mckenty S, et al. Impact of routine use of intraoperative transoesophageal echocardiography during cardiac surgery. Can J Anesth 2000;47:20–6.

Davila-Roman VG, Phillips KJ, Daily BB, et al. Intraoperative transesophageal echocardiography and epiaortic ultrasound for assessment of atherosclerosis of the thoracic aorta. J Am Coll Cardiol 1996;28:942–7.

Forest AP, Lovelock ND, Hu JM, et al. The impact of intraoperative transoesophageal echocardiography on an unselected cardiac surgical population: a review of 2343 cases. Anaesth Intensive Care 2002;30:734–41.

Greim CA, Roewer N. Atlas de poche d'échocardiographie transÉsophagienne en anesthésie-réanimation et soins intensifs. Flammarion-Médecine Sciences; 2007.

Klimczak Ch Échographie cardiaque transÉsophagienne. Masson; 2002.

Lehot JJ, Blanc P, Arvieux CC, et al. Transesophageal echocardiography for minimally invasive cardiac surgery. J Cardiovasc Surg 2001;42:291–5.

Lehot JJ, Duperret S, Gressier M. Que doit savoir faire un anesthésiste en échographie cardiaque? MAPAR 2004;225–34.

Lennon MJ, Gibbs NM, Weightman WM, et al. Transesophageal echocardiography – related gastrointestinal complications in cardiaque surgical patients. J Cardiothorac Vasc Anesth 2005;19:141–5.

Maudière A, Chatel D, Frédéric J, et al. Apport de l'échocardiographie épiaortique per-opératoire. L'Écho de la Filiale 2010;24:18–23.

Michel-Cherqui M. Intérêt de l'échocardiographie per-opératoire en chirurgie thoracique. IRBM 2009;30(Suppl. 1):S21–6.

Mihaileanu S, El Asmar B, Acar C, et al. Intra-operative transoesophageal echocardiography after mitral repair-specific conditions and pitfalls. Eur Heart J 1991;12(Suppl. B):26–9.

Nguyen A, Florens E, Menasche Ph, Bloch G. Pièges de l'échocardiographie transÉsophagienne per-opératoire. Paris: Congrès SFT; 2000.

Perrino AC, Reeves ST, Glas C. Practice of perioperative transoesophageal echocardiography: essential cases. Lippincott Williams Wilkins; 2010.

Savage RM, Aronson S, Shernan SK. Comprehensive textbook of perioperative transoesophageal echocardiography. Lippincott Wiliams Wilkins; 2010.

Shanewise JS, Cheung AT, Aronson S, et al. ASE/SCA guidelines for performing a comprehensive intraoperative multiplane transoesophageal echocardiography examination. J Am Soc Echocardiogr 1999;12:884–900.

Slama M. Manuel d'échocardiographie Doppler pour le patient en état critique. Elsevier Masson; 2009.

Sylivris S, Calafiore P, Matalanis A, *et al.* The intraoperative assessment of ascending aortic atheroma: epiaortic imaging in superior to both transoesophageal echocardiography and direct palpation. J Cardiothorac Vasc Anesth 1997;11:704–7.

Vandenberg BF, Kerber RE. Transesophageal echocardiography and intraoperative monitoring of left ventricular function. Anesthesiology 1990;73:798–801.

Vignon P. Évaluation hémodynamique en situation aiguë. Arch Mal Cœur Vaiss 2001;94(III):101–8 Échographe iE33 Mise en route, Philips 2007.

http://www.ultrasolutions.com/L157io-Cardiactransducer.cfm.

Ecocardiografia portátil

CAPÍTULO 15

Introdução

A chegada de "pequenas máquinas compactas" ou ecocardiógrafos portáteis ou de bolso é uma constante em praticamente todos os fabricantes de equipamento de ecocardiografia.

Depois dos aparelhos de primeira geração, muitas vezes de qualidade baixíssima em termos de imagem e funcionalidade, em comparação aos ecocardiógrafos de "primeira classe", o surgimento dos ecocardiógrafos portáteis corre o risco de transformar a prática cardiológica atual.

De fato, a miniaturização dos ecocardiógrafos não ocorre em detrimento da qualidade, pois os desempenhos dessas novas "pequenas máquinas" melhoraram com o passar dos anos.

As vantagens dos ecocardiógrafos portáteis são evidentes. Esses aparelhos de ecocardiografia são manuseáveis e fáceis de deslocar. Isto os torna facilmente utilizáveis ao leito do paciente. Seus campos de aplicação potenciais abrangem o exame de pacientes hospitalizados, mas também a avaliação ecocardiográfica específica de pacientes durante uma consulta, até mesmo na pesquisa de certas afecções cardíacas. Essas vantagens explicam a importância atual dos ecocardiógrafos portáteis.

Metodologia

Os progressos da tecnologia tornaram possível a miniaturização dos ecocardiógrafos, agora portáteis ou até ultraportáteis. O conceito inicial continua sendo o de um computador pessoal, de peso não desprezível, facilmente transportável, eficaz e fácil de usar (figuras 15.1 e 15.2).

Evoluções tecnológicas

As primeiras máquinas portáteis surgiram há cerca de uma década, oferecendo primeiramente apenas a imagem bidimensional, sem possibilidade de medição. Em seguida, essas máquinas se equiparam com Doppler pulsado, seguido do Doppler colorido, com a possibilidade, em algumas delas, de realizar até mesmo a ecocardiografia transesofágica. Uma série de medições também foi disponibilizada aos profissionais. Por fim, a nova geração de ecocardiógrafos ditos ultraportáteis se tornaram um "superestetoscópio" ultrassônico, uma preciosa ajuda no exame clínico, constituindo um equivalente de escopia (figura 15.3). Esses ecocardiógrafos certamente invadirão a prática médica no futuro, principalmente na óptica de uso polivalente.

Fatores decisionais

A opção de ecocardiógrafos portáteis hoje é ampla. Os fatores que determinam essa escolha e a difusão médica mais ampla dos aparelhos portáteis são vários:

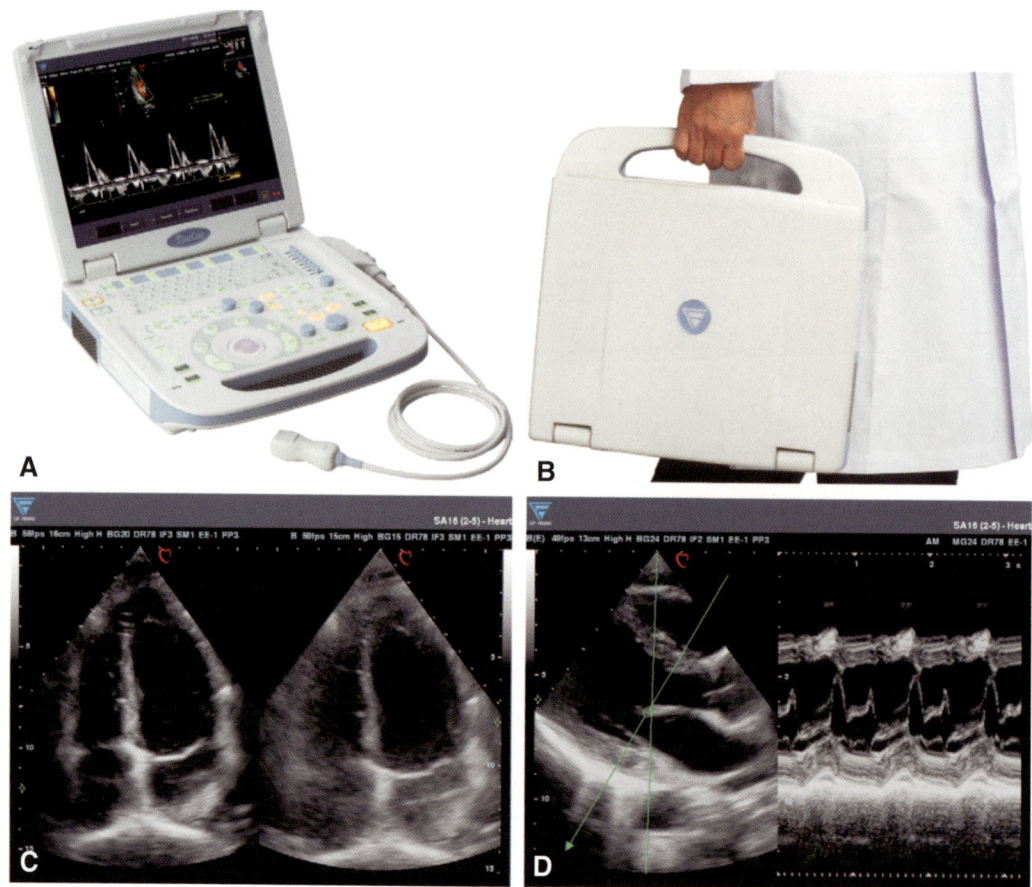

Figura 15.1. Ecocardiógrafo portátil compacto (sistema Fukuda Denshi).
A, B. Concebidos para uso separado autônomo ou em carrinho.
Exemplos de imagem 2D: **C.** Harmônica *vs.* fundamental. **D.** Modo anatômico.

- o local da atividade e a forma de utilização do ecocardiógrafo portátil;
- a qualidade da gama de ecocardiógrafos existentes e sua acessibilidade (permanente ou pontual);
- a qualidade de imagens e o desempenho diagnóstico do ecocardiógrafo, o que permite confirmar ou rejeitar um diagnóstico sugerido;
- a frequência dos exames ecocardiográficos realizados, o que determina a necessidade de um ecocardiógrafo complementar;
- o peso do ecocardiógrafo (de 2 a 10 kg) e sua concepção adaptada à necessidade do usuário;
- a autonomia máxima do ecocardiógrafo portátil com bateria e as possibilidades de recarga rápida;

- a transportabilidade do ecocardiógrafo (com a mão, em uma bolsa, a tiracolo, em uma maleta com rodas, em um suporte removível etc.);
- a qualificação do usuário e seu nível de formação (operador iniciante ou experiente);
- a morfologia dos pacientes geralmente examinados;
- o tipo de patologias envolvidas (clássicas, simples, diversificadas, complexas etc.);
- a possibilidade de edição de imagens (necessidade de um periférico?) e da recuperação das imagens em um suporte computacional (computador, disco rígido, CD/DVD, *pen drive* etc.);
- a possibilidade de integração do ecocardiógrafo a uma rede;

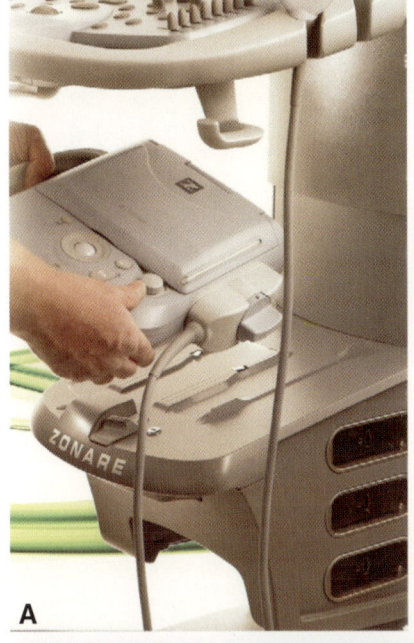

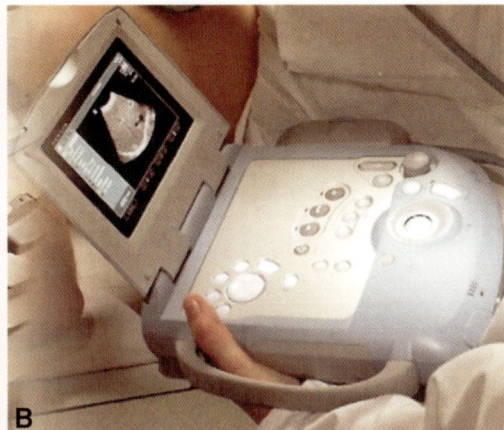

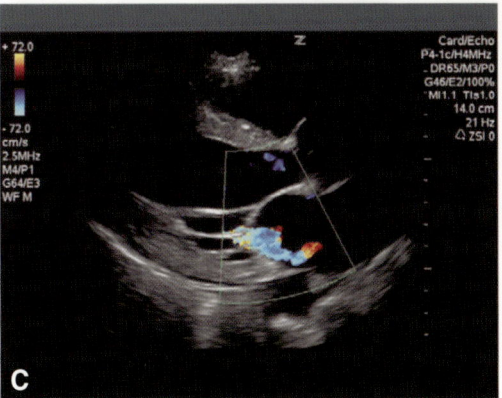

Figura 15.2. Ecocardiógrafo portátil (B) (sistema Zonare) desconectável da plataforma "mãe" (A) para uso autônomo à cabeceira dos pacientes. Exemplo de imagem colorida 2D (C).

- a possibilidade de transferência das imagens ecocardiográficas para um repetidor (monitor, computador etc.).

De fato, são muitos os fatores decisionais, frequentemente complexos, que fazem com que a avaliação do aparelho portátil de ecocardiografia varie de uma equipe a outra. Entretanto, o objetivo da escolha adequada do ecocardiógrafo é comum: garantir uma confiabilidade da máquina que possibilite a realização de um exame ecocardiográfico completo.

Importância clínica

Os ecocardiógrafos portáteis apresentam várias vantagens e alguns inconvenientes.

Vantagens do aparelho portátil

São as seguintes:

- o tamanho reduzido e a leveza do aparelho;
- a maneabilidade, a facilidade de transporte e de instalação da máquina;

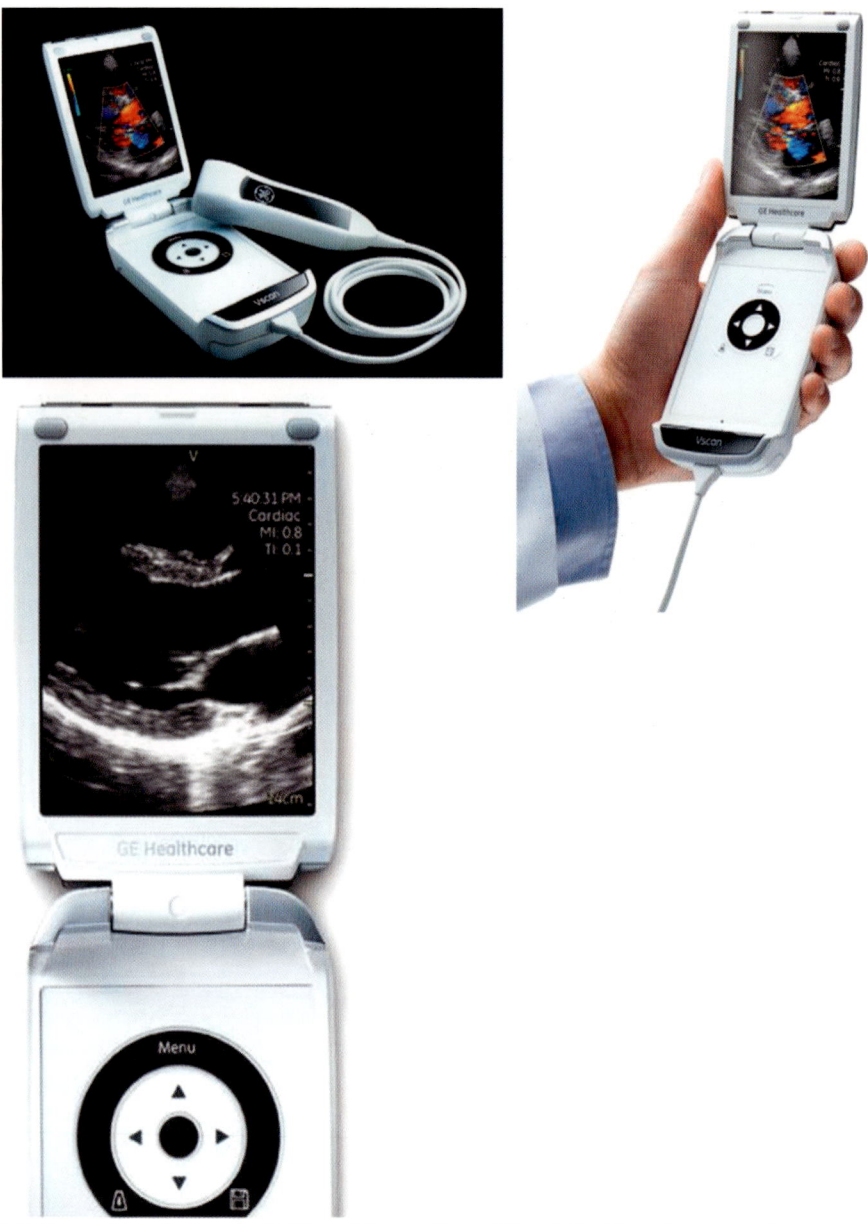

Figura 15.3. Ecocardiógrafo ultraportátil-Vscan (sistema General Electric Healthcare), que permite obter desempenhos ideais em qualquer lugar. (Imagens: bibliografia)

- o custo financeiro reduzido do aparelho portátil;
- as funções (modalidades, medições) ideais disponíveis;
- os aprimoramentos (tecnológicos e informatizados) que podem ser realizados.

O ecocardiógrafo portátil, que por muito tempo foi considerado um material insuficiente de "improviso" que permitia eliminar as "grandes urgências", consolidou sua posição na prática cardiológica. Ele pode realizar a maioria das operações efetuadas por um ecocardiógrafo de "primeira classe". Isto significa que esse tipo de aparelho, nas mãos de ecocardiografistas experientes, é suficiente em certo número de contextos.

Usos específicos

O ecocardiógrafo portátil tem importância particular:

- no leito do paciente (inválido, idoso, com mobilidade reduzida, infectado, em situação de urgência etc.);
- no quadro da reanimação nos pacientes em estado crítico;
- em um serviço de urgência, cuidados intensivos, cardiologia ou reanimação (sobretudo não equipado com um aparelho próprio);
- em um bloco cirúrgico onde instalar um ecocardiógrafo clássico traz transtornos;
- em uma sala de cateterismo;
- nos pacientes ambulatoriais;
- nos consultórios médicos;
- em caso de não disponibilidade (ou de avaria) de um aparelho fixo mais eficaz.

Aplicações clínicas

As indicações da ecocardiografia portátil são múltiplas. Elas dependem da aptidão do exame em questão para especificar um determinado diagnóstico com uma sensibilidade e uma especificidade adequadas.

A qualidade das imagens adquiridas e a exatidão de sua interpretação são fatores que dependem rigorosamente das capacidades do operador. A real utilidade da ecocardiografia portátil foi demonstrada nas situações clínicas, consideradas "difíceis", como:

- insuficiência cardíaca (alteração do funcionamento da bomba e enchimento);
- hipertensão arterial pulmonar (especialmente nos pacientes sob ventilação mecânica);
- valvopatias agudas severas;
- disfunção protética aguda;
- suspeita de tamponamento cardíaco;
- suspeita de lesão severa da aorta (aneurisma, dissecção).

A capacidade diagnóstica da ecocardiografia portátil nessas indicações "específicas" parece próxima à do aparelho de primeira classe, mas ainda não corresponde a todas as expectativas.

A descoberta de uma anomalia potencialmente "grave" deve levar a uma exploração ecocardiográfica completa com o auxílio de um aparelho mais eficiente.

A ecocardiografia portátil também abre a perspectiva:

- na pesquisa ampla nas populações de risco (grandes populações expostas);
- na orientação de procedimentos cardiológicos invasivos (valvares, coronários, pericárdicos etc.).

Por fim, alguns ecocardiógrafos portáteis podem ser igualmente utilizados para usos não cardíacos, por exemplo, abdominais (uso polivalente).

Inconvenientes do aparelho portátil

Os inconvenientes da ecocardiografia portátil são, principalmente, causados por:

- potencial fragilidade do material, atribuído ao pequeno tamanho do ecocardiógrafo portátil;
- limitação sentida pelo usuário, pelo tamanho pequeno da tela integrada ao ecocardiógrafo;
- limites nas funções de alguns tipos de portáteis (falta do Doppler contínuo ou de DTI etc.);
- necessidade de carregamento rápido das baterias para o acesso a qualquer hora ao aparelho;
- risco de contaminação (nos pacientes infectados, em reanimação etc.);
- risco de roubo (máquina pequena fácil de roubar).

Por fim, uma formação adequada dos usuários do ecocardiógrafo portátil é necessária para garantir a realização confiável e precisa do exame ecocardiográfico (curva de aprendizagem ideal).

Perspectivas

Difícil não imaginar que os ecocardiógrafos portáteis irão se impor na prática cardiológica cotidiana em um futuro próximo, com:

- um leque de sondas ultrassonográficas para escolher;
- o aprimoramento da qualidade das imagens (em particular, aumento da taxa de aquisição);
- as funções disponíveis como na máquina de "primeira classe": Doppler contínuo, DTI, ecocardiografia transesofágica, de estresse, 3D;
- o armazenamento digital ampliado, a rápida edição disponível, a fácil transferência dos dados;
- o preço reduzido dos ecocardiógrafos portáteis;

- uma legislação sobre o uso de tal aparelhagem (recomendação, cotação etc.).

Os ecocardiógrafos portáteis irão, natural e inevitavelmente, acompanhar a evolução dos telefones celulares: miniaturização, Internet, Wi-Fi etc. Tudo depende do que se espera deles e do uso que se fará deles. A criação de um dispositivo de ecocardiografia de bolso composto por um "aparelho-sonda" ultrassonográfico (do tamanho de um microfone), conectado a um iPhone/smartphone ou até mesmo um iPad por uma entrada USB, é potencialmente realista. Um aplicativo específico (*software* de ecocardiografia) instalado em um iPhone permitirá a exibição instantânea das imagens ecocardiográficas. Este sistema de ecocardiografia de bolso compacto e miniaturizado (estetoscópio ultrassonográfico) agora está disponível no mercado e é destinado à ecografia abdominal em especial (sistema MobiUS, por exemplo) (figura 15.4). Além disso, com um celular, é possível, entre outras coisas, enviar as imagens para que sejam examinadas mais precisamente ou armazenadas em um servidor.

Conclusões

Os ecocardiógrafos portáteis nasceram dos progressos tecnológicos e da miniaturização da informática. São do tamanho de um PC portátil ou mesmo de um smartphone (ecocardiógrafo ultraportátil ou ecoscópio), o que os torna bastante manejáveis e fáceis de usar no leito do paciente. Esses ecocardiógrafos facilitarão o exercício da ecocardiografia em várias situações (sala de cateterismo, bloco cirúrgico, reanimação, consultório etc.) com portabilidade e ocupação de pouco espaço. Seu campo de aplicação e de ação parece importante e potencialmente promissor na rotina cardiológica. Os limites tecnológicos provavelmente serão transpostos pelos incessantes progressos, especialmente na informática. Assim, os ecocardiógrafos ultraportáteis, ao se tornarem "assistentes ultrassonográficos" no exame clínico, podem abalar o microcosmo da cardiologia não invasiva.

Bibliografia

Berges AC, Knebel F, Walde T, *et al.* Diagnostic accuracy of new handheld echocardiography with Doppler and harmonic imaging properties. J Am Soc Echocardiogr 2004;17:234.

Derumeaux G. Les Échographes sur la voie de la miniaturisation. Profession Cardiologique octobre 2010;17–8.

Gallet B. Intérêt des examens échocardiographiques réalisés au moyen d'un appareil portable chez les patients en situation critique. La Lettre du Cardiologue 2001;349:38.

Goodkin GM, Spevack MD, Tunick PA, et al. How useful is hand-carried bedside echocardiography in critically ill patients? J Am Coll Cardiol 2001;37:2019–22.

Hagège A. Échocardiographie – le stéchoscope remplacera-t-il bientôt le stéthoscope? Arch Mal Coeur Pratique 2001;95:28–30.

Lipczynska M, Szymanski P, Hoffman P. Przenosne echokardiografy. In: Echokardiografia, vol. 7. Via Medica; 2005. p. 83–4.

Malergue M-C. L'Imagerie cardiovasculaire: le point phare du congrès (ESC, Munich 2008). Cardiologie Pratique 2008;863:1–4.

Malergue M-C. Quelle est la place de l'écho portable? Cardiologie Pratique 2009;872/873:14–5.

Melamed R, *et al.* Assessment of left ventricular function by intensivists using handheld echocardiography. Chest 2009;135(6):1416–20.

Petrovic T, Lapostolle F, Adnet F. La Portabilité des échographes: un critère important mais pas unique en médecine d'urgence préhospitalière. La revue des SAMU 2007:257–9.

Roelandt JRTC. A personal ultrasound imager (ultrasound stethoscope). A revolution in the physical diagnosis. Eur Heart J 2002;23:523.

Schouman-Claeys E, Fernandez P. Échographie portable: expérience et point de vue. Bulletin de la SFR Septembre 2002.

Spencer KT, Anderson AS, Bhargava A, *et al.* Physicianperformed point-of-care echocardiography using a laptop platform compared with physical examination in

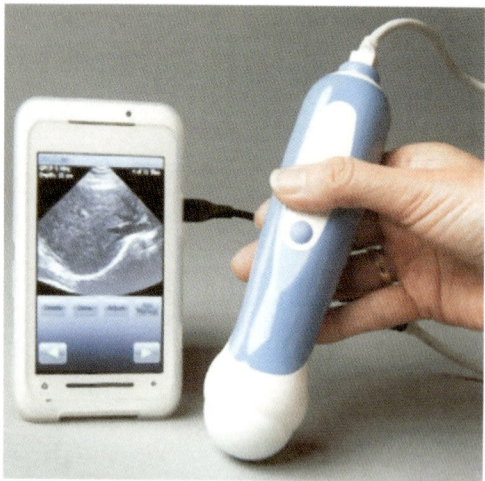

Figura 15.4. Sistema de ecografia portátil "de bolso" MobiUS da MobiSante.
O aparelho-sonda ultrassônica do tamanho de um microfone é conectado por uma entrada USB a um iPhone, exibindo imagens ecográficas adquiridas em tempo real.
Imagem: bibliografia.

the cardiovascular patient. J Am Coll Cardiol 2001;37(8):2013–8.

Vignon Ph, Chastagner C, Francois B, *et al.* Capacité diagnostique et impact thérapeutique de l'échocardiographie portable en réanimation. Réanimation 2002;11(Suppl. 3):189S.

Vignon Ph. Intérêt de l'échographie portable en pratique cardiologique. Cardinale; 2003 tome XV (7)P.:46–9.

Vourvouri EC, Poldermans D, De Sutter J, *et al.* Experience with an ultrasound stéthoscope. J Am Soc Echocardiogr 2002;15:80–5.

http://www.maxiapple.com/2011/10 mobisantes.

MobiSante Mobi US iPhone: Système d'Échographie de Poche. Planète Cardio Magazine. Ed. Bianca Medica; 2008. n° 7.

http://www.gehealthcare.com/eufr/ultrasound.

http://medgaget.com/2012/05 ge-upgrades-its-portablevscane.

http://echonews.fr? tag=vscan.

Doppler transtorácico do fluxo coronariano

Capítulo 16

Introdução

O Doppler intracoronário permite a análise do fluxo coronariano e a reserva coronariana (Capítulo 12). No entanto, o caráter invasivo dessa técnica ecográfica limita consideravelmente seu uso na rotina cardiológica.

Com o desenvolvimento tecnológico das sondas ultrassonográficas de alta frequência de emissão e da imagem harmônica (Capítulo 5), a análise não invasiva do fluxo coronariano passou a ser possível por via transtorácica clássica.

Metodologia

Para estudar o fluxo coronariano por via transtorácica, utiliza-se a sonda ultrassonográfica padrão de multifrequência (de 3 a 7 MHz de preferência) munida com uma tecnologia harmônica.

Na prática, o registro ideal do fluxo coronariano pode ser realizado na artéria coronária interventricular anterior (IVA) no nível de sua porção distal.

Esta porção da IVA, chamada de "superficial" ou epicárdica, encontra-se anatomicamente próxima à parede torácica – portanto, da sonda ultrassonográfica – e seu trajeto vertical é paralelo ao feixe Doppler, garantindo alinhamento ideal com o fluxo coronariano.

A metodologia do exame do fluxo coronariano por via transtorácica inclui sucessivamente (figura 16.1):

- a localização espacial bidimensional (2D) da IVA de acordo com a incidência transtorácica adequada: entre a paraesternal e a apical, realizando uma ligeira rotação em sentido anti-horário da sonda.

A artéria IVA é visualizada em modo 2D sob a forma de uma estrutura tubular e oblíqua que se dirige para a ponta do coração:

- a aplicação do modo Doppler colorido bidimensional, regulando a escala de velocidade em cores entre 12 e 24 cm/s.

Este procedimento, que favorece a detecção de baixas velocidades sanguíneas, permite a visualização ideal do fluxo coronariano em Doppler colorido:

- o registro do fluxo coronariano em Doppler pulsado transtorácico, utilizando a porta Doppler de tamanho de 3-4 mm.

O aspecto espectral do fluxo coronariano normal é bifásico, com nítida predominância diastólica.

Em alguns casos, é possível estudar o fluxo coronariano da artéria interventricular posterior ou da circunferência distal, mas a factibilidade dessa abordagem é menor do que para a IVA.

Importância clínica

O Doppler transtorácico aplicado à artéria coronária epicárdica permite medir:

- as velocidades sistólico-diastólicas do fluxo coronariano;
- a reserva do fluxo coronariano, parâmetro-chave na avaliação da permeabilidade coronariana.

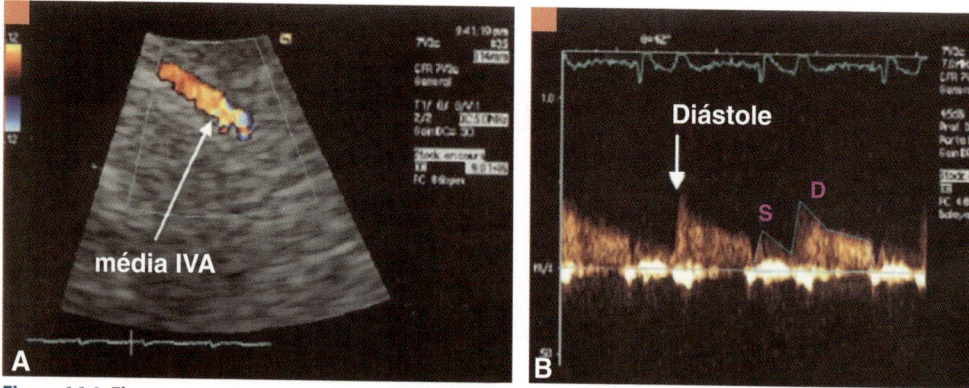

Figura 16.1. Fluxo coronariano normal visualizado em Doppler colorido.
A. Na IVA média. **B.** Registro em Doppler pulsado transtorácico.
Aspecto bifásico sistólico-diastólico do fluxo coronariano com predominância diastólica (D > S).
Fonte: A. Scheuble, Réalités Cardiologiques, 2005.

Estudo da reserva coronariana

A reserva do fluxo coronariano (RFC ou CVR: Coronary Velocity Reserve) reflete a adaptação do débito coronariano à demanda metabólica do miocárdio. Ela se define pela relação entre o fluxo coronariano após estímulo hiperêmico e o fluxo coronariano no estado basal (figura 16.2).

A hiperemia provocada é obtida por causa da injeção intravenosa de adenosina, na dose de 140 µg/kg/min em cinco minutos. Este teste com adenosina causa uma vasodilatação coronariana que é representada por um aumento da velocidade coronariana medida simultaneamente no Doppler transtorácico.

Assim, a reserva do fluxo coronariano (RFC) é uma razão de duas velocidades: hiperêmica no pico/basal. Na prática, um valor de RFC < 2 comprova significativa diminuição da reserva coronariana.

Aplicações clínicas

As aplicações clínicas principais da reserva de RFC são:

- a detecção da estenose coronariana significativa.

A RFC permite avaliar a influência de uma estenose coronariana no fluxo sanguíneo. Ela está inversamente relacionada com o grau da estenose coronariana. Assim, uma RFC < 2 está a favor de uma estenose coronariana epicárdica significativa.

Para as estenoses coronarianas intermediárias da IVA (50-70%), a medição da RFC permite dispensar a angioplastia em caso de valor de RFC > 2.

Contudo, é preciso salientar que a RFC permite apenas uma avaliação da repercussão funcional das estenoses coronarianas e não pretende de modo algum substituir as explorações anatômicas habituais (coronariografia, *scanner* coronário etc.):

- a avaliação do fluxo coronariano no infarto do miocárdio (IDM).
    Trata-se:
    – da detecção da permeabilidade coronariana na fase aguda do IDM anterior.

Assim, uma velocidade máxima do fluxo coronariano ≥ 25 cm/s registrada no Doppler transtorácico na IVA prediz a presença da permeabilidade coronariana:

– a avaliação do resultado da revascularização miocárdica.

O sucesso da trombólise na fase aguda do IDM pode ser demonstrado pela visualização direta da artéria coronária que causou o infarto. A análise do fluxo da IVA pelo Doppler transtorácico permite observar o grau de permeabilidade coronariana em decorrência de trombólise. Da mesma forma, após uma angioplastia coronariana com implante de *stent*, a RFC tende a se normalizar em alguns dias.

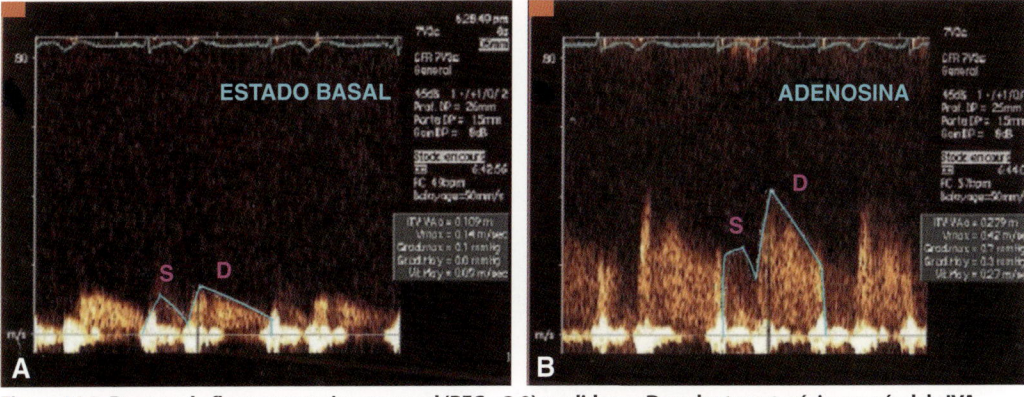

Figura 16.2. Reserva do fluxo coronariano normal (RFC = 3,0) medido em Doppler transtorácico no nível da IVA.
A. Aspecto do fluxo coronariano no estado basal. **B.** Durante a hiperemia sob adenosina.
Fonte: A. Scheuble, op. cit.

A diminuição paradoxal da RFC na pós-angioplastia levanta a suspeita de uma reestenose coronariana.

Por fim, uma RFC baixa registrada no nível da parte distal da ponte torácica/IVA ou em IVA nativa, logo a jusante da anastomose, pode sugerir uma oclusão da ponte de safena:

- pesquisa do fenômeno de *no-reflow*.

O fenômeno de *no-reflow* corresponde a uma obstrução difusa dos microvasos no território do infarto.

O Doppler transtorácico permite identificar o perfil de *no-reflow* nos IDMs anteriores.

Esse perfil é caracterizado por morfologia particular do fluxo coronariano, associando (figura 16.3):

- um fluxo sistólico anterógrado diminuído;
- um fluxo sistólico retrógrado precoce;
- um fluxo diastólico predominante com um declive de desaceleração rápida.

Além disso, o Doppler transtorácico ajuda a diferenciar o *no-reflow*, causado por necrose miocárdica do *no-reflow*, ligado aos distúrbios microcirculatórios transitórios potencialmente reversíveis que podem ser observados imediatamente após angioplastia. Assim, a persistência sustentada de um perfil coronariano de *no-reflow* no Doppler transtorácico atesta o caráter irreversível das lesões microcirculatórias.

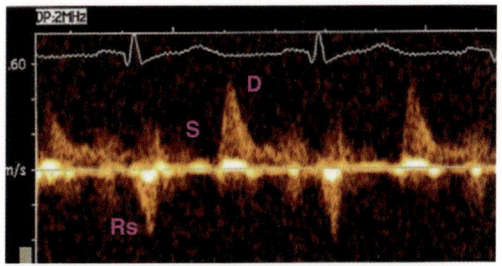

Figura 16.3. Perfil de *no-reflow* do fluxo coronariano registrado em Doppler transtorácico na IVA após revascularização de um infarto anterior agudo.
Refluxo sistólico precoce (Rs), fluxo sistólico diminuído (S), declive de diminuição sistólica rápida (D).
Fonte: P. Meimoun, AMC Pratique, 2007.

Ela comumente está associada à ausência de recuperação contrátil do miocárdio a longo prazo (ausência de viabilidade miocárdica residual):

- a detecção da disfunção microcirculatória coronariana "secundária".

A medição da RFC também é útil na análise do estado da microcirculação coronariana na ausência de estenose coronariana. A queda significativa da RFC foi observada em várias afecções, como hipertensão arterial, cardiomiopatia dilatada, diabetes, síndrome X etc. Ela atesta a disfunção microcirculatória coronariana mais ou menos difundida, ligada à doença subjacente. A evolução espontânea ou sob tratamento dessa disfunção coronariana pode ser acompanhada pela medição da RFC.

Conclusões

O Doppler transtorácico é uma técnica de exploração coronariana não invasiva, confiável e de fácil realização no leito do paciente. Ele possibilita o estudo preciso do fluxo coronariano e da reserva coronariana.

Sua importância clínica está essencialmente na avaliação funcional, bem como no acompanhamento das estenoses coronarianas e na análise da microcirculação coronariana.

Esta técnica também permite evidenciar o fenômeno de *no-reflow* após infarto agudo do miocárdio, condicionando o prognóstico posterior. Ela pode ser igualmente utilizada para a pesquisa da reestenose coronariana na pós-angioplastia e para o acompanhamento da permeabilidade das pontes coronarianas. Por fim, é também uma ferramenta no estudo da fisiopatologia da circulação coronariana em diversas terapêuticas.

Bibliografia

Chaib A, Spaulding G. La Mesure de la fraction de réserve du flux coronaire. Cardiologie Pratique 2010;919:12–3.

Lambertz H, Tries HP, Stein T, et al. Non-invasive assessment of coronary flow reserve with transthoracic signal-enhanced Doppler échocardiography. J Am Soc Echocardiogr 1999;12:186–95.

Lee S. Serial measurement of coronary flow velocity by transthoracic Doppler echocardiography: prediction of left ventricular remodeling in reperfused acute myocardial infarction. J Am Coll Cardiol 2002;39(Suppl. A).

Lepper W, Sieswerda GT, Franke A, et al. Repeated assessment of coronary flow velocity pattern in patients with first acute myocardial infarction. J Am Coll Cardiol 2002;39:1283–9.

Meimoun P. Exploration coronaire par échographie-Doppler transthoracique. Arch Mal Cœur Pratique 2007;161:17–21.

Meimoun P, Tribouilloy C. Non-invasive assessment of coronary flow and coronary flow reserve by transthoracic Doppler echocardiography: a magic tool for the real world. Eur J Echocardiogr 2008;9:449–57.

Meimoun P. La Mesure non invasive du flux et de la réserve coronaire: applications dans la pathologie coronaire. L'Écho de la Filiale septembre 2009;23:27–30.

Meimoun P, Benali T, Elmkies F, et al. Prognostic value of transthoracic coronary flow reserve in medically treated patients with proximal left anterior descending artery stenosis of intermediate severity. Eur J Echocardiogr 2009;10:127–32.

Nohtomi Y, Takeuchi M, Nagasawa K, et al. Persistence of systol coronary flow reversal predicts irreversible dys dysfunction after reperfused anterior myocardial infarction. Heart 2003;89:382–8.

Pizzuto F, Voci P, Mariano E, et al. Assessment of flow velocity reserve by transthoracic Doppler echocardiography and venous adenosine infusion before and after left anterior descending coronary artery stenting. J Am Coll Cardiol 2001;38:155–62.

Rigo F, Gherardi S, Galderisi M, et al. The prognostic impact of coronary flow-reserve assessed by Doppler echocardiography in non-ischaemic dilated cardiomyopathy. Eur Heart J 2006;27:1319–23.

Scheuble A, Brochet E, Faraggi E. Transthoracic Doppler assessment of coronary flow velocity pattern as antion after primary angioplasty for acute myocardial infarction. Eur J Echocardiogr 2004;5:S103(630).

Scheuble A. Évaluation non-invasive de la reperfusion au cours de l'infarctus aigu du myocarde: Doppler transthoracique. Réalités Cardiologiques 2005;207:13–8.

Scheuble A. Apport du Doppler transthoracique dans l'appréciation de la reperfusion myocardique après IDM aigu. Cardiologie Pratique 2005;712:13–4.

Scheuble A. La réserve coronaire par Doppler transthoracique. Écho Cardiographie 2009;12:5–7.

Ueno Y, Nakamura Y, Kinoshita M, et al. Can coronary flow velocity reserve determined by transthoracic Doppler echocardiography predict the recovery of regional left ventricular function in patients with acute myocardial infarction? Heart 2002;88:137–41.

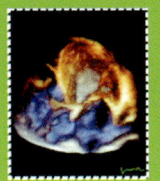

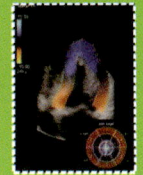

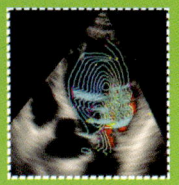

Parte III

Técnicas futuras

Ecocardiografia 4D   Capítulo **17**

Introdução

A ecocardiografia 3D progrediu recentemente com o exame de imagem em tempo real 4D "One Beat", que permite realizar a ecografia do coração inteiro em um único batimento cardíaco.

Para criar imagens dinâmicas 4D, com uma resolução lateral, em profundidade e temporal suficientes, uma nova geração de sondas foi criada: as sondas matriciais 4D. Entendemos por 4D uma imagem "anatômica" volumétrica 3D do coração, em tempo real, sendo o tempo a quarta dimensão. Como a emissão e a recepção são em tempo real, a imagem obtida é em quatro dimensões. Essa inovação tecnológica é um grande avanço na ecocardiografia e uma ferramenta diagnóstica eficaz.

Metodologia

A imagem ecocardiográfica 4D pôde ser desenvolvida em razão da implementação de uma sonda eletrônica matricial 4D e um formador de feixe ultrassonográfico 4D. Essa dupla aposta na ecocardiografia 4D (sonda, formador) foi realizada com eficiência por alguns fabricantes de ecocardiógrafos, como a Toshiba (sistema Artida), explorando os últimos progressos técnicos e científicos em ultrassonografia.

Sonda matricial 4D

A sonda ultrassonográfica 4D (figura 17.1A) controla, eletronicamente, duas fileiras de cristais cerâmicos que permitem criar uma onda tridimensional. Na recepção, o sinal 3D forma uma imagem volumétrica do coração em forma de pirâmide. As sondas matriciais 4D emitem ultrassons em frequências idênticas às sondas 2D, ou seja, uma imagem cardíaca de adulto em torno de 2,5 MHz. De acordo com os fabricantes dessas sondas, elas também são compatíveis com as harmônicas e as multifrequências.

Formador de feixes 4D

O formador de feixes 4D é um formador de nova geração que deve ser capaz de gerar, mas também, ao mesmo tempo, tratar um número considerável de dados ultrassonográficos. Além do formador específico de feixe, as partes eletrônica e informática envolvidas devem ser potentes o bastante para criar imagens 4D com taxas ditas volumétricas (taxa de quadros do volume 4D) com relação à exigência da dinâmica cardíaca, isto é, da ordem de 15 a 20 volumes por segundo no mínimo.

Modos de aquisição em 4D

A aquisição das imagens cardíacas em 4D pode ser feita durante um único ciclo cardíaco ou em vários ciclos cardíacos (figura 17.1B, C).

Modo 4D em tempo real, em um ciclo cardíaco

É constituído por uma única "pirâmide" de dados. A aquisição é feita em tempo real: *live*. Isto significa que o usuário poderá mexer a sonda, o paciente poderá respirar ou se mexer também. O usuário pode alterar a profundidade de exploração ou de ganho ou qualquer outro parâmetro no decorrer da aquisição. Esta não se submete a limitações do ritmo cardíaco.

A aquisição pode ser feita em toda a "largura" ou "espessura" da pirâmide de aquisição (parâmetros de azimute, elevação e profundidade). De acordo com os fabricantes, o usuário pode alterar esses parâmetros durante a aquisição para se "concentrar" ou não em certas zonas. Em geral, esse modo de aquisição é reservado ao paciente com fibrilação

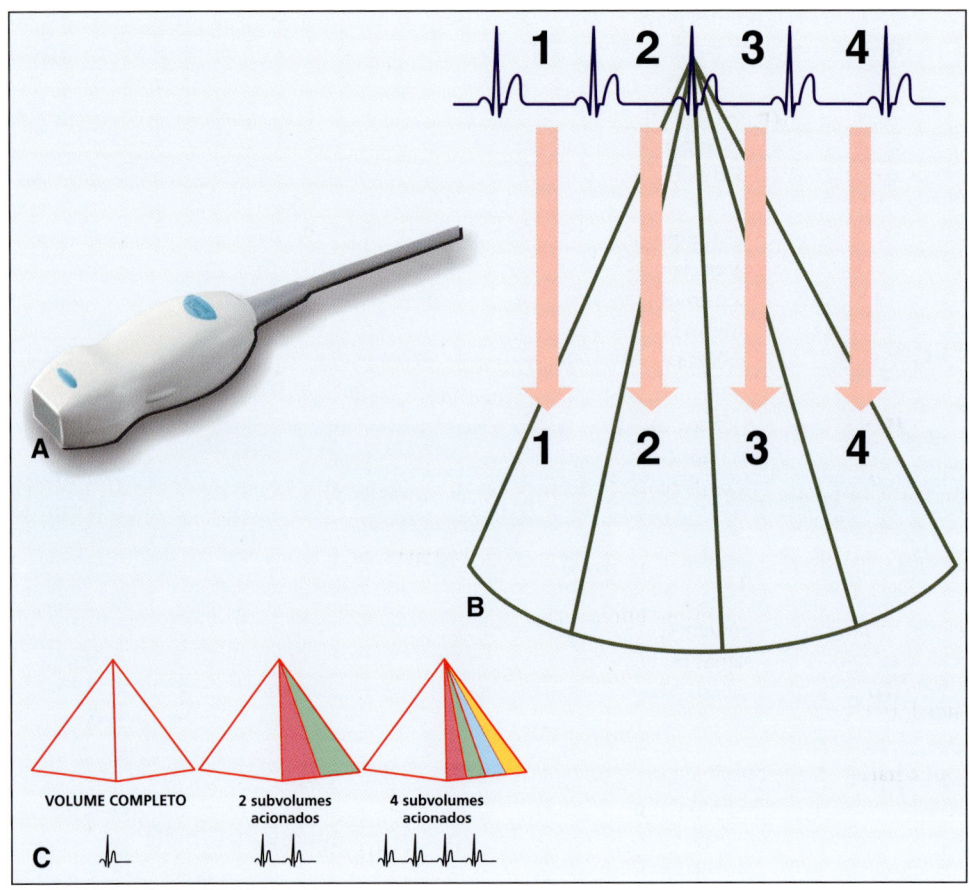

Figura 17.1. Ecocardiografia 4D.
A. Sonda matricial 4D. **B, C.** Modos de aquisição das imagens em 4D (Toshiba Medical Systems).

atrial ou à exploração das zonas de tamanho reduzido: os átrios, uma valva e, mais raramente, para os ventrículos. De fato, todo o volume adquirido tem o compromisso de adquirir a qualidade desejada, em termo de taxa volumétrica ou de resolução. Ao reduzir a resolução (reduz-se o número de linhas e seu "distanciamento" no volume), aumenta-se a taxa volumétrica. Assim, ao mesmo tempo, por exemplo, em um segundo, realizam-se menos linhas volumétricas, melhorando, portanto, o número possível de volume por segundo. A taxa volumétrica é expressa em volume por segundo. Quando o ritmo cardíaco equivale a 60 batimentos por minuto: um batimento = um segundo, a taxa volumétrica é igual a um número de volume por batimento.

Se a frequência cardíaca for muito elevada, como no pico do exame de estresse ou esforço, a taxa volumétrica nem sempre será suficiente nesse modo de aquisição *live*. O usuário deverá, então, privilegiar outro modo de aquisição: o modo "Trigger", detalhado a seguir.

Modo 4D "Trigger" ou aquisição em vários ciclos cardíacos

O modo *Trigger* permite agrupar várias aquisições parciais para compensar o déficit de resolução ou o déficit de taxa volumétrica. Este modo geralmente é usado para explorar ventrículos. Ele é realizado em dois, quatro, seis ou sete batimentos consecutivos, enquanto que alguns fabricantes permitem agrupar ciclos não consecutivos.

Durante o primeiro ciclo, uma aquisição 4D irá, por exemplo, registrar um quarto do ventrículo seguido, no segundo ciclo, do segundo quarto, e assim por diante, até o quarto, e exibir, então, as quatro porções do ventrículo.

No decorrer da aquisição, é preciso que o paciente e a posição da sonda estejam perfeitamente estáveis e, nesse caso, a reconstrução do ventrículo completo será de qualidade muito boa. Caso contrário, pode haver falhas de coerência entre os volumes parciais *(mismatch)*.

Recomenda-se, no uso desse modo, solicitar ao paciente que mantenha uma apneia de alguns segundos, tempo para adquirir os diferentes ciclos consecutivos.

Modos de exibição 4D

Dois modos de exibição podem ser realizados na ecocardiografia 4D: multiplanar ou volumétrica.

Modo 4D multiplanar

É constituído por uma exibição de vários planos de corte 2D, simultaneamente, e em tempo real (figura 17.2A e B). Mais do que privilegiar a "pirâmide" tridimensional, o modo multiplanar exibe apenas alguns planos de corte 2D. O usuário, visualizará, então, dois, três, cinco ou até nove planos de corte. Esses planos de corte não são, necessariamente, ortogonais. Eles podem ser oblíquos, paralelos ou não e, portanto, se situar em qualquer ângulo dentro da pirâmide 4D.

O usuário fará uma aquisição a partir de uma abordagem de sua escolha: apical ou paraesternal. Ele poderá, por exemplo, obter, simultaneamente, um corte paraesternal de eixos longo e curto em um corte de quatro, duas e três câmaras na mesma imagem.

Assim, obtêm-se imagens de nove planos de cortes de eixo curto tomados a partir do ápice e até a base do ventrículo esquerdo, típicas das modalidades *scanner* e IRM.

As vistas sagitais, coronais, transversais são visualizadas sem "reconstrução" e de maneira simultânea.

O usuário determina, de acordo com os fabricantes, a profundidade de exploração, as frequências e as configurações de ganho e todos os outros pré-tratamentos clássicos antes de fazer a aquisição multiplanar. Também de acordo com os fabricantes, ele poderá decidir exibir o número e o ângulo dos planos de corte antes, durante ou após a aquisição 4D.

Modo 4D volumétrico

É constituído por uma exibição do aspecto "volumétrico" das estruturas cardíacas (figura 17.2C).

A maioria dos fabricantes propõe uma exibição da superfície das estruturas (valvas/ventrículos etc.) com, eventualmente, um aspecto colorido que dá conta da profundidade na imagem. As estruturas são vistas em "3D" conforme um ângulo de visão a ser escolhido.

O modo volumétrico permite ver a superfície das estruturas cardíacas na condição de que estejam cercadas por líquido, que aparece em preto na imagem 4D. Essa condição é indispensável.

Conforme a estrutura que se está buscando ver, é preciso privilegiar a abordagem apical ou, ao contrário, paraesternal.

Método *cropping* ou recortes de volumes

É necessário utilizar métodos de *cropping* para possibilitar a visualização em modo volumétrico (figura 17.3). O *cropping* é um método de recorte em 3D dentro do volume. Pode envolver, em formas simples, um recorte estritamente ortogonal de uma parte do volume. Assim, para visualizar uma valva mitral, "recortaremos" o ápice do ventrículo para abrir o VG e visualizar a mitral na parte mediana do VG.

Alguns fabricantes disponibilizam métodos semiautomáticos ou multidirecionais que permitem realizar o que pode parecer semelhante a métodos de endoscopia virtual. Nesse caso, o recorte é feito a partir do ponto de vista que se deseja obter em uma estrutura. Por exemplo, para visualizar a valva mitral, o usuário posiciona um ponto que se torna a cabeça do endoscópio e dirige a "câmera" em qualquer direção rumo à valva.

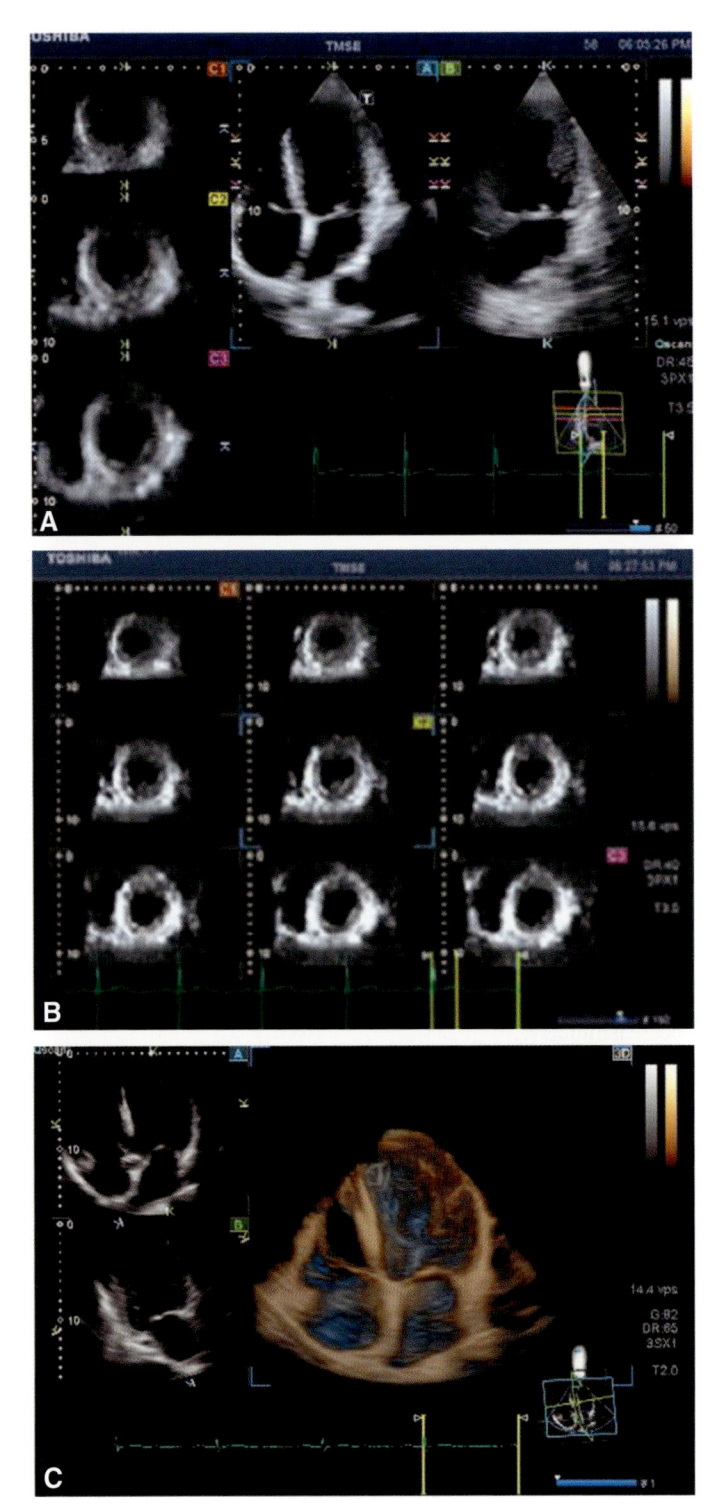

Figura 17.2. Ecocardiografia 4D.
Modos de exibição das imagens 4D. **A, B.** Multiplanar. **C.** Volumétrico.
Fonte: Toshiba Medical Systems.

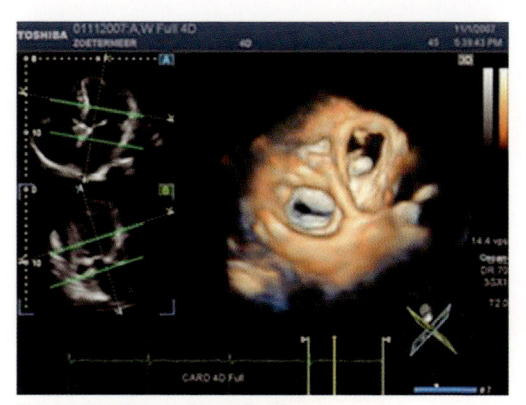

Figura 17.3. Ecocardiografia 4D.
Método de recorte dos volumes 4D do *cropping*.
Fonte: Toshiba Medical Systems.

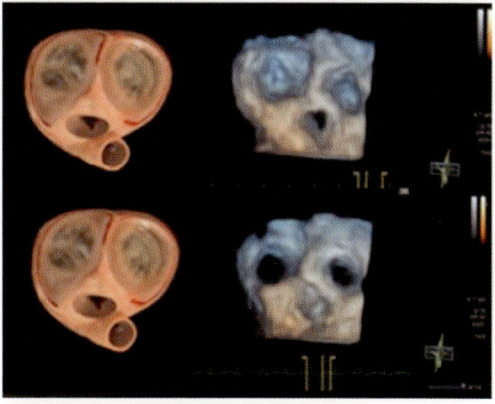

Figura 17.4. Ecografia 4D multidirecional.
Recorte "específico" e preciso das estruturas cardíacas do tipo endoscopia virtual.
Fonte: Toshiba Medical Systems.

Em suma, as sondas matriciais 4D permitem nova abordagem da imagem ecocardiográfica. Novos aparelhos de ecocardiografia, como o Artida, da Toshiba, oferecem à prática clínica cotidiana uma imagem cardíaca 4D de alta qualidade, confiável e reprodutível. Suas funções intuitivas permitem cortar, fatiar e posicionar com eficácia o volume cardíaco 4D. Este avanço torna o exame e a análise autônomos dos dados 4D cada vez mais importantes.

Importância clínica

A ecocardiografia tradicional muitas vezes é limitada na descrição e na quantificação das lesões cardíacas. A imagem 4D oferece novas funcionalidades, produzindo imagens 4D precisas. Ela apresenta uma importância clínica específica, nos modos multiplanar e volumétrico (figura 17.4).

Importância clínica do modo multiplanar

Está descrita a seguir:

- criar cortes geralmente não visíveis na imagem 2D (todos os ângulos entre as duas, quatro e três câmaras podem ser explorados sem mexer a sonda e, portanto, a partir da mesma via de acesso);
- exibir simultaneamente cortes de eixos curto e apicais, por exemplo, para explorar uma zona isquêmica;
- exibir todos os cortes em torno de uma valva, de seu anel, das diferentes valvas.

Importância clínica do modo volumétrico

Descrevem-se a seguir:

- criar visões cirúrgicas das valvas;
- exibir visões do tipo "coração inteiro" para a avaliação dos volumes dos ventrículos;
- explorar o funcionamento das valvas durante a sístole e a diástole com a ajuda do Doppler colorido associado;
- medir as dimensões exatas das estruturas, considerando a anatomia tridimensional do coração.

As aplicações clínicas validadas da ecocardiografia 4D incluem:

- as patologias valvares, principalmente mitrais (prolapso, estenose), permitindo:
  - melhor avaliação das relações com as estruturas vizinhas;
  - localização mais confiável de um prolapso e sua extensão;
  - análise mais precisa da geometria e da mobilidade valvar, do estado das comissuras e da superfície do orifício valvar;
- o estudo dos ventrículos (em especial, do ventrículo esquerdo), com base no cálculo das massas, volumes e fração de ejeção. O método 4D é

tão confiável quanto os estudos por ressonância magnética (RMN);

- as massas intracardíacas (tumores, trombos, vegetações).

O modo 4D permite observar com exatidão a localização, a forma e o volume das massas.

As aplicações clínicas potenciais da ecocardiografia 4D são, sobretudo:

- o auxílio ao procedimento intervencionista (percutâneo ou cirúrgico), como o fechamento da CIA, a correção de regurgitação protética, a dilatação mitral percutânea, a substituição valvar etc.);
- a análise das próteses valvares, vasculares etc. (morfologia, funcionamento);
- a avaliação da geometria e da cinética ventricular nas cardiomiopatias, principalmente isquêmicas e hipertróficas;
- o estudo do dissincronismo cardíaco;
- o estudo das cardiopatias congênitas, principalmente do coração direito.

Por fim, a importância da ecocardiografia 4D na pesquisa clínica é incontestável.

Conclusões

As técnicas que possibilitam a visualização em três dimensões (3D) do coração que bate se desenvolveram, notavelmente, nos últimos 10 anos. O surgimento da ecocardiografia 4D em tempo real, permitindo a aquisição em um único ciclo cardíaco de todo o volume cardíaco, constitui um claro progresso tecnológico.

A imagem 4D é especialmente útil para a análise das valvas cardíacas, sobretudo a valva mitral, e dos volumes ventriculares. A quantificação da função do ventrículo esquerdo ganha em simplicidade e intuitividade.

Outras opções são interessantes, como o estudo de próteses valvares, a detecção de vegetações por endocardite, trombos etc. O modo 4D também acompanha métodos intervencionistas, principalmente percutâneos.

Assim, a ecocardiografia 4D emerge como uma nova ferramenta de investigação cardíaca não invasiva bastante promissora.

Bibliografia

Acar Ph. L'Échocardiographie 3D temps réel – une révolution pour le clinicien. Cardiologie Pratique 2004;693/694:4–8.

Agricola E, Oppizzi M, Pisani M, et al. Accuracy of realtime 3D echocardiography in the evaluation of functional anatomy of mitral regurgitation. Int J Cardiol 2008;127:342–9.

Bonciu Cl. Restitution 4D du ventricule gauche du cœur par échocardiographie [thèse]. Orléans: université d'Orléans; 1997.

Brochet E. Échocardiographie 3D temps réel. L'Écho de la Filiale 2010;24:53–7.

Cohen A, Meuleman C, Haddour N. 3D: une technique très séduisante. Cardiologie Pratique 2010;925/926:1–2.

Corsi C, Lang RM, Veronesi F, et al. Volumetric quantification of global and regional left ventricular function from real-time three dimensional echocardiographic images. Circulation 2005;112:1161–70.

Debrun D, Therain F, Leger C. Mesure des volumes du ventricule gauche par échocardiographie 4D: resultats préliminaires sur la comparaison à la tomo-scintigraphie myocardique synchronisée. J Medecine Nucléaire 1999;23(2):77–80.

Donal E. Que peut-on attendre de l'échocardiographie 3D? Cardiologie Pratique 2010;918:4–5.

Gopal AS, Shen Z, Sapin PM, et al. Assessment of cardiac function by three-dimensional echocardiography with conventional noninvasive methods. Circulation 1995;92(4):642–53.

Gopal AS, Chukwu EO, Iwuchukwu CJ, et al. Normal values of right ventricular size and function by real-time 3-dimensional echocardiography: comparison with cardiac magnetic resonance imaging. J Am Soc Echocardiogr 2007;20:445–55.

Greenberg NL, Fukuda S, Agler D, et al. Quantification échographie 4D de la fonction VG et valvulaire pathologie. Information en cardiologie 2006;33:729–31.

Hung J, Lang R, Flachskampf F, et al. 3D Echocardiography. J Am Soc Echocardiogr 2007;20:213–33.

Jacobs LD, Salgo IS, Goonewardena S, et al. Rapid quantification of left ventricular volume from real-time three-dimensional echocardiographic data. Eur Heart J 2006;27:460–68.

Jenkins C, Bricknell K, Hanekom L, et al. Reproducibility and accuracy of echocardiographic measurements of left ventricular parameters using real-time three-dimensional echocardiography. J Am Coll Cardiol 2004;44:878–86.

Kapetanakis S, Kearney MT, Siva A, et al. Real-time three-dimensional echocardiography: a novel technique to quantify global left ventricular mechanical dessynchrony. Circulation 2005;112:992–1000.

Lang RM, Mor-Avi V, Sugeng L, et al. Three-dimensional echocardiography the benefits of the additional dimension. J Am Coll Cardiol 2006;48:2053–69.

Maribas Ph. Qu'attendre réellement de l'échocardiographie tridimensionnelle? Consensus Cardio 2011;69.

Mor-Avi V, Jenkins C, Kuhl HP, et al. Real-time 3D echocardiographic quantification of left ventricular volumes: multicenter study for validation with magnetic resonance imaging and investigation of sources of error. Am Coll Cardiol Imaging 2008;1:413–23.

Nesser HJ, Sugeng L, Corsi C, *et al.* Volumetric analysis of regional left ventricular function with real-time three-dimensional echocardiography: validation by magnetic resonance and clinical utility testing. Heart 2007;95:572–8.

Nihoyannopoulos P, Kisslo J. Echocardiography. Springer; 2010.

Salgo IS, Ackerman WB, Lang RM. Segmental evaluation of LV remodeling by 3D dynamic shape analysis stratifies functional myocardial performance. Am J Cardiol 2007;49:177A(abstract).

Sebag IA, Morgan JH, Handschumacher M, *et al.* Usefulness of three-dimensionally guides assessment of mitral stenosis using matrix-array ultrasound. Am J cardiol 2005;96:1151–6.

Sugeng L, Weinert L, Thiele K, *et al.* Real-time three-dimensional echocardiography using a novel matrix array transducteur. Echocardiography 2003;20:623–35.

Sugeng L, Coon P, Weinert L, *et al.* Use of real-time three-dimensional transthoracic echocardiography in the evaluation of mitral valve disease. J Am Soc Echocardiogr 2006;19:413–21.

Sugeng L, Mor-Avi V, Weinert L, *et al.* Quantitative assessment of left ventricular size and function: side-by-side comparison of real-time three-dimensional echocardiography and computed tomography with magnetic resonance reference. Circulation 2006;114(7):654–61.

Takeuchi M, Jacobs A, Sugeng L, *et al.* Assessment of left ventricular dessynchrony with real-time 3-dimensional echocardiography: comparison with Doppler tissue imaging. Am Soc Echocardiogr 2007;20:1321–39.

Yap SC, Van Geuns RJ, Nemes A, *et al.* Rapid and accunate measurement of LV mass by biplane real-time 3D echocardiography in patients with concentric LV hypertrophy comparison to CMR. Eur J Echocardiogr 2008;9:255–60.

Zuber M. Quantifying Myocardial Function by using 2D and 3D Wall Motion Tracking Analysis. Toshiba-Leading Innovation; 2008.

http://www.informationhospitalier.com/actualite-10768-toshiba-tomtec10768-toshiba-tomtec.

Varredura pontilhada 3D (*Strain* 3D)

CAPÍTULO **18**

Introdução

O *Strain* explorado no Doppler tecidual se revelou decepcionante, pois era pouco reprodutível. O surgimento do *strain* em modo 2D (a partir dos *speckles* detectados no miocárdio) tornou a técnica mais confiável, pois as taxas de quadros são mais altas, e o estudo do *strain* em 2D é independente do ângulo dos ultrassons.

O principal limite do 2D *Strain* se baseia no fato de que os deslocamentos do miocárdio possuem um caráter tridimensional, enquanto o 2D *Strain* só permite um acompanhamento dos *speckles* em um único plano. O sistema de ecocardiografia desenvolvido recentemente pela Toshiba oferece a análise do movimento dos *speckles* nas três dimensões a partir de uma aquisição 4D (3D *Wall Motion Tracking*).

De fato, apenas o 3D *Strain* permite analisar verdadeiramente a contratilidade cardíaca, acompanhando a complexa anatomia 3D do coração. Esta inovação tecnológica abre as portas para uma quantificação funcional real e precisa dos ventrículos, especialmente do ventrículo esquerdo.

Metodologia

O 2D *Wall Motion Tracking* (2D *Strain*) é uma tecnologia de *Speckle Tracking* que permite uma análise bidimensional das deformações miocárdicas.

No entanto, somente a análise da contração longitudinal parece realmente confiável e reprodutível no 2D *Strain*. Os outros componentes radiais e circunferenciais são menos robustos, pois estão particularmente envolvidos pelo fenômeno de perda de *speckles* em um plano de corte explorado.

A associação do *Speckle Tracking* com uma aquisição em 3D/4D constitui uma alternativa atraente para remediar o problema da perda de *speckles* no modo 2D.

Tecnologia *Strain* 3D

A tecnologia 3D *Wall Motion Tracking* valida cada ponto de *speckle* pelo seu sinal bruto. A análise é realizada de forma contínua, em toda a espessura do volume, acompanhando o movimento 3D das fibras cardíacas. Os *speckles* são seguidos e "rastreados" nas três dimensões, volume por volume. Assim, as trajetórias reais podem ser analisadas (figura 18.1).

Obtêm-se o 3D *Strain*, o deslocamento 3D, as torções e as rotações cardíacas (figura 18.2).

Vantagens do 3D *Strain*

As principais vantagens do 3D *Strain* são:

- o volume miocárdico incluído globalmente na pirâmide de aquisição ultrassonográfica;
- a zona miocárdica de interesse explorada na sua totalidade em três dimensões (sem o fenômeno de "saída" do plano de corte 2D);
- o acesso fácil e imediato às medidas completas e precisas (deformação, deslocamento, torções etc.);
- o ganho de tempo de aquisição do 3D *Strain* reduzido com relação ao modo 2D *Strain*.

O 3D *Strain* permite, por meio de uma única aquisição, obter rapidamente todos os *speckles*.

Os três tipos de *Strain* podem ser analisados, conforme a deformação miocárdica: o *strain* longitudinal, o *strain* radial e o *strain* circunferencial (figuras

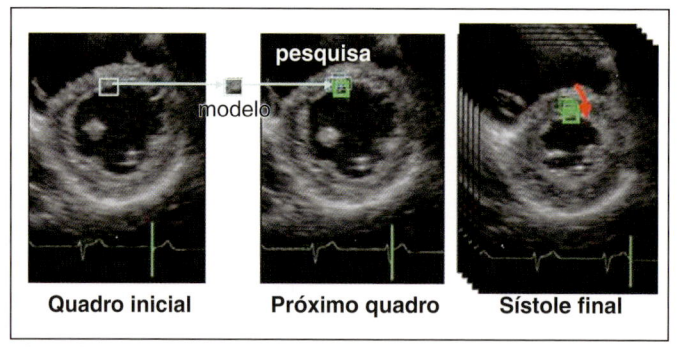

Figura 18.1. Princípio do *Wall Motion Tracking* (*Strain*): cada *speckle* é seguido (rastreado), imagem por imagem, a fim de determinar sua trajetória no miocárdio.
Fonte: Yasuhiko Abe et al., Medical Review, Toshiba Medical Systems.

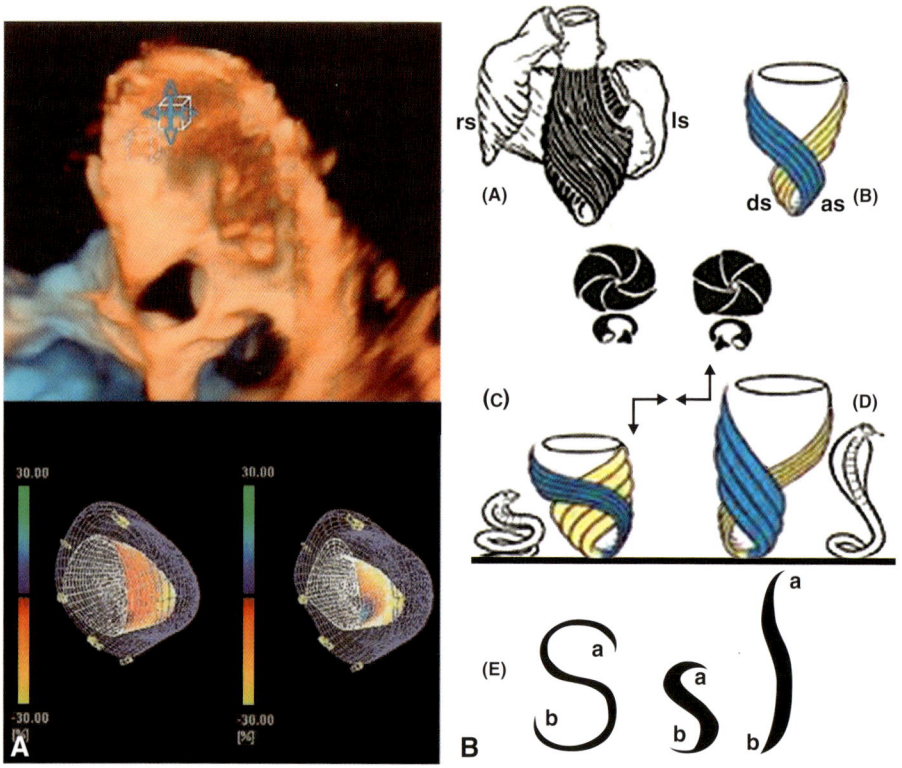

Figura 18.2. A e B. Análise dos movimentos dos *speckles* nas três dimensões a partir de uma aquisição 4D. Obtêm-se: o 3D *Strain*, o 3D deslocamento, a torção e a rotação.
Fonte: Toshiba Medical Systems.

18.3 e 18.4). O *strain* dito rotacional não avalia uma variação de comprimento, mas o deslocamento angular em grau dos segmentos com relação ao centro da cavidade ventricular. O fenômeno de rotação/torção cardíaca (Capítulo 2) pode ser perfeitamente explorado no 3D *Strain* (figura 18.5).

Entretanto, o método do 3D *Strain* ainda é limitado por baixas resoluções espaciais e taxa volumétrica. Estas dificuldades devem ser superadas no futuro, em razão da velocidade dos avanços técnicos e da informática na ecocardiografia.

Importância clínica

O 2D *Strain* foi validado em inúmeras afecções cardíacas (Capítulo 2). A chegada do 3D *Strain* deve

$$\text{Tensão radial} = \frac{(L_r - L_0)}{L_0} \times 100\ [\%]$$

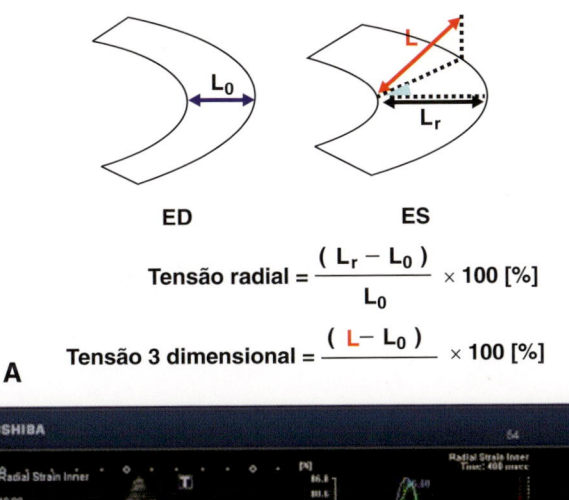

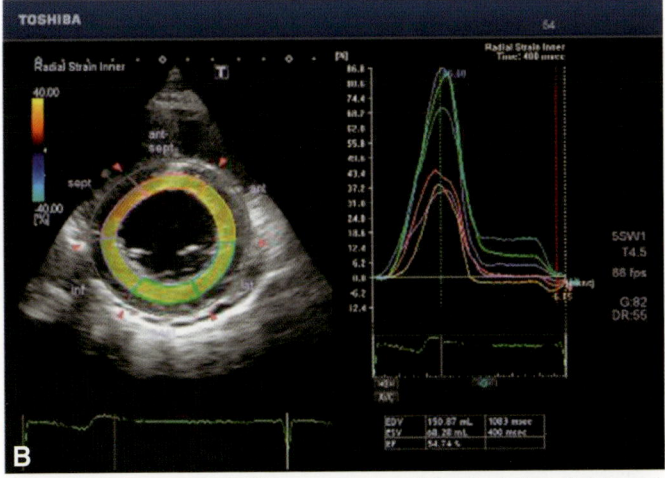

$$\text{Tensão 3 dimensional} = \frac{(L - L_0)}{L_0} \times 100\ [\%]$$

Figura 18.3. Cálculo do *Strain* radial em modo 3D (A). Imagem paramétrica do *strain* radial do ventrículo esquerdo (B).
Fonte: Toshiba Medical Systems.

possibilitar o aprimoramento do estudo das deformações miocárdicas em razão da aquisição volumétrica dos *speckles* em 3D (figura 18.6).

As principais aplicações clínicas validadas do 3D *Strain* incluem:

- a avaliação das funções ventricular esquerda global e regional (*strain* 3D global e segmentar, deslocamento 3D, torção 3D etc.).

A utilidade do 3D *Strain* foi demonstrada na detecção precoce das disfunções ventriculares, na avaliação da fração de ejeção e dos volumes em 3D (figura 18.7A).

Esta quantificação é rápida e reprodutível durante a evolução de uma patologia. Em decorrência do modo 3D, os volumes e a fração de ejeção são reais e precisamente mensurados:

- a avaliação quantitativa da contração miocárdica no quadro das cardiopatias isquêmicas (figura 18.8).

Uma navegação em volume 3D rápida e direta permite uma quantificação avançada dos movimentos das paredes e uma comparação de um segmento com relação ao outro:

- a medição da massa ventricular esquerda (figura 18.7B).

Os resultados preliminares são satisfatórios e reprodutíveis:

- o estudo do dissincronismo cardíaco (figura 18.9).

Índices de avaliação do dissincronismo cardíaco que utilizam a técnica do 3D *Strain* ainda precisam ser definidos de maneiras precisa e consensual.

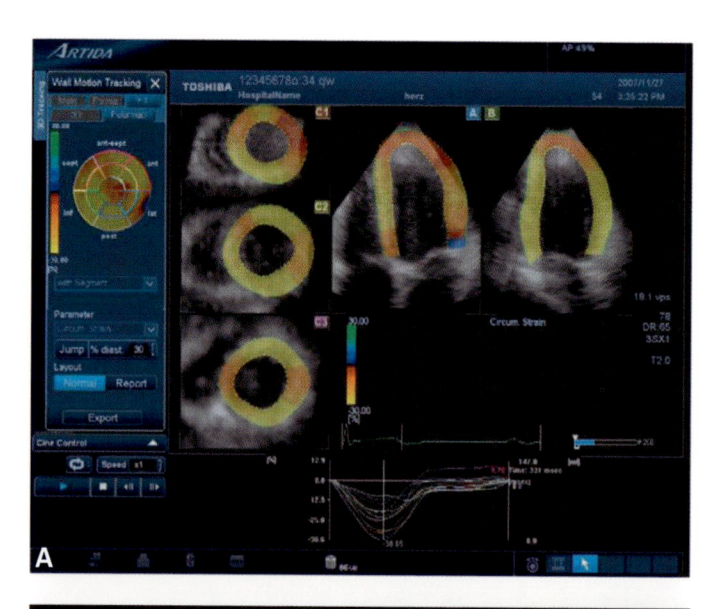

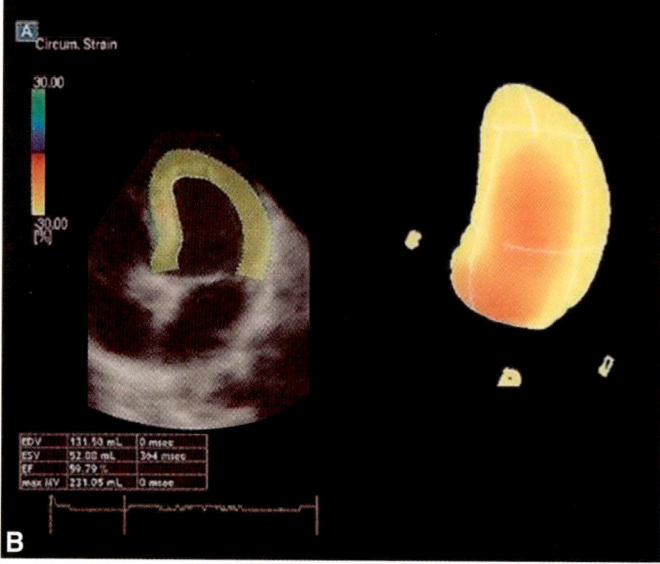

Figura 18.4. Análise paramétrica do 3D *Strain* circunferencial (A) com cálculo da fração de ejeção do VG (B).
Fonte: Toshiba Medical Systems.

As aplicações clínicas potenciais do 3D *Strain* envolvem particularmente:

- a avaliação funcional do ventrículo direito e dos átrios (figura 18.10);
- o estudo das valvopatias estenosantes e regurgitantes (reserva contrátil);
- a avaliação da função diastólica do ventrículo esquerdo (relaxamento, complacência, pressões de enchimento);
- o estudo das cardiomiopatias, como amiloidose, diabética, Takotsubo etc;
- a detecção precoce da rejeição do enxerto cardíaco;
- o rastreamento sensível da toxicidade cardíaca da quimioterapia;
- o estudo preciso das cardiopatias congênitas.

Capítulo 18. Varredura pontilhada 3D (*Strain* 3D)

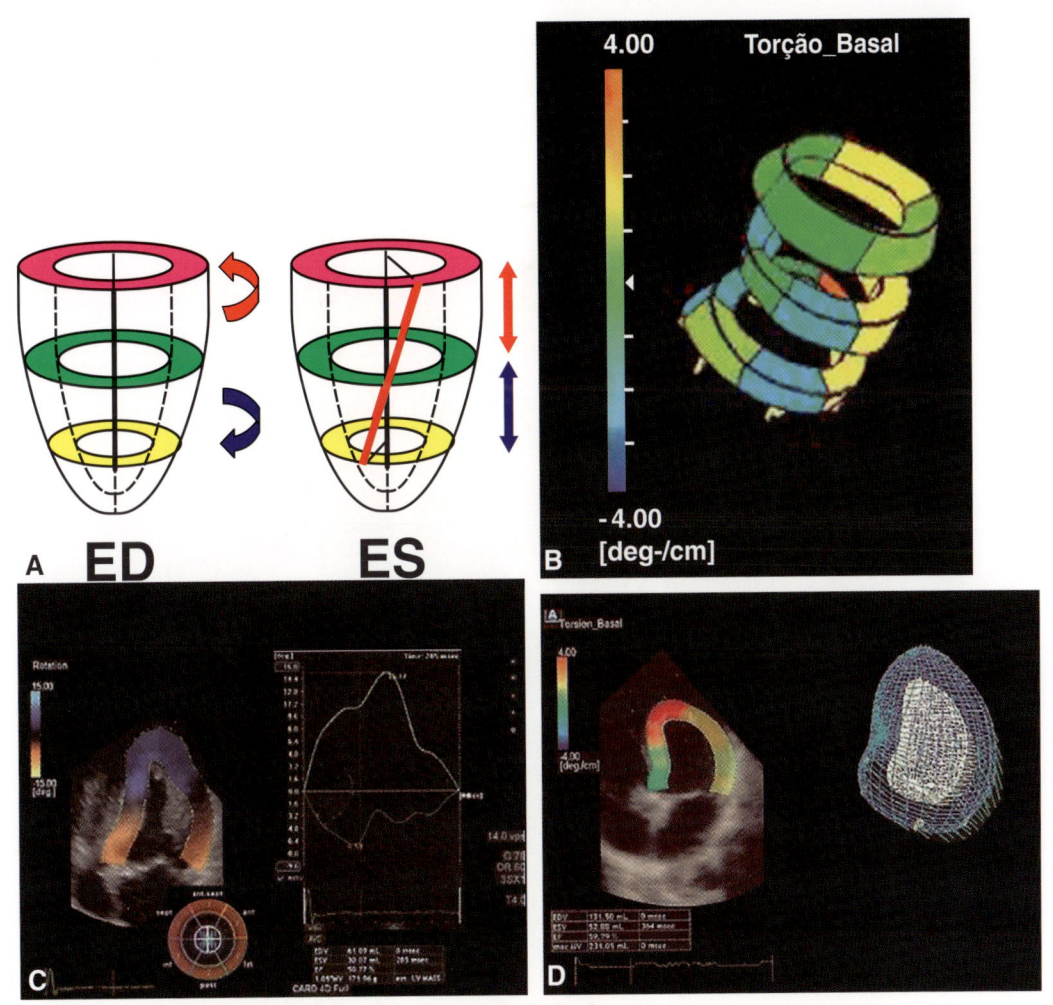

Figura 18.5. Análise da rotação/torção cardíaca no modo 3D *Strain*.
Fonte: Toshiba Medical Systems.

O *status* exato e a real importância da técnica do 3D *Strain* nessas situações patológicos ainda não foram especificados. Todavia, o 3D *Strain* passou a ser uma ferramenta de diagnóstico e de pesquisa clínica que demonstrou seu valor.

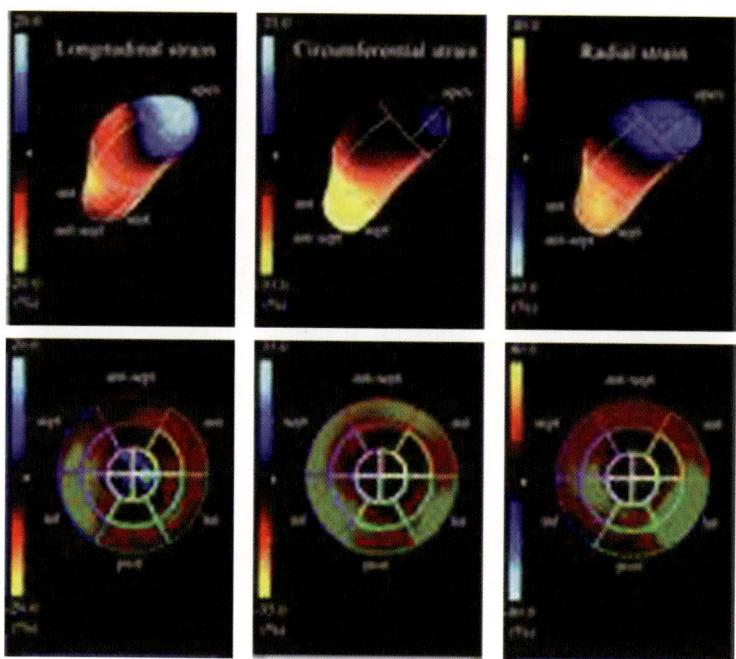

Figura 18.6. Apresentação do *strain* longitudinal, circunferencial e radial do VG no modo 3D com projeção dos segmentos em mapa polar (*bull's eye*).
Fonte: Toshiba Medical Systems.

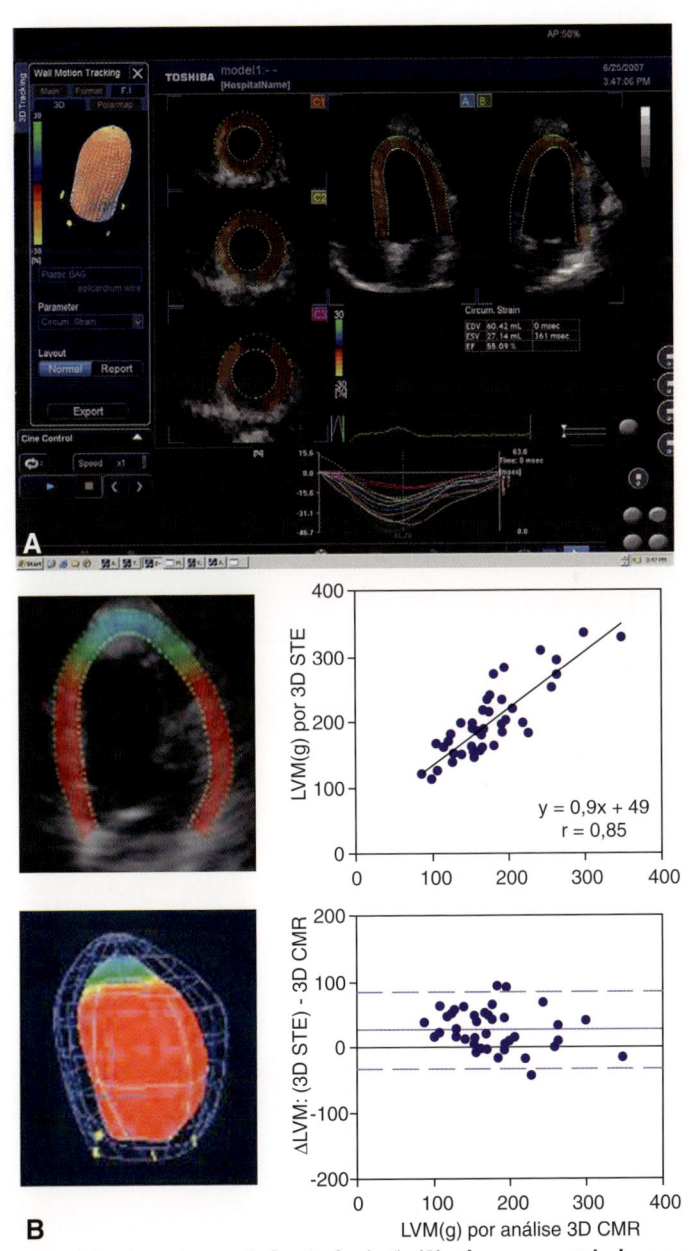

Capítulo 18. Varredura pontilhada 3D (*Strain* 3D)   287

Figura 18.7. Cálculo automático dos volumes, da fração de ejeção (A) e da massa ventricular esquerda (B) no modo 3D *Strain* comparado à IRM.
Fonte: Toshiba Medical Systems.

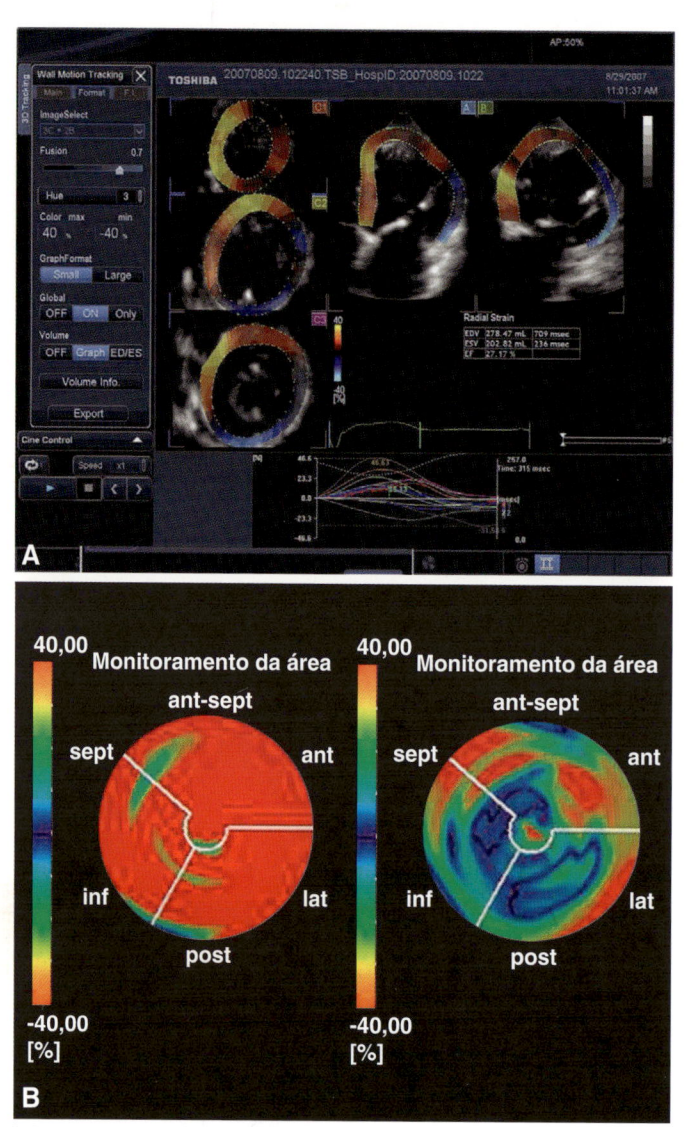

Figura 18.8. Estudo da isquemia miocárdica no 3D *Strain*.
A. *Parametric imaging.* **B.** *Area tracking.*
Fonte: A.S. Cerezo et al., Toshiba Medical Systems.

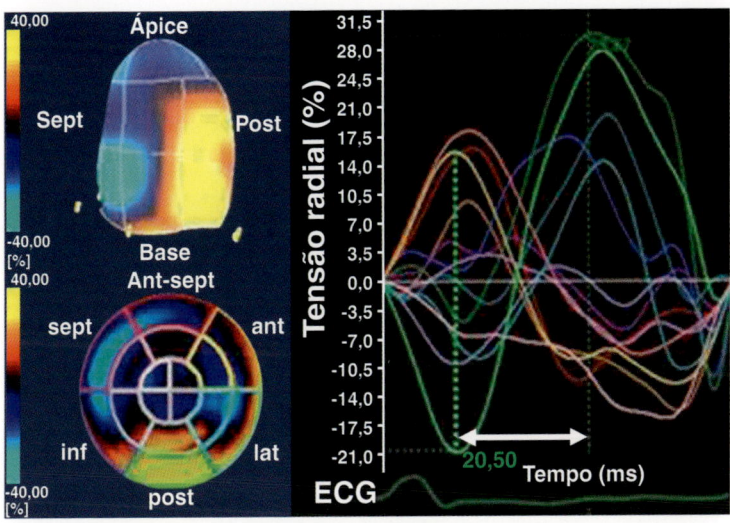

Figura 18.9. Estudo do dissincronismo intra-VG radial no 3D *Strain*.

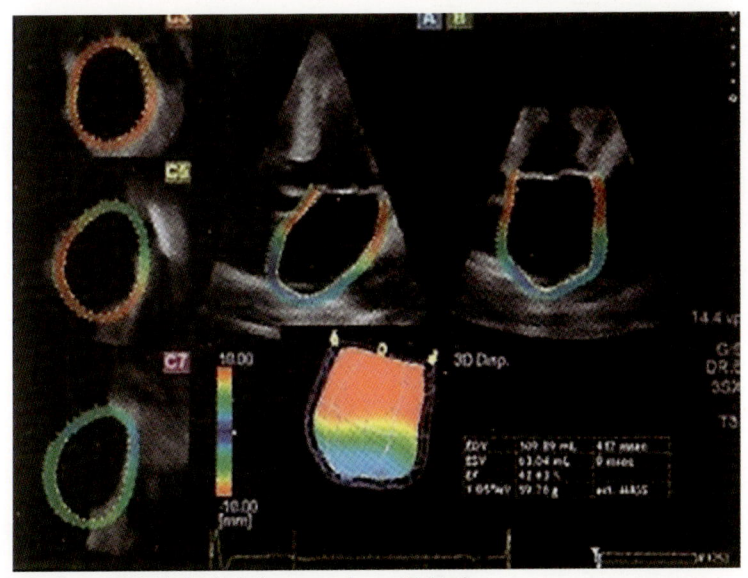

Figura 18.10. Estudo da contratilidade do átrio esquerdo no 3D *Strain*.

Conclusões

O estudo das deformações miocárdicas se beneficiou com um avanço tecnológico importante: o 3D *Strain*.

Esta técnica, com base no princípio do *Speckle Tracking*, dá acesso às medições em 3D do deslocamento dos *speckles* para uma real quantificação 3D das deformações miocárdicas. Da mesma forma, as torções cardíacas são verdadeiramente visualizadas em razão do 3D *Strain*.

As vantagens do 3D *Strain* com relação ao 2D *Strain* são claras. As deformações obtidas no modo 3D revelam a dinâmica 3D do coração inteiro.

As indicações clínicas do 3D *Strain* estão se consolidando, comprovando a eficácia, a confiabilidade e a precisão diagnóstica dessa nova técnica ecocardiográfica.

A importância clínica do 3D *Strain* está, sobretudo, na quantificação da função do ventrículo esquerdo, sendo este um dos principais parâmetros estudados em ecocardiografia.

Para concluir, o 3D *Strain* constitui a mais recente evolução do exame de imagem ecocardiográfico e, ao mesmo tempo, um formidável salto como técnica inovadora em direção ao futuro na prática cardiológica cotidiana.

Bibliografia

Abe Y, Kawagishi T, Ouchi H. Novel 3-Dimensional Speckle Tracking Technique. ACC; 2008. p. P. 0903.

Ashraf M, Shentu W, Zhiwen Z, et al. Speckle Tracking based evaluation et three-dimensional strain: validation against sonomicrometry. ACC; 2009; e-Abstract. p. 1002–312.

Baccouche H, Maunz M, Beck T, et al. Echocardiographic assessment and monitoring of the clinical course in a patient with tako-tsubo cardiomyopathy by novel 3D-speckle tracking strain analysis. Eur J Echocardiogr 2009;10:729–31.

Basagiannis C, Olszewski R, Zuber M, Becher H. Normal values and reproducibility of strain parameters derived from 3D speckle tracking echocardiography. Stockholm: ESC; 2010. p. P5705.

Becker M, Lenzen A, Ocklenburg C, et al. Myocardial deformation imaging based on ultrasonic pixel tracking to identify reversible myocardial dysfunction. J Am Coll Cardiol 2008;51:1473–81.

Cerezo A, Perez De Isla L, Romenteria J., et al. 3D Wall Motion Tracking: implementing a new tool in daily clinical practice. Toshiba Medical Systems. Journal ISNN: 1617–2876.

Delgado V, Ypenburg C, Zhang Q, et al. Changes in global left ventricular function by multidirectional strain assessment in heart failure patients undergoing cardiac resynchronization therapy. J Am Soc Echocardiogr 2009;22:688–94.

Donal E, Moreau O. L'Étude des déformations myocardiques. Comment et pourquoi? L'Écho de la Filiale 2010;25:19–22.

Evangelista A, Nesser J, De Castro S, et al. Systolic wringing of the left ventrucular myocardium: characterization of myocardial rotation and twist in endocardial and midmyocardial layers in normal humans employing Three-Dimensional Speckle Tracking Study. ACC ; 2009. p. 1018–268.

Flu WJ, Van Kuijk JB, Bax JJ, et al. Three-dimensional speckle-tracking echocardiography: a novel approach in the assessment of left ventricular volume and function? Eur Heart J 2009;30:2304–7.

Geyer H, Caracciolo G, Haruhiko A, et al. Assessment of myocardial mechanics using Speckle Tracking echocardiography: fundamentals and clinical applications. J Am Soc Echocardiogr 2010;23(4):351–69.

Gorissen N. Artida 3D Wall Motion Tracking. Toshiba White Paper 08/2008.

Gorissen N. An introduction to area tracking, a new parameter using 3D Wall Motion Tracking. Toshiba White Paper 07/2009.

Ishizu T. Validation of intramural Strain with a newly developed 2-Dimensional Speckle tracking System. ACC; 2009. p. 1018–244.

Jurcut R, Pappas CJ, Masci PG, et al. Detection of regional myocardial dysfunction in patients with acute myocardial infarction using velocity vector imaging. J Am Soc Echocardiogr 2008;21:879–86.

Lafitte S, Perlant M, Réant P, et al. Impact of impaired myocardial deformations on exercice tolerance and prognosis in patients with asymptomatic aortic stenosis. Eur J Echocardiogr 2009;10:414–9.

Lancelotti P, Cosyns B, Zacharakis D, et al. Importance of left ventricular longitudinal function and functional reserve in patients with degenerative mitral regurgitation: assessment by two-dimensional speckle tracking. J Am Soc Echocardiogr 2008;21:1331–6.

Maffessanti F, Nesser HJ, Weinert L, et al. Quantitative evaluation of regional left ventricular function using three-dimensional speckle tracking echocardiography. Euro Echo 2009;P1023.

Manovel Sanchez A, Sulemane S, Dielhoff B, et al. Myocardial area-strain by three-dimensional speckle echocardiography: a novel quantitative parameter for assessment of myocardial function in ischaemic heart disease. ACC; 2009; abstract p. P3872.

Manovel A, Dawson D, Smith B, Nihoyannopoulos P. Assessment of left ventricular function by different speckle-tracking software. E Heart J 2010;11:417–21.

Moreau O, Kerivo G, Thebault C, et al. Three-dimensional speckle tracking for assessing function and dyssynchrony in patients advessed for cardiac resynchronization zation therapy. Euro Echo 2010;P289.

Nesser HJ, Mor-Avi V, Gorissen W, et al. Quantification of left ventricular volume using speckle-tracking: comparison with MRI. Eur Heart J 2009;30:1565–73.

Perez De Isla L, Zamorano J, Montes C, et al. 3D-wall motion tracking: a new tool for myocardial contractility analysis. Euro Echo 2009;0313.

Saito K, Watanabe N, Koichiro I, et al. Direct Ultrasound Measurements of Circumferential Longitudinal and Radial Strain Using Newly Developed Three-Dimensional Myocardial Tracking Image in Normal Adults. ACC; 2009. e-Abstract. p. 1027–242.

Saito K, Watanabe N, Hayashida A, et al. Comprehensive evaluation of left ventricular strain using speckle tracking echocardiography in normal adults: comparison of three-dimensional approaches. J Am Soc Echocardiogr 2009;22:1025–30.

Thebault C, Donal E, Bernard A, et al. Real-time three-dimensional speckle-tracking echocardiography: a novel technique to quantify global left ventricular mechanical dyssynchrony. ESC Stockholm 2010; P25–92.

Yasuhiko A, Tetsuya K, Hiroyuki O. Toshiba Medical Systems Corporation, Japon Accurate detection of regional contraction using novel 3-Dimensional Speckle Tracking Technique. AHA Poster; 2008.

Yasuhiko A, Hiroyuki O, Tetsuya K. Two and three dimensional Wall Motion Analysis. Medical Review Toshiba Medical Systems.

Echocardiographe Artida-3D WMT. Toshiba Leading Innovation. L'Écho de la Filiale 2011;26:38–9.

Mapeamento de fluxo vetorial

CAPÍTULO 19

Introdução

Classicamente, a análise e a observação dos fluxos intracardíacos e, mais particularmente, no ventrículo esquerdo, se baseava em técnicas de Doppler espectral e colorido. Mesmo que a imagem ecocardiográfica coletada corresponda a um plano, as informações referentes às velocidades, em razão da técnica Doppler, informam apenas sobre os valores no eixo da linha de disparo ultrassonográfico. Um novo método matemático, o Mapeamento de Fluxo Vetorial (VFM), com base nos conceitos de *Stream Function* e de *Flow Function*, permite agora, a partir dos dados do Doppler colorido, estimar os diferentes componentes dos vetores de velocidades, incluindo o componente ortogonal (figura 19.1). Essa análise é feita a partir dos dados radiais das velocidades (coordenadas polares, Raw Data) e permite realizar uma cartografia precisa da distribuição 2D dos vetores de velocidades dos fluxos sanguíneos (figura 19.2). Essa nova abordagem permite, além disso, extrair e visualizar informações referentes às linhas de isovelocidades *(Stream lines)*, bem como certo número de parâmetros envolvendo os vórtices ou turbilhões nas cavidades cardíacas.

O maior interesse do Mapeamento de Fluxo Vetorial é entender melhor o papel e as interações do fluxo sanguíneo com seu meio no estudo da cinética global e segmentar do ventrículo esquerdo, bem como no estudo das valvopatias.

Essa nova técnica emergente, desenvolvidas pelos pesquisadores da empresa Aloka, necessita, por ora, de uma fase de aprendizagem e pós-tratamentos bastante importante que pode ser reduzida graças a uma automatização crescente dos programas e à contribuição de novos conhecimentos em ressonância magnética (IRM) cardíaca, técnica considerada padrão ouro.

Metodologia

O princípio do Mapeamento de Fluxo Vetorial se baseia na determinação das linhas de isovelocidade dos fluxos intracardíacos. A análise do sinal de radiofrequência ultrassonográfica dos dados em Doppler colorido permite calcular, em cada ponto da imagem o valor local do débito de fluxo (em cm^2/s, pois estamos trabalhando com um plano). A integração matemática dos diferentes dados, linha por linha, permite, em seguida, aproximar os diferentes elementos de isovelocidade a fim de conectá-los entre si e, assim, materializar as linhas de corrente *(stream lines)* dos fluxos sanguíneos, semelhante às linhas de níveis de um mapa topográfico (figura 19.3A, B).

Sabendo que o vetor velocidade real é sempre tangencial à linha de isovelocidade e conhecendo o valor do componente do primeiro no eixo da linha de disparo ultrassonográfico (medido graças à técnica Doppler), é muito simples extrair os outros componentes matematicamente.

Um procedimento sofisticado permite, em seguida, separar os componentes dos vórtices dos componentes de fluxos unidirecionais (corrente sanguínea turbilhonar materializada pelo enrolamento espiralado) (figura 19.3C, D).

A fase de aquisição dos dados necessita de uma calibragem particular do ecocardiógrafo. De fato, a aquisição dos dados Doppler colorido deve ser feita em toda a cavidade cardíaca, o que requer o uso de uma grande janela e inclui uma degradação da taxa

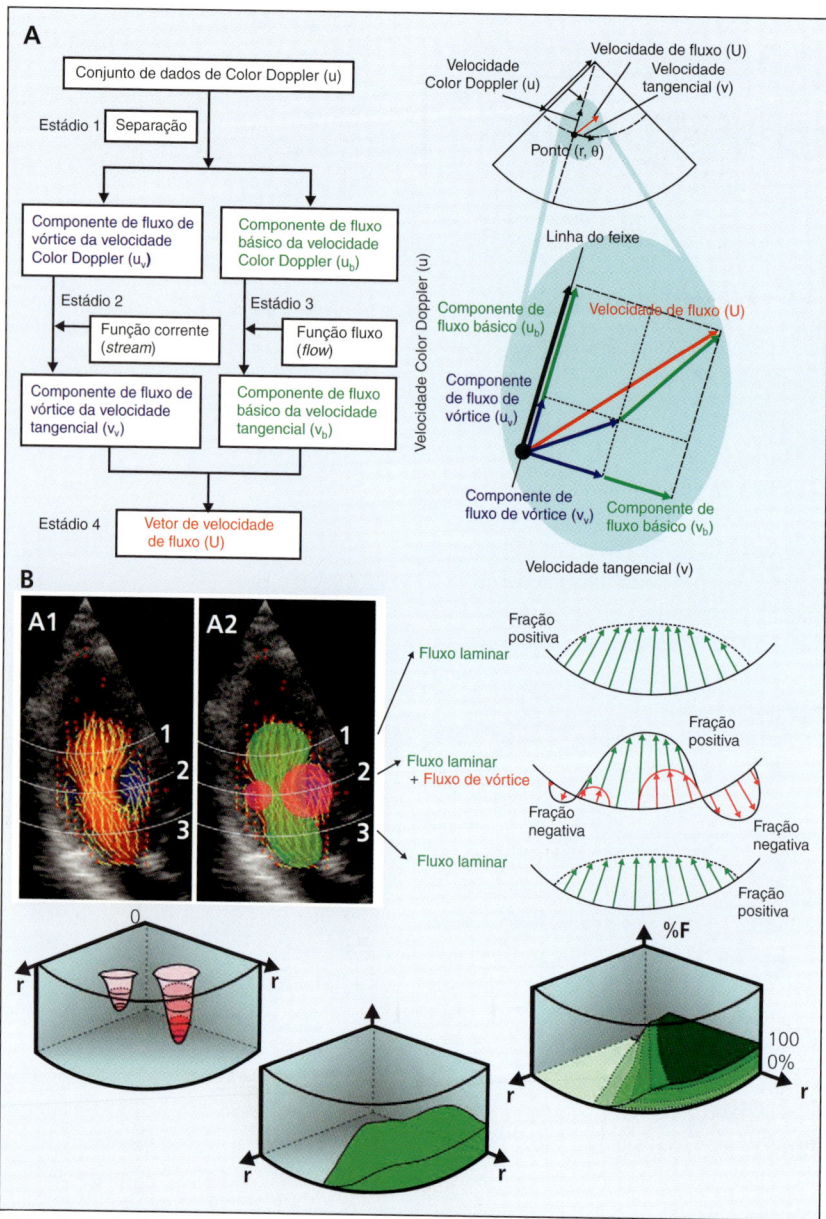

Figura 19.1. Tecnologia do Mapeamento de Fluxo Vetorial (VFM).
A. Algoritmo do procedimento do VFM que integra o *Stream Function* e o *Flow Function*.
B. Análise dos componentes do fluxo intracardíaco de acordo com o VFM.
Fonte: Tokuhisa Uejima et al., The Cardiovascular Institute Tokyo; Aloka Medical Systems.

de quadros. Uma configuração adequada da profundidade e uma prioridade nas velocidades de aquisição mais do que na resolução espacial são privilegiadas para pode conservar uma boa resolução temporal. Deve-se notar que todas as informações sobre velocidades contidas na cavidade cardíaca são necessárias à determinação mais confiável das linhas de fluxo. Além disso, os filtros coloridos e de paredes devem ser limitados ao seu mínimo para maior precisão dos fluxos lentos.

Capítulo 19. Mapeamento de fluxo vetorial   293

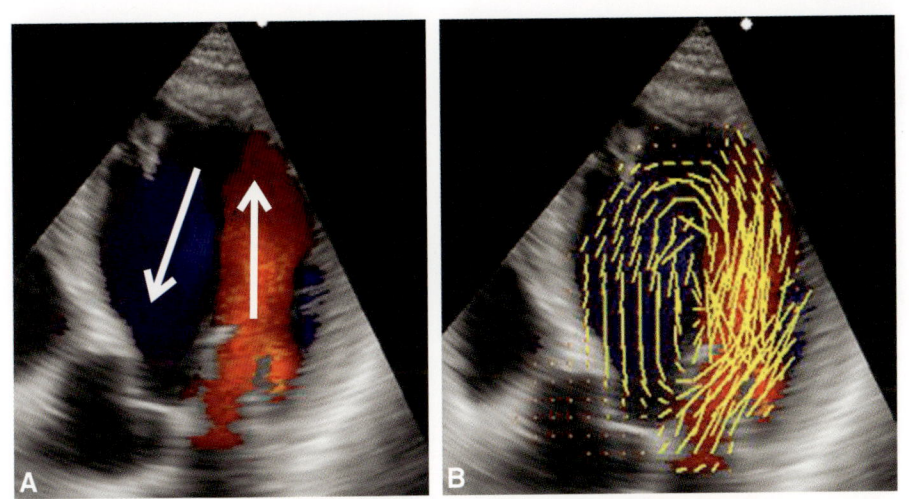

Figura 19.2. Estudo do fluxo intracardíaco em Mapeamento de Fluxo de Cor (CFM) contra o Mapeamento de Fluxo Vetorial (VFM).
A. Estudo bidirecional no CFM clássico.
B. Estudo multidirecional no VFM *(multidirectional velocity vector)*.
Fonte: Aloka Hitachi Medical Systems.

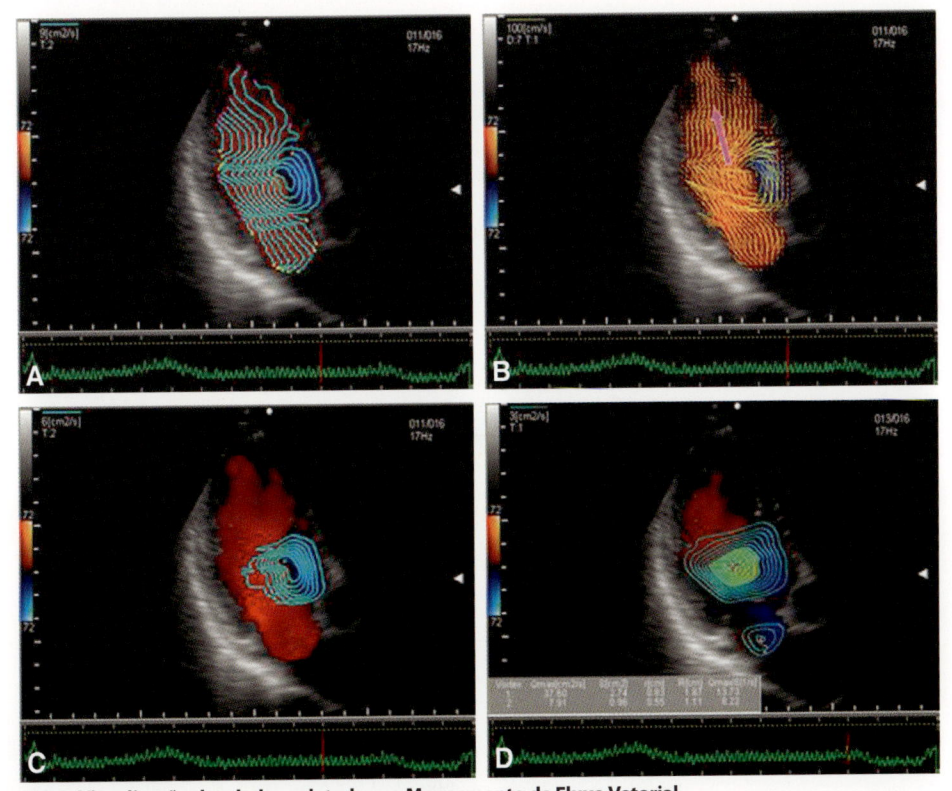

Figura 19.3. Visualização dos dados coletados no Mapeamento de Fluxo Vetorial.
A. Linhas de isovelocidades *stream lines*.
B. Vetores de velocidades médias *vectors mapping*.
C. Turbilhões *vortex maps*.
D. Quantificação do vórtice.
Fonte: Aloka Hitachi Medical Systems.

Uma configuração ideal dos ganhos em 2D e coloridos também deve ser considerada.

Uma vez realizada a aquisição, fase seguinte de pós-tratamento dos dados é composta por duas etapas principais e antes de qualquer aplicação das medidas e análises:

- em um primeiro momento é efetuada uma segmentação semiautomática minuciosa da cavidade, simultaneamente em diástole e em sístole, a partir dos dados teciduais (endocárdio), a fim de determinar para cada imagem a zona de interesse, onde será realizado o tratamento. Esta segmentação permite garantir que somente o fluxo intracavitário será levado em conta, eliminando eventuais interferências ligadas, por exemplo, ao deslocamento dos tecidos;
- em um segundo momento, é preciso corrigir qualquer *aliasing* que apareça na informação colorida. Para tanto, o *software* permite multiplicar por dois a PRF e, assim, eliminar as velocidades demasiadamente elevadas no limite de duas vezes a PRF máxima.

Essas duas fases são realizadas a partir dos dados *Line Data* (coordenadas polares, *Raw Data*).

Os resultados e medidas disponíveis são de diferentes ordens (figura 19.4):

- exibição dos vetores de velocidades, vetor de velocidade média, linhas de fluxo e vórtice para uma análise visual e qualitativa;
- curva dos perfis dos vetores velocidades (bem como de seus diferentes componentes), ao longo do eixo (em geral, ao longo do vórtice), em função do tempo;
- medidas de tempo (*timing* dos vórtices, por exemplo), intervalos, distância;
- diâmetro, raio e superfície dos vórtices;
- intensidade Qmáx dos vórtices e razão Qmáx/superfície.

Por fim, os limites da técnica do Mapeamento de Fluxo Vetorial são:

- a dependência do Mapeamento de Fluxo Vetorial da qualidade da imagem colorida;
- os fluxos muito lentos, que geralmente são filtrados pelos programas cardíacos, pois correspondem aos deslocamentos dos tecidos;
- os fluxos turbulentos: a técnica é adaptada aos fluxos laminares e permite a correção de um único nível de *aliasing* (o dobro da PRF máxima);
- os fluxos muito rápidos, como estenose aórtica.

Novas técnicas ecocardiográficas, como a imagem 3D, devem permitir reduzir algumas limitações do Mapeamento de Fluxo Vetorial.

Importância clínica

A técnica de Mapeamento de Fluxo Vetorial é emergente. Inúmeros estudos foram lançados para validar suas múltiplas importâncias clínicas (figuras 19.5 e 19.6).

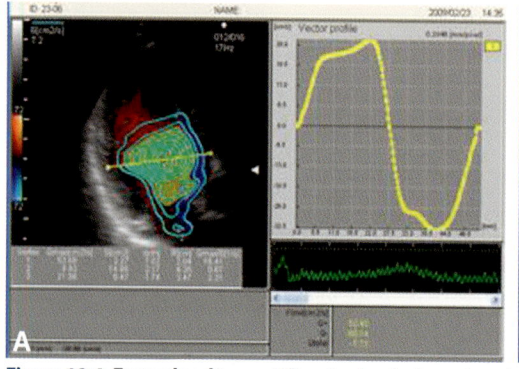

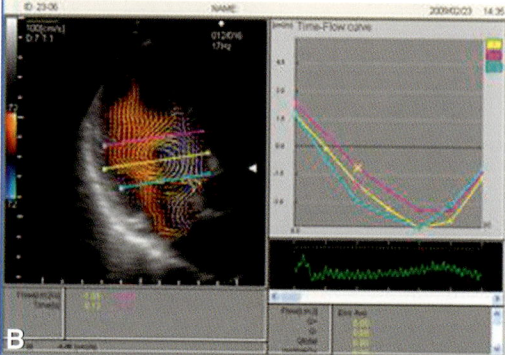

Figura 19.4. Exemplos de quantificação dos dados coletados no Mapeamento de Fluxo Vetorial (curvas VFM).
A. Análise dos perfis de velocidades *(velocity profile display)*.
B. Medição dos tempos de fluxo-*timing* *(time-flow curve)*.
Fonte: Aloka Hitachi Medical Systems.

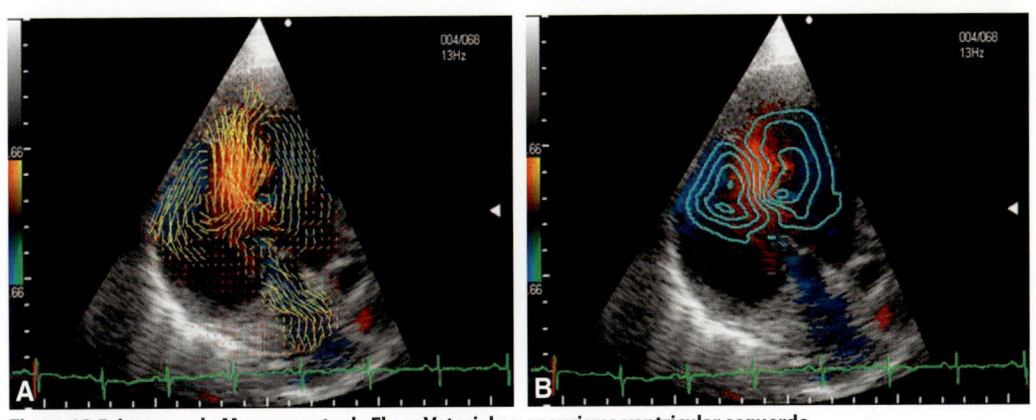

Figura 19.5. Imagem do Mapeamento de Fluxo Vetorial no aneurisma ventricular esquerdo.
A. *Vectors mapping.*
B. *Stream lines.*
Fonte: Aloka Hitachi Medical Systems.

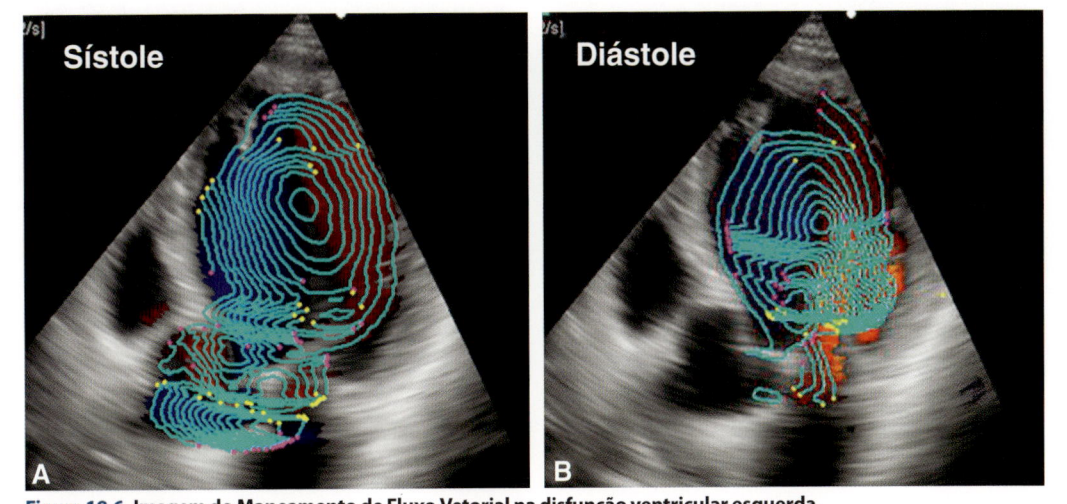

Figura 19.6. Imagem do Mapeamento de Fluxo Vetorial na disfunção ventricular esquerda.
A. Vórtice na sístole.
B. Vórtice na diástole.
Fonte: Aloka Hitachi Medical Systems.

A compreensão da dinâmica dos fluxos intracardíacos e, mais particularmente, de suas distribuições, bem como o estudo dos vórtices apresentam uma importância crescente. Não estamos falando das medições Doppler convencionais realizadas no âmbito das valvopatias e outras patologias cardíacas, mas sim do comportamento dos fluxos de suas interações com seu meio.

Por exemplo, os fluxos que descrevem um movimento circular (vórtice ou turbilhão) no ventrículo esquerdo correspondem a uma geometria e uma situação anatômica específicas. Estas características influem diretamente na qualidade da ejeção; de fato, os fluxos intraventriculares são otimizados a fim de favorecer e facilitar a ejeção do sangue durante a sístole.

Em geral, observa-se, no ventrículo esquerdo normal, um vórtice durante o período de contração isovolumétrica até o início da sístole. Quando a função sistólica se degrada, esse vórtice perdura durante toda a sístole e não parece, pois, trazer nenhuma contribuição à ejeção do fluxo sanguíneo.

Da mesma forma, também é observado no ventrículo esquerdo, durante o início da fase de enchimento rápido da diástole, a presença de dois vórtices na origem do jato, após a passagem da valva mitral, sendo o vórtice anterior mais importante que o posterior. Esses dois vórtices têm como papel ajudar no recuo dos folhetos mitrais, e seu estudo poderia eventualmente servir como indicador complementar para o estudo da função diastólica.

Outros estudos realizados com a ajuda da IRM sugerem que os vórtices anormais refletem uma dinâmica abaixo do ideal dos fluxos intraventriculares.

Parece que o papel dos vórtices seria conservar uma parte da energia cinética do fluxo que penetra no ventrículo esquerdo, em razão desse movimento de rotação, para, em seguida, redirecionar o fluxo para a câmara de ejeção aórtica.

Vários estudos em andamento mostram uma relação entre a fração de ejeção e os parâmetros que descrevem os vórtices. Uma alteração das características desses vórtices está relacionada com uma disfunção do ventrículo esquerdo; portanto, o Mapeamento de Fluxo Vetorial poderia trazer novas informações relativas à função cardíaca.

O campo de investigação das características dos fluxos intracardíacos encontra aplicações nos estudos das funções diastólica e sistólica, mas também pode-se estender à cirurgia das valvas (relações entre os vórtices e a orientação do jato), ao estudo do dissincronismo cardíaco (relação entre a formação dos vórtices e os atrasos de contração) ou, ainda, das cardiomiopatias.

Conclusões

O Mapeamento de Fluxo Vetorial é uma novíssima tecnologia sem equivalente no mundo da ecocardiografia. A maioria das ferramentas de quantificação desenvolvidas há cerca de duas décadas está, principalmente, destinada ao estudo dos tecidos e suas interfaces. Somente a IRM desenvolveu ferramentas comparáveis ao VFM destinadas ao estudo dos fluxos e dos vórtices intracardíacos.

O Mapeamento de Fluxo Vetorial dá acesso a novos campos de investigação e, sobretudo, a uma melhor compreensão da maneira como funciona o nosso coração por meio das interações entre fluidos e tecidos.

Esta nova ferramenta possibilitará, certamente, possibilitar um futuro muito próximo de trazer novos índices a fim de avaliar mais precisamente a função cardíaca, pois, finalmente, a qualidade dos vórtices – suas geometrias e situações – sintetiza a eficácia dos diferentes parâmetros elétrico, tecidual e hemodinâmico executados durante o ciclo cardíaco.

Bibliografia

Baccani B, Domenichini F, Pedrizzetti G, Tonti G. Fluid dynamics of the left ventricular filling in dilated cardiomyopathy. J Biomech 2002;35(5):665–71.

Gharib M, Rambod E, Kheradvar A, et al. Optimal vortex formation an index of cardiac health. Proc Nat Acad Sci U S A 2006;103:6305–8.

Kheradvar A, Milano M, Gharib M. Corelation between vortex ring formation and mitral annulus dynamics during ventricular rapid filling. J Amer Soc Artificial Internal Organs (ASAIO) 2007;53(1):8–16.

Kheradvar A, Gharib M. Influence of ventricular pressure drop on mitral annulus dynamics through the process of Vortex ring formation. Ann Biomed Eng 2007.

Le Thu-Thao, Huang F, Gu Y et al. Characterization of intra-left ventricular flow using novel velocity flow mapping method. National Heart centre Singapore. Sing Health; 2010.

Li Ch, Zhangt J, Li Xiaoging, et al. Quantification of chronic aortic regurgitation by vector flow mapping: a novel echocardiographic method. Eur J Echocardiogr 2010;11:119–24.

Lu J, Li W, Zhong Y, et al. Intuitive visualization and quantification of intraventricular convection in acute ischemic left ventricular failure during early diastole using color Doppler-based echocardiographic vector flow mapping. Int J Cardiovasc Imaging 2008;24(5).

Mayumi Kudak A. VFM (Vector Flow Mapping). A novel method to visualize « multi directionnal Velocity Vector and stream line ». Clinical Group Marketing Dept. Aloka Science & Humanity, 2010.

Ohtsuki S, Yamamoto A, Tanaka M, Okujima M. A method of flow vector mapping deduced Doppler data on sector scanned plane and its application. Automedica 12 Gordon Breach Science. Pub. Inc; 1989. p. 41–52.

Ohtsuki S, Tanaka M. The flow velocity distribution from the Doppler information on a plane in three-dimensional flow. J Visualis 2006;9(1):69–82.

Pierrakos O, Vlachos PP. The effect of vortex formation. J Biomech Eng 2006;128:527–39.

Sengupta PP, Burke R, Khandheria BK, Belohlavek M. Following the flow in chambers. Heart Fail Clin 2008;4: 325–32.

Sôdergvist E, Cain P, Lind B, et al. Feasibility of creating estimates of left ventricular flow-volume dynamics using echocardiography. Cardiovasc Ultrasound 2006;4:40.

Tanaka M, Yamamoto A, Endo M, et al. Quantitative evaluation of flow character of the blood flow in heart chambers. J Flow Visual Soc Jap 1989;9:411–34.

Tokuhisa Uejima A, Akira K, Hitosh S, et al. A new echocardiographic method for identifying vertex flow in the left ventricul: numerical validation. Tokyo: The Cardiovascular Institute.

Uejima Tokuhisa, Akira K, Hitoshi S, *et al.* Ultrasound in Medicine and Biology 2010;36(5):772–88.

Llejina T, Koike A, Sawada H, *et al.* A new echocardiographic method for identifying vortex flow in the left ventricle: numerical validation. Ultrasound Med Biol 2010;36:772–88.

Yang GZ, Merrifield R, Masood S, Kilner PJ. Flow and myocardial interaction: an imaging perspective. Philos Trans R Soc Land B Biol Sci 2007;362:1329–41.

Uejima Tokuhisa, Akira K, Hitoshi S, *et al.* Ultrasound in Medicine and Biology 2010;36(5):772–88.

Caracterização tecidual

CAPÍTULO **20**

Introdução

A ecocardiografia clássica utilizada na rotina por via transtorácica permite avaliar a anatomia e a função cardíacas.

Entretanto, ela apresenta limitações para o estudo da caracterização da textura do miocárdio exposto.

Na realidade, a pesquisa de uma caracterização tecidual na ecocardiografia é antiga, mas sua aplicação prática ficou limitada por razões, sobretudo, tecnológicas.

De fato, os sinais refletidos no miocárdio são de baixa amplitude e dão uma razão sinal-ruído bem menor que aquele fornecido pela reflexões na interfaces coração-sangue. Para contornar esse inconveniente, novas soluções tecnológicas foram elaboradas a fim de abordar melhor a caracterização dos tecidos cardíacos.

Metodologia

Duas técnicas da quantificação da textura miocárdica podem ser aplicadas na ecocardiografia transtorácica: a videodensitometria e a radiofrequência (figura 20.1).

Videodensitometria

Esta técnica, desenvolvida inicialmente, utiliza a imagem "bruta" fornecida pelo ecocardiógrafo *(composite video)*, que é, em seguida, digitalizada, filtrada e tratada para extrair uma informação quantificável sobre a textura miocárdica. Esta informação pode ser analisada de duas formas:

- histogramas dos tons de cinza para uma região de interesse selecionada no miocárdio. O operador fixa, manualmente, a posição e o tamanho da região de interesse na imagem ecocardiográfica. Em seguida, ele analisa a distribuição dos tons de cinza nessa região miocárdica selecionada;
- matriz de co-ocorrência que permite apreender o agenciamento dos diferentes tons de cinza na região de interesse do miocárdio explorada pelos ultrassons.

Estas duas formas de análise de imagens ecocardiográficas possibilitam o cálculo dos parâmetros quantitativos da textura miocárdica, como: a mediana, a média, a variabilidade, a limitação, a energia etc.

Radiofrequência

Esta técnica, mais recente, utiliza o sinal de radiofrequência *(raw data)* coletado pelos cristais piezoelétricos da sonda ultrassonográfica. O sinal retrodifundido pelo tecido miocárdico na análise de radiofrequência é digitalizado e tratado pelo ecocardiógrafo.

Este procedimento possibilita um aprimoramento progressivo do sinal incidente, atenuando os ruídos de fundo das interfaces sanguíneas.

A partir do sinal ultrassonográfico complexo e da grande dinâmica, um coeficiente de atenuação do feixe incidente, chamado de *backscatter index*, é calculado. Ele traduz a energia média do sinal para uma determinada região de interesse, cuja posição e tamanho dependem do operador (assim como na videodensitometria). Este parâmetro quantitativo obtido com a ajuda de um *software* específico permite uma caracterização da textura miocárdica em

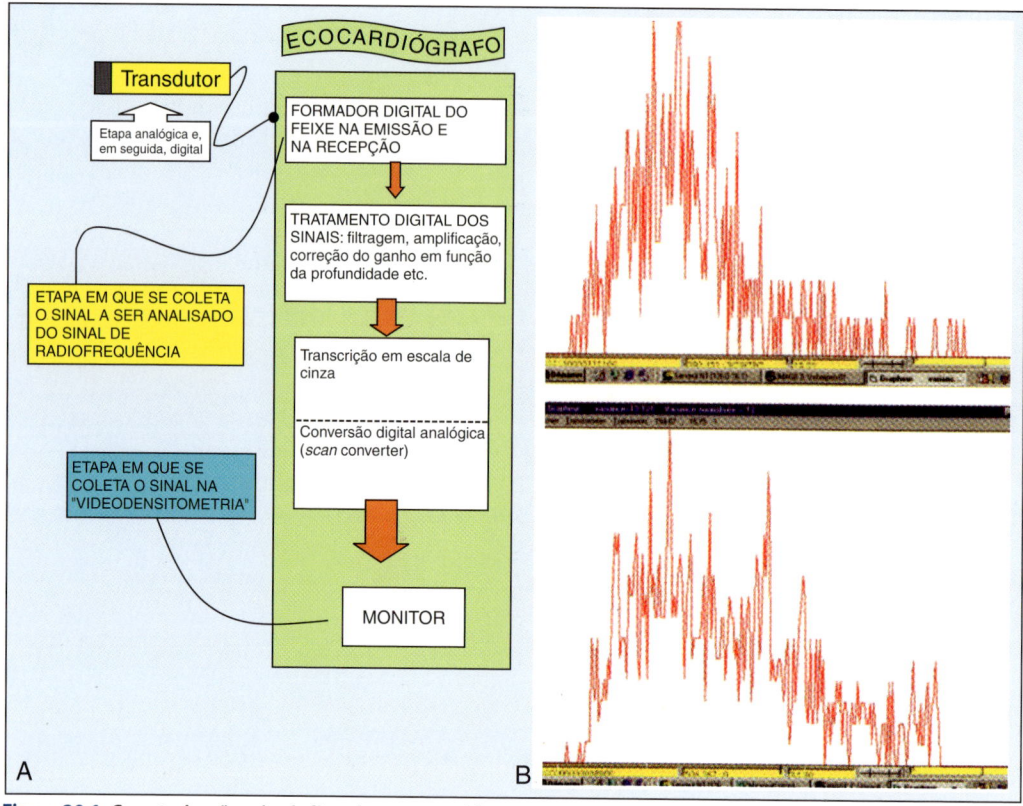

Figura 20.1. Caracterização miocárdica ultrassonográfica.
A. Cadeia de tratamento do sinal de radiofrequência coletado pelo transdutor, que permite a quantificação da textura miocárdica.
B. Exemplo de histograma refletindo a distribuição dos tons de cinza na região miocárdica exposta.
Fonte: E. Donal e D. Doisne, AMC Pratique, 2003.

tempo real, em territórios precisos, na base das imagens ecocardiográficas bidimensionais.

O surgimento da imagem harmônica e dos agentes de contraste, aumentando sensivelmente a qualidade da imagem ecocardiográfica, permitiu melhorar o potencial de caracterização tecidual, elevando as razões sinal-ruído e sinal-dispersão.

Importância clínica

O objetivo da caracterização tecidual é poder definir a estrutura do órgão explorado. Limitada por dificuldades técnicas e pela complexidade da análise quantitativa, a avaliação da textura na ecocardiografia não passou para o âmbito da prática cotidiana. Estudos conduzidos nos laboratórios de pesquisa demonstraram a importância da técnica de caracterização tecidual nos seguintes estados patológicos:

Hipertrofia ventricular esquerda

A caracterização tecidual permite diferenciar o miocárdio sadio do miocárdio hipertrófico. Uma diferença significativa foi demonstrada no tom de cinza (na videodensitometria) e do *backscatter index* (na radiofrequência) entre a população "sadia" e a população de cardiopatia hipertrófica.

Ao explorar os parâmetros quantitativos oriundos da caracterização tecidual, esta abordagem se torna uma ferramenta potencial para diferenciar a hipertrofia da cardiopatia hipertensiva, da cardiomiopatia hipertrófica ou da amiloidose cardíaca.

Cardiopatia isquêmica

Nesta área, a caracterização tecidual pode ser útil para diferenciar precocemente o miocárdio necrosado do miocárdio viável. Assim, ela é potencialmente capaz de distinguir as zonas acinéticas que representam um cicatriz madura de um infarto antigo, de uma zona acinética idêntica, mas viável com relação a uma isquemia, e que deveria se beneficiar de uma reperfusão rápida.

Cardiomiopatia dilatada

A caracterização tecidual permite distinguir entre os portadores de uma cardiomiopatia dilatada e o grupo de controle. Sua capacidade diagnóstica para diferenciar uma forma etiológica de cardiomiopatia de uma outra continua problemática.

Cardiomiopatia diabética

Nos pacientes diabético dependentes de insulina, as modificações significativas dos parâmetros quantitativos oriundos da caracterização tecidual foram demonstradas na presença de uma retinopatia ou de uma nefropatia.

Cardiomiopatia urêmica

Em caso de insuficiência renal crônica, uma correlação foi demonstrada entre metabolismo de fósforo e cálcio e parâmetros ecocardiográficos dos histogramas de tons de cinza do miocárdio.

A contribuição diagnóstica da caracterização tecidual em outras afecções cardíacas ainda não foi determinada. Enquanto isso, uma melhora da metodologia do exame e melhor compreensão dos fenômenos quantificados ainda são necessários.

Por fim, a ecocardiografia de contraste miocárdico associada à caracterização tecidual deve permitir o acesso à quantificação da perfusão tecidual.

Conclusões

A caracterização da estrutura dos tecidos biológicos abordada a partir da análise da difusão ultrassonográfica tem importância diagnóstica especial no estudo do músculo cardíaco. Um progresso recente vem do acesso ao sinal ultrassonográfico de radiofrequência refletido pelo miocárdio e recebido pelo transdutor.

A partir desse sinal, métodos específicos permitem a extração de parâmetros, particularmente a atenuação ultrassonográfica, cujo valor depende das características do tecido explorado (natureza, arquitetura, estado normal ou patológico). Assim, a caracterização tecidual abre a perspectiva para um diagnóstico "histológico" e funcional do miocárdio.

Os resultados de análise da textura miocárdica referentes à cardiopatia hipertrófica ou isquêmica são encorajadores. Eles estimulam uma exploração mais ampla da ecocardiografia de caracterização tecidual na cardiologia.

A análise da textura miocárdica na ecocardiografia é atraente, evolutiva e promissora, apesar de vários limites técnicos e metodológicos potencialmente superáveis. Ela merece ser usada fora dos laboratórios de pesquisa e ser fornecida aos médicos.

Bibliografia

Bhandari AK, Nanda NC. Myocardial texture characterization by two-dimensional echocardiography. Am J Cardiol 1983;51:817–25.

Bijnens B, D'hooge J, Sutherland G, et al. Robustness of integrated backscatter for myocardial tissue characterization. Ultrasound Med Biol 1999;25:95–103.

Bouki KP, Lange A, Palka P, et al. Regional variations of ultrasonic integrated backscatter in normal and myopathic left ventricles. Eur Heart J 1996;17:1747–55.

Cuilla M, Paliotti R, Hess DB, et al. Echocardiographic patterns of myocardial fibrosis in hypertensive patients: endomyocardial biopsy versus ultrasonic tissue characterization. J Am Soc Echocardiogr 1997;10:657–64.

Donal E, Coisine D, Blouin P, et al. Caractérisation tissulaire en échodensitométrie: utilisation des histogrammes de niveaux de gris, de la matrice de co-occurence et de la dimension fractale. Arch Mal Cœur Vaiss 1999;22:159.

Donal E, Coisine D, Christiaens L, et al. Caractérisation myocardique en échographie. Arch Mal Cœur Vaiss 2000;93(7):857–64.

Donal E; Coisine D. Caractérisation myocardique en échocardiographie. Arch Mal Cœur Pratique 2003;117:21–3.

Lange A, Moran CM, Palka P, et al. The variation of integrated backscatter in human hearts in differing ultrasonic transthoracic views. J Am Soc Echocardiogr 1995;8:830–8.

Lattanzi F, Spirito P, Picano E, et al. Quantitative assessment of ultrasonic myocardial reflectivity in hypertrophic cardiomyopathy. J Am Coll Cardiol 1991;17:1085–90.

Morales MA, Ferdeghini EM, Pizzarelli F. Charecterization of myocardial tissue in patients undergoing maintenance hemodialysis by quantitative echocardiography. J Am Soc Echocardiogr 1990;9:480–7.

Naito J, Masuyama T, Tamamoto K, et al. Analysis of transmural trend of myocardial integrated ultrasound backscatter for differentition of hypertrophic cardiomyopathy. J Am Cardiol 1994;24:517–24.

Neskovic AN, Mojsilovic A, Jovanovic T, et al. Myocardial tissue characterization after acute myocardial infarction with wavelet image decomposition. Circulation 1998;98:634–41.

Perez JE, Mc J, Santiago JV, et al. Abnormal myocardial acoustic properties in diabetic patients and their correlation with the severity of disease. J Am Coll Cardiol 1992;19:1154–62.

Takiuchi S, Ito H, Iwakura K, *et al.* Ultrasonic tissue characterization predicts myocardial viability in early stage of reperfused acute myocardial infarction. Circulation 1998;97:356–62.

Zoni A, Regolisti G, Aschieri D, *et al.* Myocardial ultrasonic tissue characterization in patients with different types of left ventricular hypertrophy: a vide densitométric approach. J Am Soc Echocardiogr 1997;10:74–82.

Tele-ecocardiografia

CAPÍTULO **21**

Introdução

A tele-ecocardiografia é um conceito relativamente novo proveniente de uma "migração" tecnológica da medicina espacial. Seu princípio se baseia no uso de conexões específicas que permitem a transmissão em tempo real da imagem do eco-Doppler (vídeo e som) do ecocardiografista para o cardiologista especialista distante do local do exame.

As conexões que podem ser usadas para a transmissão de informações médicas à distância são inúmeras: telefone, fax, internet, celular, redes ATM, RNIS etc.

Metodologia

Inicialmente, a transmissão dos dados ecocardiográficos à distância foi realizada com a técnica específica da TomTec (TomTec Imaging Systems), que consistia:

- no registro de *cineloops* digitalizados no ecocardiógrafo pelo operador;
- na transmissão sem compressão das imagens pela linha telefônica;
- na recepção dos dados ecocardiográficos no computador pessoal do especialista, contendo um *software* de releitura;
- na análise e na interpretação das imagens transmitidas por um médico especialista;
- na redação de um relatório de exame ecocardiográfico enviado, em seguida, por fax ao ecocardiografista "emissor".

Esse sistema "primitivo" de ecocardiografia a distância com base na simples ligação telefônica fixa apresentou várias limitações. Em decorrência dos progressos tecnológicos no campo da informática e, particularmente, espacial, o serviço de telecocardiografia evoluiu e foi aperfeiçoado. A conexão entre o local "paciente" e o local "especialista" pode ser feita com eficácia por meio de ligações terrestres eficientes ou por satélite (figura 21.1). A ligação por satélite é capaz de oferecer uma qualidade superior e confiável na transmissão das imagens ecocardiográficas à distância.

Importância clínica

As aplicações potenciais da tele-ecocardiografia são numerosas:

- situações de urgência (aplicação principal).

A transmissão de conhecimento entre o ecocardiografista que faz a aquisição das imagens eco-Doppler e o especialista distante que realiza a interpretação do exame permite implementar, sem demora nem deslocamento de pessoas, a melhor estratégia diagnóstica e terapêutica para um paciente preocupante.

Ela permite, por exemplo, confirmar ou eliminar um diagnóstico que necessita de uma intervenção cirúrgica de urgência:

- assistência para guiar um procedimento terapêutico, intervencionista ou cirúrgico na prática cardiológica cotidiana.

O médico especialista pode intervir nas situações clínicas difíceis, trazendo sua experiência, sua opinião e seus conselhos à distância (teleconsulta).

Em razão desse sistema de telecocardiografia, o paciente está "próximo" dos melhores especialistas, independentemente de sua localização. O acompanhamento regular dos pacientes à distância por telecocardiografia também pode ser realizado (tele-acompanhamento):

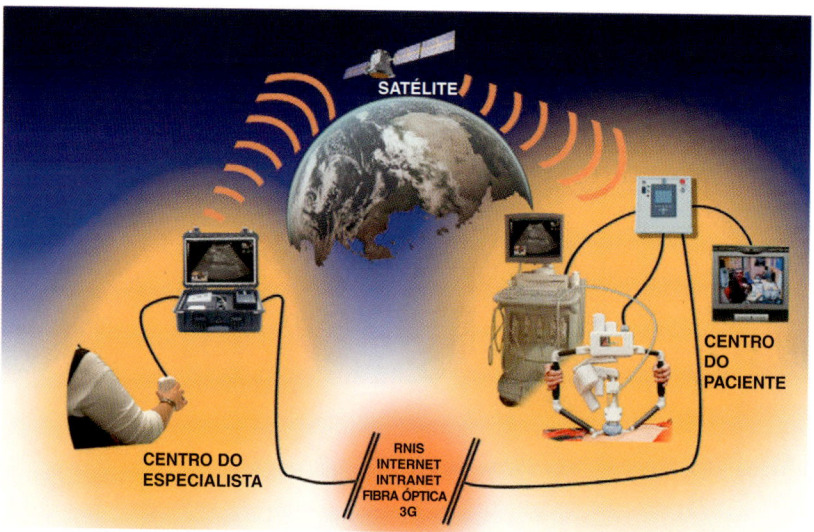

Figura 21.1.
O princípio do conceito da ecografia robotizada, que integra:
– um centro do especialista, onde o ecografista controla à distância o exame do paciente e recebe as imagens em tempo real;
– o sistema de transmissão das informações (controle, imagem) com a ajuda das conexões de telecomunicações (satélite, internet etc.);
– o centro do paciente, onde um sistema robotizado guiado e controlado pelo especialista permite o deslocamento preciso da sonda ecográfica posicionada sobre o paciente examinado e a aquisição simultânea das imagens ecográficas a serem interpretadas pelo especialista.
Fonte: E. Lefebvre, P. Arbeille, La télé-échocardiographie.

- uso ambulatorial da tele-ecocardiografia.

O exame ecocardiográfico pode ser realizado em uma ambulância em movimento para ser transmitido por satélite ao local fixo do especialista, geralmente no hospital. Este procedimento é particularmente útil nas zonas geograficamente "pobres" em especialistas, por exemplo, regiões rurais ou muito isoladas de centros especializados:

- a racionalização dos sistemas de plantão e seus custos.

O mesmo especialista pode estar de plantão para vários estabelecimentos ao mesmo tempo (que não possuem exame de imagem). Este sistema de tele-ecocardiografia constitui uma alternativa interessante diante de uma "escassez" de especialistas. Sua importância também é econômica, pois reduz o custo global dos exames realizados:

- a formação de redes de especialistas regionais, nacionais ou internacionais.

A transmissão de conhecimento por "hiperespecialistas" é especialmente útil em um contexto de urgência cardiológica. Ela pode ser igualmente eficaz no quadro de tele-equipe (reunião de profissionais em diferentes locais em torno de um mesmo caso) ou de teleformação em ecocardiografia:

- a realização de estudos de pesquisas controladas multicêntricas.

A tele-ecocardiografia permitirá coordenar e homogeneizar os trabalhos de pesquisa entre os diferentes centros.

Perspectivas

As perspectivas da tele-ecocardiografia estão:

- no desenvolvimento de aparelhos de ecocardiografia miniaturizados capazes de se conectar por uma entrada USB a um computador portátil;
- na transmissão da imagem ecocardiográfica por uma conexão USB ou Wi-Fi a um telefone celular ou um PDA (Personal Digital Assistant) (figura 21.2);
- na aplicação do procedimento computadorizado da compressão de imagens ultrassonográficas na estação "escrava" que envia imagens de boa qualidade prontas para serem interpretadas;

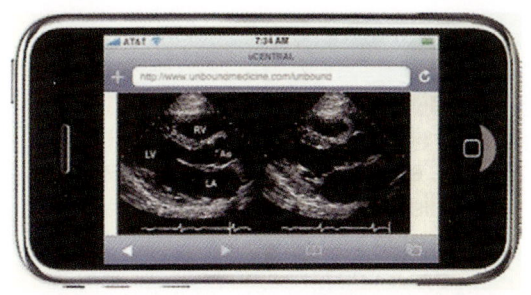

Figura 21.2. Tele-ecocardiografia utilizando o celular moderno com sistema Wi-Fi que permite rever os exames ecocardiográficos na tela.
Fonte: Planète Cardio Magazine.

- no uso de uma constelação de satélites (Global Star) que permite obter o máximo de largura de banda para a transmissão dos dados e das imagens ecocardiográficas;
- na tele-ecocardiografia assistida por um sistema robotizado.

Este novo conceito tecnológico operacional, especialmente na ecografia abdominal, permite, a partir de um centro do especialista, manipular uma sonda ecográfica situada em um outro local distante, onde se encontra o paciente. A ligação entre os dois lugares pode ser feita pelos meios de comunicação terrestre ou por satélite.

Na prática, um braço robotizado com uma sonda ultrassonográfica é posicionado sobre o paciente a ser examinado por um técnico e controlado à distância pelo ecografista com a ajuda de um *joystick* ao vivo, por causa de uma tela de controle. O médico especialista recebe, em tempo real, as imagens ecográficas do paciente em sua tela (figura 21.3).

Assim, o robô com a sonda ecográfica permite a realização de um exame ecográfico nos pacientes distantes dos centros especialistas em ecografia.

Um sistema de ecografia robotizado continua atualmente no mundo "da imaginação" no que se refere à ecocardiografia. Vários obstáculos de ordem científica, técnica, regulamentar e ética ainda devem ser superados no quadro da tele-ecocardiografia robotizada.

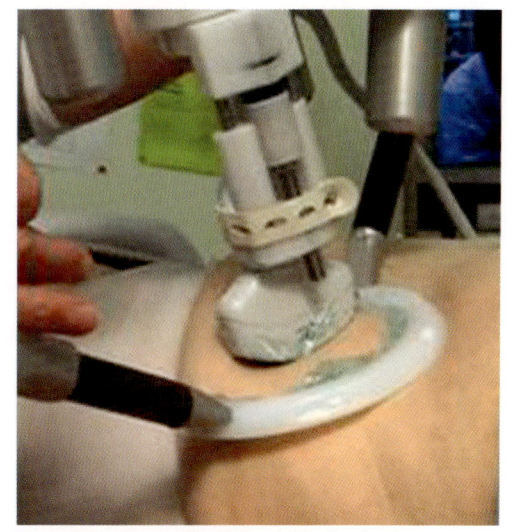

Figura 21.3. Ecografia abdominal robotizada.
Braço robotizado segurando uma sonda ultrassonográfica posicionada sobre o ventre do paciente e controlada à distância pelo ecografista.
Projeto de robô de ecografia do professor Philippe Arbeille, do CHU de Tours.
http://www.cnes.fr/webCNES-fr/7226-echographie-a-distance

Ela está começando a entrar no arsenal das cardiologias moderna e racional. Sua oportunidade aumenta em prioridade na transmissão de conhecimento, consulta e acompanhamento.

A prodigiosa imaginação criadora dos pesquisadores para a concepção de um robô de ecocardiografia controlado à distância é fascinante, mas, atualmente, difícil de ser realizada na prática.

Conclusões

A tele-ecocardiografia, longe de ser uma engenhoca, tornou-se uma realidade técnica que mudará nossa paisagem médica.

Bibliografia

Arbeille P, Poisson G, Vievres P, *et al.* Echographic examination in isolated sites controlled from an expert center using a 2-D echograph guided by a teleoperated robotic arm. Ultrasound Med Biol 2003;29(7):993–1000.

Arbeille P, Ruiz J, Ayob J, et al. The robot and the satellite for tele-operating echographic examination in Earth isolated sites, or onboard ISS. J Gravit Physiol 2004;11(2):P233–4.

Arbeille P, Capri A, Ayoub J, et al. Use of a robotic arm to perform remote abdominal telesonography. AJR Am J Roentgenol 2007;188(4):W317–22.

Beaugas-Orain Djoyum. Une tablette tactile qui peut sauver des vies. Le Jour Yaoundé. Courrier International pour Direct Matin; 985 1er décembre 2011.

Courreges F, Smith N, Poisson G, et al. Real-time exhibition of a simulated space tele-echography using an ultra-light robot. Canada: ISAIRAS; 2001.

Delgorge C, Vieyres P, Poisson G, et al. Comparative survey of ultrasound images compression methods dedicated to a tele-echography robotic system. Turkey: IEEE EMBS; 2001.

Gourdon A, Poignet Ph, Poisson G, et al. A new robotic mechanism for medical application. USA: ASME; 1999.

Kacet S, Silber D. Livre blanc de la télécardiologie. Biotronik; 2008.

Lefebvre E, Arbeille P. La télé-échographie. blog-ucsa.fr/public/la tele-echographie.

Martinelli T, Bosson JL, Bressollette L, et al. Robot-based tele-echography: clinical evaluation of the TER system in abdominal aortic exploration. J Ultrasound Med 2007;26(11):1611–6.

Masuda K, Kimura E, Tateishi N, Ishihara K. Three dimensional motion mechanism of ultrasound probe its application for tele-echography system. Hawaii: IROS; 2001.

Mitsuishi M, Warisawa S, Tsuda T, et al. Remote Ultrasound Diagnostic System. Korea: IEEE; 2001.

Vilchis A, Mauda K, Althuser M, et al. Télé-échographie robotisée: des concepts à la validation clinique. Annales des Télécommunications. Santé et Technologies de l'information 2003;58(6):687–97.

Wolf JE. La Télé-échocardiographie entre dans l'arsenal du cardiologue. Le Journal faxé du Cardiologue 26 juin 1997.

Planète Cardio Magazine (Planète high-tech) 2007;7:31.

http://www.science.gouv.fr/fractualites/bdd/res/3044/tele-echographie-la-technologie-spatiale.

http://www.futura-sciences.com/fr prints news t informatique/d/echographie-a-laide-dun-telephone-mobile.

http://www.cnes.fr/web/CNES-fr7226-echographic-a-distance.

Simulação de ecocardiografia

CAPÍTULO **22**

Introdução

A ecocardiografia é uma técnica de diagnóstico médico que necessita de uma formação adequada do operador e uma boa experiência do examinador.

A aprendizagem da ecocardiografia passa por:

- uma formação teórica (ensino universitário, obras, imprensa médica, internet, oficinas, congressos etc.);
- uma formação prática em um centro especializado e/ou certificado sob o controle de um ecocardiografista experiente.

O médico que teve uma formação teórica e prática suficiente é o mais apto a realizar correta e confiavelmente o exame ecocardiográfico. Uma formação adequada e completa em ecocardiografia permite evitar uma interpretação errônea ou abusiva do exame, o que poderia comprometer o diagnóstico ou o manejo adequado do paciente.

O crescimento exponencial das técnicas ultrassonográficas criou novas exigências e regras rigorosas de exame ecocardiográfico.

Para poder vencer esses "desafios" na ecocardiografia, uma nova forma de aprendizagem atualmente está disponível na indústria médica: a simulação de ecocardiografia. Ao imitar a anatomia e a função cardíaca, o simulador de ecocardiografia se tornou uma ferramenta moderna, eficaz e rentável nas mãos inexperientes de um aprendiz.

Metodologia

Após o uso amplo dos simuladores de voo no setor de aeronáutica, simuladores também estão surgindo no campo médico. Esses simuladores desenvolvidos pela indústria médica e disponibilizados em quase todas as especialidades da medicina (ecografia, endoscopia, radiologia, cirurgia, anestesia-reanimação, farmacologia etc.) são dotados com a modelização informatizada sofisticada e específica, imitando um comportamento humano fisiológico (realidade virtual). Ao recriar situações semelhantes às quais se deparam os profissionais da saúde, os simuladores se tornaram uma verdadeira ferramenta útil e confiável da aprendizagem médica.

O simulador de ecocardiografia concebido pela empresa CAE Santé é uma potente plataforma inovadora que comporta (figura 22.1):

- um manequim humano realista depressível e palpável;
- um computador equipado com tela 3D personalizável, um teclado e um *mouse* que permitem a exibição lado a lado das estruturas anatômicas estudadas e das imagens ecográficas virtuais (criadas ou arquivadas);
- sondas "ecocardiográficas" apropriadas semelhantes aos transdutores reais (ETT, ETO);
- ferramentas informatizadas, como: diversas configurações (profundidade dos campos de exploração, ganho, contraste etc.), algumas medições, bússolas eletrônicas etc.;
- *softwares* que podem ser baixados (imagens fixas e móveis dos corações normal e patológico). O sistema da CAE Santé, VIMEDIX™ oferece duas modalidades de simulação cardíaca em uma mesma plataforma:
- um simulador de ecocardiografia transtorácica (ETT) (figura 22.2A);
- um simulador de ecocardiografia transesofágica (ETO) (figura 22.2B).

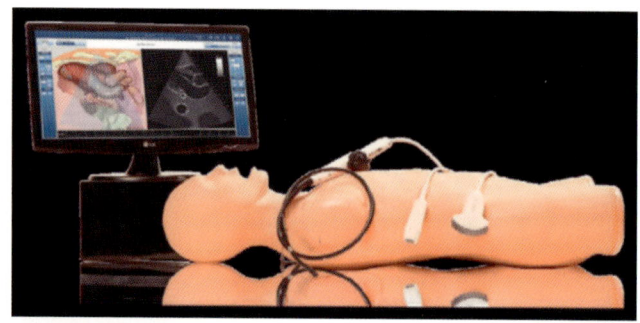

Figura 22.1. Simulador de ecocardiografia.
Sistema da CAE VIMEDIX™ Ultrasound Simulator.
Plataforma ecográfica que comporta um computador, um manequim e sondas: ETT, ETO e abdominal.

O simulador liga um manequim e uma sonda de "ecocardiografia" a uma tela que exibe a imagem "ultrassonográfica" virtual e a representação anatômica correspondente do coração em 3D (figura 22.3). A imagem ecocardiográfica e o ritmo cardíaco se ajustam conforme os deslocamentos da sonda e dão conta do estado de um coração que bate apenas na memória RAM de seu computador.

Além disso, o coração animado pode girar e ser dividido em secções a fim de estudar sua anatomia de modo mais aprofundado.

O simulador de ecocardiografia oferece as funções nos modos 2D, TM, Doppler pulsado e colorido, funções que podem ser ativadas ou desativadas de acordo com as necessidades do operador.

Na ETO, uma vez inserida a sonda no esôfago, o simulador de ecocardiografia exibe em uma tela tudo o que se veria na realidade.

De fato, o simulador de ecocardiografia que integra um procedimento de modelização perfeita do sistema cardiovascular oferece uma aquisição precisa, verossímil e realista das imagens ecocardiográficas, o que é essencial à aprendizagem da técnica.

Suas funcionalidades interativas em tempo real permitem aprofundar os conhecimentos e garantir o uso da ecocardiografia no leito dos pacientes.

Importância clínica

Os simuladores profissionais de ecocardiografia comprovaram sua eficácia e confiabilidade em vários campos:

- a familiarização com as técnicas de ecocardiografia em tempo real, começando pela simulação de casos simples para, posteriormente, progredir a "situações" mais complexas;
- a aquisição e o aperfeiçoamento das competências em matéria de ecocardiografia (metodologia, imagem, configurações, medições etc.);
- o desenvolvimento e a consolidação de novos conhecimentos em ecocardiografia (anatomia ecocardiográfica, armadilhas técnicas ou diagnósticas etc.);
- o domínio preciso e tranquilo da manipulação das sondas de ecocardiografia, melhorando aos poucos as coordenações visual e manual (olho-movimento) e a confiança em si mesmo;
- a prática não invasiva e repetitiva da ecocardiografia transesofágica em tempo real em um ambiente de aprendizagem desprovido de riscos (sobretudo a técnica de inserção e de retirada da sonda de ETO);
- o ensino em ecocardiografia decorrentes de um grande leque de casos e patologias cardíacas disponíveis em forma de *software*;
- a formação ecocardiográfica estruturada: individual (personalizada) ou interprofissional;
- a formação programada e dirigida por um instrutor;
- o serviço de aprendizagem *on-line* (pela *web*).

De fato, a simulação de ecocardiografia aplica o *know-how* em matéria de formação, ensino, instrução e conhecimento médico. Ela é destinada a médicos, estudantes, enfermeiros e técnicos de imagem que desejam adquirir ou aprofundar as competências em ecocardiografia.

Capítulo 22. Simulação de ecocardiografia 309

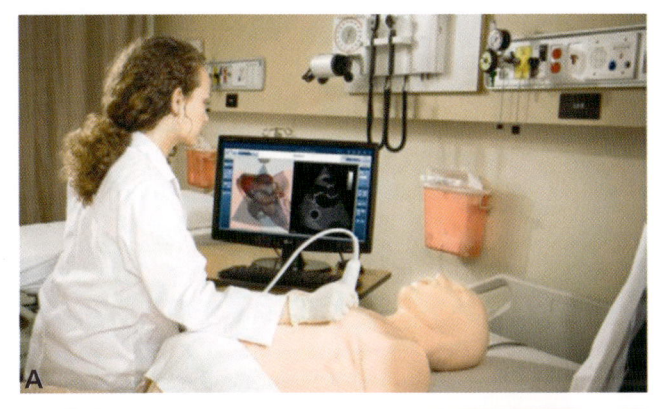

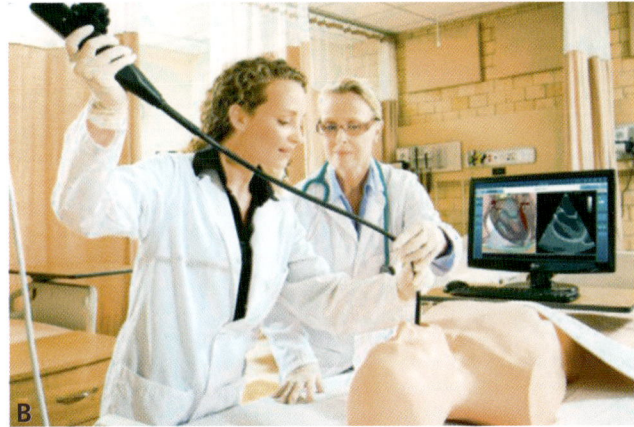

Figura 22.2. Simulador de ecocardiografia.
A. Modo transtorácico (ETT).
B. Modo transesofágico: introdução da sonda de ETO no esôfago do manequim sob orientação de um especialista. Exibição simultânea das imagens ETT/ETO e do corte anatômico correspondente.
Fonte: Sistema CAE VIMEDIX™.

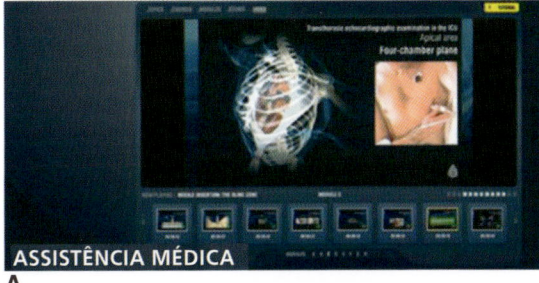

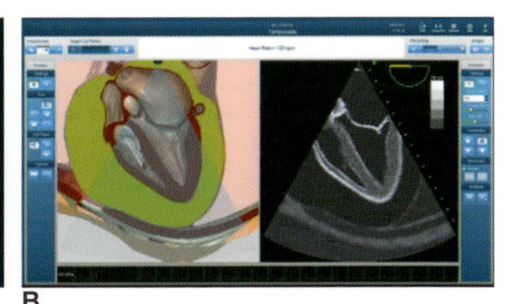

Figura 22.3. Simulador de ecocardiografia.
A. Técnica de exame ilustrada na tela do computador.
B. Representações anatômica e ecocardiográfica das estruturas cardíacas no procedimento de simulação.

Conclusões

O mercado do exame de imagem está passando por um rápido crescimento, sobretudo em razão da proliferação de aparelhos ecocardiográficos portáteis. Esses aparelhos permitem ampliar a proporção de usuários que devem adquirir previamente uma formação adequada e sólida em ecocardiografia. A solução tecnológica inovadora de simulação em ecocardiografia é perfeitamente adaptada à formação altamente realista dos ecografistas potenciais, iniciantes ou experientes.

Os simuladores de ecocardiografia disponibilizados aos profissionais da saúde têm como objetivos:

- ajudar a aprender a técnica de ecocardiografia antes de exercê-la nos pacientes;
- melhorar as competências dos examinadores e o conhecimento clínico.

Esta ferramenta profissional de aprendizagem de ponto permite aumentar a qualidade e a segurança dos diagnósticos e dos cuidados com os pacientes, bem como a eficácia do sistema de saúde, tornando a ecocardiografia mais acessível na prática médica cotidiana.

Bibliografia

Bose R, Matayal R, Panzica P, *et al.* Transoesophageal echocardiography simulator: A new learning tool. J Cardiothorac Vasc Anesth 2009;25:544–8.

Castanelli DJ. The rise of simulation in technical skills teaching and the implications for training novices in anasthesia. Anasthesia. Intensive Care 2009;37:903–10.

Matyal R, Bose R, Warraich H, *et al.* Transthoracic Echocardiographic Simulator: Normal and the Abnormal. J Cardioth Vasc Anesth 2001;25(1):177–81.

Mc S, Fitch Mt, Goyal Dg, *et al.* Simulation in graduate medical education 2008. A review for emergency medicine. Acad Emerg Med 2008;15:1117–29.

Okuda Y, Bryson Eo, De S, *et al.* The utility of simulation in medical education: What is the evidence? Mt Sinai J Med 2009;76:330–43.

Tavakol M, Mohagheghi MA, Dennick R. Assessing the skills of surgical residents using simulation. J Surg Educ 2008;67:77–83.

Weidenbach M, Wild F, Scheer K, *et al.* Computer-based training in two-dimensional echocardiography using an echocardiography simulator. J Am Soc Echocardiogr 2005;18:362–6.

http://www.cae.com/fr/healtcare/imaging.solutions.vimedix.features.benefits.asp.

http://www.cae.com/fr/healthcare/imaging.solutions.vimedix.echo.simulator.asp.

http://www.cae.com/fr/healtcare/imaging.solutions.vimedix.accelerated.learning.asp.

http://www.cae.com/fr/healtcare/ultrasound.educational.asp.

http://www.marsketwire.com. CAE Santé. Pour la pressespécialisée. 6 mai 2010.

Arquivamento digital

CAPÍTULO 23

Introdução

O arquivamento consiste geralmente em guardar a médio ou longo prazo informações, a fim de poder explorá-las posteriormente. Este procedimento também pode ser aplicado no exame de imagem.

O produto final do exame ecocardiográfico é a imagem, fixa ou dinâmica. Para gravar e guardar as imagens, dados ecográficos, dispomos de três tipos de suporte:

- o papel: as imagens fixas visualizadas na tela do ecógrafo são selecionadas pelo ecografista e impressas em papel em preto e branco ou em cores.

Os principais inconvenientes da imagem fixa registrada no papel são: sua baixa resolução (número de informação por milímetro) que determina a qualidade de reprodução, custo elevado, volume dos arquivos limitado e a perda de perenidade das imagens impressas:

- fita magnética: as imagens móveis (sequências dinâmicas) são registradas no magnetoscópio de acordo com técnicas diferentes e, muitas vezes, incompatíveis de um laboratório a outro (sinal *composite video*, Y/C, RGB, VHS, SVHS, PAL, SECAM, NTSC etc.).

Este modo de conservação apresenta outros inconvenientes, como a baixíssima qualidade das imagens de vídeo, a perda de informações, sobretudo no Doppler colorido, o armazenamento volumoso e complicado dos dados de vídeo, releitura trabalhosa das sequências arquivadas etc.:

- suporte digital que permite a aquisição em tempo real das imagens fixas e das sequências móveis sem limitação. A integralidade dos dados ecográficos arquivados é conservada.

Os dois primeiros modos de conservação dos dados ecográficos (a reprografia e o vídeo) agora já são obsoletos.

A tecnologia digital revolucionou profundamente a maneira de adquirir e arquivar os dados ecográficos. Ela passou a prevalecer perfeitamente na rotina, tornando-se um novo *know-how*.

Metodologia

Paralelamente aos antigos métodos de conservação das imagens ecográficas que acompanharam o desenvolvimento de novas técnicas de ecografia, os profissionais da imagem desenvolveram técnicas inovadoras digitais que permitem a aquisição e o armazenamento digital das imagens.

Armazenamento das imagens ecográficas

A digitalização das imagens consiste na conversão da informação ultrassonográfica em linguagem ou formato armazenado em um suporte informatizado.

Em um primeiro momento, o exame ecográfico é registrado no disco rígido integrado ao ecógrafo (cartão de memória), mas, considerando a memória importante ocupada pela quantidade de imagens armazenadas ("volume de dados"), uma transferência regular dos dados é necessária.

De fato, os fabricantes dos ecógrafos forneceram uma saída digital da imagem (a partir do cartão de memória do aparelho) que permite transferir e armazenar as imagens fixas e dinâmicas (*loops* de imagens) em várias opções de suportes informáticos: computador, disco externo, CD/DVD, *pen drive*, disco óptico etc.

As informações relativas ao paciente (identidade, idade, contexto clínico, antecedentes etc.), bem como o relatório informatizado, podem ser igualmente armazenadas e exploradas posteriormente.

Vantagens do arquivamento digital

O arquivamento digital da imagem ecográfica revolucionou profundamente a prática da ecocardiografia. As vantagens desse arquivamento informático são várias:

- a resolução da imagem arquivada, que corresponde exatamente à da imagem que se encontra no cartão de memória do ecógrafo (qualidade de definição da imagem integralmente conservada). Entretanto, o nível de resolução depende, sobretudo, do tamanho da matriz de digitalização;
- a dinâmica das tonalidades (preto e branco e cores) conservada, o que permite uma impressão de qualidade das imagens digitais (em função do *software* e da impressora disponíveis);
- a transferência simples e rápida (quase instantânea) das imagens fixas ou móveis em tempo real;
- a perenidade dos dados armazenados. As imagens digitais arquivadas permanecerão definitivamente como originais, inalteráveis com o tempo (não degradação da imagem);
- a possibilidade da releitura e de novas medições das imagens arquivadas.

Exatas réplicas do original, essas imagens digitais podem ser recalculadas, recalibradas tantas vezes quanto for desejado:

- a reprodução ilimitada das imagens arquivadas.

As imagens digitais podem ser reproduzidas infinitamente em qualquer suporte, num simples papel ou um outro material de arquivamento:

- a transmissão das imagens possível a outros interventores na ficha médica do paciente;
- a redução do custo do arquivamento digital.

Obtêm-se digitalmente imagens perfeitas cujos custos são divididos em, no mínimo, quatro com relação ao vídeo clássico. A rentabilidade do arquivamento digital a longo prazo é inquestionável.

Em suma, as vantagens incontestáveis do arquivamento digital dos dados ecográficos com relação aos modos convencionais de conservação justificam plenamente o uso da tecnologia digital na rotina (figura 23.1).

Potenciais problemas técnicos

Os raros problemas técnicos do arquivamento digital, agora solucionáveis, envolvem:

- a necessidade de padronizar e unificar a saída digital da imagem das diferentes marcas de ecocardiógrafos.

Um único padrão é atualmente aceito pela maioria dos fabricantes:

- o tamanho da memória do disco rígido do ecógrafo.

O volume de dados a ser armazenado requer um cartão de memória potente e um sistema de compressão de imagens eficiente:

- o formato informático das imagens fixas.

Este formato corresponde às "chaves da imagem" para escrever e ler várias informações. A imagem "codificada" é integrada a um arquivo descritivo que deve poder ser lido e acessado como qualquer ficha de paciente.

Essa organização informatizada deve ser comum a todos os usuários com um formato comum: a formatação informatizada das sequências móveis.

Essa formatação complexa é condicionada:

- pela aquisição das sequências dinâmicas em tempo real, que necessitam de uma grande memória de armazenamento e de processadores muito rápidos;
- o tamanho das sequências móveis, que necessitam da compressão das imagens para evitar uma rápida saturação dos suportes de arquivamento.

Os ecógrafos modernos permitiram resolver esses problemas.

Entre os diferentes métodos de formatação de imagens ecográficas, o sistema DICOM predomina. Ele se tornou padrão internacional comum instalado nos aparelhos pelas diferentes fabricantes de ecocardiografia. Em razão da conexão no PC em tempo real ou diferido, os ecógrafos recentes se beneficiam da rede e do arquivamento sob a norma DICOM.

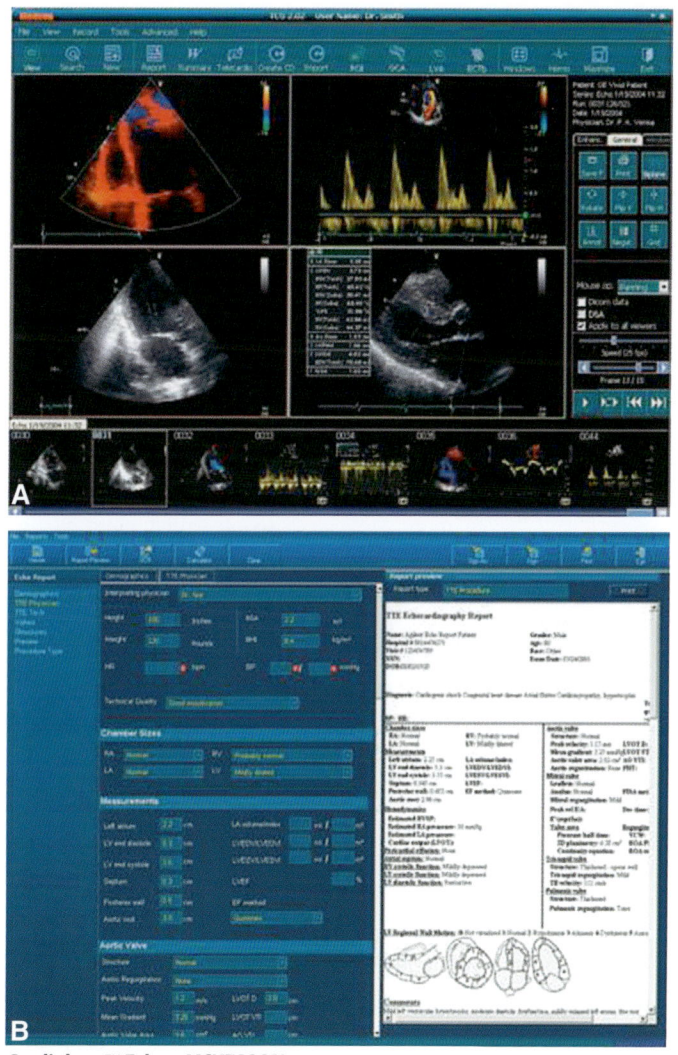

Figura 23.1. Horizon Cardiology™ Echo – MCKESSON.
Sistema de arquivamento, revisão e medição das imagens ecocardiográficas (A) com a edição da razão e a transmissão do exame via DICOM (B).
Fonte: www.trimed-pl

Padrão DICOM

O padrão DICOM (*Digital Imaging and Communication in Medicine*) é um formato de dados de imagem médica usado, entre outros, na cardiologia (figura 23.2). Esta formatação com base no "encapsulamento de imagens", amplamente difundido em radiologia, também pode ser aplicada à ecocardiografia.

O padrão DICOM define um formato de arquivo, mas também um protocolo de transmissão dos dados. Seu objetivo é facilitar as transferências de imagens entre os aparelhos de diferentes fabricantes.

De fato, a maioria das empresas que comercializam ecocardiógrafos desenvolveu produtos que permitem a utilização do padrão DICOM e uma formatação digital única. Assim, a norma DICOM possibilita desenvolver redes ecocardiográficas compatíveis com todas as marcas do mercado e favorece a digitalização das imagens ecocardiográficas.

As imagens no formato DICOM que acompanham as fichas médicas podem ser lidas em qualquer material informatizado compatível e tornam ultrapassadas a transferência das imagens pelos meios de comunicação tradicionais.

A parte ecográfica do padrão DICOM especifica as maneiras com as quais as imagens ecográficas devem ser codificadas:

- informações administrativas;
- calibragem espacial;
- calibragem de *pixels*;
- conversão das imagens coloridas em velocidades-variância;
- registro de imagens bidimensionais e tridimensionais;
- reconhecimento de cortes ecocardiográficos, do tipo e das etapas dos diferentes protocolos de estresse etc.

A norma DICOM oferece uma solução completa com base nos padrões de canais de alta definição, o que simplifica consideravelmente a troca bidirecional de dados.

Importância clínica

A importância clínica do arquivamento digital e do sistema padrão DICOM está:

- na conservação confiável e duradoura dos dados ecocardiográficos em seu estado inicial.

A imagem informática (fixa ou móvel) não se altera com o tempo. Não há perda de informação:

- na padronização do exame ecocardiográfico: o formato comum de aquisição e de leitura dos dados, a compatibilidade, a interconexão dos aparelhos, a interoperabilidade, a acessibilidade dos dados etc.;
- na transferência de imagens idênticas do paciente entre máquinas de fabricantes diferentes (compartilhamento de informação) etc.;
- na gestão da ficha médica do paciente (dados, acompanhamento médico, consultas, reconsultas, estudo comparativo, conhecimentos etc.);
- na pós-análise dos dados ecográficos (interpretação atenta posterior, releitura de imagens, calibragem quantitativa, nova medição de vários parâmetros etc.);

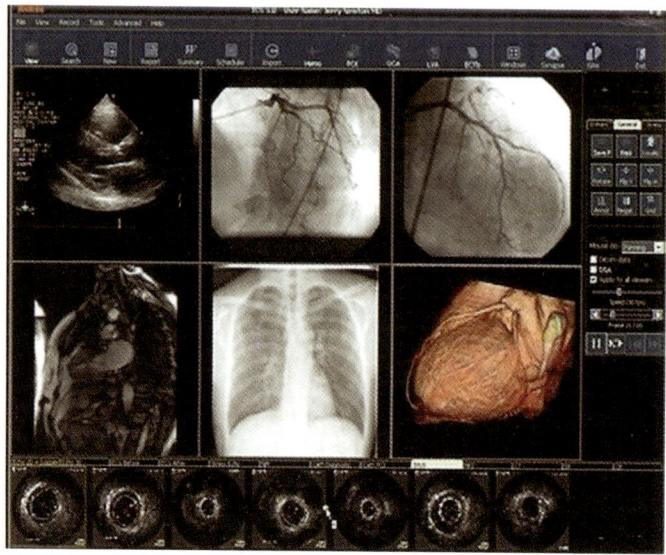

Figura 23.2. Horizon Cardiology™ Echo – MᶜKESSON.
Sistema modular de arquivamento e de comunicação que permite a gestão do conjunto dos dados cardiológicos do paciente no padrão DICOM, IHE, HL 7.
(Apude: www.trimed-pl)

- no ensino e formação em ecocardiografia (ferramenta educativa);
- na exploração das imagens arquivadas em congressos, reuniões de equipe, oficinas (ferramenta científica);
- no *download* de vários arquivos DICOM em um repertório no disco rígido;
- na segurança e proteção das informações médicas.

Estas inúmeras aplicações de arquivamento e de gestão digital dos dados médicos podem ser amplamente usadas e exploradas na prática cardiológica cotidiana.

Conclusões

O exame de imagem informatizado revolucionou a ecocardiografia. O arquivamento das imagens, das sequências e do texto passou a compor a ficha médica completa de exame do paciente, que deve ser armazenada em suportes fáceis de consultar.

As aplicações clínicas do arquivamento digital são múltiplas. O formato dos arquivos DICOM usado pela maior parte dos fabricantes de material de exame de imagem também é adaptado aos cardiologistas. O padrão, a norma DICOM, pode ser facilmente acessado na rotina médica, e sua rentabilidade e confiabilidade são incontestáveis.

Bibliografia

Beauvieux A, Huberman JP. L'Échographie acquiert une nouvelle dimension. Le Cardiologue 1998;(Suppl)209–10.

Digital Imaging and Communications in Medicine (DICOM). Part 10: Media Storage and File Format for Media Interchange. National Electrical Manufacturers Association; 2000.

Digital Imaging and Communications in Medicine (DICOM). http://fr.wikpedia.org/wiki/Digital8_imaging_and_communications_in_medicine.

Gackowski A, Cala J, Czekierda L, *et al*. Cyfrowa archiwizacja i telekonsultacja badan echokardiograficznych. In: Echokardiografia praktyczna. Medycyna Praktyczna Astra Zeneca; 2006. tome IV. p. 587–99.

Les archives électroniques. Manuel pratique. Paris: Direction des archives de France; 2002.

Les fichiers DICOM. Université Niu Sophia-Antipolis; bioinfo.unice.fr/enseignements/GBM/cours/les-fichiers-dicom.pdf.

Norme DICOM en Imagerie Médicale: que doit savoir le radiologue clinicien?

http://eviewbox.sourceforge.net/JFR98/intro.html.

Scheuble C. Imagerie échocardiographique et informatique. Arch Mal Cœur Pratique 1995;9:15–8.

Thomas JD, Main HL. Digital Echocardiographic Laboratory: Where Do We Stand? www.asecho.org/freepdf/digitalecholab.pdf.

Thomas JD, Adams DB, De Vries S, *et al*. Guidelines and Recommendations for Digital Echocardiography. A Report from the Digital Echocardiography Committee of the American Society of Echocardiography. J Am Soc Echocardiogr 2005;18:287–97.

http://en.wikipedia.org/wiki/DICOM.

www.trimed.pl.

Conclusões

Iniciada há aproximadamente 50 anos, a ecocardiografia evoluiu por patamares qualitativos sucessivos, beneficiando-se das tecnologias avançadas da eletrônica e, principalmente, da informática. Ela se tornou o exame de imagem e hemodinâmica mais empregado na exploração da fisiopatologia cardiovascular. Apesar do progresso e da concorrência de outras modalidades, como a IRM e a tomografia, a ecocardiografia continua sendo o exame de primeira intenção no conjunto das situações em cardiologia.

A tecnologia digital, a ecocardiografia de contraste, a imagem tridimensional, o *Speckle Tracking* representam os principais avanços tecnológicos desses últimos anos em ecocardiografia.

Outras técnicas ecocardiográficas se desenvolvem paralelamente, como a ecocardiografia 4D, o 3D *strain*, a ecocardiografia intervencionista etc.

Os progressos técnicos incluem também a miniaturização dos ecocardiógrafos, a tele-ecocardiografia, a formação por simulação, o arquivamento digital etc.

Todas essas novas técnicas validadas ou em desenvolvimento são muito promissoras na abordagem ainda mais eficiente, mais precisa e mais confiável da anatomia, da fisiologia e da hemodinâmica cardíaca. As implicações clínicas dos novos métodos ecocardiográficos são incontestáveis: atingem quase todas as áreas da cardiologia.

Entretanto, a ecocardiografia possui limites, pois necessita:

- de uma aparelhagem ecocardiográfica cada vez mais sofisticada;
- de um examinador competente, perfeitamente formado e experiente na prática da técnica ecocardiográfica;
- de um bom conhecimento da anatomia e da fisiologia cardíaca;
- do respeito rigoroso à metodologia do exame;
- da precisão na realização do exame e das medições efetuadas;
- do conhecimento dos limites e das armadilhas potenciais (técnicas e diagnósticas) da ecocardiografia;
- do rigor na interpretação dos resultados do exame ecocardiográfico.

Por fim, os dados ecocardiográficos devem sempre ser recolocados em seu contexto clínico e comparados a outros exames complementares. A ecocardiografia não substitui o exame médico meticuloso do paciente e a "honorável" ausculta cardíaca com o auxílio de um "famoso" estetoscópio, inventado por René Laënnec (1781-1826) (figura quadro). Esses métodos clínicos clássicos devem, sempre, anteceder o exame ecográfico do coração.

Essas noção fundamental e deontológica agora é a regra principal – a doutrina do médico, até da medicina moderna.

O objetivo desta obra era trazer aos leitores as informações essenciais e úteis para a compreensão

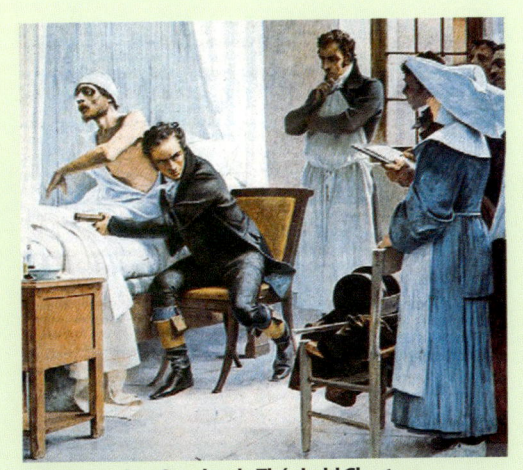

Figura quadro. Quadro de Théobald Chartran.
"Laënnec ausculta um tísico diante de seus alunos" (1816).

das novas técnicas ecocardiográficas, suas aplicações clínicas, seus limites diagnósticos e suas perspectivas futuras. Esta tarefa de redação da síntese dos dados sobre as técnicas ecocardiográficas não foi fácil. Ela exigiu um compromisso na descrição das técnicas, tão variadas quanto vastas e, às vezes, até uma certa simplificação didática das noções tratadas. O próprio leitor julgará melhor esse desafio editorial.

O dinamismo da ecocardiografia é assustador, e seu progresso espetacular no decorrer dos anos, consolida sua posição central e incontornável na investigação cardiológica moderna. Entretanto, a real difusão do material de ecocardiografia ainda é insuficiente por várias razões (econômicas, administrativas, de acessibilidade, de não competência etc.). Nesse contexto, é muito útil citar as palavras exatas do professor David Zar, da Washington University em Saint Louis:

> "A medicina moderna do séc. XII está baseada na imagem, mas 70% da população mundial não tem acesso algum a sistemas de imagem.
> O objetivo da nossa civilização é compartilhar essa riqueza da engenharia a serviço da medicina, para que seja amplamente difundida".

Esta sublime mensagem constitui um desafio para todos nós.

Índice remissivo

Entradas em *itálico* acompanhadas por *f* indicam figuras.

A

Abscessos anulares, 63
Albunex, 168
Amplatzer
 prótese de
  visão da, *225f*
Amplitude
 sistólica anular, 35
Aneurisma
 do septo interatrial, 69, *70f*
Arco aórtico
 estudo 3D do, 226
Arquivamento digital, 311
 importância clínica, 313
 introdução, 311
 metodologia, 311
  armazenamento das imagens, 311
  padrão DICOM, 313
  potenciais problemas técnicos, 312
  vantagens do, 312
Artérias coronárias
 estenoses das, 178
 normais, 234
 patológicas, 235

B

Backscatter index, 300
Barlow
 doença de, *73f*

C

Caracterização tecidual, 299
 importância clínica, 300
  cardiopatia diabética, 301
  cardiopatia dilatada, 301
  cardiopatia isquêmica, 300
  cardiopatia urêmica, 301
  hipertrofia ventricular esquerda, 300
 introdução, 299
 metodologia, 299
  radiofrequência, 299
  videodensitometria, 299
Cardiomiopatia
 amiloide, 160
 diabética, 159, 301
 dilatada, 301
  estudo da, 43, 159
 escledérmica, 160
 hipertrófica
  estudo da, 103
 isquêmica, 300
 urêmica, 301
Cardiomiopatia restritiva
 vs. pericardite constritiva, 44
Cardiopatias
 congênitas, 71, 76
  estudo, 164, 212
 emboligênicas, 66
Comissurotomia mitral percutânea, 223
Comunicações interatriais
 estudo das, 221
Cordoalhas
 rupturas de, 63

D

Dissecção aórtica, 55
Dissincronismo
 cardíaco, 44
  estudo do, 44, 160
   no 3D *Strain*, *289f*
 diagnóstico do, 210
 interventricular, 44
 intraventricular, 45
Dobutamina, 86

Doença de Barlow, *73f*
Doença de Kawasaki
  estudo da, 105
Doppler cardíaco, 4
  colorido, 8, *9f*
  contínuo, 7
  dos fluxos, 4
  pulsado, 4
  tecidual, 8
  transtorácico, 11
Doppler intracoronário
  aplicações do, 240
  perspectivas, 241
Doppler tecidual miocárdico, 27
  importância clínica, 33
    estudo da função, 33
      atrial, 40
      da cardiomiopatia dilatada, 43
      da hipertrofia miocárdica, 42
      da isquemia miocárdica, 41
      da rejeição cardíaca, 47
      ventricular diastólica, 36
      ventricular sistólica, 34
  introdução, 27
  metodologia, 27
    modos, 28
      colorido bidimensional, 29
      colorido unidimensional, 31
      pulsado, 28
    princípio, 27
    técnica, 27
Doppler transtorácico
  do fluxo coronariano, 267
    importância clínica, 267
      aplicações clínicas, 268
      estudo da reserva coronariana, 268
    introdução, 267
    metodologia, 267

E

Ecocardiografia de contraste miocárdico, 167
  importância clínica, 172
    estudo das cavidades esquerdas, 172
      átrio, 172
      ventrículo, 172
  introdução, 167
  limitações da, 181
  metodologia, 167
    agentes de contraste intravenosos, 168, 169
    princípios, 167
    técnicas, 168
      de imagem de contraste, 170
      intracoronária, 168
      intravenosa, 168
  perspectivas da, 181

Ecocardiografia e Doppler intracoronários, 231
  importância clínica, 234
    aplicações, 234
      potenciais, 238
  introdução, 231
  metodologia, 231
    Doppler intracoronário, 232
    ecografia endocoronária, 231
Ecocardiografia portátil, 259
  aplicações clínicas, 263
  importância clínica, 261
    vantagens, 261
  inconvenientes, 263
  introdução, 259
  metodologia, 259
    evoluções tecnológicas, 259
    fatores decisionais, 259
  perspectivas, 263
  usos específicos, 263
Ecocardiografia 4D, 273
  importância clínica, 277
    do modo multiplanar, 277
    do modo volumétrico, 277
  introdução, 273
  metodologia, 273
    formadores de feixes 4D, 273
    modos de aquisição em 4D, 273
    modos de exibição 4D, 275
    sonda matricial 4D, 273
Ecocardiografia sob estresse, 79
  análise comparativa, 90
  com dobutamina, 85
    complicações, 87
    vantagens e desvantagens, 86
  complicações, 85
  contraindicações clássicas, 82
  critérios de interrupção, 85
  introdução, 79
  metodologia, 79
    modalidades, 79
      equipe médica, 80
      formação técnica, 81
      plataforma técnica, 80
      preparação do exame, 81
      regulamentação médica, 81
Ecocardiografia transesofágica, 51
  introdução, 51
  metodologia, 51
    logística, 52
Ecocardiografia transtorácica (ETT), 3
  importância clínica, 14
    aportes da imagem ETT, 14
    aportes do Doppler transtorácico, 14
  introdução, 3
  metodologia, 3
    pessoal, 4
    plataforma técnica, 3

técnica de exame, 4
modalidades de investigação, 4
  Doppler cardíaco, 4-8
  ecocardiograma normal, 8
  fluxo mitral, 13
  imagem ecográfica, 4, *5f*
  modo bidimensional, 4
  modo unidimensional, 4
tridimensional em tempo real, 195
  importâncias clínicas, 202
  introdução, 195
  metodologia, 195
    de reconstrução, 195
    em tempo real, 195
  sonda matricial 3D, 196
    aquisição multiplanar, 199
    navegação no volume, 199
  técnica de exame, 197
  transesofágica, 215
    importâncias clínicas, 215
    introdução, 215
Ecografia intracardíaca, 245
  importância clínica, 247
    eletrofisiologia, 249
    procedimentos intervencionistas percutâneos, 248
  introdução, 245
  metodologia, 245
    imagem ecográfica, 246
    técnica do exame, 245
  vantagens e limites, 246
Ecocardiografia peroperatória, 251
  controle da cirurgia valvar reparadora, 253
    complicações potenciais, 256
  importância clínica, 253
    aplicações clínicas, 253
  introdução, 251
  metodologia, 251
    condições de exame, 251
    técnica de exame, 251
Efusão pericárdica, 61
  embolia pulmonar, 75
Endocardite infecciosa, 62
Estenose(s)
  aórtica, *16f*, 72
    análise do 2D *strain*, 162
    com baixo débito, *100f*
    grave assintomática, 98
    supostamente grave, 99
  coronárias, 75
  mitral, 15, 72, 202
    estudo 3D da, 220
    pouco grave sintomática, 101
  valvares, 72

F

Fibrilação atrial, 75
Fluxo(s)
  aórtico, 13
  intracardíacos, 175
  mitral, 13
  tricúspide, 13
  venoso pulmonar, 13
  vetorial
    mapeamento de, 291
Fontes
  protéticas, 71
Forame
  oval permeável, 68
Fugas mitrais
  mecanismo das, 73
  quantificação das, 74
Fugas valvares
  critérios de gravidade das, 17
  estudo das, *18f*
Função
  atrial
    estudo da, 40
  sistólico-diastólica, 40
  ventricular diastólica, 36
  ventricular sistólica
    estudo da, 34

G

Gradiente
  transparietal, 32

H

Hipertrofia miocárdica
  estudo da, 42
Hipertrofia ventricular esquerda, 300

I

Imagem cinética colorida, 185
  importância clínica, 187
  introdução, 185
  metodologia, 185
    quantificação acústica, 185
Imagem de deformação, 127
  disfunção sistólica do ventrículo direito, 148
  importância clínica da imagem de deformação, 143
  interpretação dos dados, 138
    estudo da função do ventrículo esquerdo, 143
    estudo da função dos átrios, 149

introdução, 127
    parâmetros ecocardiográficos, 127
        de deformação, 127
        de movimento, 127
metodologia, 129
    deslocamento parietal, 137
    rotação cardíaca, 137
    técnica de *Strain* Doppler, 130
    técnica de 2D *Strain*, 130
Imagem harmônica, 113
  importância clínica, 115
  introdução, 113
  metodologia, 113
    bases físicas, 113
    tecnologia harmônica, 114
      novas técnicas de realce, 115
      vantagens, 114
Índice
  de *performance* miocárdica, 36
  de Tei, 36
Insuficiência
  aórtica, 61
    importante assintomática, 103
  coronária crônica
    estudo de uma, 179
  mitral, 73, 203
    isquêmica, 101
    orgânica importante assintomática, 101
    orgânica por prolapso, 102
Isquemia miocárdica, 41
  critérios de positividade, 92
  detecção da viabilidade, 95, 209
  detecção e avaliação da, 91
  diagnóstico diferencial, 94
  estudo da, 179
    no 3D Strain, *288f*
  fatores de gravidade, 94
  implicações clínicas, 95, 96
Isquemia ventricular direita
  detecção da, 104

J

Jato regurgitante
  extensão espacial do
    estudo 3D de, 218

K

Kawasaki
  doença de
    estudo da, 105
Kernel, 130
KI-ASMA, 185

L

Lesões
  de risco, 63
  destrutivas, 63
  protéticas por endocardite, 66
Levovist, 168

M

Mapeamento de fluxo vetorial, 291
  importância clínica, 294
    quantificação dos dados coletados no, *294f*
  introdução, 291
  metodologia, 291
    tecnologia do, *292f*
    visualização dos dados coletados no, *293f*
  na disfunção ventricular esquerda, *295f*
  no aneurisma ventricular esquerdo, *295f*
Massa miocárdica
  cálculo da, 209
Massas intracardíacas
  estudo das, 212
Miocardite
  estudo da, 160
Modo TM anatômico, 121
  importância clínica, 122
  introdução, 121
  metodologia, 121
  principais papéis, 123

O

Onda
  diastólica, 37
  sistólica anular, 35
Orifício mitral regurgitante
  superfície do
    medição da, 220

P

Perfusão miocárdica
  estudo da, 175
Plastia mitral
  percutânea, 224
Pressões de enchimento
  avaliação das, 37
Próteses valvares
  aórticas
    implantação percutânea das, 223
  disfunção das, 63
  estudo 3D das, 226
  normais, 64

Q

Quimioterapia
   efeito da, 164

R

Regurgitações mitrais
   quantificação das, 218
Rejeição cardíaca
   estudo da, 47
Ressincronização cardíaca
   seleção de pacientes com resposta à, 104

S

Simulação de ecocardiografia, 307
   importância clínica, 308
   introdução, 307
   metodologia, 307
Sonda
   biplanar, 52
   de ETO, 52
   monoplanar, 52
   multiplanar, 52
   tridimensional, 53
Strain/strain rate miocárdico, 36
Strain 3D
   circunferencial
      análise paramétrica do, *284f*
   longitudinal, *286f*
   tecnologia, 281
   vantagens do, 281

T

Técnicas futuras, 271
Técnicas novas, 111
Tecnologia *Strain* 3D, 281
Tele-ecocardiografia, 303
   importância clínica, 303
      perspectivas, 304
   introdução, 303
   metodologia, 303
Tenting mitral
   estudo do, 219
Traumatismo
   cardíaco, 76

Tromboses
   intracardíacas, 66
   protéticas, 65
Tumores
   cardíacos, 71
   intracardíacos, 68

V

Valva
   mitral
      aquisição da, 216
      prolapso da, 217
Valvopatias, 71
   aórticas, 205
      estudo 3D das, 221
   estudo das, 161
   mitrais, 202
   tricúspides
      estudo das, 221
Varredura pontilhada 3D (*Strain* 3D), 281
   importância clínica, 282
   introdução, 281
   metodologia, 281
      tecnologia *Strain* 3D, 281
      vantagens do 3D *Strain*, 281
Vegetações endocárdicas, 62, 68
Vena contracta
   estudo da, 218
Ventrículo(s)
   esquerdo
      hipertrofia fisiológica do, 153
      função sistólica global
         estudo da, 190
      função sistólico-diastólica dos
         estudo da, 33
      hipertrofia hipertensiva do, 154
Viabilidade miocárdica
   estudo da, 179, 191

W

Wall Motion Tracking (Strain)
   princípio do, *282f*

Z

Zona de convergência
   estudo 3D da, 218